Giorgio Grani
David S. Cooper
Cosimo Durante

Thyroid Cancer：A Case-Based Approach
Second Edition

甲状腺癌实例解析
第2版

〔意〕乔治·格拉尼
主　编　〔美〕大卫·S.库珀
〔意〕科西莫·杜兰特

主　审　高　明　葛明华　程若川

主　译　郑向前　关海霞

天津出版传媒集团

天津科技翻译出版有限公司

著作权合同登记号:图字:02-2021-156

图书在版编目(CIP)数据

甲状腺癌实例解析 / (意) 乔治·格拉尼
(Giorgio Grani) , (美) 大卫·S.库珀
(David S. Cooper) , (意) 科西莫·杜兰特
(Cosimo Durante) 主编; 郑向前, 关海霞主译. — 天
津: 天津科技翻译出版有限公司, 2023.3
　　书名原文: Thyroid Cancer: A Case-Based
Approach(Second Edition)
　　ISBN 978-7-5433-4315-3

　　Ⅰ. ①甲… Ⅱ. ①乔… ②大… ③科… ④郑… ⑤关
… Ⅲ. ①甲状腺疾病—癌—诊疗 Ⅳ. ①R736.1

中国国家版本馆CIP数据核字(2023)第023285号

First published in English under the title
Thyroid Cancer: A Case-Based Approach (2nd Ed.)
edited by Giorgio Grani, David S. Cooper and Cosimo Durante
Copyright © Springer Nature Switzerland AG, 2021
The edition has been translated and published under licence from
Springer Nature Switzerland AG.

授权单位:Springer Nature Switzerland AG.
出　　版:天津科技翻译出版有限公司
出 版 人:刘子媛
地　　址:天津市南开区白堤路244号
邮政编码:300192
电　　话:(022)87894896
传　　真:(022)87893237
网　　址:www.tsttpc.com
印　　刷:天津海顺印业包装有限公司
发　　行:全国新华书店
版本记录:787mm×1092mm　16开本　20印张　392千字
　　　　　2023年3月第1版　2023年3月第1次印刷
　　　　　定价:198.00元

(如发现印装问题,可与出版社调换)

主译简介

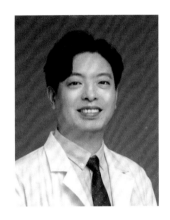

郑向前,肿瘤学博士,主任医师,博士生导师,天津医科大学肿瘤医院甲状腺颈部肿瘤科主任。

中国抗癌协会甲状腺癌专业委员会常务委员兼秘书长,中国抗癌协会头颈肿瘤专业委员会常务委员兼秘书长,中国抗癌协会青年理事会常务理事,中华医学会肿瘤分会青年委员,天津市抗癌协会甲状腺癌专业委员会主任委员。曾先后获得首批天津市医学青年新锐、天津市"131"第二层次人才、天津市河西区优秀"青年志愿者"、天津医科大学肿瘤医院优秀共产党员及服务明星等称号。2007年毕业于南开大学医学院七年制临床医学专业,获外科学硕士学位,2013年毕业于天津医科大学肿瘤学专业,获肿瘤学博士学位,2011—2013年公派美国留学,在美国Moffitt癌症中心和MD Anderson癌症中心访问学习2年并获得美国Moffitt癌症中心博士学位。

从事甲状腺肿瘤外科多年,全面系统掌握本专业的基础理论、专业知识及实践操作技能。承担国家自然科学基金、天津市科学技术委员会课题、天津市留学归国人员择优资助课题重点项目多项。在 *Clinical Cancer Research*、*Oncogene*、*Ann Surg Oncol*、*Laryngoscope*、*World J Surg Oncol*、*J Exp Clin Cancer Res*、*Oral Oncology* 等杂志发表多篇论文,参编、参译专著数部。主编《甲状腺肿瘤百问百答》《甲状腺癌》。

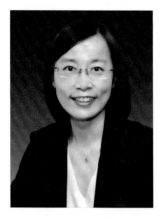

关海霞，医学博士，主任医师，博士生导师，广东省人民医院内分泌科主任医师，广东省人民医院大内科副主任兼内分泌科副主任。美国约翰霍普金斯大学医学院、美国波士顿大学医学中心和哈佛大学布莱根妇女医院访问学者。中华医学会内分泌学分会青年委员会副主任委员，中国抗癌协会甲状腺癌专业委员会常务委员、青年委员会副主任委员，美国甲状腺学会出版委员会成员。

参与多个国内甲状腺疾病诊治指南和共识的编写。主译《解读甲状腺癌》和《格雷夫斯病》。承担国家自然科学基金项目4项，代表论文发表在*JAMA Network Open*、*Nature Communications*、*J Clin Endocrinol Metab*、*Thyroid*等期刊。现任*Thyroid*和*Endocrine*杂志副主编，《中华内科杂志》、*J Clin Endocrinol Metab*、*Endocrine Practice*等杂志编委，《中华糖尿病杂志》通讯编委。

译者名单

主　审　高　明　葛明华　程若川

主　译　郑向前　关海霞

副主译　王伟斌　王　宇　王志宏　王卓颖　吕朝晖

　　　　刘志艳　李大鹏　罗全勇　柳　卫　谭　卓

译　者　（按姓氏汉语拼音排序）

　　　　曹梦苏　陈施图　陈振东　冯　源　关海霞

　　　　桂志强　郭　凯　郝　洁　侯丽影　康　宁

　　　　李大鹏　刘志艳　柳　卫　罗　伊　罗全勇

　　　　吕朝晖　马炜柯　毛卓超　庞　萍　钱　凯

　　　　阮佳莹　沈岑楷　史　苑　宋烨琼　孙　颖

　　　　谭　卓　田梦冉　王　宇　王伟斌　王馨培

　　　　王志宏　王卓颖　席　闯　谢文焕　徐　佩

　　　　许泽杭　闫慧娴　杨艺辰　易姣钰　张　巍

　　　　张春燕　赵　玲　郑向前　曾　雪

编者名单

Monica L. Arango, MD, FAAP Division of Pediatric Endocrinology, McGovern Medical School, UTHealth, Houston, TX, USA

Douglas W. Ball, MD Division of Endocrinology, Diabetes, and Metabolism, and Department of Oncology, Johns Hopkins University School of Medicine, Baltimore, MD, USA

Keith C. Bible, MD, PhD Division of Medical Oncology, Mayo Clinic, Rochester, MN, USA

Valeria Bottici, MD Endocrine Unit, Department of Clinical and Experimental Medicine, University Hospital of Pisa, Pisa, Italy

Sarah J. Bottomley, DNP, APRN, CPNP Department of Endocrine Neoplasia & Hormonal Disorders, University of Texas MD Anderson Cancer Center, Houston, TX, USA

Laura Boucai, MD Division of Endocrinology, Diabetes, and Metabolism, Memorial Sloan-Kettering Cancer Center, Weill Cornell Medical College, New York, NY, USA

Ingrid Breuskin, MD, PhD Department of Head and Neck Oncology, Thyroid Surgery Unit, Gustave Roussy and Paris-Sud University, Villejuif, France

James Brierley, MB Department of Radiation Oncology, University of Toronto, Toronto, Canada

Department of Radiation Oncology, Princess Margaret Cancer Centre, Toronto, Canada

Lucia Brilli, MD Policlinico Santa Maria alle Scotte, Siena, Italy

Maria E. Cabanillas, MD Department of Endocrine Neoplasia and Hormonal Disorders, The University of Texas MD Anderson Cancer Center, Houston, TX, USA

Virginia Cappagli, MD Endocrine Unit, Department of Clinical and Experimental Medicine, University Hospital of Pisa, Pisa, Italy

David Carruthers, MD Department of Endocrinology, Diabetes, and Metabolism, New York University, New York, NY, USA

Maria Grazia Castagna, MD, PhD Policlinico Santa Maria alle Scotte, Siena, Italy

Department of Medical, Surgical and Neurological Sciences, University of Siena, Siena, Italy

Ashish V. Chintakuntlawar, MBBS, PhD Division of Medical Oncology, Mayo Clinic, Rochester, MN, USA

Marcela Vaisberg Cohen, MD Department of Endocrinology, Universidade

Federal do Rio de Janeiro- Medical School, Rio de Janeiro, RJ, Brazil

David S. Cooper, MD Division of Endocrinology, Diabetes, and Metabolism, The Johns Hopkins University School of Medicine, Baltimore, MD, USA

Giuseppe Costante, MD Endocrinology Clinic, Medicine Department, Institut Jules Bordet, Comprehensive Cancer Center – Université Libre de Bruxelles, Brussels, Belgium

Ramona Dadu, MD Department of Endocrine Neoplasia and Hormonal Disorders, The University of Texas MD Anderson Cancer Center, Houston, TX, USA

Désirée Deandreis, MD Division of Nuclear Medicine, Department of Medical Sciences, University of Turin, AOU Città della Salute e della Scienza, Turin, Italy

Dimpi Desai, MD Division of Endocrinology, Diabetes and Metabolism, Baylor College of Medicine, Houston, TX, USA

Gerard M. Doherty, MD Department of Surgery, Brigham and Women's Hospital/ Harvard Medical School, Boston, MA, USA

Henning Dralle, MD FRCS, FACS, FEBS Department of General, Visceral and Transplantation Surgery, Section of Endocrine Surgery, University Hospital, Essen, Germany

Medical Faculty, University of Duisburg-Essen, Essen, Germany

Cosimo Durante, MD, PhD Department of Translational and Precision Medicine, Sapienza University of Rome, Rome, Italy

Rossella Elisei, MD Endocrine Unit, Department of Clinical and Experimental Medicine, University Hospital of Pisa, Pisa, Italy

Rosa Falcone, MD Department of Translational and Precision Medicine, Sapienza University of Rome, Rome, Italy

Sebastiano Filetti, MD Department of Translational and Precision Medicine, Sapienza University of Rome, Rome, Italy

Monica Finessi, MD Division of Nuclear Medicine, Department of Medical Sciences, University of Turin, AOU Città della Salute e della Scienza, Turin, Italy

Carlotta Giani, MD Endocrine Unit, Department of Clinical and Experimental Medicine, University Hospital of Pisa, Pisa, Italy

Meredith Giuliani, MB Department of Radiation Oncology, University of Toronto, Toronto, Canada

Department of Radiation Oncology, Princess Margaret Cancer Centre, Toronto, Canada

Alyse S. Goldberg, MD Division of Endocrinology, Department of Medicine, Sunnybrook Health Sciences Centre, Toronto, Ontario, Canada

Adam D. Goodale, MD The Christ Hospital Physicians – Ear, Nose & Throat, Liberty Township, OH, USA

Giorgio Grani, MD, PhD Department of Translational and Precision Medicine, Sapienza University of Rome, Rome, Italy

Joanne Guerlain, MD Department of Head and Neck Oncology, Thyroid Surgery Unit, Gustave Roussy and Paris-Sud University, Villejuif, France

Dana M. Hartl, MD, PhD Department of Head and Neck Oncology, Thyroid Surgery Unit, Gustave Roussy and Paris-Sud University, Villejuif, France

Steven P. Hodak, MD Department of Endocrinology, Diabetes, and Metabolism, New York University, New York, NY, USA

Michael E. Hopkins, MBchB, BSC, MRCS(ENT) Department of Otolaryngology, Head and Neck Surgery, NHS Lothian, Edinburgh, UK

Mimi I. Hu, MD Department of Endocrine Neoplasia and Hormonal Disorders, The University of Texas MD Anderson Cancer Center, Houston, TX, USA

Yasuhiro Ito, MD, PhD Department of Clinical Trial Management, Kuma Hospital, Center for Excellence in Thyroid Care, Kobe, Japan

Department of Surgery, Kuma Hospital, Center for Excellence in Thyroid Care, Kobe, Japan

Ana P. Kiess, MD, PhD Department of Radiation Oncology, Johns Hopkins School of Medicine, Baltimore, MD, USA

Jina Kim, MD Department of Surgery, University of California San Francisco, San Francisco, CA, USA

Carmen Kut, MD, PhD Department of Radiation Oncology, Johns Hopkins School of Medicine, Baltimore, MD, USA

Angela Liang, B.A. Johns Hopkins School of Medicine, Baltimore, MD, USA

Virginia Liberini, MD Division of Nuclear Medicine, Department of Medical Sciences, University of Turin, AOU Città della Salute e della Scienza, Turin, Italy

Andreas Machens, MD Department of Visceral, Vascular and Endocrine Surgery, University Hospital, Halle (Saale), Germany

Medical Faculty, University of Halle-Wittenberg, Halle (Saale), Germany

Susan J. Mandel, MD, MPH Division of Endocrinology, Diabetes and Metabolism, Perelman School of Medicine University of Pennsylvania, Philadelphia, PA, USA

Antonio Matrone, MD Endocrine Unit, Department of Clinical and Experimental Medicine, University Hospital of Pisa, Pisa, Italy

Donald S. A. McLeod, MBBS (Hon I), FRACP, MPH, PhD Department of Endocrinology & Diabetes, Royal Brisbane & Women's Hospital, Herston, QLD, Australia

Department of Population Health, QIMR Berghofer Medical Research Institute, Herston, QLD, Australia

Salvatore Minisola, MD Department of Clinical, Internal, Anesthesiological and Cardiovascular Sciences, "Sapienza" University of Rome, Rome, Italy

Akira Miyauchi, MD, PhD Department of Surgery, Kuma Hospital, Center for Excellence in Thyroid Care, Kobe, Japan

Iain J. Nixon, MBChB, FRCS (ORL-HNS), PhD Department of Otolaryngology, Head and Neck Surgery, NHS Lothian, Edinburgh, UK

Furio Pacini, MD Department of Medical, Surgical and Neurological Sciences, University of Siena, Siena, Italy

Jessica Pepe, MD, PhD Department of Clinical, Internal, Anesthesiological and Cardiovascular Sciences, "Sapienza" University of Rome, Rome, Italy

Tania Pilli, MD Policlinico Santa Maria alle Scotte, Siena, Italy

Valeria Ramundo, MD Department of Translational and Precision Medicine, Sapienza University of Rome, Rome, Italy

Lorne E. Rotstein, MD Department of Surgery, University Health Network and University of Toronto, Toronto, Ontario, Canada

Anna M. Sawka, MD, PhD Division of Endocrinology, University Health Network and University of Toronto, Toronto, Ontario, Canada

Wen T. Shen, MD, MA Department of Surgery, University of California San Francisco, San Francisco, CA, USA

Steven I. Sherman, MD University of Texas M.D. Anderson Cancer Center, Houston, TX, USA

Zachary Simons, MD Division of Endocrinology, Diabetes, and Metabolism, The Johns Hopkins University School of Medicine, Baltimore, MD, USA

Robert C. Smallridge, MD Division of Endocrinology, Mayo Clinic, Jacksonville, FL, USA

Julie Ann Sosa, MD, MA Department of Surgery, University of California San Francisco, San Francisco, CA, USA

David L. Steward, MD Department of Otolaryngology – Head & Neck Surgery, University of Cincinnati College of Medicine, Cincinnati, OH, USA

Fernanda Vaisman, MD, PhD Department of Endocrinology, National cancer Institute- INCa, Universidade Federal do Rio de Janeiro- Medical School, Rio de Janeiro, RJ, Brazil

Steven G. Waguespack, MD, FACE Department of Endocrine Neoplasia and Hormonal Disorders, The University of Texas MD Anderson Cancer Center, Houston, TX, USA

Jennifer R. Wang, MD, ScM Department of Head and Neck Surgery, The University of Texas MD Anderson Cancer Center, Houston, TX, USA

Leonard Wartofsky, MD MedStar Health Research Institute, MedStar Washington Hospital Center, Washington, DC, USA

Georgetown University School of Medicine, Washington, DC, USA

Swaytha Yalamanchi, MD Division of Endocrinology, Diabetes, and Metabolism, Palo Alto Medical Foundation, Palo Alto, CA, USA

中文版序言

近年来,随着对肿瘤认知的不断深入、学术思想的自由碰撞与争鸣、多部国际指南的推陈出新,以及中国特色专家共识的不断发行和推广,我国甲状腺癌的诊疗规范性整体提高,中国特色诊疗模式逐渐成熟,在与国际接轨的同时,某些理念已达到国际领先水平。至此,国内的甲状腺癌诊疗事业进入全面、精准、多样化整合的医疗时代。

虽然在甲状腺癌规范化诊疗体系的不断推广与应用下,我国甲状腺癌诊疗水平的地区差异显著减小,整体医疗水平显著提升,但甲状腺癌的诊疗事业不能就此止步,在专业和学科发展的道路上,仍然存在不容小觑的问题及疑问,如特殊类型或罕见的甲状腺癌,以及常见甲状腺癌的特殊情况,依然是目前临床工作中难啃的硬骨头,诊断治疗措施尚不完善。同时,对于甲状腺癌尤其是早期甲状腺癌的治疗原则及晚期甲状腺癌的治疗策略、甲状腺癌的复发监测指标及评估等,国内外依然存在不同的声音。然而,规范不仅仅针对疾病的经典类型或大部分类型,最终应是整体的、全面的和细致无遗的,该部分甲状腺癌患者的诊疗规范亟待一一建立。我们只有多听取不同的声音,借助临床经验的积累和学术经验的推广,不断整合并完善甲状腺癌治疗新理念及新方法,厘清各种治疗手段的优势及细节,才能乘风破浪、勇往直前。

《甲状腺癌实例解析(第2版)》是由甲状腺癌领域国际权威团队共同撰写的差别化甲状腺癌患者管理手册,荟萃分析了各种类型的分化型甲状腺癌、相对少见的甲状腺髓样癌及未分化癌的相关临床问题,涵盖目前国内外争议的热点领域,完整、凝练、生动地描述了疾病的临床表现、诊疗经过、治疗结果及诊疗"陷阱",提出的所有建议均是基于临床指南的循证实践及最新文献报道,为内分泌和肿瘤学的临床医生提供了最佳的现实世界诊疗策略和宝贵的经验,受到同行专家的广泛关注。

此著作中文版的翻译工作由国内甲状腺肿瘤界青年专家郑向前教授和关海霞教授联合甲状腺肿瘤相关专业大咖共同完成,经过众多学者的反复推敲、精心钻研,最终呈现出一部用词准确、行文规范、忠实于原著的优良译作,这无疑为我国甲状腺肿瘤学界开启了一条了解及借鉴国际甲状腺癌诊疗医学经验与成就的新路径,在进一步丰富和完善甲状腺癌规范化治疗策略的同时,也可帮助临床医生更好地管理可能遇到的各种类型的甲状腺癌患者。

我欣然为此译本作序,并诚挚地推荐给业界同道们,同时祝愿我国甲状腺肿瘤防治事业大步向前,诊疗体系日臻完善,早日迈进国际顶尖行列,开启甲状腺学科新纪元。

著名甲状腺肿瘤专家
中国抗癌协会甲状腺癌专业委员会首届主任委员
中国抗癌协会头颈肿瘤专业委员会主任委员

致《甲状腺癌实例解析(第2版)》中文版读者

很高兴亦很荣幸我们编写的书籍即将以中文的形式与中国读者见面。无论在中国还是其他国家和地区,甲状腺癌的诊治都是备受关注的临床问题。虽然已有很多甲状腺疾病和甲状腺外科的专业书籍,但本书的独特之处在于专门针对甲状腺癌,并采用了帮助医生获取临床知识的经典而有效的编写模式——基于实际案例来解析和展示诊疗思维。

本书旨在介绍如何从患者的实际情况及其个人偏好出发,选择甲状腺癌的最佳处理方案。例如,对于较小的甲状腺乳头状癌,有些患者可能倾向于采取更积极的手术方案;而另一部分患者则更希望范围较保守的手术,甚至选择暂不立即手术的积极监测。本书突出了多学科合作对甲状腺癌诊疗的必要性,一个临床处理方案的确定往往需要多个领域的专家同时参与,包括内分泌科、普通外科、内分泌外科、头颈外科、病理科、核医学科医生,有时还需要放射科和肿瘤科医生的加入。

本书以一个新诊断病例的首次就诊经过为开篇,然后围绕甲状腺癌的疾病全貌陆续展开,通过解析多个病例,展示甲状腺癌诊疗的具体经过,涵盖术后放射性碘治疗、甲状腺激素治疗、适当的随访管理等。书中还包括常见临床场景下的甲状腺癌病例,如妊娠期甲状腺癌、术后并发症如甲状旁腺功能减退症的管理等。本书还纳入了高风险甲状腺癌、远处转移性疾病和放射性碘难治性分化型甲状腺癌等病例,另设有专门章节阐述甲状腺髓样癌和未分化癌的临床处理。

书中的精彩案例均由世界知名专家撰写,他们的推荐建议与基于循证证据的临床实践指南保持一致。我们感谢天津科技翻译出版有限公司出版本书的中文译本,感谢郑向前教授、关海霞教授和来自多学科的中国专家团队将本书翻译成中文。我们希望中国医生能够从这些基于真实案例的见解中受益。相信中国读者会发现,甲状腺癌管理尤其是以患者为中心的管理策略,通行于世界各地。

Giorgio Grani, MD, PhD 于意大利罗马

David S. Cooper, MD 于美国巴尔的摩

Cosimo Durante, MD, PhD 于意大利罗马

中文版前言

甲状腺癌是最常见的内分泌系统恶性肿瘤，近年来越来越受到医患双方的关注。原因之一在于其快速上升的发病率，患者数量增加的势头甚至被比喻为"海啸"，多元化的信息传播不断增加公众对甲状腺癌的认知度和重视度；原因之二源自其临床表型的多面性，既有进展极其缓慢、近似良性病变的低风险分化型甲状腺癌，也有侵袭性强、恶性度高的低分化、未分化癌和甲状腺髓样癌，因此关于诊治策略的思考和讨论越来越多。

在国内外甲状腺领域学者的探索和努力下，甲状腺癌的诊治日趋理性和规范，中外专业机构发布的指南和共识也为诊疗流程提供了可靠、有效的建议。然而，甲状腺癌诊治的规范化并不意味着该过程可以被"一刀切"地模块化、流程化。在规范的基础上，以患者为中心制定个体化和精准化的诊疗策略仍是临床医疗工作中必须追求和秉承的目标。

上述目标的实现并非易事，实施甲状腺癌的个体化和精准化诊疗仍面临不少争议、困惑和挑战。例如，对于最常见的分化型甲状腺癌，如何准确鉴别低风险癌及为其择选治疗方案、怎样确定特殊病理类型的甲状腺癌的手术范围、什么是局部晚期分化型甲状腺癌患者的最佳治疗方案等，都是避免治疗不足和治疗过度时必须面对的问题。对一些特殊人群如孕妇、老年人、儿童和合并其他恶性肿瘤者中发生的甲状腺癌，适用于普通人群的方案可能无法为他（她）们带来显著获益，甚至导致不可预期的并发症，但又缺乏有针对性的高质量临床研究证据，因此时常感觉陷入两难境地。甲状腺髓样癌和未分化癌尽管相对罕见，但其恶性度高、现有治疗手段的疗效有限，故而对患者身心健康和生活质量的危害巨大，面对无法明确提高患者生存率的窘境和苦恼，到底该何去何从？

因此，我们在贯彻、落实甲状腺癌个体化和精准化诊疗理念时，要不断地学习、不断地纳新、不断地思考、不断地实践、不断地总结。在这个过程中，一本内容贴近临床、与时俱进的优秀书籍，可以帮助我们事半功倍地汲取和借鉴国内外同行的经验，取长补短，找出优化甲状腺癌诊疗的具体方向和可行方案。

一年前，我们两人看到由意大利和美国知名甲状腺领域专家 Grani、Cooper 和 Durante 联手组织编写的《甲状腺癌实例解析（第 2 版）》，立即被它的形式和内容深深吸引。本书很好地运用了经典的医学学习工具——病例，荟萃集锦了分化型甲状腺癌、甲状腺髓样癌、未分化癌诊疗过程中尚存争议的临床问题，结合近 5 年来甲状腺癌临床领域的新进展、新观点，用真实的临床情景展示了如何把标准化和个体化相结合来实现患者诊疗获益最大化，同时也分享了对特殊个案的治疗经验和体会。全书内容涉猎不同风险度分化型甲状腺癌患者的初步管理、多种术后随访结果的解析、分化型甲状腺癌特殊情况的处理、有高风险特征的分化型甲状腺癌患者的治疗选择，以及甲状腺髓样癌和未分化癌病例的临床决策等多个方面。基于真实案例的展现形式容易让读者产生代入感，直观便捷地获得案例带来的启示和编者们精心汇总的丰富前沿知识。

从本书获益良多的我们不约而同地提出，应当翻译出版此书，把中文版提供给更多致力于甲状腺癌诊疗事业的一线医务人员，以帮助他们有理有据地回答临床工作中遇到的各类问题，做出更全面、更合理的临床决策，更好地服务患者。这个想法得到了来自病理科、内分泌科、普通外科和核医学科多位中青年同道的大力支持，他们牺牲业余时间，以严谨、求实、专业的态度，高效、高质量地完成了本书的翻译工作，让中文版的问世从想法落地为现实。

值此中文版《甲状腺癌实例解析（第2版）》出版之际，衷心感谢本书英文原版的三位编者、全部作者和中文版的所有译者，感谢Springer出版社和天津科技翻译出版有限公司。还要特别感谢一直关心和支持甲状腺癌事业的各位师长、专家和同道，以及我们从医路上的一群特殊的"老师"——对我们投以信任和期冀的每一位患者。也希望借助本书，时时提醒我们不忘初心、不断学习，真正做到以患者为中心，努力提高甲状腺癌的诊疗水平。

郑向前　关海霞

2022年12月

前　言

　　近几年,全球甲状腺癌发病率的激增几乎成为所有发达国家和发展中国家甲状腺领域学者关注的焦点。其形成原因一直存疑:多数考虑可能是由于影像学的发展和筛查增加,又或者是诸如射线等环境因素,抑或多种因素共同促成上述局面。而对于这样基数巨大的甲状腺癌患者,制定临床可行的、循证医学证据支持的治疗对策无疑是首要任务。尤其是对其中占绝大多数的低风险甲状腺乳头状癌患者更应如此。对于这部分患者,无论是外科、核医学还是内分泌抑制治疗,都应该秉持"适度即可,过犹不及"的理念。另外,对于小于1cm的低风险甲状腺结节是否建议穿刺活检也提出了新的思考。相较疾病谱中的这些早期甲状腺癌,晚期甲状腺癌患者也在近些年靶向治疗的蓬勃发展中获益,同时对于病灶局部控制的手段亦在不断增加。同时,对于如甲状腺髓样癌、甲状腺未分化癌等临床少见的甲状腺癌类型的治疗方法亦在不断发展。

　　目前市场上已经有很多关于甲状腺癌概况及专题总结的书籍,这些著作为读者提供了海量的有关甲状腺癌病因学、流行病学、诊断和治疗的知识。同时我们也注意到网络上有很多易于获取的电子资料。但出版本书的目的旨在为读者提供疾病诊疗过程中最重要的信息:病例与病史。

　　这些经过深思熟虑选取的典型的甲状腺癌病例,几乎可以覆盖绝大多数临床遇到的甲状腺癌诊疗情况。本书以分化型甲状腺癌的初治病例拉开序幕,第1部分包含对于未定性甲状腺结节的诊断及相对复杂的甲状腺乳头状癌的初治情况;第2部分提供了在接受术后生存随访的患者病史,囊括接受单侧腺叶切除的患者及发现伴有远处转移的甲状腺癌患者;第3部分重点阐述甲状腺癌中的几个专题,包括孕期甲状腺癌管理、老年甲状腺癌管理,以及伴有严重并发症,如甲状旁腺功能减退症或喉返神经损伤的甲状腺癌管理;第4部分则讲述了伴有局部或远处转移的病例,其中包括儿童及老年甲状腺癌患者;第5部分则重点阐述局部进展或广泛转移的放射性碘难治性甲状腺癌,这部分重点讨论靶向治疗,包括应用指征、副作用及预期疗效;最后,我们安排了几个章节专门讲解甲状腺髓样癌及甲状腺未分化癌的治疗。这一版我们邀请到来自罗马大学的Giorgio Grani博士一同为本书进行修订,同时也要求本书的所有作者均按照目前国际最新数据进行更新。相较第1版,我们移除了部分章节,并新增了部分章节,以求与近几年甲状腺癌的发展保持一致。

　　本书的所有病例均出自不同国家的甲状腺癌专家之手,书中的所有推荐条款也是基于目前最新的循证医学证据和治疗指南而列出。感谢本书的所有作者,他们恪守我们在一开始提出的病例精练、表述准确、资料更新、指导性强的要求。我们同样要感谢Springer出版社的大力支持和帮助。我们希望这一版能够为想要在甲状腺癌诊治层面拓宽自身理解的所有读者提供客观的指导。

Giorgio Grani,MD,PhD 于意大利罗马

David S. Cooper,MD 于美国巴尔的摩

Cosimo Durante,MD,PhD 于意大利罗马

目　录

第5部分　分化型甲状腺癌:放射性碘治疗之外的选择

第6部分　甲状腺髓样癌

第7部分　甲状腺未分化癌

第1部分

分化型甲状腺癌：初步诊治策略

第 1 章

甲状腺细胞病理学Bethesda报告系统诊断可疑滤泡性肿瘤的甲状腺单结节：分子诊断

Dimpi Desai，Susan J. Mandel

缩略语

ACR TI-RADS　美国放射学会甲状腺影像报告和数据系统

ATA　美国甲状腺协会

EFVPTC　包裹性滤泡变异型甲状腺乳头状癌

FN　滤泡性肿瘤

FNA　细针穿刺

GC　基因组分类器

GEC　基因表达分类器

GSC　基因测序分类器

NIFTP　具有乳头状核特征的非浸润性甲状腺滤泡性肿瘤

NPV　阴性预测值

PPV　阳性预测值

TBSRTC　甲状腺细胞病理学 Bethesda 报告系统

D. Desai
Division of Endocrinology, Diabetes and Metabolism,
Baylor College of Medicine,
Houston, TX, USA

S. J. Mandel(✉)
Division of Endocrinology, Diabetes and Metabolism,
Perelman School of Medicine University of Pennsylvania, Philadelphia, PA, USA
e-mail: Susan.Mandel@pennmedicine.upenn.edu

病例展示

　　患者女，76岁，颈部超声检查偶然发现一甲状腺结节。患者否认有甲状腺癌家族史，否认有儿童时期放射线暴露史。血清TSH为2.3mIU/L。体格检查：右侧颈部可触及一明显甲状腺结节，大小约为2.5cm。超声检查：肿物大小为27mm×29mm×38mm，实性等回声结节，边界清晰，不伴微小钙化，颈部淋巴结正常(图1.1)。超声引导下细针穿刺细胞学检查诊断为"可疑滤泡性肿瘤"(Bethesda Ⅳ级)。

评估与文献复习

　　当临床医生面对甲状腺细胞病理学Bethesda报告系统(TBSRTC)诊断为Bethesda Ⅳ级滤泡性肿瘤[1]的患者时，相关临床问题是患者患甲状腺癌的概率有多高。细胞学诊断"可疑滤泡性肿瘤"或"滤泡性肿瘤"(FN)的结节恶性风险为25%~40%，如果排除具有乳头状核特征的非浸润性甲状腺滤泡性肿瘤(NIFTP)的诊断，则其恶性风险下

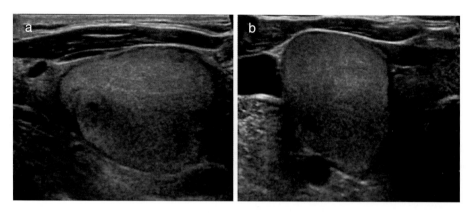

图 1.1　纵向（a）和横向（b）灰阶超声检查：结节大小为 27mm×29mm×38mm，实性，等回声，无微钙化，边缘规则（ATA 为低度可疑或 TR3）。

降，最多可达 40%[1]。

最近研究表明，超声诊断的 FN 结节为良性或高度可疑恶性，会改变临床医生对其恶性风险的评估，并直接导致治疗方式的不同，如随访或手术治疗[2,3]。对于 80%~85% 的 FN 结节，超声诊断并不能改变 FN 细胞学的恶性风险率评估；对于这些结节，可能需要进行分子检测以明确诊断。

对于一些细胞学无法诊断的 FN 结节，分子诊断有助于进一步明确其恶性风险。如果分子检测对所有甲状腺癌组织学的诊断具有 100% 的敏感性和特异性，那么这一技术则可取代细胞学分析。或许未来的检测策略会实现这一目标，但目前可用的分子诊断技术尚不能及。因此，为了解释患者的分子检测结果，临床医生必须从最近发表的文献中了解报告的阴性预测值（NPV）、阳性预测值（PPV）及起源。

高阴性预测值表明，阴性检测结果的假阴性率非常低，例如当 NPV 为 97% 时，恶性风险只有 3%。高阳性预测值表明，阳性检测结果的恶性可能性较高，例如当肿瘤的

PPV 为 90%，意味着 90% 的患者为恶性。因为被测人群中疾病（甲状腺癌）的患病率不同，给定的 NPV 和 PPV 也有所不同。例如，当癌症风险较低（如 10%）时，即使检测敏感性仅为 60%，其最终 NPV 也可达 95% 以上。此时因为人群中癌症发病率较低，导致在检测中不能准确诊断的癌症的病例绝对数量也非常低，故 NPV 并未显著降低。但随着癌症发病率的上升，敏感性为 60% 的检测将漏掉更多的阳性诊断，导致假阴性率上升和 NPV 减少。当甲状腺癌患者增多时，假阳性率随之下降，PPV 随着人群中疾病风险的升高而增加。

因此，对于患者而言，当前分子诊断结果的解读取决于患者细胞学诊断后的恶性风险基线，即分子检测前的可能性。某些因素可能会改变 FN 细胞学诊断相关的肿瘤恶性风险率，并可能改变分子诊断结果的解读。在讨论近期关于分子检测应用的文献之前，我们将回顾与 FN 相关恶性风险改变有关的患者人口统计和超声图像方面的文献。

第1部分：恶性风险

细胞学与组织学诊断的局限性

使用TBSRTC诊断为Bethesda Ⅳ级（"可疑滤泡性肿瘤"/"滤泡性肿瘤"）的肿瘤在FNA中平均占10%~15%，但不同特定中心可能从1.2%到25.3%不等[4]。在TBSRTC[1]定义的3种不确定的细胞学分类中，滤泡性肿瘤是最可靠的。根据解释kappa值[5]的Fleiss标准，观察者间的诊断一致性一般（kappa为0.5）。

在分子检测广泛应用之前，对该类细胞诊断为FN患者的治疗标准是诊断性腺叶切除术，如组织学诊断为恶性，最终进行全甲状腺切除术。分子检测之前的大量研究表明，60%~70%的FN结节患者接受了手术治疗[4,6]。其中约25%的病例组织学诊断为恶性[4,7]，中心特异性比值为14%~49%[7]。在这些恶性肿瘤中，27%是滤泡腺癌，但大多数（68%）是甲状腺乳头状癌（PTC），其中以低风险的滤泡性亚型PTC最常见[6]。

然而，这些FN结节的恶性风险观察早于2016年包裹性滤泡变异型甲状腺乳头状癌（EFVPTC）重新归类为非癌，并定义为具有乳头状核特征的非浸润性甲状腺滤泡性肿瘤（NIFTP），这一名称更准确地描述了其生物学行为[8]。NIFTP的诊断适用于肿瘤完全取材后证实为无包膜浸润的EFVPTC。由于NIFTP的复发风险极低，所以将其重新分类，以求降低临床管理水平，防止过度治疗[8]。

实践中，如果NIFTP不再归类为恶性，FN结节的恶性风险将下降20%~40%，并可能因EFVPTC的发病率变化而有所不同[9,10]。总的来说，根据TBSRTC评估，如果NIFTP归类为恶性，那么Bethesda Ⅳ级细胞学检查的恶性风险范围为25%~40%；如果不是恶性而为低风险肿瘤，则为10%~40%[11]。然而，NIFTP的诊断有赖于术后全面取材证实肿瘤无包膜浸润。这些患者可以与恶性风险低的肿瘤患者实施同样的监测。

人口统计与超声图像特征预测恶性肿瘤

相关研究指出，细胞学诊断为FN的某些临床特征，包括男性、年龄、孤立性结节等是恶性肿瘤的预测因素，但结论并不一致[11-15]。相反，结节大小可能是甲状腺滤泡腺癌的可靠预测因子[12,14]。结节大小≥2.8cm可使FTC风险升高11倍，但其与PTC风险升高无关，后者通常都比较小。例如，在一项研究中[12]，结节大小作为具有统计学意义的恶性预测因素仅适用于不包括PTC在内的FN结节的分析。与这些发现一致的是，有3项研究同时认为，当组织学乳头状结构为主时，结节的大小并不能预测其恶性风险[15-17]。而只有一项以滤泡腺癌为主的研究未能显示结节大小与恶性的关系[18]。

当触诊或者在其他影像学检查中发现甲状腺异常时，超声检查是首选的诊断方法。相关专业协会根据与癌症相关的超声特征创建了疾病风险分层系统（RSS），并将甲状腺结节进行分类。每个等级均有一个FNA推荐的结节大小的下限。在美国最常用的2种分类系统是美国甲状腺协会（ATA）超声分类[19]和美国放射学会甲状腺影像报告和数据系统（ACR TI-RADS）[20]。

ATA基于对结节组成、回声、边缘、形

状、有无微钙化和颈淋巴结侵犯等超声图像进行分析,将甲状腺结节的恶性风险划分为5个可疑级别,即:良性,<1%;极低可疑,<3%;低度可疑,5%~10%;中度可疑,10%~20%;高度可疑,70%~90%[19]。此外,ACR TI-RADS是一种评分系统,对甲状腺癌的5种超声特征(组成、回声、形状、边缘和有无钙化灶)分别进行打分,给予0~3分,根据总分将肿瘤的恶性风险分为5个等级(TR1~TR5),即良性、无可疑恶性、低度可疑恶性、中度可疑恶性和高度可疑恶性[20]。推荐的结节大小阈值在这些分类系统之间略有不同(表1.1)。

　　近期研究评估了在TBSRTC范围内,FN结节(包括NIFTP)的超声检查能否更好地改善恶性风险[2,3]。超声检查为低度可疑恶性的结节(ATA为极低可疑和TR1、TR2)均无恶性病例。因此,对于这些结节,可能仅需临床观察而无须进一步检查。对于超声检查为高度可疑恶性的结节(ATA为高度可疑和TR5),其恶性风险为50%~60%,应考虑手术治疗,因为分子检测可能不会对预后提供额外帮助。然而,大多数(大于80%)FN结节的超声检查考虑低至中度可疑恶性(ATA为低中度可疑和TR3、TR4),其恶性风险仍为15%~35%,此时需要考虑进行分子检测。因此,对于细胞学无法明确诊断的结节,分子检测已成为重要的诊断工具[21]。

第2部分:分子评估

　　诊断性分子检测的应用基于以下3个原则,即分析验证、临床验证和临床应用。分析验证是指测试的精度和可重复性,甚至需要经过不同处理和储存方法进行验证。根据相关会议要求,所有的分子检测都应该在经过临床改进和认证的实验室中进行。临床验证是指在前瞻性盲法临床研究中测试甲状腺结节良性或恶性的检测能力,其中包括检测的敏感性和特异性的确定,以及NPV和PPV的计算。尽管NPV和PPV依赖于人群中疾病的患病率,但敏感性和特异性是独立于检测方法之外的内在特征。在考虑个人、家庭和社会的更广泛需求时,临床应用表明了分子检测在临床实践中的社会经济效益和总体健康结果[21,22]。

　　甲状腺结节的商业化分子检测包括DNA点突变和融合、mRNA表达和miRNA异常的分析。早期的分子检测要么特异性不足,如Afirma基因表达分类器(GEC);要么敏感性有限,如ThyroSeq v2。然而,目前最常用的2种分子诊断方法已提高了相关诊断效率。

　　Afirma基因测序分类器(GSC)是一种以RNA测序为基础的检测,包括由10 196个基因(1115个核心基因)外加7个额外组件组成的12个分类器,用于识别甲状旁腺病变、MTC、BRAF V600E突变、RET/PTC1或RET/PTC3融合和Hürthle细胞病变。一项与GEC研究相同队列的盲法临床验证研究,评估了GSC在191个不确定结节(Bethesda Ⅲ和Ⅳ级)中49个位点的应用效率,相比于Bethesda Ⅳ级的GEC(38%),该测试显示了高达90%的敏感性和64%的特异性。如Bethesda Ⅳ级的癌症患病率基线为47%,则其NPV为97%、PPV为47%[23]。

　　ThyroSeq v3基因组分类器(GC)采用二代测序技术,分析了112个基因的点突变、插入/缺失、基因融合、拷贝数改变和基因异常

表1.1　甲状腺结节ATA和ACR-TIRADS两大分类系统比较[28]

ATA（2015）	ACR TI-RADS（2017）
良性 恶性风险<1% 不推荐FNA检查 囊性结节（无实性成分）	**TR1：良性** 恶性风险为2% 不推荐FNA检查 海绵状结节 囊性结节
	TR2：无可疑恶性 恶性风险为2% 不推荐FNA检查 囊实性或实性结节，无钙化，边缘光滑，卵圆形
极低可疑 恶性风险<3% 肿物≥20mm或肉眼可见时进行FNA检查 海绵状或囊实性结节，且不伴有任何超声诊断为低度、 　中度或高度可疑癌的特征	**TR3：低度可疑恶性** 恶性风险为3% 肿物≥25mm时进行FNA检查 实性等回声或低回声囊性结节，无钙化，边缘光滑，卵 　圆形
低度可疑 恶性风险为5%~10% 肿物≥15mm时进行FNA检查 实性等回声或高回声结节或囊实性结节伴偏心实 　性区 不伴微钙化，边缘不规则，腺外侵犯，纵横比≥1	
中度可疑 恶性风险为10%~20% 肿物≥10mm时进行FNA检查 实性低回声结节，边缘光滑 不伴微钙化，腺外侵犯，纵横比≥1	**TR4：中度可疑恶性** 恶性风险为5%~20% 肿物>15mm时进行FNA检查 实性低回声结节，无钙化，卵圆形，边缘光滑或不规则 　或分叶状 实性等回声或混合回声结节，无钙化，伴纵横比≥1或 　点状强回声
高度可疑 恶性风险为70%~90% 肿物≥10mm时进行FNA检查 实性低回声结节或伴部分囊性成分 满足以下条件中的至少一条： 　边缘不规则（浸润性，分叶状） 　微钙化 　纵横比≥1 　肿物周边钙化伴软组织受压 　腺外侵犯	**TR5：高度可疑恶性** 恶性风险≥20% 肿物>10mm时进行FNA检查 实性低回声结节并满足以下条件中的任意一条： 　形状不规则（纵横比≥1） 　腺外侵犯 　点状强回声 实性等回声结节，边缘不规则或分叶状，周边钙化或 　点状强回声

表达在内的5类遗传学改变。然后根据算法分析，将结果分为阴性和阳性。因为存在低等位基因频率的低风险突变，少数ThyroSeq结果（约5%）被归类为"暂定阴性"。据报道，这种结节的恶性风险为5%~10%[24]。最近的一项前瞻性、双盲、多中心验证研究报道，对于诊断为Bethesda Ⅳ级的病例，该研究的敏感性为97%，特异性为75%。假设基线癌症患病率为35%，NPV和PPV分别约为97%和66%[25]。讨论这两种测试实际应用的相关文

献报道了一致的发现。

如果切除,Afirma GSC 或 ThyroSeq v3 GC 阳性结果的 FN 结节通常是低风险滤泡性癌[26]。在我们机构中,对于 ThyroSeq v3 GC 阳性的 FN 结节,最常见的突变是低风险 RAS 突变。高风险的 BRAF V600E 和 TERT 的共同突变[25]较少见,需要更积极的手术治疗。

第3部分:外科治疗

最新的 ATA 指南指出,腺叶切除术足以治疗低风险乳头状癌和滤泡腺癌,即肿瘤小于4cm且无血管侵犯、甲状腺外侵犯或淋巴结转移的肿瘤[19]。因此,对于 Afirma GSC 或 ThyroSeq v3 GC 阳性的 FN 结节,应在超声评估颈部淋巴结状态后考虑进行腺叶切除术。可影响手术范围的其他相关因素包括:对侧出现甲状腺结节,伴随甲状腺功能减退或甲状旁腺功能亢进,以及患者的意愿和并发症。术前血清 TSH 水平<1.7mIU/L 的患者与水平较高的患者相比,更有可能在单纯腺叶切除术后保持甲状腺功能正常[27]。

个案管理

患者细胞学诊断为滤泡性肿瘤(Bethesda Ⅳ级),且没有任何已知的甲状腺癌危险因素。超声检查结节大小为27mm×29mm×38mm,实性,等回声,边缘规则,无微钙化。超声表现符合 ATA 低度可疑或 TR3。因此,该结节的恶性风险为 15%~35%。患者选择使用 ThyroSeq v3 GC 进行分子检测以进行风险分层,结果为阴性,NPV 约为 97%。18 个月后超声复查结果显示结节大小和形态未见明显改变。

临床精粹

- FN 结节恶性的风险为 25%~40%(如果 NIFTP 归为良性,则降低至 10%~40%)。

- 使用超声风险分层系统(ATA 或 ACR TI-RADS)评估 FN 结节,超声结果可以修订结节的恶性风险。虽然可见 ATA 极低可疑或 TR1、TR2 结节,但 ATA 高度可疑或 TR5 结节应建议直接进行手术治疗。对于 ATA 低或中度可疑或 TR3、TR4 的结节,应考虑进行分子检测。

- ThyroSeq v3 GC 和 Afirma GSC 是目前最常见的分子检测方法,并且与早期版本相比性能有所提高。这两项检测应用的前提是了解,即随着癌症基线风险(即预测概率)的升高,阴性预测值降低,阳性预测值升高。

- 如果分子检测结果呈阳性,这些 FN 结节多为低风险肿瘤,通常进行腺叶切除术。

(王馨培 刘志艳 译)

参考文献

1. Cibas ES, Ali SZ. The 2017 Bethesda system for reporting thyroid cytopathology. Thyroid. 2017;27(11):1341–6.
2. Ahmadi S, Herbst R, Oyekunle T, Jiang X, Strickland K, Roman S, et al. Using the Ata and Acr Ti-Rads sonographic classifications as adjunctive predictors of malignancy for indeterminate thyroid nodules. Endocr Pract. 2019;25(9):908–17.

3. Valderrabano P, McGettigan MJ, Lam CA, Khazai L, Thompson ZJ, Chung CH, et al. Thyroid nodules with indeterminate cytology: utility of the American Thyroid Association Sonographic patterns for cancer risk stratification. Thyroid. 2018;28(8):1004–12.

4. Bongiovanni M, Spitale A, Faquin WC, Mazzucchelli L, Baloch ZW. The Bethesda system for reporting thyroid cytopathology: a meta-analysis. Acta Cytol. 2012;56(4):333–9.

5. Walts AE, Bose S, Fan X, Frishberg D, Scharre K, de Peralta-Venturina M, et al. A simplified Bethesda system for reporting thyroid cytopathology using only four categories improves intra- and inter-observer diagnostic agreement and provides non-overlapping estimates of malignancy risks. Diagn Cytopathol. 2012;40 Suppl 1:E62–8.

6. Yang J, Schnadig V, Logrono R, Wasserman PG. Fine-needle aspiration of thyroid nodules: a study of 4703 patients with histologic and clinical correlations. Cancer. 2007;111(5):306–15.

7. Wang CC, Friedman L, Kennedy GC, Wang H, Kebebew E, Steward DL, et al. A large multicenter correlation study of thyroid nodule cytopathology and histopathology. Thyroid. 2011;21(3):243–51.

8. Nikiforov YE, Seethala RR, Tallini G, Baloch ZW, Basolo F, Thompson LD, et al. Nomenclature revision for encapsulated follicular variant of papillary thyroid carcinoma: a paradigm shift to reduce overtreatment of indolent tumors. JAMA Oncol. 2016;2(8):1023–9.

9. Faquin WC, Wong LQ, Afrogheh AH, Ali SZ, Bishop JA, Bongiovanni M, et al. Impact of reclassifying noninvasive follicular variant of papillary thyroid carcinoma on the risk of malignancy in The Bethesda System for Reporting Thyroid Cytopathology. Cancer Cytopathol. 2016;124(3):181–7.

10. Strickland KC, Howitt BE, Marqusee E, Alexander EK, Cibas ES, Krane JF, et al. The impact of noninvasive follicular variant of papillary thyroid carcinoma on rates of malignancy for fine-needle aspiration diagnostic categories. Thyroid. 2015;25(9):987–92.

11. Tuttle RM, Lemar H, Burch HB. Clinical features associated with an increased risk of thyroid malignancy in patients with follicular neoplasia by fine-needle aspiration. Thyroid. 1998;8(5):377–83.

12. Lubitz CC, Faquin WC, Yang J, Mekel M, Gaz RD, Parangi S, et al. Clinical and cytological features predictive of malignancy in thyroid follicular neoplasms. Thyroid. 2010;20(1):25–31.

13. Schlinkert RT, van Heerden JA, Goellner JR, Gharib H, Smith SL, Rosales RF, et al. Factors that predict malignant thyroid lesions when fine-needle aspiration is "suspicious for follicular neoplasm.". Mayo Clin Proc. 1997;72(10):913–6.

14. Lee SH, Baek JS, Lee JY, Lim JA, Cho SY, Lee TH, et al. Predictive factors of malignancy in thyroid nodules with a cytological diagnosis of follicular neoplasm. Endocr Pathol. 2013;24(4):177–83.

15. Raber W, Kaserer K, Niederle B, Vierhapper H. Risk factors for malignancy of thyroid nodules initially identified as follicular neoplasia by fine-needle aspiration: results of a prospective study of one hundred twenty patients. Thyroid. 2000;10(8):709–12.

16. Gulcelik NE, Gulcelik MA, Kuru B. Risk of malignancy in patients with follicular neoplasm: predictive value of clinical and ultrasonographic features. Arch Otolaryngol Head Neck Surg. 2008;134(12):1312–5.

17. Rago T, Di Coscio G, Basolo F, Scutari M, Elisei R, Berti P, et al. Combined clinical, thyroid ultrasound and cytological features help to predict thyroid malignancy in follicular and Hupsilonrthle cell thyroid lesions: results from a series of 505 consecutive patients. Clin Endocrinol. 2007;66(1):13–20.

18. Choi YJ, Yun JS, Kim DH. Clinical and ultrasound features of cytology diagnosed follicular neoplasm. Endocr J. 2009;56(3):383–9.

19. Haugen BR, Alexander EK, Bible KC, Doherty GM, Mandel SJ, Nikiforov YE, et al. 2015 American Thyroid Association management guidelines for adult patients with thyroid nodules and differentiated thyroid cancer: the American Thyroid Association guidelines task force on thyroid nodules and differentiated thyroid cancer. Thyroid. 2016;26(1):1–133.

20. Tessler FN, Middleton WD, Grant EG, Hoang JK, Berland LL, Teefey SA, et al. ACR thyroid imaging, reporting and data system (TI-RADS): white paper of the ACR TI-RADS Committee. J Am Coll Radiol. 2017;14(5):587–95.

21. Mayson SE, Haugen BR. Molecular diagnostic evaluation of thyroid nodules. Endocrinol Metab Clin N Am. 2019;48(1):85–97.

22. Teutsch SM, Bradley LA, Palomaki GE, Haddow JE, Piper M, Calonge N, et al. The evaluation of genomic applications in practice and prevention (EGAPP) initiative: methods of the EGAPP Working Group. Genet Med. 2009;11(1):3–14.

23. Patel KN, Angell TE, Babiarz J, Barth NM, Blevins T, Duh QY, et al. Performance of a genomic sequencing classifier for the preoperative diagnosis of cytologically indeterminate thyroid nodules. JAMA Surg. 2018;153(9):817–24.

24. Nikiforova MN, Mercurio S, Wald AI, Barbi de Moura M, Callenberg K, Santana-Santos L, et al. Analytical performance of the ThyroSeq v3 genomic classifier for cancer diagnosis in thyroid nodules. Cancer. 2018;124(8):1682–90.

25. Steward DL, Carty SE, Sippel RS, Yang SP, Sosa JA, Sipos JA, et al. Performance of a multi-gene genomic classifier in thyroid nodules with indeterminate cytology: a prospective blinded multicenter study. JAMA Oncol. 2019;5(2):204–12.

26. Endo M, Nabhan F, Porter K, Roll K, Shirley LA, Azaryan I, et al. Afirma gene sequencing classifier compared with gene expression classifier in indeterminate thyroid nodules. Thyroid. 2019;29(8):1115–24.

27. Park S, Jeon MJ, Song E, Oh HS, Kim M, Kwon H, et al. Clinical features of early and late post-operative hypothyroidism after lobectomy. J Clin Endocrinol Metab. 2017;102(4):1317–24.

28. Durante C, Grani G, Lamartina L, Filetti S, Mandel SJ, Cooper DS. The diagnosis and man-agement of thyroid nodules: a review. JAMA. 2018;319(9):914–24.

第 **2** 章

具有分化型甲状腺癌家族史的腺内型年轻甲状腺乳头状癌病例

Giorgio Grani，Valeria Ramundo，Cosimo Durante

病例展示

一位全科医生推荐了一位无症状的 39 岁男性患者至我中心进行甲状腺超声检查。该患者无甲状腺疾病史，既往无特殊病史。然而，他的母亲和舅舅都被诊断为甲状腺乳头状癌，且均接受了全甲状腺切除术及术后放射性碘（RAI）清甲治疗（RRA），同时，这位患者的舅舅还因碘摄取性肺转移接受了多次放射性碘治疗。在该患者就诊时，他的这两位亲戚已经无病生存了 5 年和 1.5 年。患者无碘辐射暴露史。

患者体格检查阴性，但甲状腺超声检查发现双侧甲状腺内多个实性低回声结节，其中最大一个位于左侧，长约 10mm，结节内有点状高回声。体格检查及颈部淋巴结超声均未提示双侧颈部有明显肿大淋巴结。患者甲状腺功能正常（血清 TSH：1.4mIU/L）。根据 2015 年美国甲状腺协会（ATA）指南[1]

G. Grani · V. Ramundo · C. Durante(✉)
Department of Translational and Precision Medicine,
Sapienza University of Rome, Rome, Italy
e-mail: cosimo.durante@uniroma1.it

和其他超声风险分层系统[2]，甲状腺的这个最大的结节被归类为高度可疑恶性而进行了细针穿刺活检（FNAB）。细胞学检查结果提示甲状腺乳头状癌（Bethesda Ⅵ级）[3]。随后患者接受了全甲状腺切除术，术后病理提示为双侧、多灶的典型甲状腺乳头状癌（肿瘤大小：左侧 9mm 和 2mm；峡部 4mm；右侧 5mm），无腺外侵犯和血管侵犯（pT1aN0，Ⅰ期，AJCC/TNM 第 8 版）[4,5]。根据 2009 年 ATA 风险因素分层[6]及其更新版[1]，该患者属低复发风险。但该病例符合家族性非髓样甲状腺癌（FNMTC）的标准，实际的复发风险更高，同时他的其他家属由于遗传因素罹患甲状腺癌的风险也相应升高。

文献复习

非髓样甲状腺癌（FNMTC）中 3%~10% 是家族遗传性的[7]。除了有相关综合征的肿瘤（例如家族性腺瘤性息肉病、Gardner 综合征、PTEN 错构瘤综合征、Werner 综合征或 Carney 综合征）外，大多数病例没有特定的遗传学基因改变。一些候选位点（MNG1、TCO、fPTC/PRN、NMTC1 和 FTEN）和基因（FOXE1、端粒酶复合物、TITF-1/NKX2-1和SRGAP1）已被提出，但目前尚无特异性的基因检测途径[7,8]。因此，家族性非髓样甲状腺癌通常是以在2个或以上的一级亲属中发现非髓样甲状腺癌来诊断的。当以这种方式进行诊断时，受影响的家庭成员实际上患散发性肿瘤的概率为30%~40%，而当一个家族中有3个或以上的成员受影响时，遗传性疾病的概率升至96%以上[9]。

尽管阳性家族史是一个潜在的危险因素，但FNMTC患者的管理基本上应参照个体化的ATA风险分层系统。例如，在手术方式上，2015年的ATA指南将家族性疾病作为全甲状腺切除术的可能适应证之一（其他适应证为年龄大于45岁、对侧甲状腺结节或有头颈部放射治疗的个人史）。关于是否进行放射性碘治疗的问题尚无定论。这位患者为多灶肿瘤，每个病灶的最大直径小于1cm，因此，其复发风险较低。单灶与多灶的甲状腺微小乳头状癌相关的复发风险有明显的差异（分别为1%~2%和4%~6%），特别是当肿瘤病灶的直径之和超过1cm时（就像我们的患者一样）[10,11]。然而，在这2种情况下，复发风险仍然很低，并且没有证据表明放射性碘治疗可提高疾病特异性生存率或无疾病生存率，除非伴有其他高风险特征[1]。

不同于散发性甲状腺癌，对于家族性非髓样甲状腺癌，多发病灶是否是倾向于进行放射性碘治疗的另一个高风险因素呢？目前就FNMTC的临床生物学行为的研究尚未达成共识。有研究表明，它们确实比散发性甲状腺癌更具侵袭性，主要表现为更高比例的腺外侵犯和淋巴结转移、更高的术后复发率及显著降低的无病生存率[12-14]。然而，也有研究发现，FNMTC的预后（甚至在有3个或以上家庭成员受影响的患者中）与进行相同治疗的散发性甲状腺癌没有显著差异，即使家族性肿瘤存在多灶和腺外侵犯的倾向[15]。这些发现之间的差异可能由于FNMTC是一种多基因遗传病，不同研究中家系的外显率差异很大[7]。同时也有研究建议对FNMTC患者的亲属进行更密切的监测，以便更早地诊断和治疗，从而改善其预后，减弱其相对于散发性NMTC增加的侵袭性[7]。

对未罹患肿瘤的家族成员进行甲状腺超声筛查的实际价值尚不明确。正式的成本效益研究还有待进行，但其结果无论如何都会受当地医疗体系特点的影响。总的来说，推荐对满足世界卫生组织提出的5项癌症诊断标准的高风险健康人群进行筛查。为了实施早期检测计划：①应选择常见类型肿瘤进行筛查；②较高比例的患者是进展期肿瘤；③应具备经济且简单的检测手段；④具有可实施的诊断、治疗、随访和质量控制程序；⑤早期检测的获益应多于肿瘤治疗带来的风险，如并发症、副作用等。甲状腺超声检查、FNAB、诊治方案及随访策略都是简便可行的，但目前尚无可靠证据表明，FNMTC比散发NMTC的侵袭性更强，以及早期发现可改善该部分患者的预后[16]。因此，美国疾病预防中心并不鼓励对无症状成年人进行甲状腺肿瘤筛查[17,18]。2015年的ATA指南指出超声筛查可对甲状腺癌进行早期诊断，但因其可降低并发症率或死亡率的证据不足，指南对这一做法持中立态度[1]。

回溯病例

在只有两位成员罹患 DTC 的家族中,肿瘤实际上可能是散发的。然而,我们这位患者是他家族中第三个罹患 PTC 的成员,所以患上真正遗传性肿瘤的可能性较高。我们发现他所罹患的甲状腺癌特征为低复发风险,对这类风险患者进行 RRA 的优缺点回顾分析,其中有数据显示,对多灶性微小甲状腺肿瘤患者,接受放射性碘治疗并无获益[19,20]。尽管如此,患者还是选择了放射性碘消融,因为他的母亲和舅舅也接受了同样的治疗,并且"他们看起来很好"。他也非常赞同对他的兄弟姐妹和孩子进行超声筛查。他说他母亲在诊断出哥哥患有甲状腺癌后就做了甲状腺扫描(不清楚是谁要求做的),"由于这一预防措施",她的并发症率远低于她哥哥。

这位患者接受了放射性碘消融治疗(推荐剂量为 30mCi)。1 年后随访时,颈部超声检查未见明显的甲状腺组织残留和淋巴结转移。重组人 TSH 刺激后的甲状腺球蛋白水平为 0.8ng/mL(正常值<1ng/mL),甲状腺球蛋白抗体检测阴性。他的妹妹(41 岁)和他

的两个兄弟(51 岁和 48 岁)都在我们中心接受了超声筛查。他姐姐的超声检查显示右侧甲状腺有一个 12mm 的结节,具有可疑的超声和细胞学特征(Bethesda V 级)[1]。她计划近期接受手术治疗,并可能成为该家族的第 4 位甲状腺癌成员。患者有两个孩子,分别为 2 岁和 3 岁,将会在青春期后接受超声筛查。

临床精粹

- 目前没有可靠的证据表明,基于初始 ATA 风险分层制定的 FNMTC 患者的治疗策略,仅仅因为发现患者是家族性而非散发性而需要进行调整。

- 同样,没有证据表明超声筛查对未罹患肿瘤的家庭成员的并发症率和死亡率有显著影响。

- 对已被诊断为家族性肿瘤患者的治疗计划的制定,可能由于需要考虑心理因素而变得"复杂",这在散发性肿瘤患者中不存在,例如,患者对同样得病的亲人的回忆或者对将来家族中可能患病成员的焦虑。

（陈施图　王伟斌　译）

参考文献

1. Haugen BR, Alexander EK, Bible KC, Doherty GM, Mandel SJ, Nikiforov YE, et al. 2015 American Thyroid Association management guidelines for adult patients with thyroid nodules and differentiated thyroid cancer: the American Thyroid Association guidelines task force on thyroid nodules and differentiated thyroid cancer. Thyroid. 2016;26(1):1–133.
2. Durante C, Grani G, Lamartina L, Filetti S, Mandel SJ, Cooper DS. The diagnosis and management of thyroid nodules a review. JAMA. 2018;319(9):914–24.
3. Cibas ES, Ali SZ. The 2017 Bethesda system for reporting thyroid cytopathology. Thyroid. 2017;27(11):1341–6.
4. Tuttle M, Morris LF, Haugen B, Shah J, Sosa JA, Rohren E, et al. Thyroid-differentiated and anaplastic carcinoma. In: Amin MB, Cancer. AJCo, American Cancer Society, editors. AJCC cancer staging manual. Chicago: American Joint Committee on Cancer, Springer; 2017.

p. 873–90.

5. Wittekind C, Brierley JD, Lee A, van Eycken E. Optional proposals for testing new subcategories of TNM. In: Sobin LH, editor. TNM Online. p. 209–17.

6. Cooper DS, Doherty GM, Haugen BR, Hauger BR, Kloos RT, Lee SL, et al. Revised American Thyroid Association management guidelines for patients with thyroid nodules and differentiated thyroid cancer. Thyroid. 2009;19(11):1167–214.

7. Mazeh H, Sippel RS. Familial nonmedullary thyroid carcinoma. Thyroid. 2013;23(9):1049–56.

8. Peiling Yang S, Ngeow J. Familial non-medullary thyroid cancer: unraveling the genetic maze. Endocr Relat Cancer. 2016;23(12):R577–r95.

9. Charkes ND. On the prevalence of familial nonmedullary thyroid cancer in multiply affected kindreds. Thyroid. 2006;16(2):181–6.

10. Tam AA, Ozdemir D, Cuhaci N, Baser H, Aydin C, Yazgan AK, et al. Association of multifocality, tumor number, and total tumor diameter with clinicopathological features in papillary thyroid cancer. Endocrine. 2016;53(3):774–83.

11. Tam AA, Ozdemir D, Ogmen BE, Faki S, Dumlu EG, Yazgan AK, et al. Should multifocal papillary thyroid carcinomas classified as t1a with a tumor diameter sum of 1 to 2 centimeters be reclassified as T1B? Endocr Pract. 2017;23(5):526–35.

12. Wang X, Cheng W, Li J, Su A, Wei T, Liu F, et al. Endocrine tumours: familial nonmedullary thyroid carcinoma is a more aggressive disease: a systematic review and meta-analysis. Eur J Endocrinol. 2015;172(6):R253–62.

13. Uchino S, Noguchi S, Kawamoto H, Yamashita H, Watanabe S, Shuto S. Familial nonmedullary thyroid carcinoma characterized by multifocality and a high recurrence rate in a large study population. World J Surg. 2002;26(8):897–902.

14. El Lakis M, Giannakou A, Nockel PJ, Wiseman D, Gara SK, Patel D, et al. Do patients with familial nonmedullary thyroid cancer present with more aggressive disease? Implications for initial surgical treatment. Surgery. 2019;165(1):50–7.

15. Pinto AE, Silva GL, Henrique R, Menezes FD, Teixeira MR, Leite V, et al. Familial vs sporadic papillary thyroid carcinoma: a matched-case comparative study showing similar clinical/prognostic behaviour. Eur J Endocrinol. 2014;170(2):321–7.

16. Lamartina L, Grani G, Durante C, Filetti S, Cooper DS. Screening for differentiated thyroid cancer in selected populations. Lancet Diabetes Endocrinol. 2020;8(1):81–8.

17. Bibbins-Domingo K, Grossman DC, Curry SJ, Barry MJ, Davidson KW, Doubeni CA, et al. Screening for thyroid cancer: US preventive services task force recommendation statement. JAMA. 2017;317(18):1882–7.

18. Lin JS, Bowles EJA, Williams SB, Morrison CC. Screening for thyroid cancer: updated evidence report and systematic review for the US preventive services task force. JAMA. 2017;317(18):1888–903.

19. Hay ID, Hutchinson ME, Gonzalez-Losada T, McIver B, Reinalda ME, Grant CS, et al. Papillary thyroid microcarcinoma: a study of 900 cases observed in a 60-year period. Surgery. 2008;144(6):980–7; discussion 7–8.

20. Ross DS, Litofsky D, Ain KB, Bigos T, Brierley JD, Cooper DS, et al. Recurrence after treatment of micropapillary thyroid cancer. Thyroid. 2009;19(10):1043–8.

第 3 章

甲状腺微小(1~2cm)乳头状癌的年轻病例：腺叶切除还是全甲状腺切除

Gerard M. Doherty

病例展示

一位35岁女性患者,因新发现的一个位于甲状腺左叶的可触及结节而到甲状腺门诊就诊。她没有颈部手术史、嗓音改变,既往无甲状腺结节,也没有明确的放射线暴露史或家族性甲状腺疾病史。对该患者的体格检查可以发现左侧甲状腺一个可触及的质硬结节,患者声音无明显异常,也没有颈部淋巴结肿大。甲状腺超声证实这个可扪及结节为单发低回声结节,大小为18mm,边缘不规则,有散在的微钙化灶[2015年美国甲状腺协会(ATA)甲状腺癌指南归类为"高度可疑"]。仔细的超声检查未发现明显异常的淋巴结。该结节的细针穿刺细胞学检查结果考虑为甲状腺乳头状癌(Bethesda Ⅵ级)。经讨论,患者选择的手术策略为甲状腺左叶切除+术中淋巴结评估,在手术过程中发现更高风险特征(如肉眼明显的淋巴结

转移)时才会转为全甲状腺切除术+Ⅵ区淋巴结清扫。患者最终在局部麻醉+镇静下进行了一个简单的甲状腺左叶切除的日间手术。在术后第8周的随访中,患者无外源性甲状腺激素补充状态下的TSH为1.1mU/L,无抗甲状腺球蛋白抗体状态下的甲状腺球蛋白水平为1.8ng/mL。

评估与文献复习

直径较小的甲状腺乳头状癌非常常见,除非合并一些不良的预后特征,否则很少会影响患者(尤其是年轻患者)的长期生存。对于这种常见肿瘤的治疗策略需要在术前权衡利弊,以确保所进行的手术与计划的辅助治疗和随访监测相符。

预后特征

2015年的ATA甲状腺癌指南提出了一套三级复发风险分层系统,将患者分为低、中、高风险[1]。复发高风险的病理特征包括肿瘤侵犯血管、肿瘤侵犯甲状腺包膜外组织、临床明显的淋巴结转移或侵袭性组织学亚型。如果已知存在BRAF或TERT突变,同样也会

G. M. Doherty(✉)
Department of Surgery, Brigham and Women's Hospital/Harvard Medical School, Boston, MA, USA
e-mail: gmdoherty@bwh.harvard.edu

升高复发的风险[2,3]。治疗期间发现的高风险因素包括术后放射性碘（RAI）扫描或其他影像学检查中出现局部或远处转移，血清甲状腺球蛋白水平持续升高。高风险病理特征包括：大体肉眼甲状腺外侵犯或肿瘤不完全切除；远处转移，提示可能远处转移的甲状腺球蛋白水平、较大直径的淋巴结转移（>3cm）、淋巴结外侵犯等。这些特征已被证实可预测复发风险，可用于指导患者和临床医生选择合适的治疗和随访计划，而不仅仅基于患者生存预测来制订治疗计划，低风险患者通常不受影响[4]。

ATA的初始风险分层也可预测所观察到的疾病持续性或复发状态；大多数低风险的持续性疾病状态的患者仅仅表现在血清甲状腺球蛋白水平异常，而没有结构上可识别的异常，且不太影响疾病相关并发症率。而在持续带瘤状态或复发的中、高风险患者中，有更高比例的患者具有临床或放射学上可识别的结构异常，并有较高的疾病相关并发症率或死亡率。

治疗策略

手术是甲状腺癌疾病管理团队制订治疗策略和随访计划的第一步。在过去，全甲状腺切除术被认为是大于1cm的甲状腺乳头癌患者的最佳选择。有数据显示，全甲状腺切除术可降低复发率，改善生存[5]，并为后续随访时血清甲状腺球蛋白水平提供最佳测量背景。然而，也有数据支持，将更保守的甲状腺切除范围作为低风险患者的等效策略[6]。随着低风险患者越来越青睐进行选择性RAI消融，全甲状腺切除术为RAI治疗或随访做

准备的选择已变得不那么必要了。如果一个患者群体在不需要RAI治疗或TSH抑制治疗的情况下，就可获得与甲状腺腺叶切除相同的长期疾病结局，那么最好是缩小他们的手术范围，减少不良事件并提高生活质量。这是一个非常重要的临床问题，因为极低风险的甲状腺癌患者在甲状腺癌人群中占比很大[7]。

如果患者的治疗策略包括RAI扫描或术后RAI治疗，应首选行双侧甲状腺切除术（全切或近全切）。这显然最适用于高危人群。对于中等风险的患者，采用双侧或单侧甲状腺切除术都可作为整体治疗方案的手术策略。如果患者具有高疾病复发风险或具备引起对侧甲状腺疾病的风险特征，如年龄大于45岁、对侧甲状腺结节、手术侧腺叶肿瘤为多灶、头颈部放射治疗（简称"放疗"）史或分化型甲状腺癌家族史，那么该患者的治疗决策将倾向于双侧手术，以解决双侧疾病或便于术后进行RAI扫描或治疗。显然，最符合患者利益的做法是在初次手术前就与治疗团队讨论和协调这一决定，以避免在治疗的后期阶段做出尴尬的计划妥协[8]。

全甲状腺切除术的并发症

虽然两者都是相当安全的手术，但全甲状腺切除术的并发症风险明显高于单侧甲状腺腺叶切除术。2013年的一项荟萃分析显示，对于所有重要并发症，全甲状腺切除术的相对风险（RR）更高[9]。其中包括永久性喉返神经损伤（RR=1.9）、永久性低钙血症（RR=3.2）和出血/血肿（RR=2.6）。最重要的是，甲状腺腺叶切除术因为对侧叶的甲状旁腺未被剥离，不

可能引起永久性甲状旁腺功能减退,因此发生永久性甲状旁腺功能减退的风险基本可被忽略。在50%~80%的患者中,甲状腺腺叶切除术也可避免左甲状腺素的替代治疗。

在某些情况下,甲状腺手术中外科医生的手术量和患者的预后之间存在一定的关系,并可能会影响手术选择,在美国和其他国家的州级和国家级层面的数据分析中已发现了这一差异[10,11]。这些研究一致表明,接受小手术量(定义不同)医生手术的患者比接受中等或大手术量医生手术的患者有更多的并发症。此外,大多数甲状腺手术恰恰是由小手术量的外科医生进行的。这些数据表明,理想情况下患者应该接受大手术量甲状腺外科医生的治疗。然而,大手术量外科医生的分布和数量局限性使得这在美国不切实际。ATA指南非常支持这项策略,即将疾病范围更广且可能出现显著侵犯的患者送到有晚期甲状腺癌管理经验的大手术量临床中心来治疗。

对于患者个体来说,手术的范围应取决于临床状况、术前风险评估、治疗团队辅助治疗和随访计划。由于即使是大手术量的外科医生在进行双侧手术时也有更高的并发症风险,所以决定是否进行双侧手术应更多地取决于临床情况而不是现有的外科医生。

RAI辅助治疗的适应证

术前、术中和术后评估的甲状腺乳头状癌患者风险等级可用于确定是否需进行残余甲状腺消融或辅助RAI治疗。在全甲状腺切除术后进一步使用RAI是为了达到以下目标：

- 残余甲状腺消融术(清甲)是为了破坏剩余的正常甲状腺组织,以便能够通过碘扫描和甲状腺球蛋白检测来监测持续性或复发性疾病状态。

- 辅助治疗的目的是通过破坏显微镜下未发现的淋巴结转移或远处转移病灶来影响患者的无疾病生存期。

- RAI治疗的目的是通过杀灭已知的持续性病灶,以提高疾病特异性生存和无疾病生存期。

在任何情况下(消融、辅助治疗或RAI治疗)使用RAI的同时也可进行扫描,以提供关于是否存在碘敏感的持续性病灶的诊断信息。对于低风险甲状腺乳头状癌患者,不进行碘消融而仅使用颈部超声和甲状腺球蛋白进行随访是合理的[1]。正是由于这类患者的低复发风险,以及随访过程中没必要进行碘扫描,ATA指南一般不推荐对低风险患者进行RAI消融或辅助治疗。然而,在美国低风险患者实际RAI的使用差异很大[12,13],在世界其他许多地区仍然存在明显的过度治疗[14,15]。

个案管理

本案例中患者的临床特征均为低风险。患者小于45岁,甲状腺乳头状癌病灶局限于甲状腺内,同时也没有任何特征提示该患者存在当前或以后对侧甲状腺疾病的显著风险(对侧结节、辐射暴露史、家族史)。她的淋巴结超声检查也没有显示颈部中央区或侧方存在具有临床意义的转移。

术前讨论一致认为,在目前的情况下她可能不会从RAI辅助治疗中获益。手术中发现的术前未被证实的主要危险因素是微小但可被肉眼识别的颈中央区（Ⅵ区）淋巴结转移。一旦确认有颈部中央区淋巴结转移（cN1）时，为便于术后进行RAI治疗和扫描，在术前获得患者同意的情况下，术中的治疗计划可改为双侧甲状腺腺叶切除术。颈部中央区淋巴结转移将使这位患者进入复发中危组，虽然双侧甲状腺切除术对这类患者的获益仍不明确，但已获得患者和治疗团队的推荐和同意。在这种情况下，是否进行RAI治疗取决于临床的不同观点，无论作为消融残余甲状腺以便随访，还是作为辅助治疗，但对于该患者是不适合的。最后，在无外源性激素补充的情况下，她的TSH水平刚好落在低风险甲状腺癌的目标范围内（0.5~2mU/mL），因此不需要其他额外治疗[1]。

临床精粹

- 对患者的治疗应根据其所处的风险分层而决定。
- 治疗的"剂量"，包括手术、RAI和TSH抑制，都可根据疾病复发风险和对该患者的治疗而进行调整。
- 当前对低风险分化型甲状腺癌的治疗趋势是基于患者风险分层的更保守治疗（更小范围的手术干预，尤其是更小剂量的RAI）。

（毛卓超　王伟斌　译）

参考文献

1. Haugen BR, Alexander EK, Bible KC, Doherty GM, Mandel SJ, Nikiforov YE, Pacini F, Randolph GW, Sawka AM, Schlumberger M, et al. 2015 American Thyroid Association management guidelines for adult patients with thyroid nodules and differentiated thyroid cancer: the American Thyroid Association guidelines task force on thyroid nodules and differentiated thyroid cancer. Thyroid. 2016;26:1):1–133.
2. Xing M, Liu R, Liu X, Murugan AK, Zhu G, Zeiger MA, Pai S, Bishop J. BRAF V600E and TERT promoter mutations cooperatively identify the most aggressive papillary thyroid cancer with highest recurrence. J Clin Oncol. 2014;32(25):2718–26.
3. Huang Y, Qu S, Zhu G, Wang F, Liu R, Shen X, Viola D, Elisei R, Puxeddu E, Fugazzola L, et al. BRAF V600E mutation-assisted risk stratification of solitary intrathyroidal papillary thyroid cancer for precision treatment. J Natl Cancer Inst. 2018;110(4):362–70.
4. Tuttle RM, Alzahrani AS. Risk stratification in differentiated thyroid cancer: from detection to final follow-up. J Clin Endocrinol Metab. 2019;104(9):4087–100.
5. Bilimoria KY, Bentrem DJ, Ko CY, Stewart AK, Winchester DP, Talamonti MS, Sturgeon C. Extent of surgery affects survival for papillary thyroid cancer. [see comment]. Ann Surg. 2007;246(3):375–81; discussion 381-374.
6. Matsuzu K, Sugino K, Masudo K, Nagahama M, Kitagawa W, Shibuya H, Ohkuwa K, Uruno T, Suzuki A, Magoshi S, et al. Thyroid lobectomy for papillary thyroid cancer: long-term follow-up study of 1,088 cases. World J Surg. 2014;38(1):68–79.
7. Welch HG, Doherty GM. Saving thyroids - overtreatment of small papillary cancers. N Engl J Med. 2018;379(4):310–2.
8. Carty SE, Doherty GM, Inabnet WB 3rd, Pasieka JL, Randolph GW, Shaha AR, Terris DJ, Tufano RP, Tuttle RM. Surgical Affairs Committee of the American Thyroid A: American Thyroid Association statement on the essential elements of interdisciplinary communication of perioperative information for patients undergoing thyroid cancer surgery. Thyroid. 2012;22(4):395–9.
9. Kandil E, Krishnan B, Noureldine SI, Yao L, Tufano RP. Hemithyroidectomy: a meta-analysis of postoperative need for hormone replacement and complications. ORL J Otorhinolaryngol Relat Spec. 2013;75(1):6–17.

10. Sosa JA, Bowman HM, Tielsch JM, Powe NR, Gordon TA, Udelsman R. The importance of surgeon experience for clinical and economic outcomes from thyroidectomy. Ann Surg. 1998;228(3):320–30.

11. Dralle H, Sekulla C, Lorenz K, Brauckhoff M, Machens A, German ISG. Intraoperative monitoring of the recurrent laryngeal nerve in thyroid surgery. World J Surg. 2008;32(7):1358–66.

12. Haymart MR, Banerjee M, Yang D, Stewart AK, Sisson JC, Koenig RJ, Doherty GM, Griggs JJ. Variation in the management of thyroid cancer. J Clin Endocrinol Metab. 2013;98(5):2001–8.

13. Wallner LP, Reyes-Gastelum D, Hamilton AS, Ward KC, Hawley ST, Haymart MR. Patient-perceived lack of choice in receipt of radioactive iodine for treatment of differentiated thyroid cancer. J Clin Oncol. 2019;37(24):2152–61.

14. Lamartina L, Durante C, Lucisano G, Grani G, Bellantone R, Lombardi CP, Pontecorvi A, Arvat E, Felicetti F, Zatelli MC, et al. Are evidence-based guidelines reflected in clinical practice? An analysis of prospectively collected data of the Italian thyroid cancer observatory. Thyroid. 2017;27(12):1490–7.

15. Sastre Marcos J, Aznar S, Álvarez V, Torres B, Delgado M, González J, Quiroga I. Follow-up and results in patients with differentiated thyroid carcinoma in Castilla-La Mancha (2001-2015). The CADIT-CAM study. Endocrinol Diabetes Nutr. 2019;66(3):164–72.

第 4 章

接受随访监测管理策略的甲状腺微小乳头状癌病例

Laura Boucai

病例展示

患者女,63岁,因头痛、颈部疼痛就诊于神经科。颈部磁共振成像提示:右侧甲状腺结节,直径约1.2cm。为进一步对该甲状腺结节明确诊断,进行甲状腺及颈部淋巴结超声检查,提示:甲状腺右叶实性低回声结节,血流不丰富,边界清晰,大小为1.2cm×1.1cm×1cm,延伸至峡部(图4.1),周围为正常甲状腺组织;甲状腺左叶无结节,颈部未见淋巴结肿大。患者否认既往有颈部肿块、声音嘶哑、吞咽困难或呼吸困难病史,否认头颈部放射史或甲状腺癌家族史。血清TSH:1.8mIU/L(正常)。根据2015年ATA指南,其甲状腺右叶结节为"中度可疑";进行细针穿刺术(FNA)后,该病理结果提示为甲状腺乳头状癌(Bethesda Ⅵ级)。患者至内分泌科寻求进一步诊治,细针穿刺结果提示为甲状腺微小癌,针对此提出诊疗建议。

L. Boucai(✉)
Division of Endocrinology, Diabetes, and Metabolism, Memorial Sloan-Kettering Cancer Center, Weill Cornell Medical College, New York, NY, USA
e-mail: boucail@mskcc.org

文献复习

随着筛查和影像学诊断手段的广泛使用,偶发甲状腺乳头状癌(PTC)的发病数呈对数上升趋势。但这种现象并非仅仅出现在美国[1,2]。在韩国[3]、法国[4]、加拿大[5]等[6]其他国家同样出现了甲状腺癌的暴发,主要是因为无症状、亚厘米级、低风险PTC的检出率升高[7,8]。甲状腺癌的传统治疗手段为全甲状腺切除术加放射性碘清除病灶("清甲")和TSH抑制的联合疗法[9,10],其中大多数进展缓慢甚至不出现进展的亚临床甲状腺癌也采用上述方法进行治疗[11-13]。根据Ito等一项纳入全甲状腺切除术后患者的10年队列研究,发现因影像学检查偶然发现的甲状腺微小乳头状癌(PMC)患者预后良好,淋巴结无复发生存率、远处无复发生存率和癌症特异性生存率分别为99%、100%和100%[14]。此外,甲状腺手术可导致严重的并发症,其中包括喉返神经损伤导致的声音嘶哑、喉上神经外分支损伤导致的音调改变、双侧喉返神经损伤导致的气管切开,以及甲状旁腺功能减退、血肿形成和感染,上述并发症尤其易发生在低年

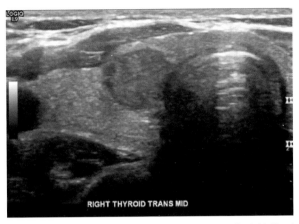

图4.1 甲状腺右叶中部超声横切面图。甲状腺右叶低回声、低血流信号结节,大小为1.2cm×1.1cm×1cm,并延伸至峡部。

资外科医生主刀的甲状腺切除术后[15]。因此,针对PMC更保守的治疗手段正在被逐渐接受和采纳,包括甲状腺腺叶切除术或积极随访监测的管理策略[16]。最初由日本库马医院提出的PMC保守治疗策略是随访监测策略,即对FNA证实为PMC的患者仅予以随访监测。与发现PMC便立即手术者相比,接受随访监测者发生甲状腺癌局部浸润、远处转移和甲状腺癌特异性死亡的风险无明显差异[11,12]。Ito等对340例患者进行的10年随访研究发现,仅有15.9%的患者出现甲状腺肿瘤增长≥3mm和3.45%的患者出现颈部淋巴结转移[11]。同样,根据Sugitani等对230例患者进行的11年随访研究,发现仅有7%的患者出现甲状腺肿瘤增大和仅有1%的患者出现颈淋巴结转移[12]。根据美国Tuttle等对291例经细针穿刺证实为PMC的患者进行的随访研究(中位时间为2年),发现2年内仅3.8%的患者出现甲状腺肿瘤增长≥3mm,而肿瘤增长的5年累计发生率为12.1%[13]。影响甲状腺癌进展的相关因素是患者确诊时的年龄和患者在甲状腺癌随访监测期间是否

怀孕。与老年患者(>60岁)相比,年轻患者(<40岁)更容易发生肿瘤的增长和颈部淋巴结转移[17]。另外,有44%的妊娠患者出现PMC增大,而在年龄匹配的非妊娠对照组中仅有11%出现PMC增大,但这种现象的发生可能是由于人绒毛膜促性腺激素具有类似促甲状腺激素作用而导致甲状腺肿瘤增大[18]。重要的是,即使随访监测管理的甲状腺癌患者出现肿瘤进展,此类患者给予手术治疗仍然有效,这表明延迟的手术治疗不影响符合随访监测管理策略患者的癌症特异性生存率[11,12]。根据Oda等的最近研究[19],将PMC术后的不良结局进行对比,发现立即进行手术组出现暂时性声带麻痹、暂时性甲状旁腺功能减退和永久性甲状旁腺功能减退的概率高于随访监测管理组(4.1%对0.6%,$P<0.001$;16.7%对2.8%,$P<0.001$;1.6%对0.08%,$P<0.001$)。

因此,将甲状腺癌较低的肿瘤特异性死亡率、较低的肿瘤复发率和手术存在的潜在并发症综合考虑后,对于PMC患者是否需要立即进行甲状腺手术的传统治疗手段出现争议。2015年ATA甲状腺癌管理指南指出,虽

然通常建议对FNA证实的甲状腺癌予以手术切除，但对于极低风险的甲状腺癌患者（例如，无临床淋巴结转移、无局部浸润且无细胞学或分子标志物提示为侵袭性的甲状腺癌）予以随访监测策略是替代手术的治疗手段[16]。此外，该指南强烈建议不对无症状的亚厘米级甲状腺结节进行FNA，即使超声检查提示"高度可疑恶性"也不推荐。总之，该指南旨在降低低风险甲状腺癌患者的诊断和治疗负担。

随访监测治疗策略的制订

虽然推荐保守治疗策略的使用，但指南并未列出可以首选随访监测策略的患者在甲状腺肿瘤和自身方面需要满足的具体条件。Brito等[20]列出了促进甲状腺癌风险分层的临床框架，以明确哪些PMC可将随访监测策略作为手术治疗的替代治疗方法。该框架主要根据肿瘤特点、患者特点和医疗团体特点，评估PMC患者是否适用随访监测策略进行治疗。理想的符合随访监测的肿瘤的条件是：孤立的边界清晰的甲状腺结节、甲状腺结节周围有≥2mm的正常甲状腺组织、无甲状腺外侵犯的证据、无临床淋巴结转移、无远处转移和超声已明确的稳定结节。相反，不符合随访监测的肿瘤或符合手术切除的肿瘤的条件是：FNA证明具有侵袭性细胞学特征的肿瘤（例如，高细胞、柱状和"鞋钉"样变体及低分化的细胞学特点）、肿瘤包膜毗邻喉返神经（RLN）（图4.2）、甲状腺外侵犯的肿瘤、出现可疑侵犯RLN或气管的临床症状或体征（如声带麻痹、咯血）、初次评估或在随访时发现淋巴结或远处转移、在随访

监测过程中出现肿瘤增大≥3mm。另外，由于位于峡部的肿瘤靠近气管和带状肌，因此峡部甲状腺癌具有手术治疗的指征。

在评估进行随访监测治疗的利弊时，对患者自身特点和医疗团队特征的评估同等重要。具有随访的依从性、危及生命的并发症、社会支持环境且由经验丰富的多学科管理团队跟踪的老年患者是随访监测策略实施的理想对象。相反，无随访的依从性、担心患有癌症或其他原因不愿接受随访监测策略且由缺乏经验的甲状腺癌医疗团队跟踪，以及缺乏可靠的颈部超声检查的年轻患者（<18岁）则不推荐进行随访监测治疗，而应首选手术治疗。随访方案常规包括临床检查、超声检查，肿瘤位于气管后或气管旁的患者可通过增强CT检查辅助定位。目前随访时间间隔仍不明确，但谨慎起见应每年随访2次以确定病情是否稳定或进展；如果病情稳定，则可根据肿瘤位置和患者治疗意愿改为每年随访1次。

分子标志物

分子标志物可作为PMC进展的预测指标，因而在选择患者是否适合进行随访监测治疗策略时得到了极大关注。单独1个或1组PMC潜在侵袭性基因的识别将是判断手术治疗获益是否大于随访监测治疗的理想方法。BRAF V600E突变占甲状腺乳头状癌中所有驱动突变的60%，且与远处转移、更高的临床分期和更高的死亡率相关，因此受到了极大关注[21,22]。但BRAF突变的诊断和预后效能存在许多不确定性，本身也未被证明与较差的预后存在独立相关性[22-25]。BRAF突变合并其他不良临床病理学特点提示预后较

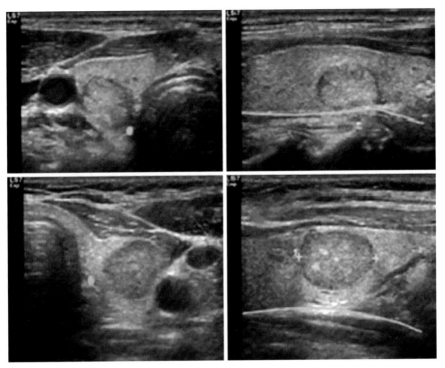

图 4.2 喉返神经的解剖路径(绿色)。甲状腺右叶结节(上图)比甲状腺左叶结节(下图)更靠近喉返神经。

差[26,27]。2013 年首次报道在甲状腺癌中存在端粒酶逆转录酶(TERT)启动子突变[28,29],TERT 和 BRAF 突变并存与甲状腺癌侵袭性更高和临床预后较差相关(包括肿瘤复发和癌症特异性死亡率)[30,31]。Tuttle 等的最新研究将 40 例 N1b 期 PMC 患者与 71 例 N0 期 PMC 患者的基因组进行比较分析,发现 TERT 启动子突变(3%)和 TP53 突变(1%)仅存在于 N1b 期患者,同时也发现在 N1b 期和 N0 期 PMC 患者之间存在 43 个基因的差异表达[32]。该项研究为 PMC 的风险分层提供了分子标志物分类的基础。

长期规划和与患者的沟通

一旦患者选择随访监测治疗策略时,就必须明确需要终止随访监测和手术的指征。Sugitani 等指出,应该为所有无症状的 PMC 患者提供传统手术治疗的选择[12]。在日本的两项随访监测研究[11,12],如果患者在随访监测期间出现下述情况时建议进行手术治疗:①患者不再同意继续接受随访监测;②肿瘤增长(≥3mm);③出现明显的临床淋巴结转移;④肿瘤向甲状腺背面或邻近器官侵犯。但在 Ito 和 Sugitani 的研究中仍存在部分差异。在 Ito 等的研究中[11],推荐对有家族史、年轻、怀疑多灶性或并存其他甲状腺疾病(如甲状腺癌相关的良性结节增长)的患者予以手术治疗。其他考虑手术治疗的标准包括:①怀疑喉返神经(RLN)受到侵犯(如出现声音嘶哑或吞咽困难);②其他任何与癌症相关症状的出现;③最新活检提示高度恶性。随着对肿瘤增长或侵犯相关分子标志物的研究的进展,上述标准可在今后得到进一步完善。

回溯病例

通过与内分泌科医生探讨,患者已了解其PMC生长和扩散的风险极小。针对全甲状腺切除、甲状腺右叶切除和随访监测策略这几种治疗方案进行了探讨。该患者居住于距离市中心2小时路程的郊区,属于可以利用超声检查、放射学和其他医疗检查的最佳随访区域。患者经过深思熟虑后决定遵循每年2次的随访监测策略以避免手术治疗。在第6个月初次随访时,超声检查提示PTC未增长,无颈淋巴结转移。于18个月后第二次随访时,超声检查提示肿瘤增长2mm。此时,医生告知患者这一增长可能是由于测量误差导致,但仍然建议患者进行二次FNA以完善分子标志物检测,但由于分子标志物的检测费用并未纳入医保范围,患者拒绝进行穿刺诊断。目前该患者69岁,已进行6年的随访监测治疗,每6~12个月1次,无证据显示甲状腺微小癌增长或扩散,也无须采用左甲状腺素替代疗法。

临床精粹

- 针对活检证实为PMC的随访监测策略有可行性,并且逐渐成为替代甲状腺手术的治疗手段之一。

- 应综合考虑决定随访监测的治疗人选:肿瘤特点包括孤立的甲状腺结节、边界清晰、结节周围存在≥2mm的正常甲状腺组织、无甲状腺外侵犯证据、无临床颈部或远处转移;患者特点包括年龄、合并症、随访依从性和支持性的社会环境;医疗团队条件包括超声检查设备的质量、治疗组的专业程度和医患的沟通能力。

- 在随访监测治疗策略中,分子标志物预测PMC进展的作用越来越重要。近来发现TERT启动子突变和TP53突变仅存在于N1b期的PMC患者,而在N1b和N0期PMC患者中存在43个基因的差异表达。未来需要更多研究来验证这些基因与PMC预后的相关性。

- 一旦选择随访监测策略治疗就应明确随访期间需要手术治疗的指征,这些指征包括肿瘤增长、颈部淋巴结转移、甲状腺外侵犯和临床侵袭性迹象。

（徐　佩　关海霞　译）

参考文献

1. Davies L, Welch HG. Increasing incidence of thyroid cancer in the United States, 1973-2002. JAMA. 2006;295(18):2164–7.
2. Vaccarella S, Franceschi S, Bray F, Wild CP, Plummer M, Dal Maso L. Worldwide thyroid-cancer epidemic? The increasing impact of overdiagnosis. N Engl J Med. 2016;375(7):614–7.
3. Ahn HS, Kim HJ, Welch HG. Korea's thyroid-cancer "epidemic" – screening and overdiagnosis. N Engl J Med. 2014;371(19):1765–7.
4. Leenhardt L, Grosclaude P, Cherie-Challine L, Thyroid Cancer C. Increased incidence of thyroid carcinoma in France: a true epidemic or thyroid nodule management effects? Report from the French Thyroid Cancer Committee. Thyroid. 2004;14(12):1056–60.
5. Liu S, Semenciw R, Ugnat AM, Mao Y. Increasing thyroid cancer incidence in Canada,

1970-1996: time trends and age-period-cohort effects. Br J Cancer. 2001;85(9):1335–9.

6. Reynolds RM, Weir J, Stockton DL, Brewster DH, Sandeep TC, Strachan MW. Changing trends in incidence and mortality of thyroid cancer in Scotland. Clin Endocrinol. 2005;62(2):156–62.

7. Davies L, Welch HG. Current thyroid cancer trends in the United States. JAMA Otolaryngol Head Neck Surg. 2014;140(4):317–22.

8. Brito JP, Morris JC, Montori VM. Thyroid cancer: zealous imaging has increased detection and treatment of low risk tumours. BMJ. 2013;347:f4706.

9. American Thyroid Association Guidelines Taskforce on Thyroid N, Differentiated Thyroid C, Cooper DS, Doherty GM, Haugen BR, Kloos RT, et al. Revised American Thyroid Association management guidelines for patients with thyroid nodules and differentiated thyroid cancer. Thyroid. 2009;19(11):1167–214.

10. Pacini F, Schlumberger M, Dralle H, Elisei R, Smit JW, Wiersinga W, et al. European consensus for the management of patients with differentiated thyroid carcinoma of the follicular epithelium. Eur J Endocrinol. 2006;154(6):787–803.

11. Ito Y, Miyauchi A, Inoue H, Fukushima M, Kihara M, Higashiyama T, et al. An observational trial for papillary thyroid microcarcinoma in Japanese patients. World J Surg. 2010;34(1):28–35.

12. Sugitani I, Toda K, Yamada K, Yamamoto N, Ikenaga M, Fujimoto Y. Three distinctly different kinds of papillary thyroid microcarcinoma should be recognized: our treatment strategies and outcomes. World J Surg. 2010;34(6):1222–31.

13. Tuttle RM, Fagin JA, Minkowitz G, Wong RJ, Roman B, Patel S, et al. Natural history and tumor volume kinetics of papillary thyroid cancers during active surveillance. JAMA Otolaryngol Head Neck Surg. 2017;143(10):1015–20.

14. Ito Y, Fukushima M, Kihara M, Takamura Y, Kobayashi K, Miya A, et al. Investigation of the prognosis of patients with papillary thyroid carcinoma by tumor size. Endocr J. 2012;59(6):457–64.

15. Hauch A, Al-Qurayshi Z, Randolph G, Kandil E. Total thyroidectomy is associated with increased risk of complications for low- and high-volume surgeons. Ann Surg Oncol. 2014;21(12):3844–52.

16. Haugen BR, Alexander EK, Bible KC, Doherty GM, Mandel SJ, Nikiforov YE, et al. 2015 American Thyroid Association management guidelines for adult patients with thyroid nodules and differentiated thyroid cancer: the American Thyroid Association guidelines task force on thyroid nodules and differentiated thyroid cancer. Thyroid. 2016;26(1):1–133.

17. Ito Y, Miyauchi A, Kobayashi K, Miya A. Prognosis and growth activity depend on patient age in clinical and subclinical papillary thyroid carcinoma. Endocr J. 2014;61(3):205–13.

18. Shindo H, Amino N, Ito Y, Kihara M, Kobayashi K, Miya A, et al. Papillary thyroid microcarcinoma might progress during pregnancy. Thyroid. 2014;24(5):840–4.

19. Oda H, Miyauchi A, Ito Y, Yoshioka K, Nakayama A, Sasai H, et al. Incidences of unfavorable events in the management of low-risk papillary microcarcinoma of the thyroid by active surveillance versus immediate surgery. Thyroid. 2016;26(1):150–5.

20. Brito JP, Ito Y, Miyauchi A, Tuttle RM. A clinical framework to facilitate risk stratification when considering an active surveillance alternative to immediate biopsy and surgery in papillary microcarcinoma. Thyroid. 2016;26(1):144–9.

21. Namba H, Nakashima M, Hayashi T, Hayashida N, Maeda S, Rogounovitch TI, et al. Clinical implication of hot spot BRAF mutation, V599E, in papillary thyroid cancers. J Clin Endocrinol Metab. 2003;88(9):4393–7.

22. Xing M, Alzahrani AS, Carson KA, Viola D, Elisei R, Bendlova B, et al. Association between BRAF V600E mutation and mortality in patients with papillary thyroid cancer. JAMA. 2013;309(14):1493–501.

23. Gouveia C, Can NT, Bostrom A, Grenert JP, van Zante A, Orloff LA. Lack of association of BRAF mutation with negative prognostic indicators in papillary thyroid carcinoma: the University of California, San Francisco, experience. JAMA Otolaryngol Head Neck Surg. 2013;139(11):1164–70.

24. Kim TH, Park YJ, Lim JA, Ahn HY, Lee EK, Lee YJ, et al. The association of the BRAF(V600E) mutation with prognostic factors and poor clinical outcome in papillary thyroid cancer: a meta-analysis. Cancer. 2012;118(7):1764–73.

25. Li C, Lee KC, Schneider EB, Zeiger MA. BRAF V600E mutation and its association with clinicopathological features of papillary thyroid cancer: a meta-analysis. J Clin Endocrinol Metab. 2012;97(12):4559–70.

26. Roti E, degli Uberti EC, Bondanelli M, Braverman LE. Thyroid papillary microcarcinoma: a descriptive and meta-analysis study. Eur J Endocrinol. 2008;159(6):659–73.

27. Niemeier LA, Kuffner Akatsu H, Song C, Carty SE, Hodak SP, Yip L, et al. A combined molecular-pathologic score improves risk stratification of thyroid papillary microcarcinoma. Cancer. 2012;118(8):2069–77.

28. Liu X, Bishop J, Shan Y, Pai S, Liu D, Murugan AK, et al. Highly prevalent TERT promoter mutations in aggressive thyroid cancers. Endocr Relat Cancer. 2013;20(4):603–10.

29. Landa I, Ganly I, Chan TA, Mitsutake N, Matsuse M, Ibrahimpasic T, et al. Frequent somatic TERT promoter mutations in thyroid cancer: higher prevalence in advanced forms of the disease. J Clin Endocrinol Metab. 2013;98(9):E1562–6.

30. Liu X, Qu S, Liu R, Sheng C, Shi X, Zhu G, et al. TERT promoter mutations and their association with BRAF V600E mutation and aggressive clinicopathological characteristics of thyroid cancer. J Clin Endocrinol Metab. 2014;99(6):E1130–6.

31. Melo M, da Rocha AG, Vinagre J, Batista R, Peixoto J, Tavares C, et al. TERT promoter mutations are a major indicator of poor outcome in differentiated thyroid carcinomas. J Clin Endocrinol Metab. 2014;99(5):E754–65.

32. Perera D, Ghossein R, Camacho N, Senbabaoglu Y, Seshan V, Li J, et al. Genomic and transcriptomic characterization of papillary microcarcinomas with lateral neck lymph node metastases. J Clin Endocrinol Metab. 2019;104(10):4889–99.

第 **5** 章

完成全甲状腺切除术的低风险甲状腺乳头状癌病例

David S. Cooper

病例展示

患者女,25岁,在妇科医生对她进行的常规体检中发现右侧甲状腺有一个直径2cm的结节。患者甲状腺功能正常,血清促甲状腺激素为2.6mU/L。甲状腺超声显示右侧甲状腺有1个2cm的低回声结节,边缘见低回声环,结节内可见血流信号。根据美国ATA指南,该结节为"中度可疑恶性",建议进行甲状腺结节细针穿刺活检。对侧甲状腺超声未见异常。细针穿刺活检结果显示"意义不明的滤泡性病变"(Bethesda Ⅲ级)。进行基因突变的分子检测结果显示结节"可疑恶性"。在沟通告知了甲状腺腺叶切除和全甲状腺切除术的利弊之后,患者选择了甲状腺右叶切除术。最终的病理结果显示为1.5cm的单灶性滤泡亚型甲状腺乳头状癌,无腺外侵犯,切缘阴性,无脉管累犯,合并淋巴细胞性甲状腺炎。手术未进行淋巴结切除。外

D. S. Cooper(⊠)
Division of Endocrinology, Diabetes, and Metabolism, The Johns Hopkins University School of Medicine, Baltimore, MD, USA
e-mail: dscooper@jhmi.edu

科医生建议她进行残余甲状腺切除术,她提出讨论这是否真的有必要。

评估与文献复习

许多患者因甲状腺结节良恶性不确定而进行甲状腺单侧腺叶切除术。即使通过分子检测,这些患者中也只有50%左右在术前可确诊为甲状腺癌[1-3],关于这类结节的患者是否需要实施全甲状腺切除术仍是个经常被提及的问题。但对于单侧低风险甲状腺乳头状癌患者,是否有必要进行全甲状腺切除术仍有争议。从理论上讲,两种情况可考虑进行全甲状腺切除术:一是对侧腺叶可能存在导致将来复发的隐匿性病变;二是为了使患者能接受术后放射性碘治疗。第三种情况有时也可考虑,就是实施全甲状腺切除术后在随访中甲状腺球蛋白的监测相对准确。非全甲状腺切除术后,血清甲状腺球蛋白监测可能没有意义[4]。

关于第一个潜在的适应证,许多研究表明,对侧甲状腺癌的发生率为30%~80%[5]。主要表现为典型的甲状腺微小乳头状癌(病灶<10mm),在患侧为多灶病变、高龄或原发

肿瘤较大的患者中更易发生(例如参考文献5)。然而,尽管残留腺体的甲状腺癌发生率很高,但对侧甲状腺的临床复发率仍非常低,为1%~4%,这与甲状腺微小癌相对无害的概念是一致的[6]。这一观察结果与已知的预防性颈中央区淋巴结清扫术后发现的中央区淋巴结微转移相似,中央区淋巴结转移率为30%~80%,但临床复发率也非常低,为1%~2%[7]。

在2009年美国ATA甲状腺癌管理指南中,对于原发肿瘤直径≥1cm的患者,建议进行全甲状腺切除术[8]。这一建议基于两项研究,第一个是Hay等的一项较早的研究,该研究显示,虽然全甲状腺切除术并没有改善肿瘤相关死亡率,但它降低了局部复发的风险[单侧腺叶切除后淋巴结转移率为19%,而双侧腺叶切除术后的复发率为6%(P=0.0001)][9]。另一项研究是Bilimoria等[10]的大型研究,对2009年ATA指南的制定起了推动作用。该研究使用了国家癌症数据库的数据,纳入超过52 000例患者,作者发现,肿瘤直径为1~2cm的患者接受非全甲状腺切除术的复发率较高(HR=1.24,95% CI为1.01~1.54,P=0.04),总生存期较短(HR=1.49, 95% CI 为 1.02~2.17, P=0.04),而肿瘤直径<1cm的患者预后无差异。然而,这项研究是存在缺陷的,研究只报道了"总生存率",没有报道"疾病特异性生存率"[11]。由于分化型甲状腺癌的死亡率极低,疾病特异性生存率是一个更重要的疗效指标。另外,关于甲状腺癌有无腺外侵犯和肿瘤是否完全切除的信息是未知的,如果一些患者因为其他基础情况或因为对侧喉返神经受损而进行单侧腺叶切除术,那么这些数据也会让结果产生偏倚。此外,该项研究还报道,接受单侧腺叶切除术的患者中有18%在术后接受了放射性碘治疗,这部分患者可能分类错误,实际上已经接受了全甲状腺切除术。

除外以上研究[6],其他研究发现,全甲状腺切除术对比腺叶切除术并没有优势。例如,一篇分析了SEER数据库中的近23 000例患者数据的论文,其中近6000例患者接受了腺叶切除术,在多变量分析中,对于肿瘤直径不超过4cm的患者,接受全甲状腺切除术和接受腺叶切除术的患者疾病特异性生存率没有差异[12]。同样,在纪念斯隆-凯特琳癌症中心的另一项研究中,对近900例低风险甲状腺乳头状癌患者进行了回顾性分析,平均随访时间为10年,发现在接受全甲状腺切除术和腺叶切除术的患者之间,疾病特异性生存率和无复发生存率没有差异(腺叶切除术组和全甲状腺切除术组的10年疾病特异性生存率分别为100%和98.5%)[13]。两组的局部复发率均为0,腺叶切除术组和全甲状腺切除术组的整体复发率分别为0和0.8%。在多变量分析中,年龄>45岁和男性是预后较差的预测因素,而T分期和手术方式不能决定预后[13]。最后,来自国家癌症数据库的一项对61 000多例患者的研究[14],发现对于大小不超过4cm的甲状腺癌,全甲状腺切除术与腺叶切除术相比没有生存优势。因此,在最新的研究中,关于全甲状腺切除术可使患者获益尚未明确,这是2015年美国ATA指南制定的基础,该指南指出:"对于没有甲状腺外侵犯且没有临床证据表明有任何淋巴结转移(cN0)的甲状腺癌患者,最初的外科手术可以是双侧手术(近全甲状腺切除术或全甲状腺切除术)或单侧手术(甲状腺腺叶切除术)"[15]。虽然追加全甲状腺切除术的术后并发症并不比初次全甲状腺切除术多见,但在统计大量外科医生的手术情况的过程中发现,全甲状腺切除术的术后并发症仍多于甲状腺腺叶切除术[16]。

对于一些术前未明确诊断的甲状腺癌患者,术后是否需要进行放射性碘治疗是建议是否进行全甲状腺切除的第二个主要原因。在这种情况下,基于患者的复发和死亡风险,是否需要进行放射性碘治疗是决定是否进行甲状腺全切术的关键。由于放射性碘治疗的适应证已变得更加严格[15],推荐有中度风险而不是低风险复发的患者进行,因此许多患者即使在第一次手术中接受了全甲状腺切除术,也不推荐进行术后放射性碘治疗。

基于这些新的数据,2015 年美国 ATA 指南指出:"对于术前明确诊断并建议进行双侧甲状腺切除的甲状腺癌患者,推荐术中进行完整的甲状腺切除术"[15]。这一决定基于肿瘤的大小、临床淋巴结有无转移或术前已知的其他高风险组织学特征。事实上,最新研究显示,全甲状腺切除术在高风险肿瘤(T3)或其他高风险特征[17]患者中更常见。在未来,某些高风险突变如 BRAF 和 TERT 突变,也可能提示需要进行更积极的治疗[18]。上述这些临床、放射影像学和病理学上的特征都可能影响术后是否给予放射性碘治疗的决策。因此,对于那些术前未明确诊断的甲状腺癌患者,实施单侧腺叶切除术是合理的。即使术前已明确诊断,也不一定需要追加全甲状腺切除术。根据 ATA 最新指南的建议,腺叶切除术在未来可能成为常见的手术方式,但是否进行全甲状腺切除术仍值得讨论。患者的偏好也是术式选择中另一个需要考虑的因素。

回溯病例

该患者被告知自己的肿瘤为极低风险,作为 I 期患者,其癌症相关死亡风险为 0。此外,即使没有额外的手术或放射性碘治疗,复发率也非常低。由于腺叶切除术后血清甲状腺球蛋白测定的意义较小[4],建议她在今后 3~5 年内每年进行颈部超声检查,同时将血清促甲状腺激素维持在正常范围的低值。术后她的血清促甲状腺激素为 3~4mU/L,因此开始服用左甲状腺素 50μg/d。甲状腺过氧化物酶抗体阳性和(或)血清促甲状腺激素>2.5mU/L 已被证明是腺叶切除术后需要左甲状腺素治疗的预测因子[19,20]。她现在已经随访了 5 年,没有复发。

临床精粹

- 临床诊治要点对于未能术前确诊的甲状腺结节患者,即使通过分子检测,患癌的风险也只有 50% 左右,所以进行单侧腺叶切除术是合理的。即使术前已明确诊断为甲状腺癌,也应该为那些合适的患者实施单侧腺叶切除术。

- 最近的研究表明,低风险甲状腺癌患者不能从全甲状腺切除术中获益。

- 同样,由于全甲状腺切除术通常被推荐给疾病更晚期或术后考虑要进行放射性碘治疗的患者,所以对于推荐进行单侧腺叶切除术后确诊为甲状腺癌的患者,并不适合进行术后放射性碘治疗。

- 低风险甲状腺癌患者进行甲状腺单侧腺叶切除术后,由于血清甲状腺球蛋白监测的意义不大,可进行颈部超声随访。

(阮佳莹　王伟斌　译)

参考文献

1. Bongiovanni M, Spitale A, Faquin WC, Mazzucchelli L, Baloch ZW. The Bethesda system for reporting thyroid cytopathology: a meta-analysis. Acta Cytol. 2012;56:333–9.
2. Patel KN, Angell TE, Babiarz J, et al. Performance of a genomic sequencing classifier for the preoperative diagnosis of cytologically indeterminate thyroid nodules. JAMA Surg. 2018;153:817–24.
3. Steward DL, Carty SE, Sippel RS, et al. Performance of a multigene genomic classifier in thyroid nodules with indeterminate cytology: a prospective blinded multicenter study. JAMA Oncol. 2019;5:204–12.
4. Park S, Jeon MJ, Oh HS, et al. Changes in serum thyroglobulin levels after lobectomy in patients with low-risk papillary thyroid cancer. Thyroid. 2018;28:997–1003.
5. Kim ES, Kim TY, Koh JM, Kim YI, Hong SJ, Kim WB, Shong YK. Completion thyroidectomy in patients with thyroid cancer who initially underwent unilateral operation. Clin Endocrinol. 2004;61:145–8.
6. Vaisman F, Shaha A, Fish S, Tuttle RM. Initial therapy with either thyroid lobectomy or total thyroidectomy without radioactive iodine remnant ablation is associated with very low rates of structural disease recurrence in properly selected patients with differentiated thyroid cancer. Clin Endocrinol. 2011;75:112–9.
7. Randolph GW, Duh QY, Heller KS, LiVolsi VA, Mandel SJ, Steward DL, Tufano RP, Tuttle RM, American Thyroid Association Surgical Affairs Committee's Taskforce on Thyroid Cancer Nodal Surgery. The prognostic significance of nodal metastases from papillary thyroid carcinoma can be stratified based on the size and number of metastatic lymph nodes, as well as the presence of extranodal extension. Thyroid. 2012;22:1144–52.
8. Cooper DS, Doherty GM, Haugen BR, Kloos RT, Lee SL, Mandel SJ, Mazzaferri EL, McIver B, Pacini F, Schlumberger M, Sherman SI, Steward DL, Tuttle RM. Revised American Thyroid Association management guidelines for patients with thyroid nodules and differentiated thyroid cancer. Thyroid. 2009;19:1167–214.
9. Hay ID, Grant CS, Bergstralh EJ, Thompson GB, van Heerden JA, Goellner JR. Unilateral total lobectomy: is it sufficient surgical treatment for patients with AMES low-risk papillary thyroid carcinoma? Surgery. 1998;124:958–64.
10. Bilimoria KY, Bentrem DJ, Ko CY, Stewart AK, Winchester DP, Talamonti MS, Sturgeon C. Extent of surgery affects survival for papillary thyroid cancer. Ann Surg. 2007;246:375–81.
11. Shaha AR. Extent of surgery for papillary thyroid carcinoma: the debate continues: comment on "surgery for papillary thyroid carcinoma". Arch Otolaryngol Head Neck Surg. 2010;136:1061–3.
12. Mendelsohn AH, Elashoff DA, Abemayor E, St John MA. Surgery for papillary thyroid carcinoma: is lobectomy enough? Arch Otolaryngol Head Neck Surg. 2010;136:1055–61.
13. Nixon IJ, Ganly I, Patel SG, Palmer FL, Whitcher MM, Tuttle RM, Shaha A, Shah JP. Thyroid lobectomy for treatment of well differentiated intrathyroid malignancy. Surgery. 2012;151:571–9.
14. Adam MA, Pura J, Gu L, et al. Extent of surgery for papillary thyroid cancer is not associated with survival: an analysis of 61,775 patients. Ann Surg. 2014;260:601–7.
15. Haugen BR, Alexander EK, Bible KC, et al. 2015 American Thyroid Association management guidelines for adult patients with thyroid nodules and differentiated thyroid cancer: the American Thyroid Association guidelines task force on thyroid nodules and differentiated thyroid cancer. Thyroid. 2016;26:1–133.
16. Hauch A, Al-Qurayshi Z, Randolph G, Kandil E. Total thyroidectomy is associated with increased risk of complications for low- and high-volume surgeons. Ann Surg Oncol. 2014;21:3844–52.
17. Untch BR, Palmer FL, Ganly I, Patel SG, Tuttle RM, Shah JP, Shaha AA. Oncologic outcomes after completion thyroidectomy for patients with well-differentiated thyroid carcinoma. Ann Surg Oncol. 2014;21:1374–8.
18. Nikiforov YE. Role of molecular markers in thyroid nodule management: then and now. Endocr Pract. 2017;23:979–88.
19. Lee DY, Seok J, Jeong WJ, Ahn SH. Prediction of thyroid hormone supplementation after thyroid lobectomy. J Surg Res. 2015;193:273–8.
20. Zatelli MC, Lamartina L, Meringolo D, et al. Thyroid nodule recurrence following lobo-isthmectomy: incidence, patient's characteristics, and risk factors. J Endocrinol Investig. 2018;41:1469–75.

第6章

伴有镜下腺外侵犯的甲状腺乳头状癌病例

Donald S. A. McLeod

病例展示

一名既往无特殊病史的33岁女性患者发现右侧甲状腺结节。细针穿刺活检的结果是无法诊断(Bethesda Ⅰ级),但根据可疑的超声特征,进行了诊断性甲状腺右叶切除术。术后病理结果显示为1.9cm的典型甲状腺乳头状癌(PTC),镜下发现肿瘤侵犯至甲状腺周围骨骼肌。手术切缘阴性,且无淋巴血管浸润。进行全甲状腺切除术后无肿瘤残留。患者来院讨论进一步的治疗方案。在诊断甲状腺癌之前,患者和丈夫正在备孕,并希望能尽快怀孕。

评估与文献复习

镜下甲状腺外侵犯、肉眼下带状肌侵犯与明显甲状腺外侵犯的患者之间的预后有明显差异。在缺乏前瞻性和实验性证据的

D. S. A. McLeod(⊠)

Department of Endocrinology & Diabetes, Royal Brisbane & Women's Hospital, Herston, QLD, Australia

Department of Population Health, QIMR Berghofer Medical Research Institute, Herston, QLD, Australia
e-mail: Donald.mcleod@qimrberghofer.edu.au

情况下,观察性研究(主要是回顾性研究)有助于阐明发生镜下甲状腺外侵犯的潜在风险和相应治疗带来的可能效用。

定义和发生率

当甲状腺癌超出甲状腺包膜进入脂肪和(或)骨骼肌(胸骨甲状肌)周围的甲状腺周围软组织,而肉眼下无带状肌侵犯时,称之为镜下甲状腺外侵犯。近年来,一个常用的同义词是微小甲状腺外侵犯[1]。然而,由于风险分层系统将肉眼下与镜下甲状腺外侵犯区分开来,继续使用微小甲状腺外侵犯可能会被误导。显微镜下甲状腺外侵犯也应与明显(或广泛的)甲状腺外侵犯区分开来。后者指的是肿瘤直接侵入周围一个或多个器官,包括皮下软组织、喉、气管、食管、喉返神经、椎前筋膜、纵隔血管或颈动脉等血管结构[1]。尽管没有足够的数据来确定肉眼下骨骼肌侵犯患者的确切风险水平,但对这种不确定性的合理应对措施是,在考虑术后治疗方案时,将这一小部分人群与表现为大范围甲状腺外侵犯的肿瘤患者相似对待。

这些区别已在TNM分期系统中进行过整理。在《美国癌症联合委员会分期手册》第

6版之前,任何甲状腺外侵犯都归类为T4[2],但在第6版和第7版中,微小甲状腺外侵犯归为T3,而明显甲状腺外侵犯仍然归为T4(T4a或T4b)[3,4]。在当前的第8版中,镜下甲状腺外侵犯不影响T分期,肉眼下周围带状肌的侵犯仍归为T3,明显甲状腺外侵犯仍归为T4(T4a或T4b)[5]。

镜下甲状腺外侵犯很常见,发生率为11%~44%(表6.1)[6-12]。因此,我们需要对这一病理特征相关的风险有一个清晰的概念,以确保对患者进行充分但不过度的治疗。

镜下甲状腺外侵犯与明显甲状腺外侵犯的比较

以往的研究很少区分镜下甲状腺外侵犯和明显甲状腺外侵犯,仅得出甲状腺外侵犯与不良预后相关的结论[13-17]。而其他大型的研究却发现,影响预后不良最关键的因素是明显甲状腺外侵犯。梅奥诊所和纪念斯隆-凯特琳癌症中心根据术中肉眼发现定义了甲状腺外侵犯(所以把镜下甲状腺外侵犯的患者归类为腺内型肿瘤),以此说明肉眼下甲状腺外侵犯才明显影响患者的预后,而仅有镜下甲状腺外侵犯的患者总体预后良好[18,19]。

最近有研究证实,镜下和明显甲状腺外侵犯患者之间的结局有很大的差异。Arora等评估了212例甲状腺乳头状癌患者的无病生存期,在多因素分析中发现,与那些有镜下甲状腺外侵犯的患者相比,有明显甲状腺外侵犯的患者复发风险增加了6.4倍(95% CI为1.6~25.9)[8]。欧洲一项多中心研究前瞻性地招募了351例镜下甲状腺外侵犯或明显甲状腺外侵犯的分化型甲状腺癌患者[20],结果显示,明显甲状腺外侵犯是肿瘤进展的独立危险因素,HR=3.23(1.10~9.51)。来自日本的Hotomi等在一项包括930例患者的研究中发现,与镜下甲状腺外侵犯或无甲状腺外侵犯的患者相比,明显甲状腺外侵犯患者的复发风险增加6.76(4.25~10.76)倍,死亡风险增加7.97(4.20~15.14)倍[9]。与临床预后数据一致的是,甲状腺外侵犯程度更明显的肿瘤往往有更高的血管浸润率和更高的增殖级别[21]。

考虑明显甲状腺外侵犯比镜下甲状腺外侵犯表现出更强的侵袭性和更差的预后,阐明镜下甲状腺外侵犯是否对患者预后(生存和复发)有影响也非常重要。

表6.1 镜下甲状腺外侵犯的发生率

机构/队列(国家),年[参考文献]	有镜下甲状腺外侵犯(%)
纪念斯隆-凯特琳癌症中心(美国),2011[6]	11.6
沃尔特·里德国家军事医疗中心(美国),2014[7]	14.1
纽约长老会医院-威尔康奈尔医学院(美国),2008[8]	22.6
癌症研究所医院(日本),2012[9]	29.6
库马医院(日本),2006	30.5
釜山海云台白医院(韩国),2013[11]	31.0
三星医疗中心(韩国),2013[12]	44.0

镜下甲状腺外侵犯与生存的关系

在没有其他负面预后因素的情况下,具有镜下甲状腺外侵犯患者的预后是极好的。美国国家甲状腺癌治疗合作研究组(NTCTCS)是包含了来自北美 11 家医院的甲状腺癌患者的多中心研究,对有镜下甲状腺外侵犯、无其他危险特征(如肿瘤直径>4cm,颈部淋巴结转移或远处转移)的甲状腺癌患者,分析评估他们的长期疾病特异性生存率。该研究囊括 3572 例患者,共计 16 683 人/年(其中 2728 例患者为低风险患者,包括那些镜下甲状腺外侵犯的患者),发现他们的疾病特异性生存率(DSS)接近 100%[22-24]。对在纪念斯隆-凯特琳癌症中心接受治疗的带有镜下甲状腺外侵犯、其他因素为低风险的 115 例患者(10 年)[6]和在梅奥诊所治疗的有镜下甲状腺外侵犯而无远处转移的 127 例患者(20 年)[25]的研究均发现,其疾病特异性生存率为 100%。Hotomi 等[9]对有微小甲状腺外侵犯(根据标准定义,这一组还包括了大比例的明显甲状腺外侵犯的患者)的 275 例患者进行前瞻性随访,发现其 10 年疾病特异性生存率为 97.3%[9]。正是因为极好的生存率,镜下甲状腺外侵犯已从 TNM 分期第 8 版中移除[5]。

仅有一项研究报道了镜下甲状腺外侵犯会影响患者的预后。该分析纳入了美国国家癌症数据库中记录的 21 907 例伴有微小甲状腺外侵犯(包括镜下甲状腺外侵犯和肉眼下带状肌侵犯)的分化型甲状腺癌,发现与无甲状腺外侵犯的患者相比,总生存率降低了 13%(5%~22%)[26]。这些数据其实不太适合用来解释单独镜下甲状腺外侵犯对生存的影响。这是因为:首先,由于这些患者的疾病特异性生存率可能非常高,13% 的疾病特异性死亡率在绝对风险差异中可以忽略不计;其次,无法将镜下甲状腺外侵犯和肉眼下带状肌侵犯的患者相区分,而这一步分析可能很重要;最后,尽管对可用的复杂因素进行了调整并仔细进行了分析,但由于在数据库中没有捕捉到相关高风险特征,所以仍然存在无法测量的复杂因素的巨大潜在可能。

镜下甲状腺外侵犯的复发风险

表 6.2 描述了伴有镜下甲状腺外侵犯的 PTC 和甲状腺内原发 PTC 复发风险的比较研究[6-12,27-31]。怎样才能解释这些结果上的差异性呢?最可能的解释是,虽然镜下甲状腺外侵犯是肿瘤生物学更激进的标志,但在术前仔细评估和充分手术切除的情况下,它失去了作为独立危险因素的重要性。有几条证据可以支持这一假设。首先,有镜下甲状腺外侵犯的肿瘤更有可能具有其他高风险特征(表 6.3)[6-9,11,12,27,29-33]。一项报道了镜下甲状腺外侵犯显著增加复发风险的研究,其没有进行多因素分析来确定它是否是预测复发的独立危险因素[12]。同样,其他研究中的明显趋势也可通过其他预后因素来解释。这些研究显示了极低的复发率,且镜下甲状腺外侵犯没有增加复发的风险,这显然是因为他们术前和术中进行了仔细评估,并且术中清除了确定的肿瘤(部分做了放射性碘治疗)。

个案管理

以上文献复习强调,虽然明显甲状腺外侵犯是 PTC 不良预后的重要危险因素,但在

表6.2　评估有无镜下甲状腺外侵犯的乳头状癌的复发风险研究汇总

机构/队列(国家),年[参考文献]	研究人群/群体调查	证据
没有增加风险		
库马医院(日本),2006[10,27]	1167例患者接受根治性手术,随访至少5年,包括356例镜下甲状腺外侵犯	有无镜下甲状腺外侵犯的患者在复发方面没有差异;15年无复发生存率大于90%。在215例年龄大于45岁的镜下甲状腺外侵犯患者中,结论是相同的
纪念斯隆–凯特琳癌症中心(美国),2011[6]	984例临床T1/T2 N0患者,其中镜下甲状腺外侵犯115例	10年无病生存率在有无镜下甲状腺外侵犯的患者中没有差异(95%对98%,$P=0.188$)
延世大学医学院(韩国),2011[29]	288例微小乳头状癌患者,包括89例镜下甲状腺外侵犯	在平均6年的随访中,有无镜下甲状腺外侵犯的患者复发率分别是3.4%和4.5%($P=0.67$)
Asan医疗中心(韩国),2019[28]	571例患者接受了甲状腺腺叶切除术,包括有镜下甲状腺外侵犯但没有其他高风险的临床或组织学特征的182例患者	在中位随访8.4年间,2.7%的镜下甲状腺外侵犯患者复发,而低风险甲状腺腺内肿瘤患者的复发率为5%
复发风险增加,在数字上更高,但统计学上没有差异		
纽约长老会医院–威尔康奈尔医学院(美国),2008[8]	镜下甲状腺外侵犯患者48例,对照组为141例无甲状腺外侵犯患者	在单因素分析中,21%的镜下甲状腺外侵犯患者有复发,相比之下,没有镜下甲状腺外侵犯患者的复发率为13%($P=0.2$)
癌症研究所医院(日本),2012[9]	265例大于1cm、合并有"微小"甲状腺外侵犯的患者,对照组为412例无甲状腺外侵犯患者	有"微小"甲状腺外侵犯患者的10年无复发生存率为91.5%,而无甲状腺外侵犯患者为96%(单因素分析)
釜山海云台白医院(韩国),2013[11]	无肉眼下甲状腺外侵犯患者332例,其中镜下甲状腺外侵犯103例	镜下甲状腺外侵犯患者的5年复发率为13.6%,而无甲状腺外侵犯的229例患者的复发率为7.9%($P=0.153$;单因素分析)
沃尔特·里德国家军事医疗中心(美国),2014[7]	研究包含很多不同的组,其中感兴趣的组包括33例随访的镜下甲状腺外侵犯患者和164例甲状腺腺内型患者	9%的镜下甲状腺外侵犯的患者复发(中位随访4.5年),相比之下,无甲状腺外侵犯患者的复发率为4%(中位随访6.8年;没有进行统计学上的比较)
巴黎萨伯特慈善医院(法国),2014[30]	124例有镜下甲状腺外侵犯、无淋巴结转移的微小乳头状癌患者;其他各组中,最具可比性的是1220例甲状腺腺内型微小乳头状癌患者	在平均6.7年的随访中,伴有镜下甲状腺外侵犯的患者4.8%复发,无镜下甲状腺外侵犯的患者仅1.3%复发(没有进行统计学上的比较)
Asan医疗中心(韩国),2015[31]	546例单发肿瘤,无明显甲状腺外侵犯,其中向甲状腺周围软组织侵犯259例,向胸骨后甲状腺侵犯91例(尚不清楚其中有多少例是肉眼下甲状腺外侵犯病例)	在有限的多变量分析中,"微小"甲状腺外侵犯(与无甲状腺外侵犯相比)患者的复发风险是1.88(0.99~3.56)(部分队列与参考文献28重叠)
复发风险增加,有统计学差异		
三星医疗中心(韩国),2013[12]	研究包括各种甲状腺乳头状癌患者,但对比的是378例有镜下甲状腺外侵犯的患者和445例无镜下甲状腺外侵犯的患者	378例镜下甲状腺外侵犯患者的中位随访时间为4.5年,复发率为5.6%;445例无甲状腺外侵犯患者的复发率为1.2%($P=0.012$;单因素分析)

表 6.3　更容易出现在镜下甲状腺外侵犯患者中的肿瘤特征

更大的年龄[6,9,31]

肿瘤直径大于 1cm[6,12,27,31]

血管侵犯[8]

高风险组织学亚型[32]

淋巴结转移[7-9,11,29-31]

淋巴结外侵犯[33]

手术切缘阳性[8,12]

BRAF V600E 突变[32]

没有其他高风险特征的情况下，镜下甲状腺外侵犯患者可以有非常好的预后。因此，回到我们的病例中，我们需要回答以下问题：

• 是否需要进行全甲状腺切除术？

• 术后甲状腺球蛋白（Tg）水平对决定下一步治疗是否有用？

• 放射性碘消融是否有帮助？

• TSH 的抑制目标应该是多少？

• 分子检测是否对甲状腺癌患者的决策有帮助？

是否需要进行全甲状腺切除术？

直到最近，大多数权威专家都建议对有镜下甲状腺外侵犯的患者进行全甲状腺切除术[34-36]。然而，在仔细选择适合患者的情况下，腺叶切除术也取得了很好的结果[37-39]。Nixon 等报道了接受腺叶切除术的 26 例患者的 10 年无复发生存（RFS）率为 100%（他们的肿瘤直径小于 4cm 且无淋巴结转移）[6]；Song 等报道了 182 例有镜下甲状腺外侵犯但没有其他高风险特征的韩国患者，在中位 8.4 年的随访中复发率为 2.7%。

因此，尽管最新的美国甲状腺协会[40]、英国甲状腺协会[41]和来自意大利[42]的指南仍然推荐在明确有甲状腺外侵犯时进行全甲状

腺切除术，但也有指南建议，腺叶切除术可适用于许多有镜下甲状腺外侵犯的患者。日本指南推荐对原发肿瘤小于 2cm 且无淋巴结病变的患者进行腺叶切除术，对其他无明确高风险特征的患者采用个体化的治疗方式[43]。美国国家综合癌症网络（NCCN）指南也不建议在没有高风险特征的情况下，对有镜下甲状腺外侵犯的患者进行全甲状腺切除术[44]。

术后甲状腺球蛋白水平对决定下一步治疗是否有用？

动态风险分层是对治疗反应的生化（血清甲状腺球蛋白）和结构（影像）进行评估[45]，首次被用于监测全甲状腺切除术和放射性碘消融后的患者，多项研究已证实该方法仅适用于全甲状腺切除术后的患者。术后（例如术后 6~8 周）检测不到血清 Tg，或仅检测到极低的 Tg，提示极低的复发风险[46-49]；同样，如果能检测到 Tg，但出于下降或稳定状态也提示极低的复发风险[46]。对我们的这位患者来说，术后血清 Tg 可能尤其有帮助。若在左甲状腺素治疗中检测不到她的血清 Tg，则意味着没有明显的肿瘤残留且此病例的复发风险较低。

放射性碘消融是否有帮助？

进行放射性碘消融的主要目的是降低患者的复发风险。可惜几乎没有数据可以支持这一决定。NTCTCS关于放射性碘的数据证实，对Ⅰ期（我们这位患者的分期）或Ⅱ期患者进行多因素分析后，生存或复发风险没有差异[23,50]。纪念斯隆-凯特琳癌症中心的Nixon及其同事报道说，在23例甲状腺切除的患者中，肿瘤直径<4cm且无淋巴结转移的镜下甲状腺外侵犯患者的10年无复发生存率为100%[6]。在63例接受放射性碘消融的患者中，无复发生存率为90%（P=0.29）。这项工作强调了安全地选择患者进行较低强度治疗的可行性。韩国的一项回顾性研究评估了121例接受放射性碘消融的镜下甲状腺外侵犯患者的复发情况，与108例未接受放射性碘消融的患者进行对比[51]。Jeon及其同事发现，在接受放射性碘治疗的患者中有13.2%复发，而没有接受放射性碘治疗的患者中有9.3%复发（P=0.44）。多因素分析显示，放射性碘治疗的状态对复发无显著意义。另外，放射性碘在日本很少使用，然而来自日本的很多研究报道了镜下甲状腺外侵犯患者极好的无复发生存率[9,10,27]。正在进行的两项放射性碘试验中的一项允许纳入镜下甲状腺外侵犯的患者（IoN；NCT01398085），这一特定亚组患者的纳入尽管不会让这项临床试验更具说服力，但可能有助于阐明放射性碘清甲在镜下甲状腺外侵犯患者中的作用。

在没有进一步的数据发表之前，基于现有手术能力、肿瘤预后特征、术后血清Tg水平、患者偏好及高质量随访的可行性在内的个体化决策是合理的。如果要将放射性碘治疗用于微小甲状腺外侵犯的患者，低剂量的治疗（即30mCi）似乎已经足够[52]。

TSH的抑制目标应该是多少？

TSH抑制治疗对高风险DTC有重要作用[53]。假设我们这位患者的术后Tg水平很低，那么上述讨论就不适合她。NTCTCS发现，随访期间血清TSH的变化对Ⅰ期患者（患者的分期）的生存率或复发率没有影响[23]。荷兰的一项包括低风险患者的研究发现，当血清TSH阈值超过2mU/L时，复发率和死亡率显著增加[54]。因此，一个合理的长期目标是确保甲状腺功能正常的低血清TSH值，如0.5~2mU/L。一些专家建议，在对患者复发风险进行再分层之前，应先使用较低的血清TSH目标进行治疗，尽管术后早期检测不到血清Tg是属于动态风险分层中的"治疗反应完全"[45]，但这样做可以更早达到长期TSH的抑制目标。

分子检测是否对甲状腺癌患者的决策有帮助？

一个有趣的前景是使用高风险相关基因或分子指标来指导治疗。美国甲状腺协会（ATA）指南在最新的初始风险分层系统中提到了BRAF突变状态[40]。BRAF V600E突变除了与其他高风险特征相关外，在有甲状腺外侵犯的肿瘤中更为常见[32]。然而，BRAF突变在PTC中是常见事件，并且仅有镜下甲状腺外侵犯的PTC在手术切除后很少复发。因此，对这位患者来说，使用BRAF突变状态的益处是不确定的；在复发风险非常低的患者中，依赖BRAF状态的治疗可能会导致手术及放射性碘的过度治疗。我们可能需要更多的分子标志物来优化临床决策。

病情发展

该患者在左甲状腺素替代治疗下,术后 Tg 处于检测不到(<0.5ng/mL)的状态。基于这一结果,结合其他低风险肿瘤特征,以及术前、术中对疾病负荷的有效评估,此患者和她的临床医生很愿意选择术后不进行放射性碘消融治疗。这一选择的另一个潜在好处是,她不用因为要进行放射性碘治疗而延迟怀孕。在术后 6 个月复查时,该患者在临床、生化(血清 Tg<0.5ng/mL)及超声检查中均无复发的迹象。左甲状腺素替代治疗后血清 TSH 为 0.8mU/L。她还未怀孕。

临床精粹

- 并非所有甲状腺外侵犯的临床意义都是相同的。明显甲状腺外侵犯对预后有确定的影响。镜下甲状腺外侵犯更常发生在其他有不良预后特征的甲状腺癌中,但其作为独立预后标志的作用还值得商榷。

- 当没有其他高风险特征时,镜下甲状腺外侵犯患者的生存率和无复发生存率可能接近腺内型肿瘤患者。

- 一些权威专家建议在有镜下甲状腺外侵犯的情况下进行全甲状腺切除术,尽管其他指南并没有强制要求这么做。

- 在缺乏其他高风险特征的情况下,放射性碘残甲消融的益处尚不明确。个体化的决策是合理的。当进行放射性碘消融时,低剂量治疗(如 30mCi)似乎是足够的。

- 大多数有镜下甲状腺外侵犯的患者不需要进行术后 TSH 抑制治疗,除非存在其他高风险特征。

- 分子标志物在确定最佳治疗上的作用尚不明确。

(陈振东 许泽杭 王伟斌 译)

参考文献

1. Ghossein R. Update to the College of American Pathologists reporting on thyroid carcinomas. Head Neck Pathol. 2009;3(1):86–93.
2. Fleming ID, Cooper JS, Henson DE, Hutter RVP, Kennedy BJ, Murphy GP, et al. AJCC cancer staging manual. 5th ed. Philadelphia: Lippincott-Raven; 1997.
3. Greene FL, Page DL, Fleming ID, Fritz AG, Balch CM, Haller DG, et al. AJCC cancer staging manual. 6th ed. New York: Springer; 2002.
4. Edge SB, Byrd DR, Compton CC, Fritz AG, Greene FL, Trotti A, editors. AJCC cancer staging manual. 7th ed. New York: Springer; 2010.
5. Amin MB, Edge S, Greene F, Byrd DR, Brookland RK, Washington MK, et al. AJCC cancer staging manual. 8th ed. Chicago: American Joint Committee on Cancer, Springer; 2017.
6. Nixon IJ, Ganly I, Patel S, Palmer FL, Whitcher MM, Tuttle RM, et al. The impact of microscopic extrathyroid extension on outcome in patients with clinical T1 and T2 well-differentiated thyroid cancer. Surgery. 2011;150(6):1242–9.
7. Radowsky JS, Howard RS, Burch HB, Stojadinovic A. Impact of degree of extrathyroidal extension of disease on papillary thyroid cancer outcome. Thyroid. 2014;24(2):241–4.
8. Arora N, Turbendian HK, Scognamiglio T, Wagner PL, Goldsmith SJ, Zarnegar R, et al. Extrathyroidal extension is not all equal: implications of macroscopic versus microscopic extent in papillary thyroid carcinoma. Surgery. 2008;144(6):942–7; discussion 7–8.

9. Hotomi M, Sugitani I, Toda K, Kawabata K, Fujimoto Y. A novel definition of extrathyroidal invasion for patients with papillary thyroid carcinoma for predicting prognosis. World J Surg. 2012;36(6):1231–40.

10. Ito Y, Tomoda C, Uruno T, Takamura Y, Miya A, Kobayashi K, et al. Prognostic significance of extrathyroid extension of papillary thyroid carcinoma: massive but not minimal extension affects the relapse-free survival. World J Surg. 2006;30(5):780–6.

11. Shin JH, Ha TK, Park HK, Ahn MS, Kim KH, Bae KB, et al. Implication of minimal extrathyroidal extension as a prognostic factor in papillary thyroid carcinoma. Int J Surg. 2013;11(9):944–7.

12. Jung SP, Kim M, Choe JH, Kim JS, Nam SJ, Kim JH. Clinical implication of cancer adhesion in papillary thyroid carcinoma: clinicopathologic characteristics and prognosis analyzed with degree of extrathyroidal extension. World J Surg. 2013;37(7):1606–13.

13. Carcangiu ML, Zampi G, Pupi A, Castagnoli A, Rosai J. Papillary carcinoma of the thyroid. A clinicopathologic study of 241 cases treated at the University of Florence, Italy. Cancer. 1985;55(4):805–28.

14. Simpson WJ, McKinney SE, Carruthers JS, Gospodarowicz MK, Sutcliffe SB, Panzarella T. Papillary and follicular thyroid cancer. Prognostic factors in 1,578 patients. Am J Med. 1987;83(3):479–88.

15. Cady B, Rossi R. An expanded view of risk-group definition in differentiated thyroid carcinoma. Surgery. 1988;104(6):947–53.

16. DeGroot LJ, Kaplan EL, McCormick M, Straus FH. Natural history, treatment, and course of papillary thyroid carcinoma. J Clin Endocrinol Metab. 1990;71(2):414–24.

17. Mazzaferri EL, Jhiang SM. Long-term impact of initial surgical and medical therapy on papillary and follicular thyroid cancer. Am J Med. 1994;97(5):418–28.

18. Hay ID, Bergstralh EJ, Goellner JR, Ebersold JR, Grant CS. Predicting outcome in papillary thyroid carcinoma: development of a reliable prognostic scoring system in a cohort of 1779 patients surgically treated at one institution during 1940 through 1989. Surgery. 1993;114(6):1050–7; discussion 7–8.

19. Andersen PE, Kinsella J, Loree TR, Shaha AR, Shah JP. Differentiated carcinoma of the thyroid with extrathyroidal extension. Am J Surg. 1995;170(5):467–70.

20. Kramer JA, Schmid KW, Dralle H, Dietlein M, Schicha H, Lerch H, et al. Primary tumour size is a prognostic parameter in patients suffering from differentiated thyroid carcinoma with extrathyroidal growth: results of the MSDS trial. Eur J Endocrinol/Eur Fed Endocrine Soc. 2010;163(4):637–44.

21. Rivera M, Ricarte-Filho J, Tuttle RM, Ganly I, Shaha A, Knauf J, et al. Molecular, morphologic, and outcome analysis of thyroid carcinomas according to degree of extrathyroid extension. Thyroid. 2010;20(10):1085–93.

22. Sherman SI, Brierley JD, Sperling M, Ain KB, Bigos ST, Cooper DS, et al. Prospective multicenter study of thyroid carcinoma treatment: initial analysis of staging and outcome. National Thyroid Cancer Treatment Cooperative Study Registry Group. Cancer. 1998;83(5):1012–21.

23. Jonklaas J, Sarlis NJ, Litofsky D, Ain KB, Bigos ST, Brierley JD, et al. Outcomes of patients with differentiated thyroid carcinoma following initial therapy. Thyroid. 2006;16(12):1229–42.

24. Jonklaas J, Nogueras-Gonzalez G, Munsell M, Litofsky D, Ain KB, Bigos ST, et al. The impact of age and gender on papillary thyroid cancer survival. J Clin Endocrinol Metab. 2012;97(6):E878–87.

25. Hay ID, Johnson TR, Thompson GB, Sebo TJ, Reinalda MS. Minimal extrathyroid extension in papillary thyroid carcinoma does not result in increased rates of either cause-specific mortality or postoperative tumor recurrence. Surgery. 2016;159(1):11–9.

26. Youngwirth LM, Adam MA, Scheri RP, Roman SA, Sosa JA. Extrathyroidal extension is associated with compromised survival in patients with thyroid cancer. Thyroid. 2017;27(5):626–31.

27. Ito Y, Tomoda C, Uruno T, Takamura Y, Miya A, Kobayashi K, et al. Minimal extrathyroid extension does not affect the relapse-free survival of patients with papillary thyroid carcinoma measuring 4 cm or less over the age of 45 years. Surg Today. 2006;36(1):12–8.

28. Song E, Ahn J, Song DE, Kim WW, Jeon MJ, Sung TY, et al. Modified risk stratification based on cervical lymph node metastases following lobectomy for papillary thyroid carcinoma. Clin Endocrinol (Oxf). 2019. https://doi.org/10.1111/cen.14115.

29. Moon HJ, Kim EK, Chung WY, Yoon JH, Kwak JY. Minimal extrathyroidal extension in patients with papillary thyroid microcarcinoma: is it a real prognostic factor? Ann Surg Oncol. 2011;18(7):1916–23.

30. Chereau N, Buffet C, Tresallet C, Tissier F, Golmard JL, Leenhardt L, et al. Does extracapsular extension impact the prognosis of papillary thyroid microcarcinoma? Ann Surg Oncol. 2014;21(5):1659–64.

31. Woo CG, Sung CO, Choi YM, Kim WG, Kim TY, Shong YK, et al. Clinicopathological significance of minimal extrathyroid extension in solitary papillary thyroid carcinomas. Ann Surg Oncol. 2015;22(Suppl 3):S728–33.

32. Krasner JR, Alyouha N, Pusztaszeri M, Forest VI, Hier MP, Avior G, et al. Molecular mutations as a possible factor for determining extent of thyroid surgery. J Otolaryngol Head Neck Surg. 2019;48(1):51.

33. Clain JB, Scherl S, Dos Reis L, Turk A, Wenig BM, Mehra S, et al. Extrathyroidal extension predicts extranodal extension in patients with positive lymph nodes: an important association that may affect clinical management. Thyroid. 2014;24(6):951–7.

34. Pacini F, Schlumberger M, Dralle H, Elisei R, Smit JW, Wiersinga W. European consensus for the management of patients with differentiated thyroid carcinoma of the follicular epithelium. European J Endocrinol/Eur Fed Endocrine Soc. 2006;154(6):787–803.

35. Cooper DS, Doherty GM, Haugen BR, Kloos RT, Lee SL, Mandel SJ, et al. Revised American Thyroid Association management guidelines for patients with thyroid nodules and differentiated thyroid cancer. Thyroid. 2009;19(11):1167–214.

36. Pitoia F, Ward L, Wohllk N, Friguglietti C, Tomimori E, Gauna A, et al. Recommendations of the Latin American Thyroid Society on diagnosis and management of differentiated thyroid cancer. Arq Bras Endocrinol Metabol. 2009;53(7):884–97.

37. Shaha AR, Shah JP, Loree TR. Low-risk differentiated thyroid cancer: the need for selective treatment. Ann Surg Oncol. 1997;4(4):328–33.

38. Cross S, Wei JP, Kim S, Brams DM. Selective surgery and adjuvant therapy based on risk classifications of well-differentiated thyroid cancer. J Surg Oncol. 2006;94(8):678–82.

39. Nixon IJ, Ganly I, Patel SG, Palmer FL, Whitcher MM, Tuttle RM, et al. Thyroid lobectomy for treatment of well differentiated intrathyroid malignancy. Surgery. 2012;151(4):571–9.

40. Haugen BR, Alexander EK, Bible KC, Doherty GM, Mandel SJ, Nikiforov YE, et al. 2015 American Thyroid Association management guidelines for adult patients with thyroid nodules and differentiated thyroid cancer: the American Thyroid Association guidelines task force on thyroid nodules and differentiated thyroid cancer. Thyroid. 2016;26(1):1–133.

41. Perros P, Boelaert K, Colley S, Evans C, Evans RM, Gerrard Ba G, et al. Guidelines for the management of thyroid cancer. Clin Endocrinol (Oxf). 2014;81(Suppl 1):1–122.

42. Pacini F, Basolo F, Bellantone R, Boni G, Cannizzaro MA, De Palma M, et al. Italian consensus on diagnosis and treatment of differentiated thyroid cancer: joint statements of six Italian societies. J Endocrinol Invest. 2018;41(7):849–76.

43. Ito Y, Miyauchi A, Oda H, Masuoka H, Higashiyama T, Kihara M, et al. Appropriateness of the revised Japanese guidelines' risk classification for the prognosis of papillary thyroid carcinoma: a retrospective analysis of 5,845 papillary thyroid carcinoma patients. Endocr J. 2019;66(2):127–34.

44. Haddad RI, Bischoff L, Busaidy NL, Dickson P, Duh QY, Ehya H, et al. National comprehensive cancer network. Thyroid carcinoma (version 2.2019) 2019. December 20, 2019. Available from: https://www.nccn.org/professionals/physician_gls/pdf/thyroid.pdf.

45. Momesso DP, Tuttle RM. Update on differentiated thyroid cancer staging. Endocrinol Metab Clin North Am. 2014;43(2):401–21.

46. Durante C, Montesano T, Attard M, Torlontano M, Monzani F, Costante G, et al. Long-term surveillance of papillary thyroid cancer patients who do not undergo postoperative radioiodine remnant ablation: is there a role for serum thyroglobulin measurement? J Clin Endocrinol Metab. 2012;97(8):2748–53.

47. Sung TY, Cho JW, Lee YM, Lee YH, Kwon H, Jeon MJ, et al. Dynamic risk stratification in stage I papillary thyroid cancer patients younger than 45 years of age. Thyroid. 2017;27(11):1400–7.

48. Park S, Kim WG, Song E, Oh HS, Kim M, Kwon H, et al. Dynamic risk stratification for predicting recurrence in patients with differentiated thyroid cancer treated without radioactive iodine remnant ablation therapy. Thyroid. 2017;27(4):524–30.

49. Momesso DP, Vaisman F, Yang SP, Bulzico DA, Corbo R, Vaisman M, et al. Dynamic risk stratification in patients with differentiated thyroid cancer treated without radioactive iodine. J Clin Endocrinol Metab. 2016;101(7):2692–700.

50. Jonklaas J, Cooper DS, Ain KB, Bigos T, Brierley JD, Haugen BR, et al. Radioiodine therapy in patients with stage I differentiated thyroid cancer. Thyroid. 2010;20(12):1423–4.

51. Jeon YW, Ahn YE, Chung WS, Choi HJ, Suh YJ. Radioactive iodine treatment for node negative papillary thyroid cancer with capsular invasion only: results of a large retrospective study. Asia Pac J Clin Oncol. 2016;12(1):e167–73.

52. Han JM, Kim WG, Kim TY, Jeon MJ, Ryu JS, Song DE, et al. Effects of low-dose and high-dose postoperative radioiodine therapy on the clinical outcome in patients with small differen-

tiated thyroid cancer having microscopic extrathyroidal extension. Thyroid. 2014;24(5):820–5.

53. McLeod DS. Thyrotropin in the development and management of differentiated thyroid cancer. Endocrinol Metab Clin North Am. 2014;43(2):367–83.

54. Hovens GC, Stokkel MP, Kievit J, Corssmit EP, Pereira AM, Romijn JA, et al. Associations of serum thyrotropin concentrations with recurrence and death in differentiated thyroid cancer. J Clin Endocrinol Metab. 2007;92(7):2610–5.

第 7 章

甲状腺微小乳头状癌伴血管侵犯病例

Michael E. Hopkins，Iain J. Nixon

引言

与其他恶性肿瘤相比，甲状腺乳头状癌（PTC）是一种相对非侵袭性的癌症。复发及死亡风险最高的患者通常是年龄较大，并且伴有侵袭性、大体积的局部、区域及远处转移病灶[1]。这些患者往往需要积极治疗，包括采用全甲状腺切除术、选择性颈淋巴结清扫术和辅助放射性碘（RAI）治疗。没有这些特征的甲状腺微小乳头状癌患者在治疗上更具挑战性，因为这些患者在生存及复发方面的预后都很好[2]。因此，进一步的风险分层有助于避免该队列中的患者治疗过度或治疗不足。绝大多数甲状腺微小乳头状癌患者并不会出现疾病进展的特征，可用于风险评估的唯一要素是原发病灶本身的特征，如组织学上血管侵犯的情况，这给疾病管理带来了挑战（组织学特征只有术后才能获悉）。

M. E. Hopkins(✉) · I. J. Nixon
Department of Otolaryngology, Head and Neck Surgery,
NHS Lothian, Edinburgh, UK
e-mail: Michael.hopkins6@nhs.net; Iain.Nixon@nhs.net

病例展示（诊断与调查）

一位35岁的女音乐教师，因增大的甲状腺结节导致吞咽困难而进行甲状腺右叶切除。术前甲状腺超声检查显示结节大小为1.5cm，超声表现和细针穿刺细胞学检查均怀疑恶变。术前影像学检查未显示颈部淋巴结病理性改变征象；手术顺利，没有并发症发生，腺体完整切除，且术中无不良（预后相关）特征发现；术中使用了神经监测仪，且在手术结束时迷走神经和喉返神经的探测信号均正常；此外，手术记录显示2个甲状旁腺原位保留。术后评估显示双侧声带功能良好，患者血钙为9mg/dL（参考范围：8.5~10mg/dL）。术后6周随访检测促甲状腺激素水平为6.2mU/L（0.5~5mU/L），与术前3.8mU/L的基线水平相比有所升高，在一侧甲状腺腺叶切除后，这一结果并不意外。切除后的组织病理学检查显示，在桥本甲状腺炎的背景下，发现1个1.5cm的包裹性PTC，其中一处病灶有血管侵犯。患者被告知这一发现，她的病例在当地多学科小组（MDT）会议上进行了讨论，以决定是否需要进一步治疗。

文献复习

一般来说,对于较小的PTC,临床预后非常好。事实上,日本和美国都在主动随访而不是通过手术来治疗这类疾病[1,3]。仅1/3的患者因为肿瘤生长或区域转移而需要手术,所以在大多数病例中,对侧腺体或颈部中央区(淋巴结)的组织学情况是未知的。

目前还没有前瞻性研究来探究PTC中血管侵犯的治疗方法。美国甲状腺协会(ATA)、英国甲状腺协会(BTA)等专业组织认为,血管侵犯是PTC的一个不良风险特征,一旦出现,复发的风险最高可达30%[1]。因此,国际上很多指南都建议对这类患者进行放射性碘(RAI)治疗,所以也需要进行全甲状腺切除。术中肉眼或组织学上观察到的血管侵犯是一个重要的不良预后指标,在PTC中通常很少见。但当这种情况出现时,就预示着更高的肿瘤分期和不良的预后,因为区域或远处转移病灶可能已经发生[4]。

尽管血管侵犯和不良预后之间存在关联[4],但大多数有血管侵犯的患者往往还有其他疾病特征,这些特征使得他们已经处于更高的复发风险中[5,6]。Wreesman等研究发现,如果没有其他高风险特征(如肿瘤>4cm、甲状腺外侵犯、远处转移或年龄超过45岁),仅有血管侵犯并不能增加复发风险[7]。血管侵犯程度也是影响预后的一个因素。多项研究表明,血管侵犯的数量与预后相关。因此,一些专家建议将病灶数≤4个作为临床上有意义的分界值,尽管这样的二分类方法判断并不是最优的[8]。

虽然这个问题还有争议,但证据确实表明,如果血管侵犯的发现是在显微镜下观察到的,且有4个或更少的侵犯灶,那么即使没有进行对侧腺叶切除和RAI治疗,这些患者也很可能会有较好的预后[4]。这一观点同时也承认,对侧腺叶和颈部中央区很有可能存在隐匿性病灶[1],但这种潜在的病灶可能永远不会在临床上表现出来[9]。

病例小结

对于这位已经接受手术的患者,有2种合理的选择:密切的临床随访,包括定期颈部超声检查;或者追加全甲状腺切除术+放射性碘治疗。必须认识到的是,在术前超声检查没有发现可疑结节的情况下,全甲状腺切除术的唯一目的是便于RAI治疗,因为对于较小的高分化甲状腺癌(WDTC)(<4cm),对侧甲状腺极少可能存在会更改临床决策的疾病[10]。最终,在决定进一步治疗之前,需要考虑该病例的众多因素,这些因素可分解为患者因素和肿瘤相关因素。显然,若患者在初次手术后出现了永久的喉返神经麻痹或永久的甲状旁腺功能减退,则应避免再次手术。但这次的病例并非如此,事实上手术过程没有出现任何并发症。考虑患者的因素,作为一名音乐教师,她的生活方式对她的嗓音有更高的要求,若手术损伤神经或因碘辅助治疗而出现一些副作用(口干燥症、涎腺炎),她就得不偿失了[11]。她也很年轻,且患的是低风险疾病,因此无论进行何种治疗,她的预后都会很好,因为I期高分化甲状腺癌的死亡率接近0。然而,她的TSH水平在桥本甲状腺炎的背景下有所升高;她的术前TSH水平也表明,她可能需要在甲状腺腺叶切除术后

终身服用甲状腺素,这一事实相对减轻了追加全甲状腺切除术的一个不良影响(追加全甲状腺切除术后需要终身服用优甲乐)[12]。关于肿瘤因素,这个患者的病变是较小的经典型 PTC,术前超声无不良发现。这肯定不支持后续进行积极治疗。然而,如果后续随访观察到可疑的对侧结节,则可建议进行对侧甲状腺腺叶切除和 RAI 治疗。如果有明显的血管侵犯,患者应被视为低到中等的复发风险组。像这位患者的年龄,她的临床复发和疾病相关死亡风险极低,且 ATA 不常规推荐进行 RAI 治疗[1]。因此,尽管采用追加全甲状腺切除术和 RAI 治疗可被考虑,但仍应建议主动随访[1]。

综上所述,无论为患者选择哪种方案,她都有可能获得很好的预后,因为她年轻,PTC 体积小,而且没有肉眼下的局部或远处转移,以及甲状腺外侵犯。因此,即使没有辅助治疗,她的疾病相关死亡风险也小于 1%。当务之急是将治疗风险降到最低,并确保患者对所提出的治疗决策满意。我们还必须考虑,如果患者选择保守治疗,这一决定可在随访期间改变。此外,该患者处于育龄期,在任何计划生育之前,可能都希望避免 RAI。

在这个病例中,患者和临床团队选择了甲状腺腺叶切除和随访。由于只有一个病灶的血管侵犯,以及是一个复发低风险患者,患者本人和临床团队都对这种包括每年临床评估、甲状腺功能检测和超声监测的方法感到满意。

此病例强调了个体化决策在低风险 DTC(此病例为有血管侵犯的小 PTC)患者中的重要性。在这种情况下,平衡患者和肿瘤相关因素的治疗方法应被采用,以实现肿瘤治疗和功能保护的最优化。

（陈振东　王伟斌　译）

参考文献

1. Haugen BR, Alexander BR, Bible KC, et al. 2015 American Thyroid Association management guidelines for adult patients with thyroid nodules and differentiated thyroid cancer: the American Thyroid Association guidelines task force on thyroid nodules and differentiated thyroid cancer. Thyroid. 2016;26(1):1–133.
2. Sanabria A, Kowalski LP, Shah JP, et al. Growing incidence of thyroid carcinoma in recent years: factors underlying overdiagnosis. Head Neck. 2018;40:855–66.
3. Ito Y, Miyauchi A, Oda H. Low-risk papillary microcarcinoma of the thyroid: a review of active surveillance trials. Eur J Surg Oncol. 2018;44(3):307–15.
4. Nixon IJ, Simo RS, Kim D. Refining definitions within low-risk differentiated thyroid cancers. Clin Otolaryngol. 2018;43:1195–200.
5. Gardner RE, Tuttle RM, Burman KD, et al. Prognostic importance of vascular invasion in papillary thyroid carcinoma. Arch Otolaryngol Head Neck Surg. 2000;126:309–12.
6. Nishida T, Katayama S, Tsujimoto M. The clinicopathological significance of histologic vascular invasion in differentiated thyroid carcinoma. Am J Surg. 2002;183:80–6.
7. Wreesman VB, Nixon IJ, Rivera M, et al. Prognostic value of vascular invasion in well-differentiated papillary thyroid carcinoma. Thyroid. 2015;25:503–8.
8. Xu B, Wang L, Tuttle RM, et al. Prognostic impact of extent of vascular invasion in low-grade encapsulated follicular cell-derived thyroid carcinomas: a clinicopathological study of 276 cases. Hum Pathol. 2015;46:1789–98.
9. Vaisman F, Momesso D, Bulzico DA, et al. Thyroid lobectomy is associated with excellent clinical outcomes in properly selected differentiated thyroid cancer patients with tumors

greater than 1cm. J Thyroid Res. 2013;2013:398194.

10. Williamson AG, Wilmot V, Ntala C, et al. Differentiated thyroid cancer: a retrospective evaluation of the impact of changes to disease management guidelines on patients in south East Scotland. Surgeon. 2019;17(2):73–9.

11. Bhayani MK, Acharya V, Kongkiatkamon S, et al. Sialendoscopy for patient with radioiodine-induced sialadenitis and xerostomia. Thyroid. 2015;25(7):834–8.

12. Lee DY, Seok J, Jeong WJ, et al. Prediction of thyroid hormone supplementation after thyroid lobectomy. J Surg Res. 2015;193(1):273–8.

第 8 章

具有乳头状核特征的非浸润性甲状腺滤泡性肿瘤病例

David Carruthers，Steven P. Hodak

病例展示

患者女，34 岁，左侧甲状腺无症状结节。2 年前首次发现，超声显示囊实性结节，实性区为 1.3cm×1cm×0.8cm。细针穿刺（FNA）细胞学提示为良性。2 年后超声随访，结节实性部分增加到 1.7cm×1.6cm×2cm，结节总大小为 2cm×1.5cm×2cm。结节呈囊实性，边界清晰，无微钙化或其他高风险特征（图 8.1）。血清 TSH 为 1.9mU/L（正常值为 0.4~4mU/L）。重复 FNA 细胞学检查为 Bethesda IV 级/可疑滤泡性肿瘤，使用 UPMC 和 CBL 病理学公司的 Thyroseq 二代基因组分类器（GC）进行了分子检测。GC 结果显示 NRAS p.Q61R 突变。该突变与 70%~80% 的滤泡腺癌或具有乳头状核特征的非浸润性甲状腺滤泡性肿瘤（NIFTP）相关。患者进行左叶切除，最终病理结果证实为 NIFTP，结节为 2.1cm（图 8.2）。

D. Carruthers · S. P. Hodak(✉)
Department of Endocrinology, Diabetes, and Metabolism, New York University, New York, NY, USA
e-mail: steven.hodak@nyulangone.org

文献复习

2012 年，美国国家癌症研究所召开了一次会议，讨论如何看待癌症及其分类。会议呼吁改变相关术语以更好地区分惰性肿瘤和侵袭性肿瘤，减少对于仅具有低度恶性潜能病变的过度诊断和过度治疗[1]。甲状腺癌被确定为一种惰性肿瘤，因此需要修改现有命名以反映其极低的恶性潜能。

流行病学调查显示，疾病筛查和影像学检查导致甲状腺癌发病率显著上升，而死亡率未变，原因在于低级别 PTC 的增加[2-4]。在美国，包括滤泡变异型甲状腺乳头状癌（FVPTC）发病率的增加[5,6]。

FVPTC 是一种具有滤泡生长模式但具有 PTC 细胞核特征的肿瘤。FVPTC 根据是否具有包膜和（或）血管侵犯进一步细分为非浸润性包裹性 FVPTC（NIEFVPTC）、浸润性包裹性 FVPTC（EFVPTC）和浸润性 FVPTC（IFVPTC）[7,8]。总的来说，FVPTC 占欧洲和美国甲状腺癌的 20% 以上。尽管发病率具有种族差异，但据报道，从 1974 年到 2009 年甲状腺癌的总体发病率增加了 4 倍[6,9]。2016 年之

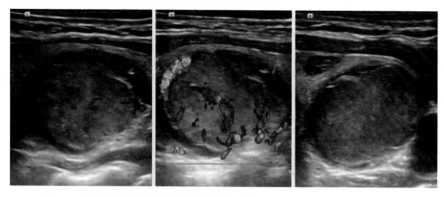

图8.1　左侧甲状腺结节超声检查(从左到右):纵向、纵向多普勒和横向。

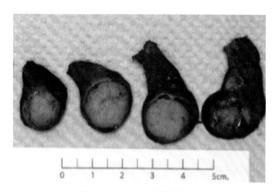

图8.2　NIFTP大体标本。

前,多数癌症患者采取了全甲状腺切除术及放射性碘(RAI)治疗,但回顾性研究表明,FVPTC转移和复发的风险取决于浸润程度。在随访10年的300多例NIEFVPTC患者中,尽管多数患者接受了保守的腺叶切除且无RAI治疗,NIEFVPTC依然显示出非常低的恶性潜能,仅有不足1%的患者出现局部、区域或远处转移。然而,在这些病例中,包膜或血管侵犯与复发和转移的增加相关。在分子水平上,NIEFVPTC具有很高的RAS或RAS样突变率,而IFVPTC更可能伴有BRAF V600E突变[7,11]。这种差异很重要,这表明前者在基因上与FTC更为相似,而后者为BRAF驱动的肿瘤更倾向于经典型PTC。

鉴于NIEFVPTC的惰性生物学行为和良好预后,在2016年,一个由24位有经验的甲状腺病理学家、2位内分泌学家(包括SPH)、1位外科医生及1位精神病学家组成的国际共识组织召开会议,讨论NIEFVPTC重新分类及不再以"癌症"对其命名的可能性。他们回顾了268例以往诊断为包裹性FVPTC的肿瘤,并根据有无浸润将其分组。一组为随访10年的138例NIEFVPTC患者,二组为随访至少1年的具有血管或包膜侵犯的130例患者。一组患者在10~16年的随访中,具有100%的存活率且无复发证据;二组患者随访1~18年,12%的患者出现疾病特异性不良事件,其中2%的患者出现局部复发或带病生存,5%的患者出现肺和(或)骨转移,5%的患者血清甲状腺球蛋白检测不确定或生化反应不完全。

为了强调NIEFVPTC的良好预后,最终确定将其命名为具有乳头状核特征的非浸润性甲状腺滤泡性肿瘤(NIFTP),以强调其惰性临床行为。此外,他们公布了NIFTP诊断的纳入和排除标准(表8.1)[8]。这些诊断标准旨在排除经典型PTC(真性乳头<1%和砂粒体)、浸润性EFVPTC(包膜或血管侵犯)、低分化癌(肿瘤坏死和高核分裂象)和其他PTC亚型(其他PTC亚型的细胞/形态学特征)[12]。2017年,美国甲状腺协会(ATA)在更新的2015年指南[13]中采用了这一命名。随后,2017

表8.1 NIFTP的诊断标准

2016年NIFTP诊断标准[a]	2018年NIFTP诊断修订[b]
1.包膜完整,边界清晰	1.包膜完整,边界清晰
2.滤泡生长模式,真性乳头<1%[c] 无砂粒体 实性生长方式<30% 无其他PTC亚型的形态学特征	2.滤泡生长模式,无真性乳头[c] 无砂粒体 实性生长方式<30% 无其他PTC亚型的形态学特征
3.核评分为2~3分(乳头状核特征)	3.核评分为2~3分(乳头状核特征),核评分为3分时 多见真性乳头,此时推荐全肿瘤分析及分子检测。 如检出BRAF V600E突变则排除NIFTP
4.对包膜进行充分显微镜检查无血管或包膜侵犯	4.对包膜进行充分显微镜检查无血管或包膜侵犯
5.无肿瘤坏死	5.无肿瘤坏死
6.无高核分裂象(<3/10HPF)	6.无高核分裂象(<3/10HPF)

[a],参考2016 Nikiforov等发表在 *JAMA Oncology* 上的NIFTP诊断标准[7]。

[b],参考2018 Kakudo等编辑的NIFTP诊断标准[17]。

[c],修订版NIFTP诊断标准由原2016年诊断标准的作者提出。最初<1%的乳头被认为是增生性乳头,而不是经典型PTC所见的真性乳头[17]。

版世界卫生组织(WHO)亦编入了NIFTP这一更新[14]。

摒弃"癌症"这一术语承认了转移的低风险,有助于消除癌症这个名称所带来的心理上的自卑和压力。并且还将减少医生、患者和家属的困惑,避免选择更激进的和不必要的治疗,如全甲状腺切除术和RAI治疗。这也将降低医源性损伤,包括喉返神经损伤、喉上神经损伤、全甲状腺切除术后甲状旁腺功能减退和继发肿瘤的风险,以及RAI相关的唾液腺和泪道损伤[15,16]。此外,命名的改变也有望减少已知的与全甲状腺切除术、RAI治疗和甲状腺癌诊断及随访所造成的经济负担[17-19]。但是否会有效地降低医疗成本仍有待观察。NIFTP的诊断最有可能影响NIEFVPTC较多的人群,但在亚洲可能影响不大,因为亚洲NIEFVPTC仅占所有PTC的1.6%,而在其他地区占比可达13.3%[20]。

自引入NIFTP诊断以来,大多数随访研究都证实即使NIFTP>4cm也多为惰性[21,26]。当然也有关于NIFTP转移的报道[12,22,25,27-31]。Valderrabano等报道了2例出现转移的NIFTP病例。然而,经过复查发现这些肿瘤具有包膜或血管侵犯,这是明确的NIFTP诊断的排除标准[12]。Rosario等报道了1例伴有淋巴结转移的NIFTP病例,但手术标本中也存在经典型微小乳头状癌[25]。Parente等对重新分类为NIFTP的102例病例进行了回顾性研究,发现其中5例(4.9%)有淋巴结转移,1例(1%)有远处转移[30]。

韩国的一些文献报道了伴有BRAF V600E突变的NIFTP病例的分子特点和淋巴结转移情况[22,27-30]。Kim等报道的74例NIFTP中有9例(12%)伴有淋巴结转移,但其中5例在手术标本中也发现了经典型PTC[28]。Lee等报道了5例伴有BRAF V600E突变的NIFTP患者,其中1例伴有淋巴结转移[29]。这5例中的4例经另一位病理医生检查,发现1例存在真性乳头,另有 1 例存在包膜侵犯,这均为 NIF-TP 诊断的排除标准。其余 2 例未发现排除标准,但审查者注意到其提供的组织切片数量不足以对其进行充分评估[12]。

最后,Cho 等回顾了 6269 例 PTC 病例,其中 152 例无浸润证据,符合 NIEFVPTC 的诊断。随后,他们将包裹性滤泡性 PTC 以出现小于 1% 的乳头和 0 乳头进行分类。发现在 1% 乳头组中,105 例中有 3 例(3%)存在淋巴结转移,1 例(1%)存在远处转移,10 例(10%)有 BRAF V600E 突变。在 0 乳头组中,未发现 BRAF V600E 突变,但 95 例中仍有 2 例(2%)发生中央区淋巴结转移[27]。

最初的 2016 年 NIFTP 诊断标准允许出现 <1% 的乳头,是考虑了存在"少数微妙的、形成不良的增生性乳头"[12]。但该指南被错误理解为允许真性乳头的出现,而后者是经典型 PTC 的特征。针对该困惑,2018 年 NIF-TP 工作组专家提出了 NIFTP 的补充定义,即增加以下两条:

• NIFTP 的诊断应排除真性乳头。之前的排除标准是"乳头状结构 <1%"应该被替换为"无真性乳头"。

• 经典型 PTC[8] 核特征并非排除标准,除非伴有真性乳头。如果发现这样的核特征,则需要对整个肿瘤,而非选择性地对包膜进行检查;推荐使用免疫组织化学(免疫组化)或分子检测方法对 BRAF V600E 进行分析(见表 8.1)[12]。

在进行 NIFTP 诊断时,对其进行充分的连续切片以评估包膜和细胞核也是至关重要的,因为对肿瘤和包膜的不完全评估可能会漏检浸润性特征,导致误诊为 NIFTP[12]。

最后,需要再次强调的是,NIFTP 是一种

RAS 或 RAS 样突变驱动的滤泡性肿瘤。具有 BRAF V600E、BRAF V600E 样突变[32]、RET/PTC 重排或 TERT 突变等基因改变的肿瘤不太可能是 NIFTP。在这些病例中,仔细检查可能会找到排除 NIFTP 诊断的特征。

虽然 NIFTP 的最终诊断需要手术切除和病理检查,但已经证明,滤泡腺瘤和 IFVPTC 的 mRNA 谱不同,NIFTP 的 mRNA 分子谱有利于对这些肿瘤做进一步的风险分层。NIF-TP 的 mRNA 谱既可呈现滤泡腺瘤样,也可呈现 IFVPTC 样,提示可能鉴别出一组可进展为 IFVPTC 的高风险 NIFTP 患者。这种 mRNA 图谱能否进一步指导术后随访频率,甚至能否识别出一些仅进行观察而无须手术治疗的肿瘤,还需要进一步研究[33]。

对于 NIFTP 患者的预后和随访,目前还尚无长期的前瞻性研究或共识指南。然而,根据定义,NIFTP 是一种非浸润性交界性病变。任何最终病理上出现浸润的证据都需要排除 NIFTP。因此,手术切除可治愈 NIFTP,对患者可以像良性滤泡腺瘤一样进行随访。但这一建议必须以对 NIFTP 进行正确诊断为基础。

我们对 NIFTP 患者的管理方法如下:

• 经验丰富的病理学家按照最严格的标准正确诊断的经典型的较小的 NIFTP(<2cm)患者可手术治愈。这些患者经特殊治疗后可出院。

• 大小在 2~4cm 之间的 NIFTP,建议病理学家对肿瘤的整个包膜和肿瘤实质都充分取材和制片,以确保做出正确诊断。在这些情况下,我们也认为这些患者可手术治愈,他们也可在特殊治疗后出院。

• 虽然没有得到明确证实,但我们认为

某些特征会增加NIFTP误诊的风险。因此，如果出现以下情况，我们建议需要更加仔细的辨别：

– 肿瘤体积较大（>4cm）；

– 存在明显乳头状核特征；

– 存在高级别致癌基因改变，如BRAF V600E或BRAF V600E样基因改变[32]；

– 基于严格标准无法正确诊断NIFTP。

在这些病例中，我们建议术后6~12个月随访监测甲状腺球蛋白水平和进行颈部超声检查。随后，我们建议每年进行1次甲状腺球蛋白筛查，并在接下来的5年中每2~3年复查颈部超声，只要没有出现新的临床症状，以后可以每3~5年随访1次。

• 术后甲状腺功能减退应根据需要进行适当的TSH治疗，我们将其定义为低至中等正常范围。

回溯病例

患者进行甲状腺左叶切除后病理诊断为NIFTP，肿瘤大小为2.1cm×1.8cm×1.6cm（图8.2和图8.3）。术后进行内分泌治疗后出院，回当地医院继续进行内分泌治疗。在未进行甲状腺激素替代治疗的2年随访中，患者TSH水平保持正常。

> **临床精粹**
>
> • NIFTP是在肿瘤完全切除术才能做出的诊断。
>
> • 在确保肿瘤完全切除后，即使未进行全甲状腺切除术和术后RAI治疗，NIFTP依然预后良好，即使肿瘤大于4cm，复发率或转移率仍不足1%。
>
> • NIFTP的超声检查结果常为低度可疑结节，细针穿刺细胞学检查结果常不确定。
>
> • NIFTP的诊断有严格的纳入和排除标准。必须保证足够的切片以充分评估肿瘤和包膜，确保符合NIFTP诊断标准。
>
> • NIFTP不含任何真性乳头。仅允许有少于1%的增生性乳头出现。
>
> • 分子检测时，NIFTP通常具有RAS和RAS样突变。一旦出现BRAF V600E或BRAF V600E样突变、RET/PTC重排，不能诊断为NIFTP。

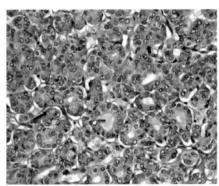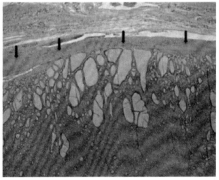

图8.3 左图：NIFTP 40倍显微镜下可见细胞核增大、核沟（黑色箭头）、染色质清除（红色箭头）。右图：4倍显微镜观察NIFTP，可见完整肿瘤包膜的一部分（黑色箭头）。

（张春燕 刘志艳 译）

参考文献

1. Esserman LJ, Thompson IM, Reid B, Nelson P, Ransohoff DF, Welch HG, et al. Addressing overdiagnosis and overtreatment in cancer: a prescription for change. Lancet Oncol. 2014;15(6):e234–42.

2. Ahn HS, Kim HJ, Welch HG. Korea's thyroid-cancer "epidemic"--screening and overdiagnosis. N Engl J Med. 2014;371(19):1765–7.

3. Davies L, Welch HG. Increasing incidence of thyroid cancer in the United States, 1973–2002. JAMA. 2006;295(18):2164–7.

4. Morris LG, Sikora AG, Tosteson TD, Davies L. The increasing incidence of thyroid cancer: the influence of access to care. Thyroid. 2013;23(7):885–91.

5. Albores-Saavedra J, Henson DE, Glazer E, Schwartz AM. Changing patterns in the incidence and survival of thyroid cancer with follicular phenotype--papillary, follicular, and anaplastic: a morphological and epidemiological study. Endocr Pathol. 2007;18(1):1–7.

6. Jung CK, Little MP, Lubin JH, Brenner AV, Wells SA Jr, Sigurdson AJ, et al. The increase in thyroid cancer incidence during the last four decades is accompanied by a high frequency of BRAF mutations and a sharp increase in RAS mutations. J Clin Endocrinol Metab. 2014;99(2):E276–85.

7. Liu J, Singh B, Tallini G, Carlson DL, Katabi N, Shaha A, et al. Follicular variant of papillary thyroid carcinoma: a clinicopathologic study of a problematic entity. Cancer. 2006;107(6):1255–64.

8. Nikiforov YE, Seethala RR, Tallini G, Baloch ZW, Basolo F, Thompson LD, et al. Nomenclature revision for encapsulated follicular variant of papillary thyroid carcinoma: a paradigm shift to reduce overtreatment of indolent tumors. JAMA Oncol. 2016;2(8):1023–9.

9. Lupi C, Giannini R, Ugolini C, Proietti A, Berti P, Minuto M, et al. Association of BRAF V600E mutation with poor clinicopathological outcomes in 500 consecutive cases of papillary thyroid carcinoma. J Clin Endocrinol Metab. 2007;92(11):4085–90.

10. Mehta V, Ow TJ, Kim S, Tharakan T, Schiff B, Smith RV, et al. Significant racial differences in the incidence and behavior of the follicular variant of papillary thyroid carcinoma. Head Neck. 2019;41(5):1403–11.

11. Rivera M, Ricarte-Filho J, Knauf J, Shaha A, Tuttle M, Fagin JA, et al. Molecular genotyping of papillary thyroid carcinoma follicular variant according to its histological subtypes (encapsulated vs infiltrative) reveals distinct BRAF and RAS mutation patterns. Mod Pathol. 2010;23(9):1191–200.

12. Kakudo K, El-Naggar AK, Hodak SP, Khanafshar E, Nikiforov YE, Nose V, et al. Noninvasive follicular thyroid neoplasm with papillary-like nuclear features (NIFTP) in thyroid tumor classification. Pathol Int. 2018;68(6):327–33.

13. Haugen BR, Sawka AM, Alexander EK, Bible KC, Caturegli P, Doherty GM, et al. American Thyroid Association guidelines on the management of thyroid nodules and differentiated thyroid cancer task force review and recommendation on the proposed renaming of encapsulated follicular variant papillary thyroid carcinoma without invasion to noninvasive follicular thyroid neoplasm with papillary-like nuclear features. Thyroid. 2017;27(4):481–3.

14. Lloyd RV, Osamura R, Kloppel G, Rosai J (editors). WHO classification of tumours of endocrine organs. 4th ed: Lyon, IARC; 2017.

15. Hauch A, Al-Qurayshi Z, Randolph G, Kandil E. Total thyroidectomy is associated with increased risk of complications for low- and high-volume surgeons. Ann Surg Oncol. 2014;21(12):3844–52.

16. Iyer NG, Morris LG, Tuttle RM, Shaha AR, Ganly I. Rising incidence of second cancers in patients with low-risk (T1N0) thyroid cancer who receive radioactive iodine therapy. Cancer. 2011;117(19):4439–46.

17. Hodak S, Tuttle RM, Maytal G, Nikiforov YE, Randolph G. Changing the cancer diagnosis: the case of follicular variant of papillary thyroid cancer-Primum non nocere and NIFTP. Thyroid. 2016;26(7):869–71.

18. Ramsey S, Blough D, Kirchhoff A, Kreizenbeck K, Fedorenko C, Snell K, et al. Washington State cancer patients found to be at greater risk for bankruptcy than people without a cancer diagnosis. Health Aff. 2013;32(6):1143–52.

19. Agrawal N, Abbott CE, Liu C, Kang S, Tipton L, Patel K, et al. Noninvasive follicular tumor with papillary-like nuclear features: not a tempest in a teapot. Endocr Pract. 2017;23(4):451–7.

20. Bychkov A, Jung CK, Liu Z, Kakudo K. Noninvasive follicular thyroid neoplasm with papillary-like nuclear features in Asian practice: perspectives for surgical pathology and cyto-

pathology. Endocr Pathol. 2018;29(3):276–88.

21. Faquin WC, Wong LQ, Afrogheh AH, Ali SZ, Bishop JA, Bongiovanni M, et al. Impact of reclassifying noninvasive follicular variant of papillary thyroid carcinoma on the risk of malignancy in The Bethesda System for Reporting Thyroid Cytopathology. Cancer Cytopathol. 2016;124(3):181–7.

22. Hahn SY, Shin JH, Lim HK, Jung SL, Oh YL, Choi IH, et al. Preoperative differentiation between noninvasive follicular thyroid neoplasm with papillary-like nuclear features (NIFTP) and non-NIFTP. Clin Endocrinol (Oxf). 2017;86(3):444–50.

23. Ibrahim AA, Wu HH. Fine-needle aspiration cytology of noninvasive follicular variant of papillary thyroid carcinoma is cytomorphologically distinct from the invasive counterpart. Am J Clin Pathol. 2016;146(3):373–7.

24. Maletta F, Massa F, Torregrossa L, Duregon E, Casadei GP, Basolo F, et al. Cytological features of "noninvasive follicular thyroid neoplasm with papillary-like nuclear features" and their correlation with tumor histology. Hum Pathol. 2016;54:134–42.

25. Rosario PW, Mourao GF, Nunes MB, Nunes MS, Calsolari MR. Noninvasive follicular thyroid neoplasm with papillary-like nuclear features. Endocr Relat Cancer. 2016;23(12):893–7.

26. Yang GCH, Fried KO, Scognamiglio T. Sonographic and cytologic differences of NIFTP from infiltrative or invasive encapsulated follicular variant of papillary thyroid carcinoma: a review of 179 cases. Diagn Cytopathol. 2017;45(6):533–41.

27. Cho U, Mete O, Kim MH, Bae JS, Jung CK. Molecular correlates and rate of lymph node metastasis of non-invasive follicular thyroid neoplasm with papillary-like nuclear features and invasive follicular variant papillary thyroid carcinoma: the impact of rigid criteria to distinguish non-invasive follicular thyroid neoplasm with papillary-like nuclear features. Mod Pathol. 2017;30(6):810–25.

28. Kim TH, Lee M, Kwon AY, Choe JH, Kim JH, Kim JS, et al. Molecular genotyping of the non-invasive encapsulated follicular variant of papillary thyroid carcinoma. Histopathology. 2018;72(4):648–61.

29. Lee SE, Hwang TS, Choi YL, Kim WY, Han HS, Lim SD, et al. Molecular profiling of papillary thyroid carcinoma in Korea with a high prevalence of BRAF(V600E) mutation. Thyroid. 2017;27(6):802–10.

30. Parente DN, Kluijfhout WP, Bongers PJ, Verzijl R, Devon KM, Rotstein LE, et al. Clinical safety of renaming encapsulated follicular variant of papillary thyroid carcinoma: is NIFTP truly benign? World J Surg. 2018;42(2):321–6.

31. Xu B, Tallini G, Scognamiglio T, Roman BR, Tuttle RM, Ghossein RA. Outcome of large noninvasive follicular thyroid neoplasm with papillary-like nuclear features. Thyroid. 2017;27(4):512–7.

32. Cancer Genome Atlas Research Network. Integrated genomic characterization of papillary thyroid carcinoma. Cell. 2014;159(3):676–90.

33. Giannini R, Ugolini C, Poma AM, Urpi M, Niccoli C, Elisei R, et al. Identification of two distinct molecular subtypes of non-invasive follicular neoplasm with papillary-like nuclear features by digital RNA counting. Thyroid. 2017;27(10):1267–76.

第 9 章

甲状腺乳头状癌伴中央区淋巴结转移

Alyse S. Goldberg, Lorne E. Rotstein, Anna M. Sawka

缩略语

PTMC　甲状腺微小乳头状癌

RAI　放射性碘

TSH　血清促甲状腺激素

病例展示

　　一名既往体健的 30 岁女性接受了家庭医生的全身体检,作为评估的一部分,她进行了 TSH 的检测和颈部超声检查。由于患者在做甲状腺检查时没有感到任何不适,因此尚不清楚为什么要做甲状腺超声检查。患者目前无压迫症状(即没有声音嘶哑、吞咽困难或呼吸困难),无甲状腺癌或甲状腺

A. S. Goldberg
Division of Endocrinology, Department of Medicine, Sunnybrook Health Sciences Centre, Toronto, Ontario, Canada
e-mail: agoldberg@utoronto.ca

L. E. Rotstein
Department of Surgery, University Health Network and University of Toronto, Toronto, Ontario, Canada
e-mail: Lorne.Rotstein@uhn.ca

A. M. Sawka(✉)
Division of Endocrinology, University Health Network and University of Toronto, Toronto, Ontario, Canada
e-mail: Annie.Sawka@uhn.ca

功能异常家族史,无头颈部放射暴露史。

诊断/评估

　　该患者的基线 TSH 值正常(2.49mU/L),颈部超声显示甲状腺左叶可见一直径约 1cm 实性低回声结节,边缘光滑,无微钙化,未见其他甲状腺结节及肿大或可疑淋巴结。超声引导下甲状腺结节细针穿刺活检考虑为甲状腺乳头状癌(PTC)。患者进行全甲状腺切除术,术中探查发现一气管旁淋巴结肿大,故进行治疗性左侧气管前淋巴结和左侧气管旁淋巴结清扫。术后常规病理提示多灶性甲状腺微小乳头状癌(PTMC,滤泡变异型),有 2 个病灶,最大直径分别为 0.9cm(左叶)和 0.2cm(右叶);原发肿瘤无甲状腺外侵犯,无淋巴管、血管及包膜侵犯,切缘清晰且伴有慢性淋巴细胞性甲状腺炎。常规病理提示共清扫中央区淋巴结 8 个,其中 2 个证实为甲状腺乳头状癌伴淋巴结转移,病灶最大直径分别为 0.8cm 和 0.3cm 且未见淋巴结外侵犯。

　　本病例的临床病理分期如下:

- T1aN1aMx(Ⅰ期)(AJCC/TNM 系统)[1,2];
- 低风险(甲状腺癌相关死亡率)(得分 3.37)(MACIS 系统)[3];

• 中度复发风险[美国甲状腺协会（ATA）2009年分类系统][4]。

术后患者开始服用左甲状腺素，恢复良好，血钙和甲状旁腺激素水平正常，声音无异常。术后大约11周，在接受左甲状腺素治疗（TSH为7.24mU/L，游离甲状腺素浓度正常）时，甲状腺球蛋白<0.9ng/mL，但甲状腺球蛋白抗体水平为97IU/L（甲状腺球蛋白抗体参考范围<39IU/L，检测限为20IU/L）。鉴于存在甲状腺球蛋白抗体导致潜在的测定干扰，故认为甲状腺球蛋白测量并不可靠[5]。术后12周颈部超声检查为阴性。建议患者增加左甲状腺素剂量以抑制TSH的浓度（<0.1mU/L）。内分泌科医生推荐进行放射性碘（RAI）辅助治疗，认为这可能会减少肿瘤复发并有助于肿瘤随访（甲状腺球蛋白测量和RAI扫描）。然而，患者强烈反对接受包括RAI在内的任何形式的"放射治疗"，除非有证据表明该治疗可降低肿瘤原因死亡或远处转移的风险（这是患者的主要顾虑）。随后，患者被转诊到一家三级医疗中心的内分泌科进行进一步咨询。

文献复习

淋巴结疾病的分类

ATA外科事务委员会的Randolph等回顾了PTC淋巴结转移对预后意义的文献，并提出淋巴结转移的分类系统[6]。病理淋巴结阳性（pN1）是指在切除的任何淋巴结病理标本上检测到转移性PTC[6]。临床上明显的淋巴结转移，称为临床淋巴结阳性（cN1），定义为在体格检查、诊断性影像学检查或外科医生术中探查发现的转移性淋巴结，如果没有这些特征则为临床淋巴结阴性（cN0）[6]。一项包含545例患者的多变量分析数据显示，术前体格检查、超声检查或手术（根据手术记录和病理报告）中可见的1个或多个转移性淋巴结与肿瘤复发风险的增加独立相关[7]。然而，术中颈部中央区淋巴结探查的准确性仅为60%左右[8]，临床上较大的受累淋巴结更容易被发现[9]。此外，中央区的亚临床小体积淋巴结转移的意义尚不清楚。

无论cN1是如何被发现的，切除这些受累淋巴结及其相关分区的淋巴结称为"治疗性颈淋巴结清扫"[6]。相反，"预防性颈淋巴结清扫术"的定义是在手术前没有任何cN1证据的情况下进行淋巴结清扫[6]。Randolph等将淋巴结转移分为两类：低风险N1转移和高风险N1转移[6]。低风险N1转移的定义为：①临床N0；②小体积淋巴结转移，特别是淋巴结微转移（即转移淋巴结最大直径<0.2cm）或小淋巴结转移（直径0.2~1cm）；③≤5个小淋巴结转移（即每个直径<1cm）[6]。高风险N1转移通过以下标准定义：①临床淋巴结阳性（cN1）；②转移性淋巴结>3cm；③5个以上转移性淋巴结[6]。Randolph等认为，明显的淋巴结外侵犯、镜下外侵犯淋巴结数量的增加，或镜下淋巴结外侵犯且转移淋巴结>1cm是复发的高风险预测因素[6]。据报道，在PTC中，淋巴结转移的位置与受累淋巴结的大小有关，特别是体积较大的淋巴结。例如，Chow等报道13%的N1a和56%的N1b PTC患者的淋巴结直径>2cm（$P<0.001$）[10]。Ito等认为，对于术前影像学发现淋巴结转移的

PTC患者,肿瘤特异性生存率在N1b患者与N1a患者中无显著差异[11]。然而,该研究表明[11],存在N1b且有侵袭性淋巴结转移病理证据的PTC患者(包括淋巴结直径>3cm、淋巴结外侵犯或≥5个受累淋巴结)的无病生存期缩短。此外,N1b转移中出现2种或以上不良特征与肿瘤特异性生存率降低相关[11]。年龄似乎也是影响N1转移的重要预后因素。例如,Verburg等报道,在分化型甲状腺癌中,年龄≥45岁的颈侧淋巴结转移的患者长期预期寿命降低,但具有类似肿瘤特征的年轻患者的预期寿命没有明显影响[12]。此外,Hughes等报道,在伴有N1转移的分化型甲状腺癌患者中,<45岁的复发率为8%,而≥45岁的复发率为31%[13]。该研究显示,在年龄<45岁的N1患者中,疾病的复发均得到治愈,而在≥45岁的患者中,治愈率仅为1/3[13]。总之,转移淋巴结的大小和数量、转移淋巴结的位置、淋巴结是否存在外侵犯、患者的年龄是N1转移风险分层的相关因素。

PTMC患者N1转移的流行病学

12%~64%的PTMC病例中,在诊断时出现明显的淋巴结转移[14-26],同侧气管旁和气管前淋巴结是最常受影响的部位[20]。3%~7%的PTMC患者可能存在颈侧淋巴结转移[15,20,24,27,28]。甲状腺外侵犯[14,19,29]和多灶性肿瘤[19,29,30]是PTMC淋巴结转移的危险因素。总之,N1转移在PTMC患者中并不少见,其中中央区淋巴结受累最常见。

PTMC患者N1转移的预后

据报道,PTMC且淋巴结阳性(就诊时无远处转移)患者肿瘤复发或持续存在的总体风险在3%至22%之间[15-17,19],在这种情况下,死于甲状腺癌和出现远处转移复发的风险是重要的考虑因素。在最近的一项对PTMC的回顾性研究中,Mercante等报道在27例T1aN1a亚组的患者中,无患者死于PTMC或发生远处转移(随访约8年)[19]。同样,Kim等发现,在168例PTMC患者(没有证据表明就诊时出现肉眼可见的甲状腺外侵犯或远处转移灶)的亚组中,没有患者死于甲状腺癌或发生远处转移(平均随访约5年)[15]。Chow在对我国香港地区一家医院的PTMC病例的回顾性研究[22]中报道,在一组48例PTMC患者(有不同程度的淋巴结转移,无远处转移)的亚组中,2%死于甲状腺癌(1/50),4%(2例患者)发生远处转移(平均随访约8年)[22]。Baudin等对法国1962—1995年接受治疗的直径≤1cm的分化型甲状腺癌患者进行回顾性研究,发现在初诊无远处转移的淋巴结节阳性PTMC患者中,没有患者死于甲状腺癌(0/113),只有1%的患者以远处转移复发(1/113)(平均随访约7年)[21]。此外,在梅奥诊所对PTMC病例的回顾性分析中,研究了一组273例在诊断时即存在淋巴结转移的患者[17],没有发现转移局限于颈部的女性患者死于淋巴结转移或发展为远处转移,但1例在就诊时出现大面积颈侧淋巴结转移的男性患者,在30年后发生骨转移,最终导致死亡(平均研究随访17年)[17]。综上所述,在淋巴结受累有限、转移淋巴结无其他不良特征、就诊时无远处转移疾病的PTMC患者中,甲状腺癌的死亡风险为0~2%,远处转移复发的风险为0~4%。

在 PTMC 和淋巴结转移（T1aN1）的患者中，颈部或淋巴结局部复发的风险是另一个值得考虑的问题。据报道，T1aN1 PTMC 局部复发的风险在 3% 到 16% 之间[15,17,21]。此外，在最近的两项研究中，根据初始诊断时淋巴结受累程度，局部复发的发生率细分如下：N1a（中央区）为 0~3%，N1b（颈侧部或纵隔）为 2%~11%（不包括初始诊断时原发性肿瘤有甲状腺外侵犯的患者）[15,19]。基于这些有限的数据，在没有其他不良特征的中央区原发性淋巴结转移的 PTMC 患者中，出现淋巴结转移复发相对少见。

RAI 辅助治疗是否会降低 T1aN1 疾病的复发风险？

关于放射性辅助治疗是否会降低淋巴结阳性 PTMC 患者全甲状腺切除术后的复发风险的观察性研究数据有限。Hay 等报道的 253 例 PTMC 淋巴结阳性患者中，RAI 辅助治疗并没有显著降低颈部局部复发（$P=0.81$）和远处转移复发（$P=0.68$）[17]。美国国家甲状腺癌治疗合作研究组的报道显示，在前瞻性随访的 135 例淋巴结阳性 PTMC 患者的亚组分析中，RAI 治疗并未显著提高淋巴结阳性患者的无复发生存率（未接受的 RAI 患者为 17%，接受 RAI 的患者为 11%，$P>0.05$）[16]。Kim 等报道，在 168 例有淋巴结转移、镜下甲状腺外侵犯或多灶性 PTMC 患者的亚组中，RAI 治疗并没有显著提高无复发生存率（$P=0.52$）[15]。Chow 等报道，在 50 例有 N1 转移的 PTMC 患者中，RAI 治疗并没有显著影响淋巴结转移的复发风险[RAI 治疗的患者淋巴结转移复发率为 12.2%（5/41），未接受 RAI

治疗的患者淋巴结转移复发率为 22.2%（2/9），$P=0.6$][22]。Creach 等发表了一项 PTMC 患者的回顾性研究，其中 153 例 N1 患者的亚组分析[26]显示，淋巴结阳性的 PTMC 患者接受 RAI 治疗的 5 年无复发生存率（93.2%）显著高于未接受 RAI 治疗的患者（42.9%）（$P<0.0001$）[26]。而该研究的一个重要局限性是并非所有患者都进行了全甲状腺切除术，因此尚不清楚两组的手术范围是否相同[26]。Hu 等对已发表的观察性文献进行回顾，在对其他预后因素（包括存在淋巴结转移）进行统计调整后，将接受 RAI 治疗的全甲状腺切除或次全切除的 PTMC 患者与未接受 RAI 治疗的患者进行了比较[31]，Hu 等在对以下 10 年预后的荟萃分析中报道称，RAI 治疗在肿瘤复发、局部转移复发、远处转移复发、甲状腺癌特异性死亡率等方面没有显著获益[31]。这些数据的重要局限性包括纳入研究本身属于回顾性研究及缺乏对淋巴结转移的风险分层[31]。为了更好地确定 RAI 辅助治疗在 PTMC 淋巴结阳性患者中的作用，需要进行随机对照试验，同时注意淋巴结转移的风险分层。

治疗方案的选择与结果

本例 PTMC 患者，术前未见淋巴结转移的证据，但术中可触及可疑的气管旁淋巴结。故采用同侧气管旁和气管前淋巴结清扫，在切除的 8 个淋巴结中有 2 个小的转移淋巴结（最大直径为 0.8cm）。在这种情况下，术中可触及最大的淋巴结将该淋巴结转移升级为 Randolph 等[6]所定义的"高风险"淋巴结转移，但受累淋巴结相对较小、数量相对较少，且术前和术后影像学阴性，更能提示低风险淋巴结转移。术中中央区淋巴探查的局限性[7,8]，以及缺乏这一发现的独立预后意义的数据，是重要的考虑因素。该病例的风险分层主要基于受累淋巴结的数量、大小和水平，患者年轻，无不良组织学亚型，无甲状腺外侵犯或原发灶的血管侵犯，肿瘤和颈部术后超声成像阴性。诊疗机构不提供诊断性[123]I扫描，一般也不进行[131]I治疗前扫描。然而有数据表明，在考虑进行RAI清甲或清灶治疗的患者中，诊断性扫描有助于评估疾病状态和其他相关变量[32,33]。除RAI同位素平面成像外，增加单光子发射计算机断层成像（SPECT-CT）检测可能会提供更多信息，有助于阐明摄取增加区域的解剖结构[34]。若不存在甲状腺球蛋白抗体干扰，检测血清甲状腺球蛋白或刺激性甲状腺球蛋白（通过重组人促甲状腺激素或甲状腺激素停用）都有助于风险分层[35]。Ibrahimpasic等还提出，全甲状腺切除术后特定低风险和中风险PTC中非刺激状态下的甲状腺球蛋白<1ng/mL是一个积极的预后因素，并质疑了纪念斯隆-凯特琳癌症中心基于回顾性数据提出的此种情况下RAI治疗有益处的观点[36]。在最新的ATA关于成人甲状腺结节和分化型甲状腺癌的治疗指南中，对考虑进行RAI清甲消融或辅助治疗的患者，各种术后诊断试验的潜在优势和局限性进行了权衡[37]。

我们向患者说明了肿瘤预后、风险、益处及在她的肿瘤阶段进行RAI治疗的证据并不充分，还说明了随访的意义，包括当存在甲状腺球蛋白抗体时的生化随访的局限性。患者最终拒绝接受RAI治疗，重申了她对RAI治疗"辐射"的顾虑，并指出，就她的情况而言，

目前无有力的循证医学证据支持RAI治疗能降低甲状腺癌死亡率或降低其远处转移风险；她并不担心局部复发，并了解复发时需要额外手术的可能性。患者同意通过颈部超声、检测甲状腺球蛋白和甲状腺球蛋白抗体水平进行密切监测，以便在肿瘤复发时接受补充治疗。她也接受了初始甲状腺激素抑制治疗，目的是将TSH水平抑制到<0.1mIU/L。在随后的几年中，尽管在甲状腺球蛋白抗体检测时有过达到临界值的情况，但鉴于肿瘤没有结构性复发，我们将她的TSH目标修改为0.1~0.5mIU/L，这也与同时期临床实践指南的建议保持一致[37]。颈部超声检查结果均为阴性。

诊断时甲状腺球蛋白抗体阳性与桥本甲状腺炎的病理学证据一致。术后10个月内，基线甲状腺球蛋白抗体滴度（97IU/L）下降了67%，并在未来10年继续缓慢下降至检测不到或临界检测水平（即21IU/L，甲状腺切除术后约10年的检测限为20IU/L）。在接下来的10年中，使用高敏感性甲状腺球蛋白测定法（即检出水平<0.1ng/dL），血清甲状腺球蛋白测量值仍然无法检测到。患者维持轻度甲状腺激素抑制治疗，近年来保持TSH在0.1~0.5mIU/L的范围内，游离甲状腺素水平正常（末次测量TSH为0.42mIU/L）。据报道，甲状腺球蛋白抗体的持续存在与肿瘤残留有关[38,39]。然而，在全甲状腺切除术后的第一年，甲状腺球蛋白抗体滴度下降≥50%，与肿瘤复发或持续存在0~2%的风险相关[38,39]。此外，Tsushima等报道，在对其他相关预后因素进行调整的多变量模型中，甲状腺切除术后1~2年内，甲状腺球蛋白抗体较

基线下降<50%或该测量值上升与淋巴结复发风险显著增加独立相关[40]。

Spencer 和 Fatemi 提出了一个PTC长期随访期间甲状腺球蛋白抗体趋势的分类系统,包括以下几类:①甲状腺球蛋白抗体呈下降趋势(较初始值下降>50%,与<3%的复发风险相关);②甲状腺球蛋白抗体稳定但显著升高(较初始值变化<50%,疾病复发风险约为20%);③甲状腺球蛋白抗体呈上升趋势(甲状腺球蛋白抗体较初始值持续升高>50%,疾病复发风险约为40%)[41]。值得注意的是,在甲状腺切除后标本中当甲状腺球蛋白抗体基础水平较高和淋巴细胞浸润程度较高时,全甲状腺切除术后甲状腺球蛋白抗体消失的时间可能会延长[42]。本患者继续随访,但截至甲状腺切除术后10年(未接受RAI治疗),超声成像没有发现结构性复发的证据,患者的甲状腺球蛋白抗体处于检测不出或在本试验检测限(检测限为20mIU/L)边界的变异系数范围内;即使近年来有了更敏感的检测方法,患者依然处于检测不到的甲状腺球蛋白水平。在随访中,患者表示满意并认为不进行RAI治疗是正确的选择。之后患者继续密切监测并进行高度依从性的TSH抑制治疗(当前TSH目标为0.1~0.5mIU/L)。

临床精粹

- PTC淋巴结转移患者的复发风险取决于相关因素,如大小、数量、受累淋巴结有

无淋巴结外侵犯和患者年龄。此外,还要考虑其他肿瘤特征。

- 淋巴结转移在PTMC患者中并不少见。
- 淋巴结阳性的甲状腺微小乳头状癌患者疾病复发或持续存在的风险各不相同。然而,该组中复发率最低的是局限于中央区、体积相对较小的淋巴结转移患者,且术前没有其他不良预后特征或临床可检测的肿瘤。
- 对于淋巴结阳性的PTMC患者,尤其是低风险(中央区小体积)淋巴结转移,辅助RAI治疗是否显著影响肿瘤复发风险,仍存在重要的不确定性。现有的证据主要是基于回顾性研究的报道,在分析中没有考虑淋巴结受累程度或其他重要的混杂因素。正在进行的RAI治疗低风险和中风险PTC的随机对照试验将为未来的肿瘤管理提供依据[43,44]。
- 血清抗甲状腺球蛋白抗体会干扰甲状腺球蛋白结果的可信度,但监测抗甲状腺球蛋白抗体滴度的变化,结合影像学检查可能有助于肿瘤的监测。
- 患者的意见是选择RAI治疗的重要考虑因素,特别是现阶段对于RAI治疗的远期益处存在争议或证据不明确。需要长期的随机对照试验来明确RAI治疗在小体积中央区淋巴结转移中的作用。

(曹梦苏　王志宏　译)

参考文献

1. Brierley JD, Gospodarowicz MK, Wittekind C. The TNM classification of malignant tumours. 8th ed. Oxford: Wiley Blackwell; 2017.

2. Amin MB. AJCC cancer staging manual. 8th ed. Switerland: Springer Nature; 2017.

3. Hay ID, Bergstralh EJ, Goellner JR, Ebersold JR, Grant CS. Predicting outcome in papillary thyroid carcinoma: development of a reliable prognostic scoring system in a cohort of 1779 patients surgically treated at one institution during 1940 through 1989. Surgery. 1993;114:1050–7.

4. Cooper DS, Doherty GM, Haugen BR, Kloos RT, Lee SL, American Thyroid Association (ATA) Guidelines Taskforce on Thyroid Nodules and Differentiated Thyroid Cancer, et al. Revised American thyroid association management guidelines for patients with thyroid nodules and differentiated thyroid cancer. Thyroid. 2009;19:1167–214.

5. Spencer CA, Takeuchi M, Kazarosyan M, Wang CC, Guttler RB, Singer PA, et al. Serum thyroglobulin autoantibodies: prevalence, influence on serum thyroglobulin measurement, and prognostic significance in patients with differentiated thyroid carcinoma. J Clin Endocrinol Metab. 1998;83:1121–7.

6. Randolph GW, Duh QY, Heller KS, LiVolsi VA, Mandel SJ, Steward DL, American Thyroid Association Surgical Affairs Committee's Taskforce on Thyroid Cancer Nodal Surgery, et al. The prognostic significance of nodal metastases from papillary thyroid carcinoma can be stratified based on the size and number of metastatic lymph nodes, as well as the presence of extranodal extension. Thyroid. 2012;22:1144–52.

7. Bardet S, Malville E, Rame JP, Babin E, Samama G, De Raucourt D, et al. Macroscopic lymph-node involvement and neck dissection predict lymph-node recurrence in papillary thyroid carcinoma. Eur J Endocrinol. 2008;158(4):551–60.

8. Ji YB, Lee DW, Song CM, Kim KR, Park CW, Tae K. Accuracy of intraoperative determination of central node metastasis by the surgeon in papillary thyroid carcinoma. Otolaryngol Head Neck Surg. 2014;150(4):542–7.

9. Scherl S, Mehra S, Clain J, Dos Reis LL, Persky M, Turk A, et al. The effect of surgeon experience on the detection of metastatic lymph nodes in the central compartment and the pathologic features of clinically unapparent metastatic lymph nodes: what are we missing when we don't perform a prophylactic dissection of central compartment lymph nodes in papillary thyroid cancer? Thyroid. 2014;24(8):1282–8.

10. Chow SM, Yau S, Kwan CK, Poon PC, Law SC. Local and regional control in patients with papillary thyroid carcinoma: specific indications of external radiotherapy and radioactive iodine according to T and N categories in AJCC 6th edition. Endocr Relat Cancer. 2006;13:1159–72.

11. Ito Y, Fukushima M, Tomoda C, Inoue H, Kihara M, Higashiyama T, et al. Prognosis of patients with papillary thyroid carcinoma having clinically apparent metastasis to the lateral compartment. Endocr J. 2009;56(6):759–66.

12. Verburg FA, Mäder U, Tanase K, Thies ED, Diessl S, Buck AK, et al. Life expectancy is reduced in differentiated thyroid cancer patients ≥45 years old with extensive local tumor invasion, lateral lymph node, or distant metastases at diagnosis and normal in all other DTC patients. J Clin Endocrinol Metab. 2013;98:172–80.

13. Hughes CJ, Shaha AR, Shah JP, Loree TR. Impact of lymph node metastasis in differentiated carcinoma of the thyroid: a matched-pair analysis. Head Neck. 1996;18:127–32.

14. Varshney R, Pakdaman MN, Sands N, Hier MP, Rochon L, Black MJ, et al. Lymph node metastasis in thyroid papillary microcarcinoma: a study of 170 patients. J Laryngol Otol. 2014;128(10):922–5.

15. Kim HJ, Kim NK, Choi JH, Kim SW, Jin SM, Suh S, et al. Radioactive iodine ablation does not prevent recurrences in patients with papillary thyroid microcarcinoma. Clin Endocrinol. 2013;78:614–20.

16. Ross DS, Litofsky D, Ain KB, Bigos T, Brierley JD, Cooper DS, et al. Recurrence after treatment of micropapillary thyroid cancer. Thyroid. 2009;19:1043–8.

17. Hay ID, Hutchinson ME, Gonzalez-Losada T, McIver B, Reinalda ME, Grant CS, et al. Papillary thyroid microcarcinoma: a study of 900 cases observed in a 60-year period. Surgery. 2008;144:980–8.

18. Wada N, Duh QY, Sugino K, Iwasaki H, Kameyama K, Mimura T, et al. Lymph node metastasis from 259 papillary thyroid microcarcinomas: frequency, pattern of occurrence and recurrence, and optimal strategy for neck dissection. Ann Surg. 2003;237:399–407.

19. Mercante G, Frasoldati A, Pedroni C, Formisano D, Renna L, Piana S, et al. Prognostic factors affecting neck lymph node recurrence and distant metastasis in papillary microcarcinoma of the thyroid: results of a study in 445 patients. Thyroid. 2009;19:707–16.
20. Roh JL, Kim JM, Park CI. Central cervical nodal metastasis from papillary thyroid microcarcinoma: pattern and factors predictive of nodal metastasis. Ann Surg Oncol. 2008;15(9):2482–6.
21. Baudin E, Travagli JP, Ropers J, Mancusi F, Bruno-Bossio G, Caillou B, et al. Microcarcinoma of the thyroid gland: the Gustave-Roussy Institute experience. Cancer. 1998;83(3):553–9.
22. Chow SM, Law SC, Chan JK, Au SK, Yau S, Lau WH. Papillary microcarcinoma of the thyroid-prognostic significance of lymph node metastasis and multifocality. Cancer. 2003;98(1):31–40.
23. Roti E, degli Uberti EC, Bondanelli M, Braverman LE. Thyroid papillary microcarcinoma: a descriptive and meta-analysis study. Eur J Endocrinol. 2008;159(6):659–73.
24. Pelizzo MR, Boschin IM, Toniato A, Piotto A, Bernante P, Pagetta C, et al. Papillary thyroid microcarcinoma (PTMC): prognostic factors, management and outcome in 403 patients. Eur J Surg Oncol. 2006;32(10):1144–8.
25. Yu XM, Wan Y, Sippel RS, Chen H. Should all papillary thyroid microcarcinomas be aggressively treated? An analysis of 18,445 cases. Ann Surg. 2011;254(4):653–60.
26. Creach KM, Siegel BA, Nussenbaum B, Grigsby PW. Radioactive iodine therapy decreases recurrence in thyroid papillary microcarcinoma. ISRN Endocrinol. 2012;2012:816386.
27. Kwak JY, Kim EK, Kim MJ, Son EJ, Chung WY, Park CS, et al. Papillary microcarcinoma of the thyroid: predicting factors of lateral neck node metastasis. Ann Surg Oncol. 2009;16:1348–55.
28. Kim YS. Patterns and predictive factors of lateral lymph node metastasis in papillary thyroid microcarcinoma. Otolaryngol Head Neck Surg. 2012;147:15–9.
29. Zhang L, Wei WJ, Ji QH, Zhu YX, Wang ZY, Wang Y, et al. Risk factors for neck nodal metastasis in papillary thyroid microcarcinoma: a study of 1066 patients. J Clin Endocrinol Metab. 2012;97:1250–7.
30. Vasileiadis I, Karakostas E, Charitoudis G, Stavrianaki A, Kapetanakis S, Kouraklis G, et al. Papillary thyroid microcarcinoma: clinicopathological characteristics and implications for treatment in 276 patients. Eur J Clin Investig. 2012;42:657–64.
31. Hu G, Zhu W, Yang W, Wang H, Shen L, Zhang H. The effectiveness of radioactive iodine remnant ablation for papillary thyroid microcarcinoma: a systematic review and meta-analysis. World J Surg. 2016;40(1):100–9.
32. Van Nostrand D, Aiken M, Atkins F, Moreau S, Garcia C, Acio E, et al. The utility of radio-iodine scans prior to iodine 131 ablation in patients with well-differentiated thyroid cancer. Thyroid. 2009;19:849–55.
33. Chen MK, Yasrebi M, Samii J, Staib LH, Doddamane I, Cheng DW. The utility of I-123 pre-therapy scan in 1-131 radioiodine therapy for thyroid cancer. Thyroid. 2012;22:304–9.
34. Wong K, Sisson JC, Koral KF, Frey KA, Avram AM. Staging of differentiated thyroid carcinoma using diagnostic 131I SPECT/CT. Am J Roentgenol. 2010;195:730–6.
35. Vaisman A, Orlov S, Yip J, Hu C, Lim T, Dowar M, et al. Application of post-surgical stimulated thyroglobulin for radioiodine remnant ablation selection in low-risk papillary thyroid carcinoma. Head Neck. 2010;32(6):689–98.
36. Ibrahimpasic T, Nixon IJ, Palmer FL, Whitcher MM, Tuttle RM, Shaha A, Patel SG, Shah JP, Ganly I. Undetectable thyroglobulin after total thyroidectomy in patients with low- and intermediate-risk papillary thyroid cancer – is there a need for radioactive iodine therapy? Surgery. 2012;152(6):1096–105.
37. Haugen BR, Alexander EK, Bible KC, Doherty GM, Mandel SJ, Nikiforov YE, Pacini F, Randolph GW, Sawka AM, Schlumberger M, Schuff KG, Sherman SI, Sosa JA, Steward DL, Tuttle RM, Wartofsky L. 2015 American Thyroid Association management guidelines for adult patients with thyroid nodules and differentiated thyroid cancer: the American Thyroid Association Guidelines Task Force on Thyroid Nodules and Differentiated Thyroid Cancer. Thyroid. 2016;26(1):1–133.
38. Yamada O, Miyauchi A, Ito Y, Nakayama A, Yabuta T, Masuoka H, et al. Changes in serum thyroglobulin antibody levels as a dynamic prognostic factor for early-phase recurrence of thyroglobulin antibody-positive papillary thyroid carcinoma after total thyroidectomy. Endocr J. 2014;61:961–5.
39. Kim WG, Yoon JH, Kim WB, Kim TY, Kim EY, Kim JM, et al. Change of serum antithyroglobulin antibody levels is useful for prediction of clinical recurrence in thyroglobulin-negative patients with differentiated thyroid carcinoma. J Clin Endocrinol Metab. 2008;93:4683–9.
40. Tsushima Y, Miyauchi A, Ito Y, Kudo T, Masuoka H, Yabuta T, et al. Prognostic significance of changes in serum thyroglobulin antibody levels of pre- and post-total thyroidectomy in thyroglobulin antibody-positive papillary thyroid carcinoma patients. Endocr J. 2013;60:871–6.

41. Spencer C, Fatemi S. Thyroglobulin antibody (TgAb) methods – strengths, pitfalls and clinical utility for monitoring TgAb-positive patients with differentiated thyroid cancer. Best Pract Res Clin Endocrinol Metab. 2013;27:701–12.

42. Matrone A, Latrofa F, Torregrossa L, Piaggi P, Gambale C, Faranda A, Ricci D, Agate L, Molinaro E, Basolo F, Vitti P, Elisei R. Changing trend of thyroglobulin antibodies in patients with differentiated thyroid cancer treated with total thyroidectomy without (131)I ablation. Thyroid. 2018;28(7):871–9.

43. Mallick U, Harmer C, Hackshaw A, Moss L, IoN Trial Management Group. Iodine or Not (IoN) for low-risk differentiated thyroid cancer: the next UK National Cancer Research Network randomised trial following HiLo. Clin Oncol (R Coll Radiol). 2012;24(3):159–61.

44. Leboulleux S. Differentiated thyroid cancer: is there a need for radioiodine ablation in low risk patients? (ESTIMABL2). Available at: https://clinicaltrials.gov/ct2/show/NCT01837745. Accessed 3 Feb 2020.

扫码获取
☆ 医学资讯
☆ 交流社群
☆ 推荐书单

第 10 章

肿瘤直径较大的微小浸润性甲状腺滤泡腺癌病例

Jina Kim，Wen T. Shen，Julie Ann Sosa

病例展示

患者女，42岁，既往有多结节性甲状腺肿病史，伴有右叶结节逐渐增大。患者无症状，甲状腺功能检测及临床甲状腺功能均正常。甲状腺超声提示右叶有一大小约为3.5cm×3cm×2cm的实性等回声结节，边缘光滑，无回声（根据美国甲状腺协会指南归类为中度可疑，根据甲状腺成像报告和数据系统定义为TR3），细针穿刺提示为滤泡性肿瘤（Bethesda Ⅳ级）。该患者未进行分子检测，超声检查未发现颈部淋巴结肿大。手术行甲状腺右叶切除术。

流行病学

甲状腺滤泡腺癌（FTC）又称滤泡性甲状腺癌，是一种分化型甲状腺癌，约占美国所有甲状腺癌的10%[1]。自20世纪70年代以来，FTC的总体发病率以每年0.6%的速度递增。

J. Kim · W. T. Shen · J. A. Sosa(⊠)
Department of Surgery, University of California San Francisco, San Francisco, CA, USA
e-mail: julie.sosa@ucsf.edu

2000—2006年间，FTC的发病率以每年6%的速度快速增长。在2006—2013年间，FTC的发病率又以每年3%的速度下降[1]。

现已证实，碘缺乏和肥胖是FTC发生的危险因素，与碘充足的美国相比，缺碘地区的FTC发病率更高[2]。在一项关于肥胖和甲状腺癌的荟萃分析显示，肥胖患者（BMI≥30kg/m²）相比于体重正常的患者发生FTC的风险增加61%[3]。

分期

作为一种分化型甲状腺癌，FTC的分期标准与甲状腺乳头状癌（PTC）相同。2018年第8版美国癌症联合委员会（AJCC）的肿瘤-淋巴结-转移（TNM）癌症分期系统发布并应用于临床，第8版分化型甲状腺癌AJCC/TNM分期系统与第7版相比有3个重要的改动：

• 预后分期的年龄阈值从45岁增加到55岁。虽然第7版使用45岁作为年龄的阈值用于预测死于甲状腺癌的高风险患者，但第8版将年龄阈值提高至55岁。

• 组织学上甲状腺微小腺外侵犯不再影响T分期或总体分期。

• 对于55岁以上的患者,在第8版中,N1分期变为Ⅱ期(而不是Ⅲ期);而在第7版中,对于45岁以上的患者,N1分期至少是Ⅲ期。

随着这些变化,相当大数量的FTC患者肿瘤分期下降,这更好地反映了他们死于甲状腺癌的风险相对较低。通过对甲状腺癌相关死亡风险更准确的评估,将导致重新制订治疗方案,如甲状腺手术切除的范围和(或)是否需要放射性碘治疗[4]。第8版的AJCC/TNM分期系统已经在小型回顾性研究中特别针对在FTC中的应用进行了验证[5,6]。2018年,一项在对欧洲164例FTC患者的回顾性研究中发现,与第7版相比,第8版AJCC/TNM分期系统更好地预测了FTC的总体生存率和疾病特异性生存率[5]。

除了AJCC/TNM分期系统外,组织学特征也为FTC提供了重要的预后信息。2017年,世界卫生组织(WHO)更新了FTC的组织学分类,从而更准确地反映了与FTC相关的死亡和复发风险[7]。新的组织学分类将在下文讨论。

组织学

FTC的特点是缺乏PTC的核特征,并伴有包膜和(或)血管侵犯。因此,在区分恶性肿瘤和良性腺瘤时,必须进行组织学而不是细胞学检查[8,9]。2017年以前,根据有无血管或包膜侵犯将FTC分为微小浸润和广泛浸润两种[9]。2017年,WHO根据侵犯程度将FTC分为三组,即微小浸润性FTC(miFTC)、包裹性血管浸润性FTC(eaFTC)和广泛浸润性FTC(wiFTC)[7]。

• miFTC仅侵犯肿瘤包膜,不伴有血管侵犯(图10.1)。然而,对于包膜侵犯的定义尚未达成共识,有些人认为病灶延伸到包膜内就可诊断为恶性肿瘤包膜侵犯[10,11],然而,当甲状腺细针穿刺(FNA)时结节破裂、甲状腺切除术中包膜损伤或病理伪影存在时,使得诊断的困难增加,且很难与肿瘤包膜侵犯相鉴别。因此,肿瘤包膜的完整性是正确诊断的基础[12]。

• eaFTC定义为包括有任何血管侵犯的肿瘤(图10.2),即使是单个血管侵犯的肿瘤

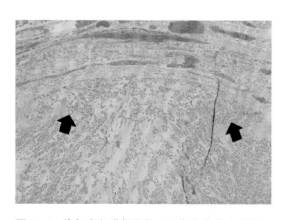

图10.1　将仅有包膜侵犯的FTC定义为微小浸润性FTC。箭头显示了侵犯包膜的区域,形成"蘑菇伞"样改变(H&E,×400)。

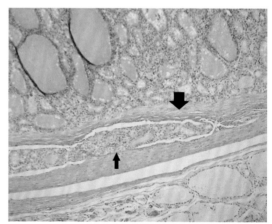

图10.2　根据2017年WHO的分类,任何侵犯血管的FTC被认为是包裹性血管浸润性FTC。细箭头提示肿瘤附着在血管壁上,粗箭头提示血管间隙(H&E,×100)。

也可定为 eaFTC[13,14]。

• wiFTC 定义为包括肉眼下侵犯甲状腺和甲状腺腺外组织的肿瘤,通常伴有广泛的血管侵犯。

对 WHO 分类和 AJCC/TNM 分期系统的修改反映了各中心之间的不断交流,从而更好地确定 FTC 的预后情况。未来分子检测将为 FTC 的预后提供另一种评价方法。接下来我们将探讨 FTC 分子特征的最新研究进展。

FTC 的分子特征

RAS 突变是滤泡型甲状腺病变(滤泡性腺瘤、FTC、具有乳头状核特征的非浸润性甲状腺滤泡性肿瘤)的标志物[15-17]。两项荟萃分析发现,RAS 突变在 FTC 中更为常见(25%~27%),在 PTC 中相对罕见(5%~6%)[18,19]。RAS 基因编码的 3 种亚型(NRAS、HRAS 和 KRAS),最终介导细胞的分化和增殖[20,21]。HRAS 突变与癌症的风险显著相关[22]。已有研究表明,具有 RAS 突变的分化型甲状腺癌趋于去分化,因此,RAS 阳性的滤泡腺瘤很可能进展为 RAS 阳性的 FTC 和滤泡变异型 PTC[23]。

PAX8/PPARγ 重排是 PAX8 基因和过氧化物酶体增殖物激活受体(PPARγ)基因的融合,它存在于 30%~35% 的经典型 FTC 和 2%~13% 的滤泡腺瘤[24,25]。具有 PAX8/PPARγ 重排的滤泡性肿瘤通常具有侵袭性,因此,如果检测到这种重排,就应该对肿瘤的血管和(或)包膜侵犯情况进行仔细筛查[24,26]。具有 PAX8/PPARγ 重排的肿瘤没有 RAS 突变,这表明 2 种独立的生物学途径可能有助于 FTC 的发展[10]。

根据 2017 年 WHO 对 FTC 的新分类,Nicolson 等对 12 例 miFTC、17 例 eaFTC 和 10 例 wiFTC 患者进行了全外显子组测序,以比较这些不同组织病理学上不同形式的 FTC 的基因组构成。在这个队列中,20.5% 的患者有 RAS 突变,并且在 eaFTC 和 wiFTC 中观察到更多突变的趋势,但该趋势未发现有统计学意义。较多的基因突变与较差的生存率相关,且与组织病理学分类无关。Nicolson 等认为,肿瘤存在的时间越长,就越有可能发生多基因突变,变得更具侵袭性,从而影响预后,而不是仅单个特定基因的改变而导致[27]。

miFTC

与更具侵袭性的 FTC 亚型相比,miFTC 已被证实具有良好的预后,且有较低的疾病相关死亡风险。miFTC 的侵袭行为可指导疾病的治疗管理,但美国和日本的研究结果一直存在矛盾[14,28-31]。

关于 FTC 患者预后的最早研究之一是 1992 年在梅奥诊所对 72 例患者的回顾性分析,其中 20 例仅侵犯包膜,45 例有血管侵犯伴或不伴有包膜侵犯。中位随访时间为 11 年,包膜侵犯患者和血管侵犯患者的 10 年疾病特异性死亡率分别为 0 和 28%(P=0.019),10 年内远处转移发生率分别为 0 和 19%(P=0.052)。这表明仅有包膜侵犯的 FTC 患者(当前定义的 miFTC)代表了一组预后良好的患者,因此在患者的治疗管理上可不必过于积极[14]。

2011 年在 O'Neill 等的一项研究中,将 124 例 FTC 患者分成三组进行比较,即 miFTC 组、miFTC 伴血管侵犯组和 wiFTC 组。中位随访时间为 40 个月，总体无病生存率为 85%，各组间无病生存率差异显著，miFTC 组无病生存率为 97%，miFTC 伴血管侵犯组为 81%，wiFTC 组为 46%。只有年龄小于 45 岁的 miFTC（无血管侵犯）患者的无病生存率达到 100%。这表明在这组患者中，仅进行甲状腺腺叶切除术就足够了，对于其他 FTC 患者，应选择全甲状腺切除［伴或不伴放射性碘（RAI）治疗］[28]。

在一项来自监测、流行病学和最终结果（SEER）数据库的回顾性研究中，共纳入 2000—2009 年间的 1200 例 miFTC 患者和 4208 例 wiFTC 患者。与 wiFTC 肿瘤相比，miFTC 肿瘤侵犯淋巴结（0.9% 对 3.6%，$P<0.001$）和发生淋巴结转移（0.5% 对 8.9%，$P<0001$）的可能性更小。在最后一次随访中，miFTC 患者的生存率明显更高（96.8% 对 86.5%，$P<0.001$）。只有 2 例 miFTC 患者死于疾病相关原因（疾病特异性生存率为 99.8%），而 wiFTC 患者疾病特异性生存率为 94.8%（$P<0.001$）。研究发现，miFTC 患者的总体生存率与美国普通人群类似[29]。

与之相反，这些研究尽管部分来自单中心，但结果均表明 miFTC 有更高的转移率，并与患者生存率下降相关[30-33]。2012 年 Sugino 等对 1989—2006 年间被诊断为 miFTC 的 251 例日本患者进行了一项回顾性单中心研究，发现 10 年、15 年和 20 年的疾病特异性生存率分别为 95.2%、89.5% 和 84.5%[31]，在 54 例患者（22%）中发现了远处转移，其中 22 例（8.8%）患者在初次手术时已发现远处转移。在随后 2014 年的研究中，Sugino 等着重研究了该中心接受甲状腺癌补充根治术的

miFTC 患者的预后情况，在 324 例接受甲状腺腺叶切除术治疗 miFTC 的患者中，101 例患者在初次手术后 6 个月内进行甲状腺癌补充根治术，81 例接受了放射性碘治疗。其余患者没有进行治疗。这些患者的 10 年、15 年和 20 年的无远处转移生存率分别为 85.5%、75.2% 和 73.5%。在多因素分析中，未进行甲状腺癌补充根治术与无远处转移生存率独立相关（HR=2.93，95%CI 为 1.16~8.95，$P=0.0222$）[30]。这些研究表明，对于 miFTC 患者初次手术应选择全甲状腺切除术。

但这些关于 miFTC 的预后情况不符合 2017 年 WHO 的分类方案，这意味着研究队列中可能包括 eaFTC 的患者。随着临床医生和研究人员可以区分 miFTC 和 eaFTC，我们或许能为 miFTC 提供更准确的预后信息。

miFTC 的治疗

目前对 miFTC 这种低风险肿瘤的最佳治疗方案仍然存在争议，由于较低的转移率和死亡率，多数中心支持甲状腺腺叶切除术（加或不加峡部切除术）可充分治疗 miFTC[14,34-36]。2014 年，欧洲内分泌外科协会（ESES）发表了一份关于 miFTC 的专家共识，建议对确诊时伴有包膜侵犯、无血管侵犯、无任何淋巴结或远处转移、肿瘤直径<4cm 及患者年龄<45 岁的 miFTC 患者进行甲状腺腺叶切除术[37]，而年龄≥45 岁、肿瘤直径≥4cm、有血管侵犯、有淋巴结或远处转移的患者则应选择全甲状腺切除术，只有在临床证实有淋巴结转移时才考虑进行淋巴结清扫术。ESES 还建议符合全甲状腺切除标准的患者及在随访中观察到复发的患者进行 RAI 治

疗。然而,与 miFTC 相关的预后信息一样,这些建议早于 2017 年 WHO 组织学重新分类和 2018 年 AJCC/TNM 分期系统,因此起到的作用非常有限。

尽管大多研究建议对 miFTC 采取保守的方法,但美国最近的一项研究表明,miFTC 患者接受了更积极的治疗。在一项来自美国国家癌症数据库 2010—2011 年间 617 例患者的研究中,有血管侵犯的 miFTC 和仅包膜侵犯的 miFTC 的全甲状腺切除率相似(72.9% 对75.1%,$P=0.537$)。52.6% 的仅包膜侵犯的miFTC 患者和 62.1% 的有血管侵犯的 miFTC患者接受了 RAI 治疗($P=0.017$)[38]。

miFTC 的淋巴结和远处转移

与 PTC 相比,FTC 的淋巴结转移相对较少,在 miFTC 患者中淋巴结转移率不到5%[14,31,37,39,40]。虽然 2014 年 ESES 专家共识发现,伴或不伴有淋巴结转移的 miFTC 预后并无差异,但一些研究表明,淋巴结转移影响FTC 的总体生存率[40-43]。在一项来自 1988—2003 年间 SEER 数据库中的研究发现,2% 的FTC 患者发生淋巴结转移(PTC 患者为22%),淋巴结转移与死亡风险增加有关,与年龄无关(年龄 <45 岁,HR=11.23,95% CI 为2.44~61.69,$P=0.002$;年龄 ≥45 岁,HR=2.86,95% CI 为 1.71~7.7,$P<0.001$)[40]。另外,只有在 45 岁及以上的 PTC 患者中,淋巴结转移与死亡风险增加相关,淋巴结转移可能对 FTC和 PTC 具有不同的预后价值,这种差异有待进一步研究。

目前,miFTC 的淋巴结管理应遵循 DTC指南。根据 2015 年 ATA 分化型甲状腺癌指南,预防性淋巴结清扫不适用于临床淋巴结阴性的微小 PTC 和绝大多数的 FTC 患者,治疗性中央区和(或)颈侧淋巴结清扫术适用于体格检查或术前影像学和细胞学检查证实有淋巴结转移的患者[44],对于有区域性淋巴结转移的患者,术后应给予 RAI 治疗[44]。

另一方面,FTC 比 PTC 更容易出现远处转移,甚至 miFTC 患者也可能出现或发展为远处转移[32,45,46]。基于回顾性研究数据,约 10%的 miFTC 患者在发病时伴有远处转移[31,47]。

对于有远处转移的 miFTC 患者,治疗应选择全甲状腺切除术,从而便于进行全身的 ^{131}I 扫描[48]。如果发现远处转移,对于单个可切除的病灶,可考虑手术切除,并在全甲状腺切除术后进行 RAI[37],或者使用化疗或外照射治疗。日本一项在对 251 例 miFTC 患者的单中心回顾性研究中发现,8.8% 的患者在初次手术时伴有远处转移,21.5% 的患者在中位随访 90 个月内发生远处转移。肺和骨是最常见的转移部位。虽然 57% 的患者在核素扫描中显示转移灶有 RAI 摄取,但仅有 1 例患者对 RAI 有完全应答反应,2 例患者为部分应答,其他患者均处于稳定期或进展期[31]。

miFTC 的分子特征

除了组织病理学和临床结果外,最近的研究还分析了 miFTC 的分子特征,这些特征可能有助于预测 miFTC 的侵袭性。为了更好地描述 miFTC 的恶性程度,研究人员检测了 miFTC 的等位基因丢失率,以及基因、RNA 和蛋白质表达的变化。

为了验证甲状腺滤泡性肿瘤进行基因分

型可预测组织学上的 FTC 侵袭性的假设，Hunt 等检测了一组 10 个抑癌基因（L-MYC、CMM、hOGG1、VHL、APC、MCC、MTS1/p16、pTEN、p53 和 NF2），以研究杂合突变的丢失情况[49]。尽管样本量有限（8 个滤泡腺瘤、5 个 miFTC 和 5 个 wiFTC），但作者证实等位基因丢失（FAL）的频率与组织学侵袭性相关：滤泡腺瘤的 FAL 只有 9%，而 miFTC 和 wiFTC 的 FAL 分别为 30% 和 53%。在另一项 Lubitz 等的研究中发现，虽然许多 miFTC 在基因上是相似的，但 miFTC 与滤泡腺瘤相比有 223 个差异表达基因，与 wiFTC 相比有 365 个差异表达基因[50]。

在 2016 年的一项研究中，Ito 等探讨了 Ki-67 标记指数（LI）≥5% 预测 miFTC 复发的价值。对 192 例 miFTC 患者的肿瘤组织在甲醛固定、石蜡包埋后进行 Ki-67 免疫组织化学染色，与低 Ki-67 LI 的患者相比，高 Ki-67 LI 患者的无病生存率降低。在多因素分析中，Ki-67 LI≥5% 与疾病复发的风险增加显著相关（HR=6.061，95%CI 为 1.263~29.412，P=0.0243）[51]，这提示 Ki-67 LI 可作为预测 miFTC 的预后指标。

有研究表明，在 miFTC 中，长链非编码 RNA H19 的表达也可作为预后指标。在以往的研究中，RNA H19 的异常表达与肿瘤进展相关[52,53]。在 186 例 miFTC 患者的研究中，从冰冻组织中提取全部 microRNA，并用定量逆转录 PCR 检测 H19 的表达水平。H19 低表达的患者平均总生存期为 89 个月，而 H19 高表达的患者平均总生存期为 166 个月[54]。

分子特征分析是一个相对较新的、热门的研究领域，它可能有助于我们更好地理解 FTC[55]。近来在分期系统和组织学分类方面的变化已反映出人们正在努力提供与 FTC 相关的更为准确的预后信息。在未来，miFTC 的临床、组织病理学和分子特征的结合可能更好地提供关于 miFT 恶性程度的信息，使临床医生对患者进行个性化治疗。

回溯病例

术后病理提示该患者为单灶、分化良好、肿瘤直径约为 3.4cm、仅侵犯包膜的 FTC，符合微小浸润性甲状腺滤泡腺癌。该患者没有接受进一步的手术或辅助治疗。计划定期监测患者病情变化，包括 6 个月后颈部超声、血清 TSH 和甲状腺球蛋白水平，根据患者的复发风险和甲状腺球蛋白结果定期复查。

临床精粹

- 2017 年，WHO 将 FTC 分为三类：微小浸润性 FTC、包裹性血管浸润性 FTC 和广泛浸润性 FTC。

- 与 wiFTC 相比，miFTC 的预后更好，在美国，疾病特异性生存率高达 99.8%。

- miFTC 的手术范围仍然存在争议，根据 2014 年欧洲内分泌外科协会的专家共识，建议对确诊时仅有包膜侵犯、没有血管侵犯、没有淋巴结或远处转移、肿瘤直径<4cm 及年龄<45 岁的患者进行甲状腺腺叶切除术。

（桂志强　王志宏　译）

参考文献

1. Lim H, Devesa SS, Sosa JA, Check D, Kitahara CM. Trends in thyroid cancer incidence and mortality in the United States, 1974-2013. JAMA. 2017;317:1338–48.
2. Kim J, Gosnell JE, Roman SA. Geographic influences in the global rise of thyroid cancer. Nat Rev Endocrinol. 2019. https://doi.org/10.1038/s41574-019-0263-x.
3. Schmid D, Ricci C, Behrens G, Leitzmann MF. Adiposity and risk of thyroid cancer: a systematic review and meta-analysis. Obes Rev. 2015;16:1042–54.
4. Tuttle RM, Michael Tuttle R, Haugen B, Perrier ND. Updated American Joint Committee on Cancer/tumor-node-metastasis staging system for differentiated and anaplastic thyroid cancer (Eighth Edition): what changed and why? Thyroid. 2017:751–6. https://doi.org/10.1089/thy.2017.0102.
5. van Velsen EFS, Stegenga MT, van Kemenade FJ, Kam BLR, van Ginhoven TM, Edward Visser W, et al. Comparing the prognostic value of the eighth edition of the American Joint Committee on Cancer/tumor node metastasis staging system between papillary and follicular thyroid cancer. Thyroid. 2018:976–81. https://doi.org/10.1089/thy.2018.0066.
6. Ito Y, Miyauchi A, Hirokawa M, Yamamoto M, Oda H, Masuoka H, et al. Prognostic value of the 8th tumor-node-metastasis classification for follicular carcinoma and poorly differentiated carcinoma of the thyroid in Japan. Endocr J. 2018;65:621–7.
7. International Agency for Research on Cancer. WHO classification of tumours of endocrine organs. Lyon: International Agency for Research on Cancer; 2017.
8. Franssila KO, Ackerman LV, Brown CL, Hedinger CE. Follicular carcinoma. Semin Diagn Pathol. 1985;2:101–22.
9. International Agency for Research on Cancer, World Health Organization, International Academy of Pathology. Pathology and genetics of tumours of endocrine organs. Lyon: IARC; 2004.
10. Heffess CS, Thompson LD. Minimally invasive follicular thyroid carcinoma. Endocr Pathol. 2001;12:417–22.
11. Thompson LD, Wieneke JA, Paal E, Frommelt RA, Adair CF, Heffess CS. A clinicopathologic study of minimally invasive follicular carcinoma of the thyroid gland with a review of the English literature. Cancer. 2001;91:505–24.
12. Hermann M, Tonninger K, Kober F, Furtlehner E-M, Schultheis A, Neuhold N. [Minimally invasive follicular thyroid carcinoma : not always total thyroidectomy]. Chirurg. 2010;81:627–30, 632–5.
13. Nikiforov YE, Biddinger PW, Thompson LDR. Diagnostic pathology and molecular genetics of the thyroid: a comprehensive guide for practicing thyroid pathology. Philadelphia: Lippincott Williams & Wilkins; 2012.
14. van Heerden JA, Hay ID, Goellner JR, Salomao D, Ebersold JR, Bergstralh EJ, et al. Follicular thyroid carcinoma with capsular invasion alone: a nonthreatening malignancy. Surgery. 1992;112:1130–6; discussion 1136–8.
15. Nikiforov YE, Nikiforova MN. Molecular genetics and diagnosis of thyroid cancer. Nat Rev Endocrinol. 2011;7:569–80.
16. Nikiforova MN, Lynch RA, Biddinger PW, Alexander EK, Dorn GW 2nd, Tallini G, et al. RAS point mutations and PAX8-PPAR gamma rearrangement in thyroid tumors: evidence for distinct molecular pathways in thyroid follicular carcinoma. J Clin Endocrinol Metab. 2003;88:2318–26.
17. McFadden DG, Dias-Santagata D, Sadow PM, Lynch KD, Lubitz C, Donovan SE, et al. Identification of oncogenic mutations and gene fusions in the follicular variant of papillary thyroid carcinoma. J Clin Endocrinol Metab. 2014;99:E2457–62.
18. Vasko V, Ferrand M, Di Cristofaro J, Carayon P, Henry JF, de Micco C. Specific pattern of RAS oncogene mutations in follicular thyroid tumors. J Clin Endocrinol Metab. 2003;88:2745–52.
19. Liu R-T, Hou C-Y, You H-L, Huang C-C, Hock-Liew, Chou F-F, et al. Selective occurrence of ras mutations in benign and malignant thyroid follicular neoplasms in Taiwan. Thyroid. 2004;14:616–21.
20. Xing M. Genetic alterations in the phosphatidylinositol-3 kinase/Akt pathway in thyroid cancer. Thyroid. 2010;20:697–706.
21. Davis RJ. The mitogen-activated protein kinase signal transduction pathway. J Biol Chem. 1993;268:14553–6.
22. Patel SG, Carty SE, McCoy KL, Ohori NP, LeBeau SO, Seethala RR, et al. Preoperative detection of RAS mutation may guide extent of thyroidectomy. Surgery. 2017;161:168–75.

23. Ferrari SM, Fallahi P, Ruffilli I, Elia G, Ragusa F, Paparo SR, et al. Molecular testing in the diagnosis of differentiated thyroid carcinomas. Gland Surg. 2018;7:S19–29.

24. French CA, Alexander EK, Cibas ES, Nose V, Laguette J, Faquin W, et al. Genetic and biological subgroups of low-stage follicular thyroid cancer. Am J Pathol. 2003;162:1053–60.

25. Dwight T, Thoppe SR, Foukakis T, Lui WO, Wallin G, Höög A, et al. Involvement of the PAX8/Peroxisome proliferator-activated receptor γ rearrangement in follicular thyroid tumors. J Clin Endocrinol Metab. 2003;88:4440–5. https://doi.org/10.1210/jc.2002-021690.

26. Nikiforova MN, Biddinger PW, Caudill CM, Kroll TG, Nikiforov YE. PAX8-PPARγ rearrangement in thyroid tumors: RT-PCR and immunohistochemical analyses. Am J Surg Pathol. 2002;26:1016.

27. Nicolson NG, Murtha TD, Dong W, Paulsson JO, Choi J, Barbieri AL, et al. Comprehensive genetic analysis of follicular thyroid carcinoma predicts prognosis independent of histology. J Clin Endocrinol Metab. 2018;103:2640–50.

28. O'Neill CJ, Vaughan L, Learoyd DL, Sidhu SB, Delbridge LW, Sywak MS. Management of follicular thyroid carcinoma should be individualised based on degree of capsular and vascular invasion. Eur J Surg Oncol. 2011;37:181–5.

29. Goffredo P, Cheung K, Roman SA, Sosa JA. Can minimally invasive follicular thyroid cancer be approached as a benign lesion? Ann Surg Oncol. 2013;20:767–72.

30. Sugino K, Kameyama K, Nagahama M, Kitagawa W, Shibuya H, Ohkuwa K, et al. Does completion thyroidectomy improve the outcome of patients with minimally invasive follicular carcinoma of the thyroid? Ann Surg Oncol. 2014;21:2981–6.

31. Sugino K, Kameyama K, Ito K, Nagahama M, Kitagawa W, Shibuya H, et al. Outcomes and prognostic factors of 251 patients with minimally invasive follicular thyroid carcinoma. Thyroid. 2012;22:798–804.

32. Ban EJ, Andrabi A, Grodski S, Yeung M, McLean C, Serpell J. Follicular thyroid cancer: minimally invasive tumours can give rise to metastases. ANZ J Surg. 2012;82:136–9.

33. Delbridge L, Parkyn R, Philips J, Barraclough B, Robinson B. Minimally invasive follicular thyroid carcinoma: completion thyroidectomy or not? ANZ J Surg. 2002;72:844–5.

34. Huang C-C, Hsueh C, Liu F-H, Chao T-C, Lin J-D. Diagnostic and therapeutic strategies for minimally and widely invasive follicular thyroid carcinomas. Surg Oncol. 2011;20:1–6.

35. Gemsenjäger E, Heitz PU, Martina B. Selective treatment of differentiated thyroid carcinoma. World J Surg. 1997;21:546–51; discussion 551–2.

36. Collini P, Sampietro G, Pilotti S. Extensive vascular invasion is a marker of risk of relapse in encapsulated non-Hürthle cell follicular carcinoma of the thyroid gland: a clinicopathological study of 18 consecutive cases from a single institution with a 11-year median follow-up. Histopathology. 2004;44:35–9.

37. Dionigi G, Kraimps J-L, Schmid KW, Hermann M, Sheu-Grabellus S-Y, De Wailly P, et al. Minimally invasive follicular thyroid cancer (MIFTC) – a consensus report of the European Society of Endocrine Surgeons (ESES). Langenbeck's Arch Surg. 2014;399:165–84.

38. Goffredo P, Jillard C, Thomas S, Scheri RP, Sosa JA, Roman S. Minimally invasive follicular carcinoma: predictors of vascular invasion and impact on patterns of care. Endocrine. 2016;51:123–30.

39. Brennan MD, Bergstralh EJ, van Heerden JA, McConahey WM. Follicular thyroid cancer treated at the Mayo Clinic, 1946 through 1970: initial manifestations, pathologic findings, therapy, and outcome. Mayo Clin Proc. 1991;66:11–22.

40. Zaydfudim V, Feurer ID, Griffin MR, Phay JE. The impact of lymph node involvement on survival in patients with papillary and follicular thyroid carcinoma. Surgery. 2008;144:1070–7; discussion 1077–8.

41. Ito Y, Hirokawa M, Masuoka H, Yabuta T, Kihara M, Higashiyama T, et al. Prognostic factors of minimally invasive follicular thyroid carcinoma: extensive vascular invasion significantly affects patient prognosis. Endocr J. 2013;60:637–42.

42. Podnos YD, Smith D, Wagman LD, Ellenhorn JDI. Radioactive iodine offers survival improvement in patients with follicular carcinoma of the thyroid. Surgery. 2005;138:1072–6; discussion 1076–7.

43. Grani G, Lamartina L, Durante C, Filetti S, Cooper DS. Follicular thyroid cancer and Hürthle cell carcinoma: challenges in diagnosis, treatment, and clinical management. Lancet Diabetes Endocrinol. 2018;6:500–14.

44. Haugen BR, Alexander EK, Bible KC, Doherty GM, Mandel SJ, Nikiforov YE, et al. 2015 American Thyroid Association management guidelines for adult patients with thyroid nodules and differentiated thyroid cancer: the American Thyroid Association guidelines task force on thyroid nodules and differentiated thyroid cancer. Thyroid. 2016;26:1–133.

45. Goffredo P, Sosa JA, Roman SA. Differentiated thyroid cancer presenting with distant metastases: a population analysis over two decades. World J Surg. 2013;37:1599–605.

46. Kuo EJ, Roman SA, Sosa JA. Patients with follicular and Hurthle cell microcarcinomas have compromised survival: a population level study of 22,738 patients. Surgery. 2013;154:1246–53; discussion 1253–4.

47. Asari R, Koperek O, Scheuba C, Riss P, Kaserer K, Hoffmann M, et al. Follicular thyroid carcinoma in an iodine-replete endemic goiter region: a prospectively collected, retrospectively analyzed clinical trial. Ann Surg. 2009;249:1023–31.

48. Doherty G. Follicular neoplasms of the thyroid. In: Textbook of endocrine surgery; 2005. p. 115–22. https://doi.org/10.1016/b978-0-7216-0139-7.50017-x.

49. Hunt JL, Livolsi VA, Baloch ZW, Swalsky PA, Bakker A, Sasatomi E, et al. A novel microdissection and genotyping of follicular-derived thyroid tumors to predict aggressiveness. Hum Pathol. 2003;34:375–80.

50. Lubitz CC, Gallagher LA, Finley DJ, Zhu B, Fahey TJ 3rd. Molecular analysis of minimally invasive follicular carcinomas by gene profiling. Surgery. 2005;138:1042–8; discussion 1048–9.

51. Ito Y, Hirokawa M, Miyauchi A, Masuoka H, Yabuta T, Fukushima M, et al. Prognostic impact of Ki-67 labeling index in minimally invasive follicular thyroid carcinoma. Endocr J. 2016;63:913–7.

52. Yoshimura H, Matsuda Y, Yamamoto M, Kamiya S, Ishiwata T. Expression and role of long non-coding RNA H19 in carcinogenesis. Front Biosci. 2018;23:614–25.

53. Weidle UH, Birzele F, Kollmorgen G, Rüger R. Long non-coding RNAs and their role in metastasis. Cancer Genomics Proteomics. 2017;14:143–60. https://doi.org/10.21873/cgp.20027.

54. Dai Y, Miao Y, Zhu Q, Gao M, Hao F. Expression of long non-coding RNA H19 predicts distant metastasis in minimally invasive follicular thyroid carcinoma. Bioengineered. 2019;10:383–9.

55. Yip L, Sosa JA. Molecular-directed treatment of differentiated thyroid cancer: advances in diagnosis and treatment. JAMA Surg. 2016;151:663–70.

第11章

甲状腺乳头状癌伴有局部转移但无远处转移的青少年病例

Sarah J.Bottomley, Steven G. Waguespack

引言

甲状腺乳头状癌(PTC)是儿童最常见的甲状腺癌,在≤18岁患者中占90%以上。患有PTC的儿童比成人更有可能出现局部淋巴结转移和腺外侵犯。尽管儿童PTC患者的颈部临床症状比成人表现得更为晚期,但通常情况下他们的预后往往会更好,一般能在诊断后长期生存(几十年)。目前,外科手术是PTC伴有淋巴结转移的主要治疗方案,而放射性碘(RAI)治疗在儿童患者中的应用正逐渐减少。

病例展示

1例17岁女性患者于首诊时发现甲状腺右叶可触及肿块,已知患者无包括既往辐射暴露史或家族史等在内的甲状腺癌危险因素,且临床和生化指标均正常。颈部超声提示甲状腺右叶有一实性结节,大小为3.5cm×

2.1cm×2.4cm,颈部淋巴结未查。故患者前往当地医院普外科就诊,该院医生在未进行术前细针穿刺活检(FNAB)的情况下进行了甲状腺右叶切除术。术后病理结果显示,甲状腺乳头状癌,经典型,T2N0Mx(AJCC第8版),局灶性血管侵犯,手术切缘阳性,甲状腺附近1个小淋巴结结果阴性。故该医生又于3天后为患者进行全甲状腺切除术和中央区淋巴结清扫术,其中甲状腺左叶未见异常,中央区16/26个淋巴结见PTC转移(直径范围为0.2~1.5cm,无结外侵犯)。

术后患者被转诊至三级医疗中心接受进一步评估。颈部超声显示,右侧颈部Ⅳ区有一个1.3cm大小的淋巴结,有阳性可能(图11.1a),FNAB结果将其判定为PTC。由于该患者已存在甲状腺功能减退,因此在严格遵循医嘱低碘饮食1周后,进行甲状腺诊断性[123]I扫描,并在TSH刺激(TSH 86mU/L)下检测甲状腺球蛋白(Tg)水平,报告结果显示,甲状腺床区可见碘摄取,颈侧部未见碘摄取(图11.1b),刺激后检测Tg为2ng/mL,并伴有Tg抗体轻度阳性(46IU/mL,正常≤40IU/mL)。尽管[123]I甲状腺扫描结果呈阴性,但超声、

S. J. Bottomley · S. G. Waguespack(✉)
Department of Endocrine Neoplasia & Hormonal Disorders, University of Texas MD Anderson Cancer Center, Houston, TX, USA
e-mail: sjbottom@mdanderson.org; swagues@mdanderson.org

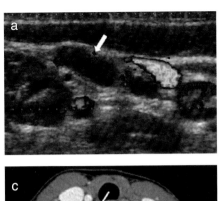

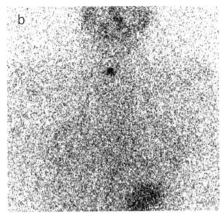

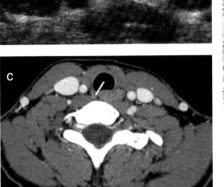

图11.1　1例17岁女性患者PTC伴局部转移,由普外科医生进行2次手术后,又在三级医疗中心接受了进一步评估。颈部超声提示右侧颈部Ⅳ区存有单个1.3cm可疑淋巴结(a,箭头),经FNAB证实为PTC。尽管存在残余的阳性淋巴结,但在甲状腺诊断性¹²³I扫描中,并没有提示摄碘性颈侧淋巴结转移迹象(b)。术前增强CT结果提示右侧气管食管沟有一个可疑淋巴结(c,箭头),经手术切除后证实为PTC淋巴结转移。经过3次手术,患者无PTC病灶残留,并且在最后一次手术后的7年内未出现复发。

FNAB、Tg及术前颈部CT的结果均支持该患者颈部肿瘤持续存在。因此,患者接受了双侧气管旁、上纵隔和右侧颈部Ⅲ区、Ⅳ区和Ⅴ区淋巴结清扫术,术后病理结果显示8/26个淋巴结已出现癌转移(直径范围为0.1~1.6cm,无结外侵犯),分子诊断结果提示BRAF V600E突变阴性。由于术前颈部增强CT提示右侧气管食管沟内存在1个信号异常的淋巴结,故术中再次对右侧中央区淋巴结进行探查(图11.1c),病理结果回报,单个右侧气管旁淋巴结呈PTC阳性(直径为0.5cm,无结外侵犯)。

评论与文献复习

　　甲状腺癌在儿童中十分罕见,但其发病率似乎正在逐渐增加,尤其在青少年人群中,青少年代表了儿童甲状腺癌最常见的年龄组。事实上,甲状腺癌是年龄较大的儿童和年轻人中最常见的癌症类型,占15~19岁人群恶性肿瘤的14%[1]。其中PTC是最常见的类型,占儿童甲状腺癌的90%以上,其次是甲状腺滤泡腺癌,甲状腺髓样癌则较为罕见。儿童甲状腺癌发生的主要危险因素包括甲状腺辐射暴露史和甲状腺恶性肿瘤家族史[2],但实际上,儿童分化型甲状腺癌很少能找到明确的危险因素。

　　PTC常常表现为双侧多灶性,高达80%的儿童患者会发生区域淋巴结转移[3-10]。颈部病灶体积大的患者发生血源性肺转移的风险最高[5,6],在某些研究队列中,高达25%

的儿童患者发生了血源性肺转移[3,5,7,11-16]。尽管儿童PTC在临床上可见更为广泛的病变,但其在生物学行为方面与老年PTC相比仍有差异。儿童和21岁以下的成人患者具有极低的疾病特异性死亡率(诊断后数十年内低于2%)[11,14,16-23]。这种良好的预后情况及儿童时期过度治疗可能带来的远期后遗症,均使得儿童PTC管理具有一定的挑战性。2015年,美国甲状腺协会(ATA)发布了儿童PTC管理的正式指南[24]。另外,波兰国家协会也制定了相关指南[25]。

在过去的几十年里,PTC的分子发病机制已得到广泛研究[26]。转染重排(RET)原癌基因和神经营养酪氨酸受体激酶(NTRK)基因(NTRK1/3)中所发生的染色体重排是儿童PTC最常见的分子发病机制[27-34]。虽然不如成人常见,但鼠类肉瘤病毒癌基因同源物B1(BRAF)基因的突变(即BRAF V600E点突变)在儿童PTC中也很普遍[10,27-30,32-38]。了解肿瘤基因型有助于预测疾病的临床进展及对放射性碘治疗的反应。例如,BRAF V600E突变能组成激活丝裂原活化蛋白激酶的途径,从而下调参与碘代谢相关基因的表达,这与疾病对治疗性RAI的反应有关[26,39]。

儿童PTC患者通常表现为可触及的甲状腺结节和(或)明显的颈部淋巴结肿大[3,4],在确诊PTC之前,通常会接受抗生素治疗。新诊断或疑似PTC的患者应由经验丰富的超声医生进行全面的颈部超声检查(包括颈侧淋巴结)。超声引导下FNAB是一种可用于诊断和治疗PTC并具有高度敏感性及特异性的手段,因此推荐所有待确诊儿童患者应用。手术是儿童PTC的主要治疗方法,对可疑淋巴结进行FNAB检查对于制订合适的手术方案至关重要[24]。

目前的指南推荐儿童PTC患者在有多学科专业知识的儿童甲状腺癌治疗中心接受治疗。由于接受治疗的儿童出现永久性并发症的比例可高达32%,因此最好是由手术经验丰富的甲状腺外科医生进行操作[24,40]。在以前的研究中,手术经验丰富的甲状腺外科医生被定义为每年在成人和儿童中进行30次或以上颈部内分泌相关手术的外科医生[41]。正如预期的那样,术后甲状旁腺功能减退更可能发生在进行颈中央区淋巴结清扫术后[42-44]。大多数儿童PTC患者需要接受全甲状腺切除术(TT)伴或不伴有颈部区域淋巴结清扫术。手术方案的制订基于术前颈部超声和FNAB检查结果。此外,对于那些以甲状腺肿块固定、声带麻痹或肿大淋巴结为临床表现的患者而言,推荐进行颈部增强CT和(或)MRI检查[2,24,25]。尽管使用碘化CT对比剂会影响术后评估和RAI治疗,但其仍被认为是最佳的诊断性检查,可提示外科医生患者颈部病变的范围及与食管、气管的解剖位置关系。

大量研究表明,初次手术的范围是提高长期无病生存率的最重要因素,更广泛的手术范围能降低或消除再次手术的可能性,并降低复发风险[6,9,14,15,17,45,46]。然而,以往的大多数研究都因常规使用RAI而致使结果受干扰,因此需要进一步研究当代儿童PTC的治疗模式,为探寻更合适的初次手术方案、优化术前分期、减少使用辅助RAI治疗而努力。目前指南推荐在术前或术中发现有明显甲状腺外侵犯和(或)局部转移的儿童中进行中央区颈淋巴结清扫术（CND）[24,25]。对于经FNAB证实的有颈侧淋巴结转移的患者，则建议进行全面的颈侧淋巴结清扫术。患者年龄、肿瘤大小和病灶数量、血管侵犯情况、阳性淋巴结的数量和位置均有助于预测是否存在淋巴结转移和肿瘤持续存在（复发）的风险[10,47-50]。对这些预后因素的深入研究将为以后制订、指导最佳前期手术策略的指南提供参考。

在没有影像学证据提示淋巴结转移的儿童PTC患者中进行预防性CND是否有效仍然存在争议。由于儿童患者颈部转移率非常高，经验丰富的甲状腺外科医生在进行预防性CND时可根据肿瘤的大小和病灶数量进行选择性切除。对于单灶性PTC，尤其是肿瘤直径>1cm的患者[10,51]，为了平衡利弊，只有在进行同侧CND的过程中发现中央区病变时，才能进行对侧CND[24,48,52]。由于淋巴结清扫术与甲状旁腺功能减退和喉返神经损伤发生率升高相关[42,43]，因此，外科医生应根据经验制订CND方案。即使不切除所有转移的中央区淋巴结，也要保留甲状旁腺和喉返神经功能。

目前的ATA指南引入了一种新的风险分类（ATA儿童低风险、中风险、高风险组），有助于识别持续性颈部转移风险的患者，并确定哪些患者应进行更为严格的术后分期[24]。一般将没有或偶然发生显微镜下颈中央区淋巴结转移的儿童患者归为低风险组，建议他们在初次手术后监测Tg水平和随访颈部超声。将患有严重中央区或颈侧淋巴结转移的儿童患者归为中风险组（临床N1a或显微镜下N1b分期）和高风险组（临床N1b分

期），建议术后通过诊断性RAI扫描及TSH刺激后Tg水平监测结果进行分期，用以识别持续存在的局部转移和远处转移[2,24]。与ATA指南不同，波兰指南建议根据肿瘤大小和淋巴结分期进行不同的风险分层，并建议在所有患者中考虑进行RAI治疗[25]。

发现或怀疑有摄碘性淋巴结转移并无法手术的儿童患者可能会从[131]I治疗中获益。尽管接受了RAI，但其中只有少数患者的颈部病变能得到完全缓解[53]。另外，对于核素扫描和Tg检测都没有证据表明存在颈部或远处转移的儿童，一般无法受益于常规[131]I治疗[2,24]。故针对辅助RAI治疗使用的条件仍待进一步研究。然而，临床医生在决定局部转移性儿童PTC患者接受[131]I治疗时，应权衡RAI的远期风险（主要是继发性恶性肿瘤)[17,19,53-55]和治疗获益，同时应明确无论如何制订初始治疗方案，PTC儿童的长期存活率都很高[16]。

所有接受过全甲状腺切除术的PTC儿童都应采用甲状腺激素替代疗法，TSH的目标值取决于最初的临床和病理分期[2,24,25]。大多数淋巴结转移儿童最初的TSH值维持在0.1mU/L左右，在随访1~3年后，对于没有复发或肿瘤残留的儿童可适当放宽TSH的抑制程度。与成人类似，假设没有Tg自身抗体的干扰，即使未进行[131]I治疗，Tg水平也可作为肿瘤残留或复发的标志[56,57]。然而，对于儿童患者，与甲状腺癌相关的Tg升高程度还没有得到最终确定，目前适用于成人PTC的Tg临界值可能无法用于儿童。总之，Tg水平随时间的变化趋势比单次测量值更为有用。最后，颈部超声检查是识别PTC残留或复发的

一种高度敏感性的临床检查手段,建议在随访早期每隔6~12个月复查1次,然后可根据患者的复发风险和临床情况来确定复诊频率[24,25]。与成人类似,动态风险分层能更好地预测最终疾病预后,并有助于制订对儿童患者更为个性化的随访方案[58]。

回溯病例

术后由于广泛的N1a淋巴结转移及最低程度的N1b淋巴结转移,该患者被归类为ATA儿童中风险组。故术后再次进行了甲状腺功能减退^{123}I扫描(2.2mCi/81MBq)及TSH刺激后Tg表达水平检查。结果显示,右侧甲状腺床的摄取率为0.1%,Tg<0.9ng/mL,且未检测到Tg抗体。基于已有的可靠研究结果,RAI在这例远期预后极佳的年轻患者中的获益情况尚不明确,右侧颈部病变在^{123}I诊断性扫描中不摄碘,而且RAI无法彻底消除残留的镜下病变,因此不建议进行^{131}I治疗,建议随访并进行轻度TSH抑制治疗。在第三次手术后7年内,患者于随访过程中仍然无法检测到非刺激性Tg和Tg抗体,颈部超声结果均正常,无证据提示肿瘤残留或复发。

临床精粹

- 对于有甲状腺结节的儿童患者,进行FNAB诊断PTC是安全有效的,有助于在初次治疗时选择最合适的手术方式(通常是全甲状腺切除术±淋巴结清扫术)。

- 淋巴结转移在儿童PTC患者中非常常见,最好的治疗方案是手术切除。

- 术前根据全面的颈部超声和可疑淋巴结的FNAB结果进行分期至关重要,增强CT(首选)或MRI可能有助于识别肿瘤与其毗邻组织器官的解剖关系,这两种方法都有助于完善手术方案、改善肿瘤预后。

- 全面且系统的手术方案是结合影像学结果、临床表现和术中发现而制定的以淋巴结分区为导向的淋巴结清扫术,且应该由手术经验丰富的甲状腺外科医生来执行。

- 不是所有淋巴结转移的儿童都有必要做^{131}I治疗,特别是在术后分期时没有临床证据表明有颈部残留的肿瘤患者。

- 并非所有转移淋巴结都有碘摄取表现,关于RAI在根除儿童颈部肿瘤中发挥作用的研究结果尚不充分。在大多数情况下,对于持续性肉眼可见的淋巴结转移,由手术经验丰富的甲状腺外科医生进行再次手术的疗效优于RAI。

- 儿童PTC患者的随访包括常规的颈部超声检查和Tg水平监测,TSH抑制的目标值取决于疾病的初始程度和当前的疾病状态。

（曾　雪　王志宏　译）

参考文献

1. Howlader N, Noone AM, Krapcho M, Miller D, Brest A, Yu M, et al. SEER Cancer Statistics Review, 1975–2016, based on November 2018 SEER data submission, posted to the SEER web site, April 2019. Bethesda: National Cancer Institute; [cited 2020 March 31]. Available from: https://seer.cancer.gov/csr/1975_2016/.

2. Waguespack SG, Wasserman JD. Pediatric differentiated thyroid carcinoma. In: Mallick U, Harmer C, Mazzaferri EL, Kendall-Taylor P, editors. Practical management of thyroid cancer: a multidisciplinary approach. 2nd ed: Springer International Publishing; 2018. p. 273–94.

3. Zimmerman D, Hay ID, Gough IR, Goellner JR, Ryan JJ, Grant CS, et al. Papillary thyroid carcinoma in children and adults: long-term follow-up of 1039 patients conservatively treated at one institution during three decades. Surgery. 1988;104(6):1157–66.

4. Frankenthaler RA, Sellin RV, Cangir A, Goepfert H. Lymph node metastasis from papillary-follicular thyroid carcinoma in young patients. Am J Surg. 1990;160(4):341–3.

5. Wada N, Sugino K, Mimura T, Nagahama M, Kitagawa W, Shibuya H, et al. Treatment strategy of papillary thyroid carcinoma in children and adolescents: clinical significance of the initial nodal manifestation. Ann Surg Oncol. 2009;16(12):3442–9.

6. Machens A, Lorenz K, Nguyen Thanh P, Brauckhoff M, Dralle H. Papillary thyroid cancer in children and adolescents does not differ in growth pattern and metastatic behavior. J Pediatr. 2010;157(4):648–52.

7. Newman KD, Black T, Heller G, Azizkhan RG, Holcomb GW 3rd, Sklar C, et al. Differentiated thyroid cancer: determinants of disease progression in patients <21 years of age at diagnosis: a report from the Surgical Discipline Committee of the Children's Cancer Group. Ann Surg. 1998;227(4):533–41.

8. Popovtzer A, Shpitzer T, Bahar G, Feinmesser R, Segal K. Thyroid cancer in children: management and outcome experience of a referral center. Otolaryngol Head Neck Surg. 2006;135(4):581–4.

9. Savio R, Gosnell J, Palazzo FF, Sywak M, Agarwal G, Cowell C, et al. The role of a more extensive surgical approach in the initial multimodality management of papillary thyroid cancer in children. J Pediatr Surg. 2005;40(11):1696–700.

10. Byeon HK, Kim SB, Oh HS, Kim HK, Choi IH, Kim H, et al. Clinical analysis of pediatric thyroid cancer: a single medical institution experience of 18 years. Ann Otol Rhinol Laryngol. 2019;128(12):1152–7. https://doi.org/10.1177/0003489419868251.

11. Pawelczak M, David R, Franklin B, Kessler M, Lam L, Shah B. Outcomes of children and adolescents with well-differentiated thyroid carcinoma and pulmonary metastases following (1)(3)(1)I treatment: a systematic review. Thyroid. 2010;20(10):1095–101.

12. Vassilopoulou-Sellin R, Klein MJ, Smith TH, Samaan NA, Frankenthaler RA, Goepfert H, et al. Pulmonary metastases in children and young adults with differentiated thyroid cancer. Cancer. 1993;71(4):1348–52.

13. Bal CS, Kumar A, Chandra P, Dwivedi SN, Mukhopadhyaya S. Is chest x-ray or high-resolution computed tomography scan of the chest sufficient investigation to detect pulmonary metastasis in pediatric differentiated thyroid cancer? Thyroid. 2004;14(3):217–25.

14. Demidchik YE, Demidchik EP, Reiners C, Biko J, Mine M, Saenko VA, et al. Comprehensive clinical assessment of 740 cases of surgically treated thyroid cancer in children of Belarus. Ann Surg. 2006;243(4):525–32.

15. Handkiewicz-Junak D, Wloch J, Roskosz J, Krajewska J, Kropinska A, Pomorski L, et al. Total thyroidectomy and adjuvant radioiodine treatment independently decrease locoregional recurrence risk in childhood and adolescent differentiated thyroid cancer. J Nucl Med. 2007;48(6):879–88.

16. Golpanian S, Perez EA, Tashiro J, Lew JI, Sola JE, Hogan AR. Pediatric papillary thyroid carcinoma: outcomes and survival predictors in 2504 surgical patients. Pediatr Surg Int. 2016;32(3):201–8.

17. Hay ID, Gonzalez-Losada T, Reinalda MS, Honetschlager JA, Richards ML, Thompson GB. Long-term outcome in 215 children and adolescents with papillary thyroid cancer treated during 1940 through 2008. World J Surg. 2010;34(6):1192–202.

18. Hay ID, Johnson TR, Kaggal S, Reinalda MS, Iniguez-Ariza NM, Grant CS, et al. Papillary thyroid carcinoma (PTC) in children and adults: comparison of initial presentation and long-term postoperative outcome in 4432 patients consecutively treated at the Mayo Clinic during eight decades (1936-2015). World J Surg. 2018;42(2):329–42.

19. Vassilopoulou-Sellin R, Goepfert H, Raney B, Schultz PN. Differentiated thyroid cancer in children and adolescents: clinical outcome and mortality after long-term follow-up. Head Neck. 1998;20(6):549–55.

20. Hogan AR, Zhuge Y, Perez EA, Koniaris LG, Lew JI, Sola JE. Pediatric thyroid carcinoma: incidence and outcomes in 1753 patients. J Surg Res. 2009;156(1):167–72.

21. Bal CS, Garg A, Chopra S, Ballal S, Soundararajan R. Prognostic factors in pediatric differentiated thyroid cancer patients with pulmonary metastases. J Pediatr Endocrinol Metab. 2015;28(7-8):745–51.

22. Alzahrani AS, Alswailem M, Moria Y, Almutairi R, Alotaibi M, Murugan AK, et al. Lung metastasis in pediatric thyroid cancer: radiological pattern, molecular genetics, response to therapy, and outcome. J Clin Endocrinol Metab. 2019;104(1):103–10.

23. Samuel AM, Rajashekharrao B, Shah DH. Pulmonary metastases in children and adolescents with well-differentiated thyroid cancer. J Nucl Med. 1998;39(9):1531–6.

24. Francis GL, Waguespack SG, Bauer AJ, Angelos P, Benvenga S, Cerutti JM, et al. Management guidelines for children with thyroid nodules and differentiated thyroid cancer. Thyroid. 2015;25(7):716–59.

25. Niedziela M, Handkiewicz-Junak D, Malecka-Tendera E, Czarniecka A, Dedecjus M, Lange D, et al. Diagnostics and treatment of differentiated thyroid carcinoma in children - Guidelines of Polish National Societies. Endokrynol Pol. 2016;67(6):628–42.

26. Cancer Genome Atlas Research N. Integrated genomic characterization of papillary thyroid carcinoma. Cell. 2014;159(3):676–90.

27. Bauer AJ. Molecular genetics of thyroid cancer in children and adolescents. Endocrinol Metab Clin N Am. 2017;46(2):389–403.

28. Prasad ML, Vyas M, Horne MJ, Virk RK, Morotti R, Liu Z, et al. NTRK fusion oncogenes in pediatric papillary thyroid carcinoma in Northeast United States. Cancer. 2016;122(7):1097–107.

29. Picarsic JL, Buryk MA, Ozolek J, Ranganathan S, Monaco SE, Simons JP, et al. Molecular characterization of sporadic pediatric thyroid carcinoma with the DNA/RNA ThyroSeq v2 next-generation sequencing assay. Pediatr Dev Pathol. 2016;19(2):115–22.

30. Nikita ME, Jiang W, Cheng SM, Hantash FM, McPhaul MJ, Newbury RO, et al. Mutational analysis in pediatric thyroid cancer and correlations with age, ethnicity, and clinical presentation. Thyroid. 2016;26(2):227–34.

31. Cordioli MI, Moraes L, Bastos AU, Besson P, Alves MT, Delcelo R, et al. Fusion oncogenes are the main genetic events found in sporadic papillary thyroid carcinomas from children. Thyroid. 2017;27(2):182–8.

32. Vanden Borre P, Schrock AB, Anderson PM, Morris JC 3rd, Heilmann AM, Holmes O, et al. Pediatric, adolescent, and young adult thyroid carcinoma harbors frequent and diverse targetable genomic alterations, including kinase fusions. Oncologist. 2017;22(3):255–63.

33. Pekova B, Dvorakova S, Sykorova V, Vacinova G, Vaclavikova E, Moravcova J, et al. Somatic genetic alterations in a large cohort of pediatric thyroid nodules. Endocr Connect. 2019;8:796.

34. Mostoufi-Moab S, Labourier E, Sullivan L, LiVolsi V, Li Y, Xiao R, et al. Molecular testing for oncogenic gene alterations in pediatric thyroid lesions. Thyroid. 2018;28(1):60–7.

35. Cordioli MI, Moraes L, Cury AN, Cerutti JM. Are we really at the dawn of understanding sporadic pediatric thyroid carcinoma? Endocr Relat Cancer. 2015;22(6):R311–24.

36. Ballester LY, Sarabia SF, Sayeed H, Patel N, Baalwa J, Athanassaki I, et al. Integrating molecular testing in the diagnosis and management of children with thyroid lesions. Pediatr Dev Pathol. 2016;19(2):94–100.

37. Alzahrani AS, Murugan AK, Qasem E, Alswailem M, Al-Hindi H, Shi Y. Single point mutations in pediatric differentiated thyroid cancer. Thyroid. 2017;27(2):189–96.

38. Sisdelli L, Cordioli M, Vaisman F, Moraes L, Colozza-Gama GA, Alves PAG Jr, et al. AGK-BRAF is associated with distant metastasis and younger age in pediatric papillary thyroid carcinoma. Pediatr Blood Cancer. 2019;66(7):e27707.

39. Chakravarty D, Santos E, Ryder M, Knauf JA, Liao XH, West BL, et al. Small-molecule MAPK inhibitors restore radioiodine incorporation in mouse thyroid cancers with conditional BRAF activation. J Clin Invest. 2011;121(12):4700–11.

40. Baumgarten HD, Bauer AJ, Isaza A, Mostoufi-Moab S, Kazahaya K, Adzick NS. Surgical management of pediatric thyroid disease: complication rates after thyroidectomy at the Children's Hospital of Philadelphia high-volume Pediatric Thyroid Center. J Pediatr Surg. 2019;54:1969.

41. Tuggle CT, Roman SA, Wang TS, Boudourakis L, Thomas DC, Udelsman R, et al. Pediatric endocrine surgery: who is operating on our children? Surgery. 2008;144(6):869–77; discussion 77

42. Klein Hesselink MS, Nies M, Bocca G, Brouwers AH, Burgerhof JG, van Dam EW, et al. Pediatric differentiated thyroid carcinoma in the Netherlands: a nationwide follow-up study. J

Clin Endocrinol Metab. 2016;101(5):2031–9.

43. Wu SY, Chiang YJ, Fisher SB, Sturgis EM, Zafereo ME, Nguyen S, et al. Risks of hypopara-thyroidism after total thyroidectomy in children: a 21-year experience in a high-volume cancer center. World J Surg. 2020;44(2):442–51.

44. Zobel MJ, Long R, Gosnell J, Sosa JA, Padilla BE. Postoperative hypoparathyroidism after total thyroidectomy in children. J Surg Res. 2020;252:63–8.

45. Jarzab B, Handkiewicz Junak D, Wloch J, Kalemba B, Roskosz J, Kukulska A, et al. Multivariate analysis of prognostic factors for differentiated thyroid carcinoma in children. Eur J Nucl Med. 2000;27(7):833–41.

46. Sywak M, Cornford L, Roach P, Stalberg P, Sidhu S, Delbridge L. Routine ipsilateral level VI lymphadenectomy reduces postoperative thyroglobulin levels in papillary thyroid cancer. Surgery. 2006;140(6):1000–5; discussion 5–7.

47. Jain NK, Mostoufi-Moab S, Hawkes CP, Nelson ND, Surrey LF, Jones ZS, et al. Extrathyroidal extension is an important predictor of regional lymph node metastasis in pediatric differenti-ated thyroid cancer. Thyroid. 2020;30(7):1037–43.

48. Spinelli C, Tognetti F, Strambi S, Morganti R, Massimino M, Collini P. Cervical lymph node metastases of papillary thyroid carcinoma, in the central and lateral compartments, in children and adolescents: predictive factors. World J Surg. 2018;42(8):2444–53.

49. Jeon MJ, Kim YN, Sung TY, Hong SJ, Cho YY, Kim TY, et al. Practical initial risk stratifica-tion based on lymph node metastases in pediatric and adolescent differentiated thyroid cancer. Thyroid. 2018;28(2):193–200.

50. Lazar L, Lebenthal Y, Segal K, Steinmetz A, Strenov Y, Cohen M, et al. Pediatric thyroid can-cer: postoperative classifications and response to initial therapy as prognostic factors. J Clin Endocrinol Metab. 2016;101(5):1970–9.

51. Lee KE, Chung IY, Kang E, Koo do H, Kim KH, Kim SW, et al. Ipsilateral and contralateral central lymph node metastasis in papillary thyroid cancer: patterns and predictive factors of nodal metastasis. Head Neck. 2013;35(5):672–6.

52. Verburg FA, Van Santen HM, Luster M. Pediatric papillary thyroid cancer: current manage-ment challenges. Onco Targets Ther. 2017;10:165–75.

53. Wu X, Gu H, Gao Y, Li B, Fan R. Clinical outcomes and prognostic factors of radioiodine ablation therapy for lymph node metastases from papillary thyroid carcinoma. Nucl Med Commun. 2018;39(1):22–7.

54. Albano D, Bertagna F, Panarotto MB, Giubbini R. Early and late adverse effects of radioiodine for pediatric differentiated thyroid cancer. Pediatr Blood Cancer. 2017;64.

55. Iyer NG, Morris LG, Tuttle RM, Shaha AR, Ganly I. Rising incidence of second cancers in patients with low-risk (T1N0) thyroid cancer who receive radioactive iodine therapy. Cancer. 2011;117(19):4439–46.

56. Durante C, Montesano T, Attard M, Torlontano M, Monzani F, Costante G, et al. Long-term surveillance of papillary thyroid cancer patients who do not undergo postoperative radioiodine remnant ablation: is there a role for serum thyroglobulin measurement? J Clin Endocrinol Metab. 2012;97(8):2748–53.

57. Evans C, Tennant S, Perros P. Thyroglobulin in differentiated thyroid cancer. Clin Chim Acta. 2015;444:310–7.

58. Ajdari SE, Shafiei B, Motazedian M, Qutbi M, Esmaeilzadeh P, Asli IN, et al. Shifting para-digms in the management of pediatric differentiated thyroid cancer from static to dynamic risk stratification: a step forward toward precision medicine. Nuklearmedizin. 2019;58(3):249–57.

第2部分
分化型甲状腺癌：术后随访

第 **12** 章

甲状腺乳头状癌术后1年随访生化指标提示可能存在疾病残留

Valeria Ramundo, Sebastiano Filetti, Cosimo Durante

病例展示

1例患有2型糖尿病和高血压病的54岁男性患者,因心血管一级预防进行颈动脉超声检查,偶然发现甲状腺右叶有一无症状结节,故转诊至本中心。甲状腺和颈部超声均显示甲状腺右叶有一直径2.4cm的低回声结节,边缘不规则,疑似向甲状腺外侵犯,未见异常淋巴结。该患者甲状腺功能正常[血清促甲状腺激素(TSH)水平为1.6mU/L]。细针穿刺活检(FNAB)病理提示为甲状腺乳头状癌(PTC,Bethesda Ⅴ级)[1]。

该患者随后进行了全甲状腺切除术,术后病理显示为滤泡变异型甲状腺乳头状癌,肿瘤直径为2.2cm,未见甲状腺外或血管侵犯征象(根据第8版AJCC/TNM分期系统,分期为pT2N0b,Ⅰ期)[2]。根据2015年ATA初始风险分层系统(IRSS),肿瘤复发风险为低

V. Ramundo · S. Filetti · C. Durante(✉)
Department of Translational and Precision Medicine, Sapienza University of Rome, Rome, Italy
e-mail: cosimo.durante@uniroma1.it

风险[3]。经充分沟通病情及说明进行放射性碘清甲治疗的利弊后,患者决定放弃放射性碘清甲治疗,选择术后积极随访监测。术后1年随访时颈部超声没有发现残留肿瘤或可疑淋巴结,但生化评估显示血清甲状腺球蛋白(Tg)为3.5ng/mL(正常情况下,全甲状腺切除术后应小于0.2ng/mL),促甲状腺激素为1.1mU/L,抗甲状腺球蛋白抗体(TgAb)阴性。

文献复习

血清 Tg 测定在没有接受放射性碘清甲治疗患者中有何意义?

有关血清Tg测定在甲状腺乳头状癌术后管理中的临床意义仍在不断丰富。由于Tg仅由甲状腺滤泡细胞产生,在接受全甲状腺切除及清甲治疗的患者中,Tg是反映肿瘤残留或复发的特异性指标[3,4]。然而,随着越来越多的患者术后没有进行清甲治疗(尤其那些符合ATA低、中复发风险患者),血清Tg检测阳性失去了其特异的临床意义。因为没有可靠切点来有效区分Tg究竟是来源于复发

的肿瘤组织,还是残留的正常甲状腺组织。此外,随着更加敏感的免疫测定法的引入,血清 Tg 的特异性进一步降低[5]。过去,血清 Tg 水平<1ng/mL 时便无法测出,目前大多数检测方法的敏感性可达 0.2ng/mL,二代检测方法更是低至 0.1ng/mL。然而,这种低水平 Tg 的临床意义尚不明确,还需大型前瞻性研究来明确界定良恶性病变的血清 Tg 切点值。

在没有接受清甲治疗的患者中,虽然单次血清 Tg 阳性的临床意义尚不明确,但连续监测仍有助于判断是来源于残留的正常甲状腺组织还是肿瘤复发[6,7]。残余正常甲状腺组织生成的 Tg 具有随着时间进行性自发降低的特点。针对符合 ATA 复发风险低却没有进行清甲治疗患者的研究表明,60% 的病例在术后第一年非刺激状态下血清 Tg 将降至 0.2ng/mL 以下,术后 5 年升至 80%[6]。一旦血清 Tg<0.2ng/mL,对于究竟是来源于残留的正常甲状腺组织还是肿瘤复发,无论患者是否接受清甲治疗其诊断价值相当。然而,该研究中 20% 的低风险患者其 Tg 水平呈渐进性下降,随之维持在仍可测出的低水平状态。这些患者直至随访结束时(中位随访时间为 5 年)仍未出现结构性疾病。在全部研究人群(n=290)中仅观察到 1 例复发患者,其 Tg 水平在稳定期后呈现逐渐升高的现象[6]。事实上,对于未进行清甲治疗的患者,血清 Tg 水平升高(尤其是倍增时间<1 年)是局部复发和(或)远处转移的强有力预测因素[8]。

从技术层面上讲,血清 Tg 测定方法应始终按照国际 CRM457 标准进行校准。理想情况下,针对某一特定患者的连续监测最好在同一实验室进行,并采用相同的试剂盒。此外,建议同时定量检测血清 TgAb[3]。分化型甲状腺癌患者中约 25% 存在 TgAb,抗体可能导致采用免疫法测定的血清 Tg 水平假性降低甚至假阴性[3],这种干扰目前仍无法有效避免。作为一种敏感性较低的替代方法,有人提倡使用放射免疫测定法,但其亦存在自身的局限性(可获得性和敏感性低,同时可能导致血清 Tg 假性升高),且在甲状腺癌患者随访管理中的意义尚不明确[3]。血清 TgAb 滴度随时间的变化趋势(采用相同试剂盒)已被用于区分残留的正常甲状腺组织与复发肿瘤,尽管其准确性不如血清 Tg[9-12]。

颈部超声或其他影像学检查的作用是什么?

随着随访时间的延长,没有进行清甲治疗的 PTC 患者血清 Tg 的诊断价值越来越高。然而,在随访初期,当血清 Tg 检测结果难以解读时,颈部超声有着不可替代的作用,即初始就可提供有诊断价值的信息。在甲状腺切除术后,肿瘤转移或复发往往首先表现为颈部淋巴结受累,而这一征象可通过超声首先发现。有关超声评估颈部转移性淋巴结的标准早已制定[13-15]。对于颈部转移性淋巴结的诊断,经验丰富的超声医生甚至较[131]I 全身显像(WBS)具有更高的敏感性[16,17]。其阴性预测价值非常好,即使是术后第一次检查(术后 3~12 个月之间),在 ATA 复发风险为低危的患者中接近 100%[18]。若结合可疑淋巴结细针穿刺的细胞学病理结果(或穿刺针冲洗液的 Tg 水平),超声检查的特异性将进一步提高[19]。此外,颈部超声还可为外科医生确定受累淋巴结的位置。值得注意的是,颈部超声检查最好由经验丰富的超声技术人员或医生完成。

对于复发风险为低、中危的 PTC 患者，如果 1 年随访时超声检查结果为阴性，且在非刺激状态下血清 Tg 水平<1ng/mL，那么后续随访可单纯评估临床情况和监测在非刺激状态下的血清 Tg 水平。如果 TgAb 滴度升高或在非刺激状态下 Tg 水平>1ng/mL，就可能需要复查颈部超声[20]。

颈部超声检查没有阳性发现时肿瘤出现远处转移是罕见的。然而，如果血清 Tg 水平进行性升高或出现可疑体征或症状，应进行二线影像学检查排除颈外转移，包括横断面成像（CT 或 MRI）和核医学检查[WBS 和 2-(^{18}F)氟-2-脱氧葡萄糖-正电子发射断层扫描，^{18}FDG-PET][3,4]。^{18}FDG-PET 检查结果有助于治疗方案的制订，因为对 FDG 检查敏感的病灶几乎总是大剂量放射性碘难治性病变，这些患者的疾病特异性死亡率更高[21,22]。

无瘤生存的诊断标准是什么？

根据 2015 年 ATA 指南[3]，当满足以下 3 个条件时，接受清甲治疗的患者可视为无瘤生存：①无疾病的临床症状；②核医学检查[如术后初次 WBS 没有甲状腺床外摄取和（或）术后初次 WBS 治疗后显示甲状腺床外无摄取，或即使有甲状腺床外摄取，但最近一次 WBS 诊断或治疗后没有肿瘤的影像学证据]和（或）颈部超声检查阴性；③在没有 Tg 抗体干扰时，抑制状态下血清 Tg<0.2ng/mL 和刺激后<1ng/mL。最后一条标准不适用于未进行清甲治疗的患者，因为即使超出上述标

准，持续稳定保持于低水平的 Tg 可能来自"最小残留癌"，也可能源于残留的正常甲状腺组织。为此，许多研究为没有接受清甲治疗者提出了不同的标准和血清 Tg 阈值：欧洲肿瘤内科学会 2019 年指南[23]中收载了一项提案（表 12.1）。值得注意的是，PTC 生长缓慢，在没有颈部淋巴结受累的情况下，远处转移的可能性极低。因此，如果没有颈部淋巴结受累的超声证据，大多数患者可通过每年复查颈部超声和定期复查血清 Tg 进行安全随访[24]。术后首个 5 年随访后肿瘤的复发风险将会下降：一项来自意大利的队列研究显示 77% 的复发出现在术后前 5 年[25]。日本最近的一项研究表明，术后 5 年有 36.9% 的肿瘤复发；然而，即使在初始治疗后 10 年或更长时间仍有可能复发，尤其是存在相关危险因素时（年龄≥55 岁、男性、肿瘤>4cm、颈部淋巴结转移和结外侵犯）[26]。目前有关长期随访的时间尚无定论，未来还需利用现有的各种研究手段（如超敏 Tg、颈部超声、横断面和功能成像）评估真实世界队列研究中的事件发生率，据此确定最佳长期随访时间。

回溯病例

在患者拒绝术后进行清甲治疗时，告知其术后 1 年随访时血清 Tg 有测出的可能性。当随访结果报告后，与患者共同讨论了血清 Tg 检测阳性的临床意义和下一步处理方案。鉴于肿瘤复发风险为低危及超声检查结果阴性，建议按原计划进行随访，包括每年复查颈部超声和血清 Tg 水平，患者同意这一方案。第 2 年随访时该患者的影像学检查仍然是阴性且血清 Tg 水平更低。此后，血清 Tg

表12.1 全甲状腺切除、腺叶切除、清甲治疗后不同疗效分类

疗效	治疗		
	TT+RRA	TT	甲状腺腺叶切除
好	影像学阴性及	影像学阴性及	影像学阴性及
	TgAb 阴性及	TgAb 阴性及	TgAb 阴性及
	Tg<0.2ng/mL 或 S-Tg<1ng/mL	Tg<0.2ng/mL	稳定的 Tg 水平
生化异常	影像学阴性及	影像学阴性及	影像学阴性及
	Tg>1ng/mL 或 S-Tg≥10ng/mL 或 TgAb 水平升高	Tg>5ng/mL 或在 TSH 无明显变化的前提下 Tg 或 TgAb 水平逐渐升高	TSH 无明显变化的前提下 Tg 或 TgAb 水平逐渐升高
结构异常	存在肿瘤复发的影像学证据(不论 Tg 或 TgAb 水平)		
不确定	非特异性影像学表现	非特异性影像学表现	非特异性影像学表现
	RAI 扫描时甲状腺床有微弱摄取		
	影像学阴性但 Tg 为 0.2~1ng/mL 或 S-Tg 为 1~10ng/mL 或 TgAb 水平稳定或逐渐下降	缺乏结构性疾病或功能性异常证据,但 Tg 为 0.2~5ng/mL 或 TgAb 水平稳定或逐渐下降	

Reprinted with permission from Filettietd.[23]

RRA,放射性碘清甲治疗;S-Tg,TSH 刺激后血清甲状腺球蛋白;Tg,血清甲状腺球蛋白;TgAb,Tg 抗体;TT,全甲状腺切除术。

水平持续稳步降低,随访第4年时降至0.2ng/mL 以下(图12.1)。最终,该患者在接受甲状腺切除术后5年仍然没有任何疾病征象和临床症状。

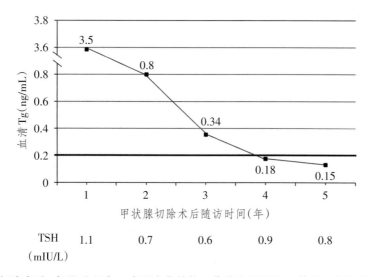

图12.1 甲状腺切除术后5年基础血清 Tg 水平变化趋势。曲线上显示的 Tg 值是在每年随访时通过高灵敏度的免疫测定法获得(检测限为0.2ng/mL)。对应的 TSH 数值列于图下方供参考。

临床精粹

- 对于没有接受术后清甲治疗的 PTC 患者，颈部超声是主要随访手段，尤其是术后前 5 年，此时血清 Tg 水平对疾病诊断的临床价值有限。

- 正常情况下，超过半数没有接受术后清甲治疗的 PTC 患者，术后第一年血清 Tg 已低于检测限（<0.2ng/mL），术后 5 年时该比例升至 80%。对于这部分患者，血清 Tg 检测阳性是来源于残留的甲状腺组织还是肿瘤复发的预测价值与术后接受清甲治疗者相似。

- 约有 1/5 没有接受术后清甲治疗的 PTC 患者血清 Tg 可能稳定处于低水平（≥0.2ng/mL）。在没有任何疾病临床症状或影像学证据的情况下，密切随访观察是最佳策略。

（宋烨琼　吕朝晖　译）

参考文献

1. Cibas ES, Ali SZ. The 2017 Bethesda system for reporting thyroid cytopathology. Thyroid. 2017;27(11):1341–6.

2. Amin MB, Greene FL, Edge SB, Compton CC, Gershenwald JE, Brookland RK, et al. The Eighth Edition AJCC Cancer Staging Manual: continuing to build a bridge from a population-based to a more "personalized" approach to cancer staging. CA Cancer J Clin. 2017;67(2):93–9.

3. Haugen BR, Alexander EK, Bible KC, Doherty GM, Mandel SJ, Nikiforov YE, et al. 2015 American Thyroid Association management guidelines for adult patients with thyroid nodules and differentiated thyroid cancer: the American Thyroid Association guidelines task force on thyroid nodules and differentiated thyroid cancer. Thyroid. 2016;26(1):1–133.

4. Pacini F, Schlumberger M, Dralle H, Elisei R, Smit JW, Wiersinga W. European consensus for the management of patients with differentiated thyroid carcinoma of the follicular epithelium. Eur J Endocrinol. 2006;154(6):787–803.

5. Schlumberger M, Hitzel A, Toubert ME, Corone C, Troalen F, Schlageter MH, et al. Comparison of seven serum thyroglobulin assays in the follow-up of papillary and follicular thyroid cancer patients. J Clin Endocrinol Metab. 2007;92(7):2487–95.

6. Durante C, Montesano T, Attard M, Torlontano M, Monzani F, Costante G, et al. Long-term surveillance of papillary thyroid cancer patients who do not undergo postoperative radioiodine remnant ablation: is there a role for serum thyroglobulin measurement? J Clin Endocrinol Metab. 2012;97(8):2748–53.

7. Angell TE, Spencer CA, Rubino BD, Nicoloff JT, LoPresti JS. In search of an unstimulated thyroglobulin baseline value in low-risk papillary thyroid carcinoma patients not receiving radioactive iodine ablation. Thyroid. 2014;24(7):1127–33.

8. Miyauchi A, Kudo T, Miya A, Kobayashi K, Ito Y, Takamura Y, et al. Prognostic impact of serum thyroglobulin doubling-time under thyrotropin suppression in patients with papillary thyroid carcinoma who underwent total thyroidectomy. Thyroid. 2011;21(7):707–16.

9. Spencer CA, Takeuchi M, Kazarosyan M, Wang CC, Guttler RB, Singer PA, et al. Serum thyroglobulin autoantibodies: prevalence, influence on serum thyroglobulin measurement, and prognostic significance in patients with differentiated thyroid carcinoma. J Clin Endocrinol Metab. 1998;83(4):1121–7.

10. Chiovato L, Latrofa F, Braverman LE, Pacini F, Capezzone M, Masserini L, et al. Disappearance of humoral thyroid autoimmunity after complete removal of thyroid antigens. Ann Intern Med. 2003;139(5 Pt 1):346–51.

11. Kim WG, Yoon JH, Kim WB, Kim TY, Kim EY, Kim JM, et al. Change of serum antithyro-globulin antibody levels is useful for prediction of clinical recurrence in thyroglobulin-negative patients with differentiated thyroid carcinoma. J Clin Endocrinol Metab. 2008;93(12):4683–9.

12. Durante C, Tognini S, Montesano T, Orlandi F, Torlontano M, Puxeddu E, et al. Clinical aggressiveness and long-term outcome in patients with papillary thyroid cancer and circulating anti-thyroglobulin autoantibodies. Thyroid. 2014;24(7):1139–45.

13. Leboulleux S, Girard E, Rose M, Travagli JP, Sabbah N, Caillou B, et al. Ultrasound criteria of malignancy for cervical lymph nodes in patients followed up for differentiated thyroid cancer. J Clin Endocrinol Metab. 2007;92(9):3590–4.

14. Leenhardt L, Erdogan MF, Hegedus L, Mandel SJ, Paschke R, Rago T, et al. 2013 European thyroid association guidelines for cervical ultrasound scan and ultrasound-guided techniques in the postoperative management of patients with thyroid cancer. Eur Thyroid J. 2013;2(3):147–59.

15. Lamartina L, Grani G, Biffoni M, Giacomelli L, Costante G, Lupo S, et al. Risk stratification of neck lesions detected sonographically during the follow-up of differentiated thyroid cancer. J Clin Endocrinol Metabol. 2016;101(8):3036–44.

16. Pacini F, Molinaro E, Castagna MG, Agate L, Elisei R, Ceccarelli C, et al. Recombinant human thyrotropin-stimulated serum thyroglobulin combined with neck ultrasonography has the highest sensitivity in monitoring differentiated thyroid carcinoma. J Clin Endocrinol Metab. 2003;88(8):3668–73.

17. Torlontano M, Attard M, Crocetti U, Tumino S, Bruno R, Costante G, et al. Follow-up of low risk patients with papillary thyroid cancer: role of neck ultrasonography in detecting lymph node metastases. J Clin Endocrinol Metab. 2004;89(7):3402–7.

18. Durante C, Attard M, Torlontano M, Ronga G, Monzani F, Costante G, et al. Identification and optimal postsurgical follow-up of patients with very low-risk papillary thyroid microcarcinomas. J Clin Endocrinol Metab. 2010;95(11):4882–8.

19. Grani G, Fumarola A. Thyroglobulin in lymph node fine-needle aspiration washout: a systematic review and meta-analysis of diagnostic accuracy. J Clin Endocrinol Metabol. 2014;99(6):1970–82.

20. Grani G, Ramundo V, Falcone R, Lamartina L, Montesano T, Biffoni M, et al. Thyroid cancer patients with no evidence of disease: the need for repeat neck ultrasound. J Clin Endocrinol Metab. 2019;104(11):4981–9.

21. Robbins RJ, Wan Q, Grewal RK, Reibke R, Gonen M, Strauss HW, et al. Real-time prognosis for metastatic thyroid carcinoma based on 2-[18F]fluoro-2-deoxy-D-glucose-positron emission tomography scanning. J Clin Endocrinol Metab. 2006;91(2):498–505.

22. Kang JH, Jung DW, Pak KJ, Kim IJ, Kim HJ, Cho JK, et al. Prognostic implication of fluorine-18 fluorodeoxyglucose positron emission tomography/computed tomography in patients with recurrent papillary thyroid cancer. Head Neck. 2018;40(1):94–102.

23. Filetti S, Durante C, Hartl D, Leboulleux S, Locati LD, Newbold K, et al. Thyroid cancer: ESMO Clinical Practice Guidelines for diagnosis, treatment and follow-up. Ann Oncol. 2019;30(12):1856–83.

24. Lamartina L, Grani G, Durante C, Borget I, Filetti S, Schlumberger M. Follow-up of differentiated thyroid cancer - what should (and what should not) be done. Nat Rev Endocrinol. 2018;14(9):538–51.

25. Durante C, Montesano T, Torlontano M, Attard M, Monzani F, Tumino S, et al. Papillary thyroid cancer: time course of recurrences during postsurgery surveillance. J Clin Endocrinol Metab. 2013;98(2):636–42.

26. Dong W, Horiuchi K, Tokumitsu H, Sakamoto A, Noguchi E, Ueda Y, et al. Time-varying pattern of mortality and recurrence from papillary thyroid cancer: lessons from a long-term follow-up. Thyroid. 2019;29(6):802–8.

第 **13** 章

低风险甲状腺乳头状癌腺叶切除术后：复发监测和甲状腺功能评估

Fernanda Vaisman, Marcela Vaisberg Cohen

病例展示

一名 22 岁女性甲状腺右叶发现一直径 1.4cm 的结节，超声提示高度可疑恶性。FNA 活检结果为 Bethesda Ⅵ 级，提示为甲状腺乳头状癌。术前颈部超声未见异常淋巴结，甲状腺功能检查显示血清 TSH 为 1.5mUI/L。经与多学科团队讨论后，患者进行了甲状腺右叶及峡部切除。手术顺利，没有发生并发症。病理证实为经典型甲状腺乳头状癌，肿瘤直径为 1.4cm 且局限在甲状腺内，另可见一形态正常且直径为 0.2cm 的甲状腺旁淋巴结（pT1bN0Mx）。

评估与文献复习

分化型甲状腺癌（DTC）的患病率在世界

F. Vaisman(✉)
Department of Endocrinology, National cancer Institute-INCa, Universidade Federal do Rio de Janeiro-Medical School, Rio de Janeiro, RJ, Brazil

M. V. Cohen
Department of Endocrinology, Universidade Federal do Rio de Janeiro-Medical School, Rio de Janeiro, RJ, Brazil

范围内呈显著上升趋势。目前，DTC 是巴西女性除了非黑色素瘤皮肤癌之外的第四大最常见恶性肿瘤[1]。2018 年，据国家癌症研究所（INCa）估计，里约热内卢女性和男性甲状腺癌发病率分别为 11.2/10 万和 2.78/10 万[1]，其中 90% 为 DTC。此外，DTC 的惰性生长和高生存率等特点导致其日益流行。因此，确保这些患者拥有良好的生活质量显得尤为重要。

虽然 DTC 的死亡率低，但疾病复发和带病率高，为 20%~30%[2]。鉴于此，美国甲状腺协会（ATA）及其他组织［欧洲甲状腺协会（ETA）和拉丁美洲甲状腺协会（LATS）］通过分析一些术后特点，并根据疾病复发和持续存在的风险对 DTC 进行分类。将符合以下条件的定义为低风险：无局部或远处转移的甲状腺乳头状癌或滤泡腺癌；没有肉眼可见的残余肿瘤；无甲状腺外侵犯；无侵袭性病理组织学特征；无血管侵犯（如果是乳头状癌）；受累淋巴结≤5 个且肿瘤最大直径<0.2cm；如果已给予放射性碘（RAI）治疗，治疗后首次 [131]I 全身扫描没有发现甲状腺床外 [131]I 摄取；甲状腺滤泡癌，≤4 个血管侵犯；单灶或多灶甲状腺微小乳头状癌，即使存在 BRAF V600E

突变[3]。世界范围内多个中心对疾病持续性或复发风险的研究均表明,在接受手术及RAI治疗的低风险患者中,78%~91%在初始治疗后10年内没有复发。其他研究也证实了这些结论,即使没有进行RAI治疗,也仅发现1%~2%的病例发生复发或是持续结构性疾病[3]。

DTC的治疗包括全甲状腺切除术或部分切除,联合或不联合RAI治疗。具备下列全部条件时高度考虑ATA低风险,可进行甲状腺部分切除:肿瘤直径<4cm,无甲状腺外侵犯,无淋巴结或远处转移(术前影像学检查),无颈部放疗史,一级亲属无甲状腺癌家族史,对侧没有肿瘤迹象。针对这些低风险患者,辅助性RAI治疗不是常规选择[3]。因此,这些患者术后可能不需要甲状腺激素替代治疗。RAI治疗和甲状腺激素替代治疗都可能对患者生活质量产生负面影响。

低风险DTC的手术范围是近年来备受关注的话题。针对这些患者,全甲状腺切除具有以下优势:以生化和超声检查作为观察指标使随访更简单,对疗效和无瘤状态的评估更加确定。然而,全甲状腺切除也有一些缺点:除手术中不可避免的并发症(麻醉风险、愈合不良和术后瘢痕影响美观、感染)之外,还有声音改变、甲状旁腺功能减退(暂时性或永久性),以及因双侧喉返神经损伤可能导致呼吸衰竭,这些风险与手术范围密切相关。此外,接受全甲状腺切除的患者将终身接受甲状腺激素替代治疗[2]。的确,在选择腺叶切除时如果在手术区域发现组织病理学特征为高风险病灶时,意味着可能需要扩大手术范围。另一方面,进行腺叶切除的

大多数患者(约80%),术后无须左甲状腺素钠片替代治疗,手术固有风险较低,治疗费用更少[2,4]。多项研究表明,对于低风险DTC,全甲状腺切除或腺叶切除患者的预后相似[2,5-9]。最佳手术方式应由医疗团队和患者共同决定,尤其是在做出选择时应考虑其对患者生活质量的影响。

大量研究对DTC患者的生活质量进行了评估,发现所有接受评估的参数均提示生活质量下降,尤其是神经心理测量评估相关参数[10,11]。一些研究甚至发现,与预后更差、治疗更积极的其他肿瘤相比,DTC患者的生活质量更差[10,11]。与此相关的因素主要有年龄小、女性和受教育程度更低[10]。尽管如此,这些患者的生活质量常常存在明显波动,尤其是初始治疗后的前5年。初始治疗5年以后或更早些时间,患者生活质量逐渐趋于稳定并达到平台期,之后明显改善并恢复至治疗前水平[10,12]。然而,此前研究存在矛盾的结果,一些研究认为生活质量可恢复至正常状态,而另一些研究则认为即使多年后有所改善,也仍没有完全恢复[10-13]。

低风险甲状腺乳头状癌采用腺叶切除术也带来了相应的问题:对这些患者如何进行随访?定期进行颈部检查是非常必要的,但没有必要进行[131]I全身扫描检查,因为残留的甲状腺组织将会显像。采用颈部超声和血清甲状腺球蛋白(Tg)测定是随访策略中最重要的改变,已取代了[131]I全身扫描。超声是初次接受腺叶切除术后患者非常有用的随访手段。术后接受清甲治疗并服用左甲状腺素钠片的患者,血清Tg是合适的"癌症"标志物,且敏感性和特异性高[14]。由于所有

甲状腺包括正常和异常组织均可合成和分泌 Tg，因此有报道称血清 Tg 对有残留甲状腺组织患者的随访价值较低[15-17]。

Momesso 等认为，基于风险分层的临床应对和针对初始治疗反应的评估策略同样适用于腺叶切除的患者，腺叶切除与疾病重要结局有很好的相关性，如疾病病死率和结构性复发[18]。因此，进行全甲状腺切除患者的随访策略同样适用于进行腺叶切除的患者，如颈部超声（这种情况下至关重要）和非刺激状态下 Tg 测定，特别是随着时间推移的动态变化趋势。

最后，对于这些低风险患者，ATA 指南[3]不推荐进行 TSH 抑制治疗，血清 TSH 控制目标为 0.5~2mUI/L。

回溯病例

这是一位患有低风险 DTC 的年轻女性。甲状腺对侧叶完全正常，没有自身免疫性疾病，术前甲状腺功能正常。甲状腺腺叶切除是该患者的最佳选择，因为手术并发症低、疾病复发和病死率与全甲状腺切除相似。从长远来看，随访期间应定期进行颈部超声检查和非刺激状态下血清 Tg 测定，血清 TSH 控制目标应该<2mUI/L。

临床精粹

- 低风险单灶性 DTC 可采用腺叶切除的方式，该治疗策略安全有效。
- 甲状腺腺叶切除的并发症发生率远低于全叶切除，即使全甲状腺切除术者为经验丰富的甲状腺外科医生。
- 甲状腺腺叶切除患者的生活质量可能会更好，但需要更多的研究进一步证实。
- 大多数甲状腺腺叶切除的患者不需要甲状腺素补充治疗，因为不需要 TSH 抑制治疗。

（赵　玲　吕朝晖　译）

参考文献

1. http://www1.inca.gov.br/vigilancia/incidencia.asp
2. Haymart MR, et al. Controversies in the management of low risk differentiated thyroid cancer. Endocr Rev. 2017;38(4):351–78.
3. Haugen BR, et al. American Thyroid Association management guidelines for adult patients with thyroid nodules and differentiated thyroid cancer. Thyroid. 2016;26:1):1–133.
4. Lang BH, et al. Lobectomy is a more cost-effective option than total thyroidectomy for 1-4cm papillary thyroid carcinoma that do not possess clinical recognizable high-risk features. Ann Surg Oncol. 2016;23(11):3641–52.
5. Kwon H, et al. Comparison of lobectomy and total thyroidectomy in patients with papillary thyroid microcarcinoma – a retrospective individual risk factor-matches cohort study. Eur J Endocrinol. 2017;176(4):371–8.
6. Vaisman F, Momesso D, Bulzico DA, Pessoa CH, da Cruz MD, Dias F, Corbo R, Vaisman M, Tuttle RM. Thyroid lobectomy is associated with excellent clinical outcomes in properly selected differentiated thyroid cancer patients with primary tumors greater than 1 cm. J Thyroid Res. 2013;2013:398194.
7. Momesso DP, Vaisman F, Caminha LS, Pessoa CH, Corbo R, Vaisman M. Surgical approach and radioactive iodine therapy for small well-differentiated thyroid cancer. J Endocrinol Investig. 2014;37(1):57–64.
8. Aschebrook-Kilfoy B, et al. Risk factors for decreased quality of life in thyroid cancer survivors: initial findings from the North American thyroid cancer survivorship study. Thyroid. 2015;25(12):1313–21.

9. Zambeli-Ljepović A, Wang F, Dinan MA, Hyslop T, Roman SA, Sosa JA, Scheri RP. Low-risk thyroid cancer in elderly: total thyroidectomy/RAI predominates but lacks survival advantage. J Surg Res. 2019;243:189–97.

10. Zambeli-Ljepović A, Wang F, Dinan MA, Hyslop T, Stang MT, Roman SA, Sosa JA, Scheri RP. Extent of surgery for low-risk thyroid cancer in the elderly: equipoise in survival but not in short-term outcome. Surgery. 2019;166(5):895–900.

11. Schultz PN, et al. Health profiles and quality of life of 518 survivors of thyroid cancer. Head Neck. 2003;25(5):349–56.

12. Lubitz CC, et al. Measurement and variation in estimation of quality of life effects of patients undergoing treatment for papillary thyroid carcinoma. Thyroid. 2017;27(2):197–206.

13. Juxiang Gou MS, et al. Health-related quality of life assessment in surgical patients with papillary thyroid carcinoma – a single center analysis from mainland China. Medicine (Baltimore). 2017;96(38):e8070.

14. Bayer MF, McDougall IR. Differences in radioimmunoassay results for thyroglobulin that effect management of patients with thyroid cancer. Clin Chem. 1984;30:81–6.

15. Baskin HJ. Effect of postoperative 131I treatment on thy roglobulin measurements in the follow-up of patients with thyroid cancer. Thyroid. 1994;4:239–42.

16. Van Herle AJ. Serum thyroglobulin measurement in the diagnosis and management of thyroid disease. Thyroid Today. 1981;4:1–5.

17. Mazzaferri EL. Treating high thyroglobulin with radioiodine: a magic bullet or a shot in the dark. J Clin Endocrinol Metab. 1995;80:1485–7.

18. Momesso DP, Vaisman F, Yang SP, Bulzico DA, Corbo R, Vaisman M, Tuttle RM. Dynamic risk stratification in patients with differentiated thyroid cancer treated without radioactive iodine. J Clin Endocrinol Metab. 2016;101(7):2692–700.

第 14 章

甲状腺乳头状癌随访期间生化检查提示疾病复发且血清Tg持续升高

Yasuhiro Ito，Akira Miyauchi

病例展示

日本女性，70岁，2001年8月因"颈动脉粥样硬化"筛查，颈部超声检查发现甲状腺结节，遂转诊于库马医院。3年前曾进行结肠癌手术，无其他疾病史，无甲状腺癌家族史。库马医院超声显示甲状腺右叶有一大小为32mm×24mm的实性结节，双侧颈部（Ⅳ区）淋巴结有可疑转移。无声音嘶哑或其他颈部压迫症状。喉镜检查显示双侧声带功能正常，右叶肿瘤突破被膜侵及气管黏膜（约占气管周长的1/3），纤维镜尖端触之易出血。术前胸部CT扫描未发现肺转移。

2001年11月，该患者接受了全甲状腺切除+双侧颈部改良根治性淋巴结清扫术。由

Y. Ito
Department of Clinical Trial Management, Kuma Hospital, Center for Excellence in Thyroid Care, Kobe, Japan

Department of Surgery, Kuma Hospital, Center for Excellence in Thyroid Care, Kobe, Japan

A. Miyauchi(✉)
Department of Surgery, Kuma Hospital, Center for Excellence in Thyroid Care, Kobe, Japan
e-mail: miyauchi@kuma-h.or.jp

于肿瘤侵及气管，遂进行气管窗状切除（26mm×15mm），并进行气管切开[1]，2002年3月使用局部皮瓣修补缺损气管。术中保留双侧喉返神经。术后病理证实为甲状腺乳头状癌，其中部分区域为浸润性生长的低分化癌，侵犯气管，气管切缘病变为阳性。右侧Ⅵ区、Ⅳ区和左侧Ⅳ区分别检出1个、2个和1个转移性淋巴结，但直径均小于3cm，术中和术后病理均未发现淋巴结外侵犯。双侧Ⅱ区、Ⅲ区淋巴结均无转移。

2002年4月，该患者进行了放射性碘（RAI）清甲治疗，剂量为100mCi；清甲治疗后^{131}I全身显像显示仅有甲状腺床^{131}I摄取，刺激后血清Tg为59.4ng/mL。因为气管切缘病变为阳性，2002年4至5月进行了外照射治疗（50Gy）。由于担心气管切缘可能有肿瘤残留及仍可检出的高水平血清Tg，该患者随后接受促甲状腺激素（TSH）抑制治疗（控制目标<0.1mU/L）。

2002年6月至2007年8月期间，非刺激状态下血清Tg逐渐从2.8ng/mL升至11.4ng/mL（图14.1），但没有结构性疾病的证据。抗甲状腺球蛋白抗体（TgAb）始终阴性。2007年

11月复查胸部CT发现多发转移灶,其中左肺最大者为9.3mm×6.7mm、右肺最大者为8.4mm×4.3mm(图14.2)。2008年6月接受^{131}I清甲治疗(100mCi),但转移灶没有^{131}I摄取。该患者一直进行TSH抑制治疗,血清Tg仍呈进行性升高(图14.1)。

2012年11月,患者复查超声发现右侧Ⅱ区有可疑转移性淋巴结,大小分别为11mm和9mm。由于存在多发肺转移,对如此小的淋巴结转移灶再次进行手术不太可能改善预后,故没有进行淋巴结穿刺活检。2013年12月,尽管可疑淋巴结大小没有变化,但双肺转移灶分别增大至16.6mm×11.4mm和14.3mm×7mm(图14.3)。

2014年6月,患者83岁,血清Tg水平为58.8ng/mL(图14.1),转移灶无相应症状。尽管接受了长期TSH抑制治疗,但骨密度从2005年9月至2012年12月没有变化。TSH一直控制于0.01mIU/L左右。

该患者在非刺激状态下血清Tg随时间

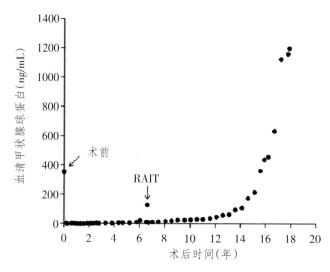

图14.1 一名70岁日本女性PTC患者的非刺激状态下血清甲状腺球蛋白变化趋势。RAIT,放射性碘治疗。

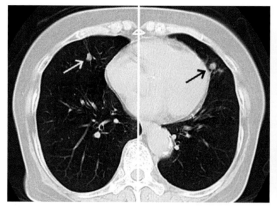

图14.2 2007年11月胸部CT扫描显示肺转移。

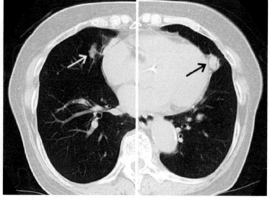

图14.3 2013年12月胸部CT扫描显示肺转移病灶的体积略有增加。

推移呈指数增长趋势（图14.1）。当以血清Tg对数值为纵轴，术后时间为横轴，发现血清Tg呈线性改变，且回归线斜率在RAI治疗前后没有变化（图14.4）。正如之前报道，与计算甲状腺髓样癌患者降钙素倍增时间（DT）一样[2]，我们根据回归线斜率计算了该患者的Tg倍增时间。采用非线性最小二乘法得到回归方程logy=log a + bx（x，术后时间；y，Tg水平），甲状腺球蛋白倍增时间（Tg-DT）表示为（log2）/ b 。2014年6月计算的甲状腺球蛋白倍增时间（Tg-DT）为2.7年。我们还根据2007年11月和2013年12月CT图像上显示的肺转移灶大小计算了肿瘤体积倍增时间。左右两肺转移灶体积倍增时间分别为2.6年和2.8年，与Tg-DT非常相似。

血清 Tg 随时间呈指数增长趋势（图14.1）。当以血清Tg对数值为纵轴，发现2014年后回归线斜率变得更加陡峭（图14.4）。2014年以后Tg-DT缩短为1.1年，同期左右

两肺转移灶的肿瘤体积DT分别稳定在2.9年和3.8年。2019年9月，患者88岁，血清Tg达到了1196ng/mL。尽管没有任何相应症状，但我们仍进行了PET-CT检查，以明确是否存在肺部以外的其他转移灶。PET-CT显示骶骨转移（图14.5）。尽管目前尚没有疼痛和麻痹等骶骨转移导致的相应症状，但针对该转移病灶计划进行外照射治疗和每4周注射1次地诺单抗。通过比较放疗前后血清Tg的变化以评估外照射的疗效，同时密切观察放疗后Tg-DT及转移灶病变体积的变化，以决定启动分子靶向治疗的时机。

评估与文献复习

转移性甲状腺乳头状癌(PTC)的治疗

PTC 不仅可能转移至局部淋巴结，还可能发生肺和骨等远处转移，这时RAI治疗是一线治疗手段。然而，本例患者远处转移灶

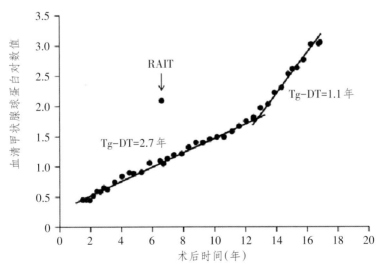

图14.4　以血清Tg对数值为纵轴，术后时间为横轴，半对数图显示在非刺激状态下血清Tg呈线性改变。如图所示，2014年之后斜率变得更加陡峭。直线代表2014年前后回归线。Tg倍增时间根据回归线斜率计算得出。2014年以前Tg-DT为2.7年，之后为1.1年。RAIT，放射性碘治疗。

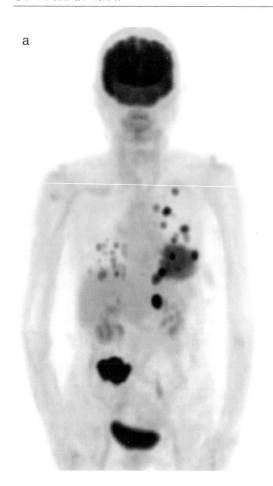
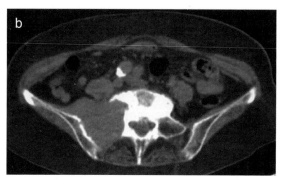

图 14.5　2019 年 9 月 PET-CT 显示肺转移和骶骨转移(a)。下腹部 CT 扫描显示骶骨转移(b)。

为 RAI 难治性病变,只能接受 TSH 抑制治疗。据报道,一些分子靶向药物可有效治疗分化型甲状腺癌(DTC),包括伴有 RAI 难治性转移病灶的 PTC[3,4]。然而,并非所有 RAI 难治性肿瘤都会迅速进展并危及生命,因此,临床实践中是否需要及何时启动分子靶向治疗仍存在争议。

RAI 难治性 PTC 的代表性分子靶向治疗药物

一些随机Ⅲ期临床研究发现,索拉非尼和仑伐替尼均可显著延长 DTC 患者的疾病无进展生存期(PFS)。但这些药物不良反应率高,如手足综合征(76%)、腹泻(69%)、脱发(67%)、皮疹(50%)和高血压(41%)[3]。多达 18.8% 的患者因严重药物不良反应终止治疗(中位治疗时间为 10.6 个月)[3]。据报道,仑伐替尼的不良反应包括高血压(68%)、腹泻(60%)、疲劳/乏力(59%)、食欲减退(50%)和恶心/呕吐(46%)[4]。其他针对 RAI 难治性 DTC 的真实世界研究也证实了靶向治疗的有效性和药物不良反应高发[5-7]。DECISION(索拉非尼)和 SELECT(仑伐替尼)的研究显示,中位 PFS 分别为 10.8 个月(安慰剂为 5.8

个月,HR=0.59,95%CI 为 0.45~0.76)和 18.3 个月(安慰剂为 3.6 个月,HR=0.21,95%CI 为 0.14~0.31)[3,4]。由于药物价格昂贵且这些临床试验是交叉性研究,且没有均证实可延长患者的总生存期。因此,临床医生在使用这些药物时必须充分权衡利弊。

伴RAI难治性转移病灶DTC患者的预后

并非所有 RAI 难治性转移病灶都呈进展性或立即危及生命。我们先前的研究显示,74 例伴有 RAI 难治性转移病灶(初始治疗时没有摄取 ^{131}I)的 DTC 患者 5 年和 10 年癌症相关性死亡率分别为 5% 和 30%[8]。这些数据表明并非所有 RAI 难治性甲状腺癌患者都需要立即应用全身药物治疗。如果治疗选择不当,许多患者可能会遭受各种药物不良反应,而生活质量或生存率却未获得明显改善。

多因素分析发现,年龄≥60 岁是癌症特异性生存率的独立预测因素(CSS)[9],即 RAI 难治性转移病灶在老年患者中更易出现进展。因此,分子靶向药物更可能用于老年患者,这些患者不同于年轻人,往往合并高血压、肝肾功能不全、糖尿病、免疫力低下等。

甲状腺球蛋白倍增时间

已接受全甲状腺切除且 TgAb 阴性的 PTC 患者,血清 Tg 的变化是预后的重要观察指标。我们的研究发现,全甲状腺切除术后短 Tg-DT(<1 年)预示着 DFS 和肿瘤特异性生存率(CSS)不佳(表 14.1),Tg-DT<1 年是疾病复发和肿瘤相关死亡的强有力预测指标:局部复发 HR=2.38(95%CI 为 1.20~4.71),远处转移 HR=4.20(95%CI 为 1.73~10.21),癌症相关死亡 HR=47.06(95%CI 为 5.47~405.13),优于多因素分析中其他传统预测因素[10]。我们还发现年轻(<40 岁)和老年(≥60 岁)患者的疾病持续率存在明显高于中年(40~59 岁),短 Tg-DT 更多见于老年患者[11]。

Mazzaferri、Jhiang[12]及我们的研究[9]结果一致表明,年轻和老年 PTC 患者复发风险更高,但只有老年患者更有可能死于癌症。此外,由于 Tg-DT 与 Ki-67 标记指数成反比,Tg-DT 可更好地反映细胞增殖活性[13]。这些研究结果表明,Tg-DT 也许可作为 PTC 患者预后的量化预测指标。因此,尽管影像学检查证实疾病进展和肿瘤负荷非常必要,但建议采用 Tg-DT 作为评估疾病进展的有效指

表14.1　肿瘤特异性生存率(CSS)、远处转移(DRS)与局部无复发生存率(RFS)和Tg-DT之间的关系/(前4个数据)

	CSS		DRS		RFS	
	5年(%)	10年(%)	5年(%)	10年(%)	5年(%)	10年(%)
Tg-DT						
<1 年	90	60	72	31	63	38
1~3 年	95	95	90	63	84	58
≥3 年	100	100	92	64	71	54

Tg-DT /(前 4 个数据):使用前 4 个已有数据计算甲状腺球蛋白倍增时间。Miyauchi et al[10]

标,从而确定启动酪氨酸激酶抑制剂等靶向治疗的最佳时机。

肿瘤体积倍增时间

确认存在结构性疾病后,可使用肿瘤倍增时间来评估疾病的进展情况。肺转移病灶体积的平均倍增时间似乎是转移性甲状腺癌患者总体生存情况的一个良好预测指标。肿瘤体积倍增时间≤1年患者的总生存期显著低于>1年者[14],因此肿瘤体积倍增时间可作为是否接受全身治疗的有效筛选指标。

Tg和肿瘤体积倍增时间的计算方法可在库马医院网站上获取(https://www.kuma-h.or.jp/english/about/doubling-time-progression-calculator/)。

个案管理

术后初始治疗期的管理

老年、颈部淋巴结转移和甲状腺外侵犯(UICC TNM 分类系统 T4 期[15])是无病生存和 CSS 预后不良的经典预测因子[16,17]。因此,我们推测即使进行了根治性手术(完全切除了肉眼可见的肿瘤组织),疾病仍可能复发。鉴于病理提示病灶切缘阳性,术后进行了 RAI 清甲和外照射治疗以防止局部肿瘤复发[1]。初治期确实没有发生局部复发,尤其是气管切缘处。然而血清 Tg 仍可检出并随时间逐渐升高,这表明该患者未来很可能会复发;不幸的是,事实的确如此。

发现 RAI 难治性转移病灶后的管理

术后 11 年,患者出现肺转移,转移灶为 RAI 难治性病变。针对该患者,是否需要及何时进行靶向治疗尚存在争议。

RAI 治疗后 WBS 显示肺转移灶不摄碘,Tg-DT 也没有变化。即使采用 TSH 抑制治疗,RAI 难治性肺转移灶体积仍逐渐增大。

根据 CT 图像上转移灶的大小计算肿瘤体积倍增时间,左右两肺肿瘤体积倍增时间分别为 2.6 年和 2.8 年,与 Tg-DT(2.7 年)非常接近。倍增时间为 2.7 年的肿瘤在 4 倍于倍增时间内(在本例中为 10.8 年后)将增加至原始体积的 16 倍,即当患者 95 岁时左肺转移病灶的大小将增至 42mm×29mm。此外,与邻近气管和肺门区域的病变不同,肺部病变没有导致局部压迫的风险。基于倍增时间的计算和该患者转移病变的部位,该患者不太可能死于肺转移。因此,当时启动分子靶向药物并不是最佳时机。

我们发现,无论患者基线时临床特征和病理结果如何,Tg-DT<1 年都能准确反映肿瘤复发和与肿瘤相关的死亡情况[10]。Tg-DT >2 年的患者死于 PTC 的风险极低。分子靶向药价格昂贵,且各种不良反应多发,甚至可能危及生命。因此,靶向药物仅针对某些确实需要靶向治疗的患者。快速进展的 RAI 难治性病变是靶向药物治疗的适应证。我们建议将较短的 Tg-DT(<1 年)作为肿瘤快速生长的简便评价指标,并将其与影像学检查结果一起作为判断是否使用靶向药的参考指标。

然而,2014 年 12 月之后该患者的病情发生了明显变化。尽管肺转移灶肿瘤体积倍增时间稳定,但 2014 年 12 月至 2019 年 9 月期间 Tg-DT 缩短为 1.1 年,且血清 Tg 高达 1196ng/mL,与肺转移灶肿瘤负荷明显不符。

为此进行全身检查,结果发现骶骨有新发转移灶,考虑尽快启动分子靶向药物治疗或许是合理的选择。曾有研究表明,仑伐替尼可显著改善包括 PTC 在内的 DTC 骨转移病灶[18]。但我们通常优先考虑外照射治疗控制局部转移病灶。如果病情需要且可行时,应在起始全身治疗之前进行局部放疗。

总之,本例患者出现了 RAI 难治性肺和骶骨转移病灶。我们认为由于肿瘤体积倍增时间或 Tg-DT 中等偏长,目前尚不是启动分子靶向药物治疗的最佳时机,建议在 TSH 抑制治疗的前提下随访观察。当 Tg-DT 变短但肿瘤体积倍增时间稳定时,需要进行全身检查以明确是否存在其他转移病灶。针对转移病灶,应优先考虑进行局部治疗,并重新评估血清 Tg、Tg-DT 和病灶的结构性变化。如果 Tg-DT 仍然很短,并出现疾病结构性进展,应考虑启动分子靶向治疗。

临床精粹

- 分子靶向药物已被证明对 RAI 难治性 DTC 转移灶有效,但存在严重药物不良反应,可能损害患者的生活质量。
- 是否需要及何时启动靶向治疗是 PTC 治疗的难点,我们建议将较短的 Tg-DT(<1 年)作为肿瘤快速生长的简便评价指标,并将其与影像学检查结果一起作为判断是否使用靶向药物的参考指标。
- 启动分子靶向药物治疗前应充分权衡利弊。
- 启动分子靶向药物治疗前,如果病情需要且可行时,应在起始全身治疗之前进行局部放疗。

(庞 萍 吕朝晖 译)

参考文献

1. Ito Y, Miyauchi A, Kihara M, Higashiyama T, Kobayashi K, Miya A. Airtight tracheocutaneostomy after window resection of the trachea for invasive papillary thyroid carcinoma: experience of 109 cases. World J Surg. 2014;38:660–6.
2. Miyauchi A, Onishi T, Morimoto S, Takai S, Matsuzuka F, Kuma K, Maeda M, Kumahara Y. Relation of doubling time of plasma calcitonin levels to prognosis and recurrence of medullary thyroid carcinoma. Ann Surg. 1984;199:461–6.
3. Brose M, Nutting C, Jarzab B, Elisei R, Sieno S, et al. Sorafenib in radioactive iodinerefractory, locally advanced or metastatic differentiated thyroid cancer: a randomized, doubleblind phase 3 trial. Lancet. 2014;384:319–28.
4. Schlumberger M, Tahara M, Wirth LJ, Robinson B, Brose MS, Elisei R, et al. Lenvatinib versus placebo in radioiodine-refractory thyroid cancer. N Engl J Med. 2015;372:621–30.
5. Berdelou A, Borget I, Godbert Y, Nguyen T, Garcia ME, Chougnet CN, et al. Lenvatinib for the treatment of radioiodine-refractory thyroid cancer in real-life practice. Thyroid. 2018;28(1):72–8.
6. Locati LD, Piovesan A, Durante C, Bregni M, Castagna MG, Zovato S, et al. Real-world efficacy and safety of lenvatinib: data from a compassionate use in the treatment of radioactive iodine-refractory differentiated thyroid cancer patients in Italy. Eur J Cancer. 2019;118:35–40.
7. Balmelli C, Railic N, Siano M, Feuerlein K, Cathomas R, Cristina V, et al. Lenvatinib in advanced radioiodine-refractory thyroid cancer - a retrospective analysis of the Swiss lenvatinib named patient program. J Cancer. 2018;9:250–5.
8. Ito Y, Miyauchi A, Ito M, Yabuta T, Masuoka H, Higashiyama T, et al. Prognosis and prognostic factors of differentiated thyroid carcinoma after the appearance of metastasis refractory to radioactive iodine therapy. Endocr J. 2014;61:821–4.
9. Ito Y, Miyauchi A, Kihara M, Higashiyama T, Kobayashi K, Miya A. Prognostic significance

of young age in papillary thyroid carcinoma: analysis of 5733 patients with 150 months' median follow-up. Endocr J. 2014;61:491–7.

10. Miyauchi A, Kudo T, Miya A, Kobayashi K, Ito Y, Takamura Y, et al. Prognostic impact of serum thyroglobulin doubling-time under thyrotropin suppression in patients with papillary thyroid carcinoma who underwent total thyroidectomy. Thyroid. 2011;21:707–16.

11. Miyauchi A, Kudo T, Kihara M, Higashiyama T, Ito Y, Kobayashi K, et al. Relationship of biochemically persistent disease and thyroglobulin-doubling time to age at surgery in patients with papillary thyroid carcinoma. Endocr J. 2013;60:415–21.

12. Mazzaferri EL, Jhiang SM. Long-term impact of initial surgical and medical therapy on papillary and follicular thyroid cancer. Am J Med. 1994;97:418–28.

13. Miyauchi A, Kudo T, Hirokawa M, Ito Y, Kihara M, Higashiyama T, et al. Ki-67 labeling index is a predictor of postoperative persistent disease and cancer growth and a prognostic indicator in papillary thyroid carcinoma. Eur Thyroid J. 2013;2:57–64.

14. Sabra MM, Sherman EJ, Tuttle RM. Tumor volume doubling time of pulmonary metastases predicts overall survival and can guide the initiation of multikinase inhibitor therapy in patients with metastatic, follicular cell-derived thyroid carcinoma. Cancer. 2017;123:2955–64.

15. Tuttle M, Morris L, Haugen B, Shah J, Sosa J, Rohren E, et al. Thyroid-differentiated and anaplastic carcinoma (Chapter 73). In: Amin MB, Edge SB, Greene F, Byrd D, Brookland RK, Washington MK, Gershenwald JE, Compton CC, Hess KR, Sullivan DC, Jessup JM, Brierley J, Gaspar LE, Schilsky RL, Balch CM, Winchester DP, Asare EA, Madera M, Gress DM, Meyer LR, editors. AJCC cancer staging manual. 8th ed. New York: Springer International Publishing; 2017.

16. Ito M, Miyauchi A, Morita S, Kudo T, Nishihara E, Kihara M, Takamura Y, Ito Y, Kobayashi K, Miya A, Kubota S, Amino N. TSH-suppressive doses of levothyroxine are required to achieve preoperative native serum triiodothyronine levels in patients who have undergone total thyroidectomy. Eur J Endocrinol. 2012;167:373–8.

17. Ito Y, Kudo T, Kobayashi K, Miya A, Ichihara K, Miyauchi A. Prognostic factors for recurrence of papillary thyroid carcinoma in the lymph nodes, lung, and bone: analysis of 5768 patients with average 10-year follow-up. World J Surg. 2012;36:1274–8.

18. Robinson B, Schlumberger M, Wirth LJ, Dutcus CE, Song J, Taylor MH, et al. Characterization of tumor size changes over time from the phase 3 study of lenvatinib in thyroid cancer. J Clin Endocrinol Metab. 2016;101:4103–9.

第 15 章

发生复发性淋巴结转移的年轻病例：影像学、细胞学和甲状腺球蛋白洗脱

Valeria Ramundo，Sebastiano Filetti，Cosimo Durante

病例展示

一名 34 岁女性体检时全科医生发现其左侧颈前区有一小包块，质地坚硬，为进一步诊治转至本中心。甲状腺及颈部超声发现左侧甲状腺有一低回声结节，直径 2cm，质硬，边缘规则，无甲状腺外侵犯和可疑淋巴结。甲状腺功能正常（血清 TSH 值为 1.8mU/L），甲状腺细针穿刺（FNAB）细胞学结果显示为乳头状癌（Bethesda Ⅵ级）[1]。因手术期间发现可疑淋巴结，患者接受了全甲状腺切除术及中央区淋巴结清扫术。术后病理证实为甲状腺乳头状癌（PTC），病变局限在左侧甲状腺内，最大直径为 1.8cm，未发生甲状腺外及血管侵犯。清除的 10 个淋巴结中，有 6 个发生微小转移（所有转移灶的最大直径均小于 3mm），无淋巴结外侵犯。根据 AJCC 第 8 版 TNM 分期系统，肿瘤分期为 pT1bN1a，Ⅰ期[2]，根据 2015 年 ATA 初始风险分层系统，该患者

V. Ramundo・S. Filetti・C. Durante(✉)
Department of Translational and Precision Medicine, Sapienza University of Rome, Rome, Italy
e-mail: cosimo.durante@uniroma1.it

甲状腺癌具有中度复发风险（约为 20%）[3]。

重组人 TSH（rhTSH）刺激后，给予 30mCi 的放射性碘进行清甲治疗（RRA）。清甲治疗时刺激后血清 Tg 为 10.6ng/mL（参考范围 <10ng/mL），抗甲状腺球蛋白抗体（TgAb）阴性。治疗后全身显像（WBS）显示仅有甲状腺床有碘摄取。

1 年后，rhTSH 刺激后血清 Tg 降至 3.2ng/mL，TgAb 仍为阴性。颈部超声于左侧颈部（Ⅲ区）发现一圆形淋巴结（12.5mm×11.2mm×11.6mm），淋巴结门消失。

文献复习

颈部淋巴结是 PTC 患者疾病持续存在或复发最常见的部位。根据肿瘤基线时复发风险分层及对初始治疗的反应，5%~50% 的患者将出现这些情况[3]。随访期间，可通过多种检查方法帮助发现颈部结构性疾病，这些方法各有优势和局限性。

放射性碘（RAI）全身扫描的总体准确率为 90%~92%，特异性高达 100%，但敏感性有限（51%~55%）[4]。在 25%~50% 的患者中，单光子发射计算机断层成像术（SPECT）-CT 可

使放射性碘敏感病灶获得更精确的解剖定位,进而影响其治疗和随访方案的制订[5-8]。然而,这两种方法都不能区分中央区正常残留的甲状腺组织与肿瘤性病变[4-7],均不能发现RAI难治性转移灶[9]。

超声是甲状腺床和颈部淋巴结最敏感的检查工具,常用来评估颈部是否存在持续性或复发性病灶。国际指南一致建议在初始治疗后要定期进行超声检查,根据初始治疗后肿瘤复发风险分层和血清Tg水平决定超声检查的频率[3,10,11]。目前尚缺乏有效区分甲状腺良恶性病灶(例如肿瘤复发与术后纤维化或缝线肉芽肿)的超声诊断标准,但超声有助于颈部淋巴结性质的判断[10,12]。如表15.1所示,点状强回声(微钙化)、囊性特征、外周或弥漫性血管形成、"甲状腺组织样"高回声等都是强烈提示恶性病变的征象[10]。当多个上述特征并存时应高度怀疑恶性病变,但如果只是单独存在强回声微钙化或囊性变,那么其对于PTC的阳性预测值接近100%[12]。通

过普通灰阶超声或彩色多普勒检测到淋巴结门结构,几乎可以排除转移性淋巴结的可能性。没有淋巴结门结构或存在其他特征如圆形,是转移性淋巴结的高度敏感性指标。因此,在没有其他可疑征象的前提下,这些淋巴结的性质考虑为"不确定"。

大约2/3被判定为"性质不确定"的淋巴结会随时间推移而自行消失[13]。此外,频繁的超声检查更有可能发现假阳性淋巴结而不是有临床意义的结构性复发[14]。可疑结节的部位也可提供有意义的参考信息:转移性淋巴结通常位于颈部Ⅲ、Ⅳ、Ⅵ区[12]。初始复发风险评估为中高风险或血清Tg异常升高的患者更容易出现转移性淋巴结[3]。当超声发现"性质不确定"的淋巴结(特别是随时间持续存在),具备上述任何一项危险因素时都提示需要进一步检查,以判定是否为转移性淋巴结。

细针穿刺活检(FNAB)是明确"性质不确定"或具有可疑超声征象淋巴结是否为转移

表15.1 不同超声征象对颈部淋巴结恶性度诊断的准确性

特征	敏感性(%)	特异性(%)	NPV(%)	PPV(%)	准确性(%)	正常淋巴结中百分比(%)
可疑为恶性						
点状强回声	5~69	93~100	33~60	88~100	56~72	0
囊性特征	10~34	91~100	30~66	77~100	48~65	0
外周或弥漫性血管形成	40~86	57~93	31~70	77~80	54~71	1~18
"甲状腺组织样"高回声	30~87	43~95	38~84	66~96	56~90	4~17
不确定						
圆形特征	37	70	45	63	–	4~36
门结构缺失	90.4~100	29~40	67.3	75.9	–	–
正常						
门结构存在	0.5	–	–	–	–	29~48
缺乏血管形成	0	–	–	–	–	33~36

Adapted from Leboulleux et al. [12] and Leenhardt et al. [10]

NPV,阴性预测值;PPV,阳性预测值。

性病灶的最常用方法。然而并非所有颈部可识别的结构性病灶都需要进行此项检查，如病灶大小（直径通常0.8~1cm）、生长速度、是否邻近重要器官、症状、患者意愿等最终决定这一"病灶"是否值得进行确诊性检查。只有当结果确实影响治疗方案时，才需要进行FNAB检查[3]。在确认为局部转移病灶后通常需要进一步治疗，但如果因高龄、并发症、患者个人意愿等不考虑进一步治疗，FNAB的意义则并不大。

FNAB检查应当由经验丰富的操作者在超声引导下完成，欧洲甲状腺学会（ETA）将经验丰富的操作者定义为：每年至少完成150次穿刺手术，采样不确定率低于10%[10]。用24~27G穿刺针采样（进行2~3次抽吸），将标本涂在载玻片上或悬浮于缓冲液中进行细胞学检测。6%~8%因取样问题出现假阴性结果，多达10%无法做出诊断。当细胞学结果与超声检查不一致（如细胞学结果正常而超声征象可疑）或FNAB标本不足以做出诊断时，需要采取进一步检查以协助诊断。

为提高FNAB的诊断率，可检测穿刺针洗脱液的Tg水平和（或）甲状腺特异性基因转录物[15]，甚至为此额外穿刺进行Tg和（或）基因分析。对于Tg测定，通常使用1mL 0.9%生理盐水对穿刺针进行冲洗。采用免疫测定法对洗脱液进行测定，该方法敏感性为0.1~1μg/L且符合CRM457认证标准[10]。结果以ng/mL表示，但诊断切点存在差异。对于甲状腺切除患者，ETA建议将Tg<1ng/mL视为正常，当Tg>10ng/mL时考虑存在转移癌[10]，Tg为1~10ng/mL时需要结合细胞学结果进行分析[10]。

如果血清Tg浓度过高，过量抗原可使固相载体上抗体的结合能力饱和，当采用免疫测定法测定Tg时可能导致结果假性降低，这种所谓的钩效应可通过对标本的连续稀释来校正[16]。据报道，通过测定洗脱液Tg水平，其诊断转移性淋巴结病变的敏感性为88%~100%，特异性为69%~100%[15-18]。即使因存在TgAb[19,20]导致假阴性的结果[21]，这种方法对诊断仍有一定的价值。假阴性结果还可能在未分化或低分化甲状腺癌发生转移的情况下出现。也有假阳性的报道，即当残留的正常甲状腺组织被误认为是Ⅵ区可疑转移性淋巴结时。

当细胞学和洗脱液Tg检测结果均不能明确诊断时，对FNAB洗脱液进行甲状腺特异性基因mRNA检测（如TSH受体、Tg）可能对诊断有所帮助。这种情况需使用RNA稳定液进行洗脱，并冷冻标本以备后续分析检测。通过PCR扩增反应，即使冲洗液中只有少量细胞，也能正确识别转移性癌组织[17]。然而这种检查方法只有三级医院才具备条件。

一旦淋巴结转移的诊断明确，手术是最有效的治疗方法[22]，同时也是ATA指南[3]的一线推荐。首次手术对疾病根治率通常只有50%~70%[22-24]。然而再次手术可能会增加永久性并发症的风险[25-27]，包括神经损伤（如喉返神经、脊髓副神经和膈神经）、甲状旁腺功能减退、气管或食管损伤等。应基于治疗成本、获益、患者意愿等多种因素，仔细权衡利弊指导手术决策，特别是对存在治疗反应不佳风险的患者[28]。实际出现并发症的风险取决于外科医生的技能和经验，因此是否经过颈部手术的专业培训是需要考虑的关键因素。此外，转移性淋巴结邻近颈部重要器官的程度也需要充分考虑。

ATA指南建议,如果中央区淋巴结直径>8mm或颈侧淋巴结直径>10mm,则应考虑手术治疗。对于较小或没有随时间推移而增大或保持稳定的结节,更适合积极监测的管理策略[3]。只有20%的可疑淋巴结会出现随时间推移而增大的现象[29]。那些对重要器官没有威胁、没有增大迹象的结节可通过定期(每6~12个月)超声检查进行安全有效的随访[3,10]。对于有手术禁忌或没有手术意愿的患者可考虑进行热消融[30,31]或乙醇消融等微创疗法[32]。这些替代治疗方法通常用于颈外侧区淋巴结,但不适用于中央区淋巴结。所有治疗方案的制订必须考虑患者的个人意愿和偏好。

回溯病例

术后1年时随访,根据ATA指南该患者初始治疗后评估结果为疗效不确定状态[3],超声检查显示左颈侧区淋巴结性质不明确(见表15.1)。

因为有一个小孩需要照顾且有一份很有前途的工作,尽管之前已经进行了相应的治疗,这位年轻的女性显然对于甲状腺癌可能发生了转移(尽管不确定)及还有可能进行第二次手术感到非常不安。我们及时进行了FNAB检测,并根据本中心常规做法,对穿刺针洗脱液进行分装,并分别检测Tg和甲状腺特异性基因。遗憾的是,穿刺抽吸的标本量不足以进行细胞学分析,穿刺针洗脱液的Tg检测结果处于不确定范围(10ng/mL)。然而洗脱液中检出的TSH受体与Tg基因mRNA证实PTC已发生转移。根据这个诊断

结果,认真分析了第二次手术的利与弊,最终患者同意进行左颈侧区选择性淋巴结清扫。手术过程非常顺利,病理证实了存在淋巴结转移(2/15)。6个月后,rhTSH刺激后血清Tg低于检测限,TgAb阴性,颈部超声未发现可疑淋巴结。第二次手术后5年以来,该患者一直处于无瘤生存状态,可以继续工作并照顾家庭。

临床精粹

- 超声是甲状腺癌转移性颈部淋巴结最准确的检测工具。

- 当颈部超声显示淋巴结具有以下特征时强烈提示恶性病变:点状强回声、囊性变、弥漫性或外周血管形成、"甲状腺组织样"高回声等。

- 当超声检查可疑征象仅限于圆形改变而不是椭圆形和(或)淋巴结门结构缺失时,定义为性质不确定。

- 对于大多数性质不确定的可疑淋巴结,除非确定有后续治疗计划,否则没有必要进行FNAB。

- 对FNAB穿刺针洗脱液进行Tg检测可提升其对颈部转移性淋巴结的诊断能力。PCR可检出洗脱液中极低水平的甲状腺特异性基因mRNA。

- 颈部持续性(复发性)PTC的初次再手术成功率为50%~70%,但会增加永久性并发症的风险。

- 那些对重要器官没有威胁且没有增大迹象的转移性淋巴结可通过定期(每6~12个月)超声检查进行安全有效的随访。

(闫慧娟　吕朝晖　译)

参考文献

1. Cibas ES, Ali SZ. The 2017 Bethesda system for reporting thyroid cytopathology. Thyroid. 2017;27(11):1341–6.

2. Tuttle M, Morris L, Haugen B, Shah J, Sosa J, Rohren E, et al. Thyroid-differentiated and anaplastic carcinoma (Chapter 73). In: AJCC cancer staging manual. New York: Springer International Publishing; 2017.

3. Haugen BR, Alexander EK, Bible KC, Doherty GM, Mandel SJ, Nikiforov YE, et al. 2015 American Thyroid Association management guidelines for adult patients with thyroid nodules and differentiated thyroid cancer: the American Thyroid Association guidelines task force on thyroid nodules and differentiated thyroid cancer. Thyroid. 2016;26(1):1–133.

4. Franceschi M, Kusic Z, Franceschi D, Lukinac L, Roncevic S. Thyroglobulin determination, neck ultrasonography and iodine-131 whole-body scintigraphy in differentiated thyroid carcinoma. J Nucl Med. 1996;37(3):446–51.

5. Tharp K, Israel O, Hausmann J, Bettman L, Martin WH, Daitzchman M, et al. Impact of 131I-SPECT/CT images obtained with an integrated system in the follow-up of patients with thyroid carcinoma. Eur J Nucl Med Mol Imaging. 2004;31(10):1435–42.

6. Schmidt D, Szikszai A, Linke R, Bautz W, Kuwert T. Impact of 131I SPECT/spiral CT on nodal staging of differentiated thyroid carcinoma at the first radioablation. J Nucl Med. 2009;50(1):18–23.

7. Grewal RK, Tuttle RM, Fox J, Borkar S, Chou JF, Gonen M, et al. The effect of posttherapy 131I SPECT/CT on risk classification and management of patients with differentiated thyroid cancer. J Nucl Med. 2010;51(9):1361–7.

8. Zilioli V, Peli A, Panarotto MB, Magri G, Alkraisheh A, Wiefels C, et al. Differentiated thyroid carcinoma: incremental diagnostic value of (131)I SPECT/CT over planar whole body scan after radioiodine therapy. Endocrine. 2017;56(3):551–9.

9. Lamartina L, Grani G, Durante C, Borget I, Filetti S, Schlumberger M. Follow-up of differentiated thyroid cancer – what should (and what should not) be done. Nat Rev Endocrinol. 2018;14(9):538–51.

10. Leenhardt L, Erdogan MF, Hegedus L, Mandel SJ, Paschke R, Rago T, et al. 2013 European thyroid association guidelines for cervical ultrasound scan and ultrasound-guided techniques in the postoperative management of patients with thyroid cancer. Eur Thyroid J. 2013;2(3):147–59.

11. Grani G, Ramundo V, Falcone R, Lamartina L, Montesano T, Biffoni M, et al. Thyroid cancer patients with no evidence of disease: the need for repeat neck ultrasound. J Clin Endocrinol Metab. 2019;104(11):4981–9.

12. Leboulleux S, Girard E, Rose M, Travagli JP, Sabbah N, Caillou B, et al. Ultrasound criteria of malignancy for cervical lymph nodes in patients followed up for differentiated thyroid cancer. J Clin Endocrinol Metab. 2007;92(9):3590–4.

13. Lamartina L, Grani G, Biffoni M, Giacomelli L, Costante G, Lupo S, et al. Risk stratification of neck lesions detected sonographically during the follow-up of differentiated thyroid cancer. J Clin Endocrinol Metab. 2016;101(8):3036–44.

14. Peiling Yang S, Bach AM, Tuttle RM, Fish SA. Frequent screening with serial neck ultrasound is more likely to identify false-positive abnormalities than clinically significant disease in the surveillance of intermediate risk papillary thyroid cancer patients without suspicious findings on follow-up ultrasound evaluation. J Clin Endocrinol Metab. 2015;100(4):1561–7.

15. Grani G, Fumarola A. Thyroglobulin in lymph node fine-needle aspiration washout: a systematic review and meta-analysis of diagnostic accuracy. J Clin Endocrinol Metab. 2014;99(6):1970–82.

16. Giovanella L, Ceriani L, Suriano S, Crippa S. Thyroglobulin measurement on fine-needle washout fluids: influence of sample collection methods. Diagn Cytopathol. 2009;37(1):42–4.

17. Arturi F, Russo D, Giuffrida D, Ippolito A, Perrotti N, Vigneri R, et al. Early diagnosis by genetic analysis of differentiated thyroid cancer metastases in small lymph nodes. J Clin Endocrinol Metab. 1997;82(5):1638–41.

18. Xu Y, Wu D, Wu W, Jiang J, Xi C, Ye N, et al. Diagnostic value of cytology, thyroglobulin, and combination of them in fine-needle aspiration of metastatic lymph nodes in patients with differentiated thyroid cancer: a systematic review and network meta-analysis. Medicine (Baltimore). 2019;98(45):e17859.

19. Boi F, Baghino G, Atzeni F, Lai ML, Faa G, Mariotti S. The diagnostic value for differenti-

ated thyroid carcinoma metastases of thyroglobulin (Tg) measurement in washout fluid from fine-needle aspiration biopsy of neck lymph nodes is maintained in the presence of circulating anti-Tg antibodies. J Clin Endocrinol Metab. 2006;91(4):1364–9.

20. Latrofa F, Ricci D, Montanelli L, Rocchi R, Piaggi P, Sisti E, et al. Thyroglobulin autoantibodies in patients with papillary thyroid carcinoma: comparison of different assays and evaluation of causes of discrepancies. J Clin Endocrinol Metab. 2012;97(11):3974–82.

21. Jeon MJ, Park JW, Han JM, Yim JH, Song DE, Gong G, et al. Serum antithyroglobulin antibodies interfere with thyroglobulin detection in fine-needle aspirates of metastatic neck nodes in papillary thyroid carcinoma. J Clin Endocrinol Metab. 2013;98(1):153–60.

22. Yim JH, Kim WB, Kim EY, Kim WG, Kim TY, Ryu JS, et al. The outcomes of first reoperation for locoregionally recurrent/persistent papillary thyroid carcinoma in patients who initially underwent total thyroidectomy and remnant ablation. J Clin Endocrinol Metab. 2011;96(7):2049–56.

23. Uruno T, Miyauchi A, Shimizu K, Nakano K, Takamura Y, Ito Y, et al. Prognosis after reoperation for local recurrence of papillary thyroid carcinoma. Surg Today. 2004;34(11):891–5.

24. Hughes DT, Laird AM, Miller BS, Gauger PG, Doherty GM. Reoperative lymph node dissection for recurrent papillary thyroid cancer and effect on serum thyroglobulin. Ann Surg Oncol. 2012;19(9):2951–7.

25. Roh JL, Kim JM, Park CI. Central compartment reoperation for recurrent/persistent differentiated thyroid cancer: patterns of recurrence, morbidity, and prediction of postoperative hypocalcemia. Ann Surg Oncol. 2011;18(5):1312–8.

26. Lang BH, Lee GC, Ng CP, Wong KP, Wan KY, Lo CY. Evaluating the morbidity and efficacy of reoperative surgery in the central compartment for persistent/recurrent papillary thyroid carcinoma. World J Surg. 2013;37(12):2853–9.

27. Wierzbicka M, Gurgul E, Wasniewska-Okupniak E, Gryczynska M, Piorunek T, Ruchala M. The feasibility and efficacy of secondary neck dissections in thyroid cancer metastases. Eur Arch Otorhinolaryngol. 2014;271(4):795–9.

28. Lamartina L, Borget I, Mirghani H, Al Ghuzlan A, Berdelou A, Bidault F, et al. Surgery for neck recurrence of differentiated thyroid cancer: outcomes and risk factors. J Clin Endocrinol Metab. 2017;102(3):1020–31.

29. Robenshtok E, Fish S, Bach A, Dominguez JM, Shaha A, Tuttle RM. Suspicious cervical lymph nodes detected after thyroidectomy for papillary thyroid cancer usually remain stable over years in properly selected patients. J Clin Endocrinol Metab. 2012;97(8):2706–13.

30. Mauri G, Cova L, Tondolo T, Ierace T, Baroli A, Di Mauro E, et al. Percutaneous laser ablation of metastatic lymph nodes in the neck from papillary thyroid carcinoma: preliminary results. J Clin Endocrinol Metab. 2013;98(7):E1203–7.

31. Teng D, Ding L, Wang Y, Liu C, Xia Y, Wang H. Safety and efficiency of ultrasound-guided low power microwave ablation in the treatment of cervical metastatic lymph node from papillary thyroid carcinoma: a mean of 32 months follow up study. Endocrine. 2018;62(3):648–54.

32. Fontenot TE, Deniwar A, Bhatia P, Al-Qurayshi Z, Randolph GW, Kandil E. Percutaneous ethanol injection vs reoperation for locally recurrent papillary thyroid cancer: a systematic review and pooled analysis. JAMA Otolaryngol Head Neck Surg. 2015;141(6):512–8.

第3部分
分化型甲状腺癌：特殊情况

第 16 章

妊娠期间甲状腺乳头状癌的诊治

Zachary Simons, David S. Cooper

病例展示

患者女,46岁,于孕11周初次产前检查时,由助产士发现了右侧甲状腺结节,TSH为0.96mU/L(正常)。超声检查提示为甲状腺右叶结节,直径为4.6cm。超声检查后第二周进行了超声引导下细针穿刺(FNA)活检,细胞学检查提示可疑甲状腺乳头状癌(PTC)(Bethesda V级)。患者为进一步诊治,来内分泌科就诊。患者目前孕5产4,妊娠19周。患者否认其他疾病史、头颈部辐射史及甲状腺疾病(包括甲状腺癌)家族史。患者否认有颈部受压迫感,否认出现声音改变或吞咽困难。

甲状腺及颈部淋巴结超声检查能评估临床分期和指导手术切除范围。超声提示甲状腺右上叶存在大小为4.6cm×2.1cm×2cm、低回声、前后径比>1的实性结节;根据美国甲状腺协会(ATA)指南[1]:高度可疑恶性(图16.1)。结节内含微小钙化灶;颈中部和颈侧

部发现2个异常高血流信号的囊实性淋巴结,位于甲状腺右叶下极下方,直径分别为1.5cm(图16.2)和1cm。遂对该患者的甲状腺结节和颈中央区淋巴结进行FNA活检,结果提示为PTC。

评估与文献复习

虽然甲状腺癌在妊娠期间并不常见(每10万例孕妇中有25例),但它也是继乳腺癌之后妊娠期发病率第二高的肿瘤,更易发生于高龄孕妇和产后女性[2]。对孕期患有甲状腺功能正常和(或)减退的甲状腺结节患者进行筛检的风险评估标准与非孕期成人相同[1,3]。

AJCC/TNM分期系统是通用的判断疾病严重程度和评估死亡风险的工具。在AJCC/TNM分期系统中,将具有>4cm PTC并伴有6个淋巴结转移(>1cm)的年轻女性归为Ⅰ期,死亡风险为0。根据ATA复发风险分层标准,将肿瘤的大小和体积大的淋巴结转移纳入考虑后,其肿瘤复发的风险为10%~20%[1]。因此,孕期是否进行手术需要对甲状腺癌死亡、复发风险及对胎儿的潜在伤害进行综合评估。

Z. Simons · D. S. Cooper(✉)
Division of Endocrinology, Diabetes, and Metabolism, The Johns Hopkins University School of Medicine, Baltimore, MD, USA
e-mail: dscooper@jhmi.edu

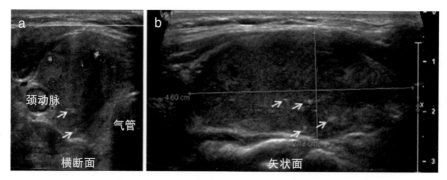

图16.1 甲状腺右叶超声提示大小为4.6cm×2.1cm×2cm(矢状×前后×横向)的实性低回声结节。该低回声结节高度大于宽度(前后径与横径比>1),具有微小钙化灶(白色箭头),多普勒超声显示结节内低血流信号(3级)。(a)多普勒甲状腺横断面。(b)甲状腺矢状面。

针对甲状腺乳头状癌,在孕期或产后进行手术目前尚无共识。多数回顾性分析显示,延迟手术并不会影响预后。在Moosa等的研究中,将61例孕妇与非孕妇甲状腺癌患者进行比较,发现两组复发风险和生存率无明显差异[4]。当其他随访研究纳入更严格的生化和影像学评估标准后也得到同样的结果[5,6]。虽然一些回顾性研究表明,产后期更易出现长期存在的不缓解病灶及伴随淋巴结转移增多的较大体积的肿瘤[7-9],但这些研究并未明确说明将治疗延迟至产后是导致

上述临床结局的直接原因。

相反,根据纪念斯隆-凯特琳癌症中心的最新研究,对于治疗后疗效评估为良好反应、不确定反应或生化不完全反应的197例患者进行孕期随访未发现结构性复发病灶。少数孕妇(8%)在孕期出现Tg升高。在妊娠前存在对治疗反应不完全的38名女性中,有29%(11/38)在分娩后出现结构性进展(病灶大小增加≥3mm或出现新的转移灶)。但在产后的最初几年中,仅有8%(3/38)的患者进行了其他治疗[10]。也就是说,孕前已知体内

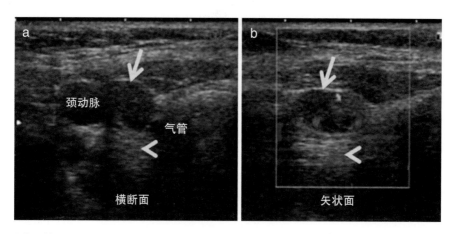

图16.2 颈淋巴结超声。大小为1.5cm×0.8cm×1cm的颈淋巴结(带杆箭头),在甲状腺右叶的下极下缘,Ⅵ级,位于颈动脉和气管之间。淋巴结呈囊实性,囊性后方信号增强(箭头),实性结节周围存在血流信号。(a)淋巴结横断面。(b)多普勒超声淋巴结矢状面。

仍有病灶的患者中,经过妊娠可有近1/3出现疾病进展,但只有少数患者需要接受额外治疗。在2项前瞻性研究中,对孕期患有甲状腺微小癌的患者在妊娠期间通过超声进行监测,发现仅有少部分患者出现肿瘤增大,且没有患者发生淋巴结转移[11,12]。

怀孕影响甲状腺癌进展的机制尚不清楚。一些研究认为,孕期激素改变可能刺激甲状腺癌的生长。Vannucchi等的研究发现,在孕期或产后第一年诊断的分化型甲状腺癌(DTC)具有雌激素受体α高表达的可能性[7]。但这一项研究的结果并未在其他研究中得到证实[9]。另一项研究表明,hCG与转染到人甲状腺癌细胞中的重组hTSH受体存在相互作用[13],提示hCG可能参与刺激甲状腺癌生长。但目前并没有证据明确女性孕期与非孕期相比甲状腺癌具有更高的侵袭性[6]。

一项大型研究表明,孕期进行甲状腺手术治疗具有更高的并发症风险(甲状旁腺功能减退和喉返神经损伤)和更长的住院时间[14],但无胎儿流产或死亡的相关数据。其他较小的回顾性研究也说明了孕期甲状腺手术具有安全性,对胎儿或产妇预后无明显影响[15,16]。在一项纳入不足100例孕妇的研究中,无论是在孕期还是产后进行手术,其肿瘤分期(TNM)、复发风险分层、妊娠并发症或胎儿不良结局均未显示明显差异。目前美国甲状腺协会(ATA)指南建议避免孕期手术,但当肿瘤在妊娠24~26周之前迅速生长或存在颈淋巴结转移时,仍需考虑于妊娠中期进行甲状腺切除[3]。

回溯病例

该患者于妊娠第23周接受了全甲状腺切除术和双颈中央区淋巴结清扫术(Ⅵ区)。治疗依据为肿瘤较大且存在淋巴结转移。术后病理提示PTC,包膜不完整,直径为4cm,9/11个淋巴结为转移性PTC。术后6周,该患者在TSH抑制治疗的情况下,甲状腺球蛋白水平为0.8ng/mL,TSH为0.1mU/L。由于该患者需要母乳喂养(见第26章),推迟1年进行放射性碘治疗。术后1年内,多次评估该患者生化及影像学指标,甲状腺球蛋白水平稳定且未见升高,颈部超声未发现残留或复发病灶。

临床精粹

- 孕期诊断的甲状腺癌具有DTC惰性病程特点,这一特点在年轻人中尤为常见。
- 超声检查未提示包膜侵犯或淋巴结转移的甲状腺癌,可暂不进行手术治疗而仅做超声随访。
- 孕期发现的高度恶性甲状腺癌,甲状腺癌出现原发灶生长增大、侵袭性肿瘤证据或淋巴结转移进展迹象,是孕期进行手术治疗的指征。
- 孕期进行甲状腺切除通常是安全的,最佳手术窗口期为妊娠中期。

(徐　佩　关海霞　译)

参考文献

1. Haugen BR, Alexander EK, Bible KC, Doherty GM, Mandel SJ, Nikiforov YE, Pacini F, Randolph GW, Sawka AM, Schlumberger M, Schuff KG, Sherman SI, Sosa JA, Steward DL, Tuttle RM, Wartofsky L. 2015 American Thyroid Association management guidelines for adult patients with thyroid nodules and differentiated thyroid cancer: the American Thyroid Association guidelines task force on thyroid nodules and differentiated thyroid cancer. Thyroid. 2016;26:1–133.
2. Cottreau CM, Dashevsky I, Andrade SE, Li DK, Nekhlyudov L, Raebel MA, Ritzwoller DP, Partridge AH, Pawloski PA, Toh S. Pregnancy-associated cancer: a U.S. population-based study. J Womens Health. 2018;28:250–7.
3. Alexander E, Pearce E, Brent G, Brown R, Chen H, Dosiou C, Grobman W, Laurberg P, Lazarus J, Mandel S, Peeters R, Sullivan S. 2017 guidelines of the American Thyroid Association for the diagnosis and management of thyroid disease during pregnancy and the postpartum. Thyroid. 2017;27:315–89.
4. Moosa M, Mazzaferri E. Outcome of differentiated thyroid cancer diagnosed in pregnant women. J Clin Endocrinol Metab. 1997;82:2862–6.
5. Yasmeen S, Cress R, Romano PS, Xing G, Berger-Chen S, Danielsen B, Smith LH. Thyroid cancer in pregnancy. Int J Gynecol Obstet. 2005;91:15–20.
6. Chen A, Livhits M, Du L, Wu J, Kuo E, Yeh M, Leung A. Recent pregnancy is not associated with high-risk pathological features of well-differentiated thyroid cancer. Thyroid. 2018;28:68–71.
7. Vannucchi G, Perrino M, Rossi S, Colombo C, Vicentini L, Dazzi D, Beck-Peccoz P, Fugazzola L. Clinical and molecular features of differentiated thyroid cancer diagnosed during pregnancy. Eur J Endocrinol. 2010;162:145–51.
8. Lee J, Zhao J, Clifton-Bligh R, Gill A, Gundara J, Ip J, Sywak M, Delbridge L, Robinson B, Sidhu S. Papillary thyroid carcinoma in pregnancy: a variant of the disease? Ann Surg Oncol. 2012;19:4210–6.
9. Messuti I, Corvisieri S, Bardesono F, Rapa I, Giorcelli J, Pellerito R, Volante M, Orlandi F. Impact of pregnancy on prognosis of differentiated thyroid cancer: clinical and molecular features. Eur J Endocrinol. 2014;170:659–66.
10. Rakhlin L, Fish S, Tuttle R. Response to therapy status is an excellent predictor of pregnancy-associated structural disease progression in patients previously treated for differentiated thyroid cancer. Thyroid. 2017;27:396–401.
11. Ito Y, Miyauchi A, Kudo T, Ota H, Yoshioka K, Oda H, Sasai H, Nakayama A, Yabuta T, Masuoka H, Fukushima M, Higashiyama T, Kihara M, Kobayashi K, Miya A. Effccts of pregnancy on papillary microcarcinomas of the thyroid re-evaluated in the entire patient series at Kuma Hospital. Thyroid. 2016;26:156–60.
12. Oh H, Kim W, Park S, Kim M, Kwon H, Jeon M, Lee J, Baek J, Song D, Kim T, Shong Y, Kim W. Serial neck ultrasonographic evaluation of changes in papillary thyroid carcinoma during pregnancy. Thyroid. 2017;27:773–7.
13. Yoshimura M, Hershman JM. Thyrotropic action of human chorionic gonadotropin. Thyroid. 1995;5:425–34.
14. Kuy S, Roman SA, Desai R, Sosa JA. Outcomes following thyroid and parathyroid surgery in pregnant women. Arch Surg. 2009;144:399–406.
15. Herzon FS, Morris DM, Segal MN, Rauch G, Parnell T. Coexistent thyroid cancer and pregnancy. Arch Otolaryngol Head Neck Surg. 1994;120:1191–3.
16. Uruno T, Shibuya H, Kitagawa W, Nagahama M, Sugino K, Ito K. Optimal timing of surgery for differentiated thyroid cancer in pregnant women. World J Surg. 2014;38:704–8.

扫码获取
☆ 医学资讯
☆ 交流社群
☆ 推荐书单

第 17 章

促甲状腺激素抑制治疗老年人分化型甲状腺癌的风险评估

Swaytha Yalamanchi，David S. Cooper

病例展示

患者女，91岁，目前处于甲状腺乳头状癌（PTC）的治疗中。患者于6年前进行全甲状腺切除术，病理结果显示直径1.3cm大小的PTC，可见局灶性高细胞特征，伴1/4个颈中央区淋巴结和2/5个左侧颈区淋巴结转移。于术后进行75mCi的 ^{131}I 治疗，治疗后核素扫描提示甲状腺床区域存在2个核素浓集灶，胸部前下方存在3个核素浓集灶。继之于术后4年进行Ⅵ区淋巴结切除术治疗，病理结果显示PTC转移淋巴结，直径为1.5cm，伴广泛的骨骼肌受累。胸部CT提示存在多个可疑肺结节转移。随后行 ^{123}I 核素扫描中均未发现肺中存在碘聚集。该患者既往有骨质疏松史，伴有股骨脆性骨折，目前予以利塞膦酸

S. Yalamanchi
Division of Endocrinology, Diabetes, and Metabolism, Palo Alto Medical Foundation, Palo Alto, CA, USA

D. S. Cooper(✉)
Division of Endocrinology, Diabetes, and Metabolism, The Johns Hopkins University School of Medicine, Baltimore, MD, USA
e-mail: dscooper@jhmi.edu

钠治疗。最近生化结果显示，血清促甲状腺激素（TSH）为0.68mU/L（参考值：0.5~4.5mU/L），血清 FT_4 为1.6ng/dL（参考值：0.8~1.8ng/dL），血清甲状腺球蛋白为120ng/mL，血清甲状腺球蛋白抗体阴性。

评估与文献复习

PTC患者具有较低的死亡率和复发率，在低风险甲状腺癌中尤其明显。使用超生理剂量甲状腺素（T_4）的TSH抑制治疗（TSH<0.1mU/L）对于低风险PTC的长期预后无明显影响，但可改善高风险PTC患者的生存率。医源性甲状腺毒症可能对心血管和骨骼产生不利影响，这种副作用在老年患者中尤其明显，因而对于TSH抑制治疗需要制订个体化目标。

发病率

分化型甲状腺癌（DTC）的发病率在过去的15年中迅速增加，以低风险PTC增加为主[1]。尽管一部分属于影像学发展而导致偶发性亚临床甲状腺癌的增加，但侵袭性PTC的发病率和因甲状腺癌导致的癌症特异性死

亡率也有所升高[2,3]。

TSH抑制治疗的有效性

传统的DTC治疗包括全甲状腺切除术、将血清TSH抑制到无法检测的水平及针对部分患者选择放射性碘(RAI)治疗。较早的研究表明,无论患者处于何种甲状腺癌的分期阶段,TSH抑制可能与延缓甲状腺癌进展、降低甲状腺癌复发及无复发生存率升高相关[4,5]。但随后的许多研究表明,低风险甲状腺癌患者并不能从激进的TSH抑制治疗中获益。一项来自美国国家甲状腺癌治疗合作研究组(NTCTCSG)的前瞻性研究(n=617)显示,TSH抑制治疗对于Ⅰ和Ⅱ期患者无效,多因素分析发现,Ⅲ和Ⅳ期患者仅有极小的获益[6,7]。根据队列中4491例患者的随访研究(中位随访时间为6年)表明,在各期甲状腺癌患者中,TSH中等程度抑制患者的总生存时间长于TSH抑制在正常或正常范围高限患者的生存时间[8]。Hovens等的研究表明(n=366,平均随访8.85年),接受TSH抑制治疗和未接受TSH抑制治疗的患者在甲状腺癌特异性死亡率方面无明显差异。但高TSH水平是癌症特异性死亡风险和复发风险的预测指标:T1~3M0分期患者的血清TSH中位数水平>2mU/L,与TSH<2mU/L相比,前者具有较高的复发风险(HR=1.41,95%CI为1.03~1.95)和死亡风险(HR=2.03,95%CI为1.22~3.37)[9]。一项关于低风险DTC日本患者非劣效性随机对照试验(n=433,平均随访6.9年)表明,甲状腺功能正常患者的无病生存期(TSH为3.2mU/L)和TSH抑制的患者无病生存期相似,即使在高风险DTC患者中也

是如此。值得注意的是,此研究中大多数进行颈中央区淋巴结清扫术的患者并没有进行放射性碘治疗,这种治疗模式与北美和欧洲不同[10]。有限的数据资料表明,在接受甲状腺腺叶切除术的低风险DTC患者中,其血清TSH<2mU/L与无复发生存期无明显相关性,但因该人群中有患者进行了预防性单侧颈中央区淋巴结清扫术,因此上述推论尚待商榷[11]。总之,低风险和中风险DTC患者的预后良好,激进的TSH抑制治疗对此部分患者无明显获益。在侵袭性甲状腺癌中TSH抑制治疗的疗效未知。

血清TSH抑制治疗的推荐目标值

2015年美国甲状腺协会(ATA)指南推荐高风险和中风险甲状腺癌患者的初始TSH抑制治疗的TSH目标值分别为<0.1mU/L和0.1~0.5mU/L。对于血清甲状腺球蛋白阳性的低风险甲状腺癌患者,无论其是否进行过清甲治疗,其推荐的血清TSH控制目标为0.1~0.5mU/L。而对于血清甲状腺球蛋白阴性的低风险甲状腺癌患者,无论其是否进行过清甲治疗,其推荐的血清TSH控制目标为0.5~2mU/L[12]。血清TSH治疗目标也要基于患者是否合并其他疾病[12]。长期随访DTC的TSH目标值根据患者合并其他疾病的状况、甲状腺癌复发风险及对治疗的反应情况来决定(表17.1)[12]。

TSH抑制治疗在老年人群中的不良反应

虽然TSH抑制治疗可降低高风险DTC患者的癌症复发率和死亡率,但存在医源性甲状腺毒症的发生风险(如心血管不良事件

表17.1 TSH长期治疗DTC患者的TSH推荐值(摘自2015年ATA指南[12])

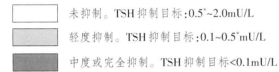

TSH抑制治疗的风险程度	良好反应	不确定反应	生化不完全反应**	结构不完全反应
未知风险				
绝经				
心动过速				
骨量减少				
年龄>60岁				
骨质疏松				
心房颤动				

*,0.5mU/L代表TSH参考范围的下限,根据特定的分析方法可以是0.3~0.5mU/L。

**,根据初始ATA风险分层,Tg水平、Tg时间变化趋势及TSH抑制风险评估生化不完全反应患者的TSH目标值各不相同。

☐ 未抑制。TSH抑制目标:0.5*~2.0mU/L

▨ 轻度抑制。TSH抑制目标:0.1~0.5*mU/L

▩ 中度或完全抑制。TSH抑制目标<0.1mU/L

的发生和骨骼受损),在老年人中尤其需要注意该类情况。TSH抑制治疗可能影响患者的生活质量[13]。

目前尚不清楚内源性甲状腺功能亢进和外源性甲状腺毒症是否会引起类似的不良反应。在这两种情况下,均存在血清FT_4水平升高;但与内源性甲状腺功能亢进相比,在医源性甲状腺毒症中血清T_3水平在正常值高限或升高的情况并不常见,因此血清T_4/T_3的比值差异可能与不同的终末器官效应有关[14]。

心血管疾病

心律失常

存在医源性甲状腺毒症的老年人患心血管疾病(CV)和心律失常的风险升高。

目前研究报道不良心血管事件包括收缩和舒张功能障碍、动脉弹性降低和血栓形成[15-18]。长期TSH抑制治疗患者(>6个月)发生心功能异常更为常见[19]。但由于老年人的临床症状较轻,因此需要更加关注临床可疑症状[20]。

据估计,DTC患者(≥60岁)的心房颤动(AF)发病率高达17.5%,其中阵发性AF比持续性AF更常见[21]。一项苏格兰观察性研究纳入TSH抑制治疗≥6个月的17 684例患者(女性占85.9%,平均年龄为60.3岁,男性平均年龄为61.8岁;中位随访时间为4.5年),通过将混杂因素如年龄、性别、既往甲状腺状态、社会经济地位和糖尿病史调整,发现血清TSH<0.03mU/L的患者心血管疾病风险升高(HR=1.37,95%CI为1.17~1.60)和心律失常风险

升高（HR=1.6，95%CI 为 1.10~2.33）。血清 TSH 水平低但未被完全抑制的患者亚组（TSH 为 0.04~0.4mU/L）发生心脏不良事件的风险无明显增加[22]。在一项使用韩国国民健康保险数据的回顾性队列研究中，甲状腺癌患者患冠心病和缺血性脑卒中的风险升高（冠心病：HR=1.15，95%CI 为 1.10~1.22。缺血性脑卒中：HR=1.15，95%CI 为 1.09~1.22）。AF 发病风险与 TSH 抑制治疗呈剂量依赖性，其中 4.4% 的缺血性脑卒中可归因于 AF（n=128/2914）[23]。芬兰的研究中得到了相似的结果[23]。但并非所有研究都证实 AF 的发生与 TSH 抑制程度相关[24]。

由于心肌组织含有碘化钠转运体的表达，因此推测 RAI 可能导致不良心血管事件，可能与心肌炎症、氧化应激和纤维化有关[25,26]。

心血管死亡率

关于外源性甲状腺毒症是否增加心血管疾病死亡率存在争议。一些研究表明外源性甲状腺毒症与心血管死亡率的降低相关[23]。根据 Bauer 等的研究，发现长期进行 TSH 抑制治疗的女性和未进行 TSH 抑制治疗的患者相比，未发现明显的死亡率差异（HR=1.11，95%CI 为 0.98~1.24，$P \leq 0.09$），即使根据 TSH 分层（<0.5mU/L 对 >5mU/L）也得到相似结论。然而，既往甲状腺功能亢进病史与全因死亡率和心血管疾病死亡率的小幅升高相关[27]。但在一项基于人群[平均年龄为（49±14）岁，中位随访时间为 8.5 年]的观察性研究中，在排除年龄、性别和心血管危险因素影响后，DTC 患者的 CV 死亡率和全因死亡率分别增

加了 3.3 倍和 4.4 倍，其中患者血清 TSH（几何平均数）每降低 10 倍，CV 死亡率就会升高 3.1 倍[28]。根据 Klei 等的观察性研究，同样发现心血管和脑血管疾病是甲状腺癌患者非癌症死亡率的最常见原因[29]。目前导致 CV 死亡率升高的机制尚不清楚，但据推测与 AF 的增加、心脏舒张功能受损及左心室肥厚相关，上述发病的增加分别导致脑卒中、心力衰竭和心肌梗死发病率的升高[30]。

骨密度改变和骨折风险

目前对于医源性甲状腺毒症如何影响骨密度（BMD）的改变存在争议，但多数研究提示这种状态可导致绝经后女性的骨密度降低和骨折发生风险增加。许多危险因素如低体重等可能导致骨密度降低，而另一些因素如甲状旁腺功能减退可能与绝经后人群的骨密度增加有关[31,32]。与绝经后女性相比，TSH 抑制治疗对大部分绝经前女性或男性的骨骼健康状况无明显影响[33-43]。

根据 Wang 等的研究，发现在中风险或低风险 DTC 人群[n=791，其中 569 例为女性，平均年龄为（48±14）岁，中位随访时间为 6.5 年]中，女性患者术后 TSH 水平维持在 <0.4mU/L 水平与术后 TSH 水平维持在 >0.4mU/L 相比，TSH 低水平患者的骨质疏松风险升高（HR=3.5，95%CI 为 1.2~10.2，P=0.023）。在平均血清 TSH 水平维持在 1mU/L 时，未发现 TSH 水平与骨质疏松发生风险相关[44]。在一项老年人群（n=87，平均年龄为 80 岁）的研究中得出相似结论，TSH 抑制程度越高其骨质疏松的发病率增加越明显（TSH0.1~0.3mU/L 和 TSH<0.1mU/L 对比 0.3~0.5mU/L）[45]。

根据 Bauer 等针对 686 例≥65 岁的亚临床甲状腺毒症（包括外源性和内源性甲状腺功能亢进）女性进行的随访研究，TSH≤0.1mU/L 的女性与对照组（TSH 为 0.5~5.5mU/L）相比，TSH≤0.1mU/L 的患者发生髋部骨折的风险升高 3 倍（OR=3.6，95%CI 为 1.0~12.9），椎骨骨折的风险升高 4 倍（OR=4.5，95%CI 为 1.3~15.6）[46]。一项研究（TEARS）发现，血清 TSH（<0.03mU/L）抑制和 TSH（>4.0mU/L）升高的患者均出现骨折风险的升高（HR=2.02，95%CI 为 1.55~2.62；HR=1.83，95%CI 为 1.41~2.37）。TSH 水平升高组的患者代表其药物治疗依从性较差。与前述心血管不良反应发生模式相似，血清 TSH 水平低但未被抑制（TSH 为 0.04~0.4mU/L）的患者骨折风险无明显升高[22]。同样，根据 Shin 等的研究，TSH 抑制程度与骨折发生风险呈 J 形曲线，过高或太低剂量的 T_4 治疗均升高骨折风险[47]。一项纳入 178 例绝经后女性的横断面研究发现，血清 TSH<0.5mU/L 组和 TSH 较高组相比，前者椎骨骨折的发生率更高。在整个队列中，椎骨骨折发生风险与 TSH<1mU/L、骨质疏松症、年龄、TSH 抑制治疗的持续时间具有独立相关关系[41]。

纳入 5 项人群前瞻性研究的荟萃分析表明，内源性和（或）外源性因素导致的亚临床甲状腺毒症患者均未发现髋部骨折（HR=1.38，95%CI 为 0.92~2.07）和非脊柱骨折风险升高；但其中有两项研究表明，当 TSH<0.1mU/L 时，亚临床甲状腺毒症和骨折发生风险具有更大的相关性[48]。上述结论与 Faber 和 Uzzan 等的荟萃分析结果一致，TSH

抑制治疗可导致绝经后女性发生每年 1% 的骨量减少[49,50]。其中，甲状腺激素抑制率的差异和钙摄入量的差异可解释研究中存在的部分不一致的结果[35]。另外两项荟萃分析的数据表明，全髋部和脊柱骨密度降低及骨质疏松性骨折的发生风险与绝经后女性接受 TSH 抑制治疗相关[39,51]。

骨骼病变相关的治疗

钙和双膦酸盐可用于治疗医源性甲状腺毒症导致的骨密度改变。根据 Kung 等的研究表明，单用钙制剂（1000mg/d）对于减缓骨量减少是有效的，而降钙素改善患者骨密度未见明显获益[52]。接受 TSH 抑制治疗的绝经后女性若不补充钙和维生素 D，其骨质流失率更高[43]。双膦酸盐可改善接受 TSH 短期抑制治疗的绝经后女性的腰椎及股骨颈的骨密度情况[53]。

个案管理

本例患者是复发性 PTC ⅣC 期，存在可疑肺转移。根据 2015 年 ATA 指南评估该患者属于持续存在高复发风险，推荐对该患者进行中度至完全 TSH 抑制治疗，但该患者属于绝经后女性，目前已诊断为骨质疏松症；同时考虑其年龄影响，其发生心房颤动的风险升高；另外，其可能合并潜在的心脏疾病，导致心血管死亡风险的升高。因而在权衡对患者进行 TSH 抑制治疗的利弊后，将患者的目标血清 TSH 值设定在轻度抑制范围内（0.1~0.5mU/L）。目前该患者 TSH 值位于正常范围下限，因此未调整其左甲状腺素剂量。

临床精粹

- TSH抑制疗法未显著提高低风险DTC患者的生存率,但可能改善高风险DTC患者的预后。
- DTC患者长期随访中的血清TSH靶标取决于复发风险、疾病证据和合并疾病。
- 老年患者是TSH抑制疗法发生并发症的高风险人群,其中心房颤动和骨质疏松症最为常见。

- 钙和双膦酸盐制剂可能缓解接受TSH抑制治疗的绝经后女性的骨质流失。
- 将TSH目标值设定在正常范围下限附近,而不是将TSH完全抑制,这可能将心血管不良反应和骨质改变的潜在风险降至最低(表17.1)。

（徐　佩　关海霞　译）

参考文献

1. SEER cancer statistics review, 1975–2011, National Cancer Institute. Bethesda, MD. Based on November 2013 SEER data submission, released April 2014. http://seer.cancer.gov/csr/1975_2011/.
2. McLeod DS, Sawka AM, Cooper DS. Controversies in primary treatment of low-risk papillary thyroid cancer. Lancet. 2013;381(9871):1046–57.
3. Lim H, Devesa SS, Sosa JA, Check D, Kitahara CM. Trends in Thyroid Cancer Incidence and Mortality in the United States, 1974-2013. JAMA. 2017;317(13):1338–48.
4. Pujol P, Daures JP, Nsakala N, Baldet L, Bringer J, Jaffiol C. Degree of thyrotropin suppression as a prognostic determinant in differentiated thyroid cancer. J Clin Endocrinol Metab. 1996;81(12):4318–23.
5. McGriff NJ, Csako G, Gourgiotis L, Lori CG, Pucino F, Sarlis NJ. Effects of thyroid hormone suppression therapy on adverse clinical outcomes in thyroid cancer. Ann Med. 2002;34(7–8):554–64.
6. Cooper DS, Specker B, Ho M, et al. Thyrotropin suppression and disease progression in patients with differentiated thyroid cancer: results from the national thyroid cancer treatment cooperative registry. Thyroid. 1998;8(9):737–44.
7. Jonklaas J, Sarlis NJ, Litofsky D, et al. Outcomes of patients with differentiated thyroid carcinoma following initial therapy. Thyroid. 2006;16(12):1229–42.
8. Carhill AA, Litofsky DR, Ross DS, Jonklaas J, Cooper DS, Brierley JD, Ladenson PW, Ain KB, Fein HG, Haugen BR, Magner J, Skarulis MC, Steward DL, Xing M, Maxon HR, Sherman SI. Long-term outcomes following therapy in differentiated thyroid carcinoma: NTCTCS registry analysis 1987-2012. J Clin Endocrinol Metab. 2015;100(9):3270–9.
9. Hovens GC, Stokkel MP, Kievit J, et al. Associations of serum thyrotropin concentrations with recurrence and death in differentiated thyroid cancer. J Clin Endocrinol Metab. 2007;92(7):2610–5.
10. Sugitani I, Fujimoto Y. Does postoperative thyrotropin suppression therapy truly decrease recurrence in papillary thyroid carcinoma? A randomized controlled trial. J Clin Endocrinol Metab. 2010;95(10):4576–83.
11. Park S, Kim WG, Han M, Jeon MJ, Kwon H, Kim M, Sung TY, Kim TY, Kim WB, Hong SJ, Shong YK. Thyrotropin suppressive therapy for low-risk small thyroid cancer: a propensity score-matched cohort study. Thyroid. 2017;27(9):1164–70.
12. Haugen BR, Alexander EK, Bible KC, Doherty GM, Mandel SJ, Nikiforov YE, Pacini F, Randolph GW, Sawka AM, Schlumberger M, Schuff KG, Sherman SI, Sosa JA, Steward DL, Tuttle RM, Wartofsky L. American Thyroid Association Management Guidelines for patients with thyroid nodules and differentiated thyroid cancer. Thyroid. 2016;26(1):1–133.
13. Giusti M, Melle G, Fenocchio M, et al. Five-year longitudinal evaluation of quality of life in a cohort of patients with differentiated thyroid carcinoma. J Zhejiang Univ Sci B. 2011;12(3):163–73.

14. Biondi B, Cooper DS. Benefits of thyrotropin suppression versus the risks of adverse effects in differentiated thyroid cancer. Thyroid. 2010;20(2):135–46.

15. Smit JW, Eustatia-Rutten CF, Corssmit EP, Pereira AM, Frölich M, Bleeker GB, Holman ER, van der Wall EE, Romijn JA, Bax JJ. Reversible diastolic dysfunction after long-term exogenous subclinical hyperthyroidism: a randomized, placebo-controlled study. J Clin Endocrinol Metab. 2005;90(11):6041–7.

16. Abdulrahman RM, Delgado V, Hoftijzer HC, Ng AC, Ewe SH, Marsan NA, Holman ER, Hovens GC, Corssmit EP, Romijn JA, Bax JJ, Smit JW. Both exogenous subclinical hyperthyroidism and short-term overt hypothyroidism affect myocardial strain in patients with differentiated thyroid carcinoma. Thyroid. 2011;21(5):471–6.

17. Shargorodsky M, Serov S, Gavish D, Leibovitz E, Harpaz D, Zimlichman R. Long-term thyrotropin-suppressive therapy with levothyroxine impairs small and large artery elasticity and increases left ventricular mass in patients with thyroid carcinoma. Thyroid. 2006;16(4):381–6.

18. Abdulrahman RM, Delgado V, Ng AC, Ewe SH, Bertini M, Holman ER, Hovens GC, Pereira AM, Romijn JA, Bax JJ, Smit JW. Abnormal cardiac contractility in long-term exogenous subclinical hyperthyroid patients as demonstrated by two-dimensional echocardiography speckle tracking imaging. Eur J Endocrinol. 2010;163(3):435–41.

19. Wang R, Yang L, Jin S, Han X, Liu B. Thyroid stimulating hormone suppression time on cardiac function of patients with differentiated thyroid carcinoma. Cancer Cell Int. 2018;18:189.

20. Boelaert K, Torlinska B, Holder RL, Franklyn JA. Older subjects with hyperthyroidism present with a paucity of symptoms and signs: a large cross-sectional study. J Clin Endocrinol Metab. 2010;95(6):2715–26.

21. Abonowara A, Quraishi A, Sapp JL, et al. Prevalence of atrial fibrillation in patients taking TSH suppression therapy for management of thyroid cancer. Clin Invest Med. 2012;35(3):E152–6.

22. Flynn RW, Bonellie SR, Jung RT, MacDonald TM, Morris AD, Leese GP. Serum thyroid-stimulating hormone concentration and morbidity from cardiovascular disease and fractures in patients on long-term thyroxine therapy. J Clin Endocrinol Metab. 2010;95(1):186–93.

23. Pajamäki N, Metso S, Hakala T, Ebeling T, Huhtala H, Ryödi E, Sand J, Jukkola-Vuorinen A, Kellokumpu-Lehtinen PL, Jaatinen P. Long-term cardiovascular morbidity and mortality in patients treated for differentiated thyroid cancer. Clin Endocrinol (Oxf). 2018;88(2):303–10.

24. Klein Hesselink EN, Lefrandt JD, Schuurmans EP, Burgerhof JG, Groen B, Gansevoort RT, van der Horst-Schrivers AN, Dullaart RP, Van Gelder IC, Brouwers AH, Rienstra M, Links TP. Increased risk of atrial fibrillation after treatment for differentiated thyroid carcinoma. J Clin Endocrinol Metab. 2015;100(12):4563–9.

25. Spitzweg C, Joba W, Eisenmenger W, Heufelder AE. Analysis of human sodium iodide symporter gene expression in extrathyroidal tissues and cloning of its complementary deoxyribonucleic acids from salivary gland, mammary gland, and gastric mucosa. J Clin Endocrinol Metab. 1998;83(5):1746–51.

26. Biondi B, Cooper DS. Thyroid hormone suppression therapy. Endocrinol Metab Clin North Am. 2019;48(1):227–37.

27. Suh B, Shin DW, Park Y, Lim H, Yun JM, Song SO, Park JH, Cho B, Guallar E. Increased cardiovascular risk in thyroid cancer patients taking levothyroxine: a nationwide cohort study in Korea. Eur J Endocrinol. 2019;180(1):11–20.

28. Bauer DC, Rodondi N, Stone KL, Hillier TA, Study of Osteoporotic Fractures Research Group: Universities of California (San Francisco), Pittsburgh, Minnesota (Minneapolis), Kaiser Permanente Center for Health Research, Portland. Thyroid hormone use, hyperthyroidism and mortality in older women. Am J Med. 2007;120(4):343–9.

29. Klein Hesselink EN, Klein Hesselink MS, de Bock GH, et al. Long-term cardiovascular mortality in patients with differentiated thyroid carcinoma: an observational study. J Clin Oncol. 2013;31(32):4046–53.

30. Yang L, Shen W, Sakamoto N. Population-based study evaluating and predicting the probability of death resulting from thyroid cancer and other causes among patients with thyroid cancer. J Clin Oncol. 2013;31(4):468–74.

31. de Melo TG, da Assumpção LV, Santos Ade O, Zantut-Wittmann DE. Low BMI and low TSH value as risk factors related to lower bone mineral density in postmenopausal women under levothyroxine therapy for differentiated thyroid carcinoma. Thyroid Res. 2015;8:7.

32. Kim CW, Hong S, Oh SH, Lee JJ, Han JY, Hong S, Kim SH, Nam M, Kim YS. Change of Bone Mineral Density and Biochemical Markers of Bone Turnover in Patients on Suppressive Levothyroxine Therapy for Differentiated Thyroid Carcinoma. J Bone Metab. 2015;22(3):135–41.

33. Heemstra KA, Hamdy NA, Romijn JA, Smit JW. The effects of thyrotropin-suppressive therapy on bone metabolism in patients with well-differentiated thyroid carcinoma. Thyroid. 2006;16(6):583–91.

34. Waring AC, Harrison S, Fink HA, et al. A prospective study of thyroid function, bone loss, and fractures in older men: the MrOS study. J Bone Miner Res. 2013;28(3):472–9.

35. Quan ML, Pasieka JL, Rorstad O. Bone mineral density in well-differentiated thyroid cancer patients treated with suppressive thyroxine: a systematic overview of the literature. J Surg Oncol. 2002;79(1):62–9. discussion 69–70

36. Notsu M, Yamauchi M, Morita M, Nawata K, Sugimoto T. Papillary thyroid carcinoma is a risk factor for severe osteoporosis. J Bone Miner Metab 2020;38(2):264–70.

37. Papaleontiou M, Banerjee M, Reyes-Gastelum D, Hawley ST, Haymart MR. Risk of Osteoporosis and Fractures in Patients with Thyroid Cancer: A Case-Control Study in U.S. Veterans. Oncologist. 2019;24(9):1166–73.

38. Soydal Ç, Özkan E, Nak D, Elhan AH, Küçük NÖ, Kır MK. Risk Factors for Predicting Osteoporosis in Patients Who Receive Thyrotropin Suppressive Levothyroxine Treatment for Differentiated Thyroid Carcinoma. Mol Imaging Radionucl Ther. 2019;28(2):69–75.

39. Yoon BH, Lee Y, Oh HJ, Kim SH, Lee YK. Influence of Thyroid-stimulating Hormone Suppression Therapy on Bone Mineral Density in Patients with Differentiated Thyroid Cancer: A Meta-analysis. J Bone Metab. 2019;26(1):51–60.

40. De Mingo Dominguez ML, Guadalix Iglesias S, Martin-Arriscado Arroba C, López Alvarez B, Martínez Diaz-Guerra G, Martinez-Pueyo JI, Ferrero Herrero E, Hawkins Carranza F. Low trabecular bone score in postmenopausal women with differentiated thyroid carcinoma after long-term TSH suppressive therapy. Endocrine. 2018;62(1):166–73.

41. Mazziotti G, Formenti AM, Frara S, Olivetti R, Banfi G, Memo M, Maroldi R, Giubbini R, Giustina A. High prevalence of radiological vertebral fractures in women on thyroid-stimulating hormone-suppressive therapy for thyroid carcinoma. J Clin Endocrinol Metab. 2018;103(3):956–64.

42. Mendonça Monteiro de Barros G, Madeira M, Vieira Neto L, de Paula Paranhos Neto F, Carvalho Mendonça LM, Corrêa Barbosa Lima I, Corbo R, Fleiuss Farias ML. Bone mineral density and bone microarchitecture after long-term suppressive levothyroxine treatment of differentiated thyroid carcinoma in young adult patients. J Bone Miner Metab. 2016;34(4):417–21.

43. Kim MK, Yun KJ, Kim MH, Lim DJ, Kwon HS, Song KH, Kang MI, Baek KH. The effects of thyrotropin-suppressing therapy on bone metabolism in patients with well-differentiated thyroid carcinoma. Bone. 2015;71:101–5.

44. Wang LY, Smith AW, Palmer FL, Tuttle RM, Mahrous A, Nixon IJ, Patel SG, Ganly I, Fagin JA, Boucai L. Thyrotropin suppression increases the risk of osteoporosis without decreasing recurrence in ATA low-and intermediate-risk patients with differentiated thyroid carcinoma. Thyroid. 2015;25(3):300–7.

45. Xia Q, Dong S, Bian PD, Wang J, Li CJ. Effects of endocrine therapy on the prognosis of elderly patients after surgery for papillary thyroid carcinoma. Eur Arch Otorhinolaryngol. 2016;273(4):1037–43.

46. Bauer DC, Ettinger B, Nevitt MC, Stone KL, Study of Osteoporotic Fractures Research Group. Risk for fracture in women with low serum levels of thyroid-stimulating hormone. Ann Intern Med. 2001;134(7):561–8.

47. Shin DW, Suh B, Lim H, Yun JM, Song SO, Park Y. J-shaped association between postoperative levothyroxine dosage and fracture risk in thyroid cancer patients: a retrospective cohort study. J Bone Miner Res. 2018;33(6):1037–43.

48. Wirth CD, Blum MR, da Costa BR, et al. Subclinical thyroid dysfunction and the risk for fractures: a systematic review and meta-analysis. Ann Intern Med. 2014;161(3):189–99.

49. Faber J, Galloe AM. Changes in bone mass during prolonged subclinical hyperthyroidism due to L-thyroxine treatment: a meta-analysis. Eur J Endocrinol. 1994;130(4):350–6.

50. Uzzan B, Campos J, Cucherat M, Nony P, Boissel JP, Perret GY. Effects on bone mass of long term treatment with thyroid hormones: a meta-analysis. J Clin Endocrinol Metab. 1996;81(12):4278–89.

51. Lee Y, Yoon BH, Lee S, Chung YK, Lee YK. Risk of osteoporotic fractures after thyroid-stimulating hormone suppression therapy in patients with thyroid cancer. J Bone Metab. 2019;26(1):45–50.

52. Kung AW, Yeung SS. Prevention of bone loss induced by thyroxine suppressive therapy in postmenopausal women: the effect of calcium and calcitonin. J Clin Endocrinol Metab. 1996;81(3):1232–6.

53. Panico A, Lupoli GA, Fonderico F, et al. Osteoporosis and thyrotropin-suppressive therapy: reduced effectiveness of alendronate. Thyroid. 2009;19(5):437–42.

第 18 章

术后甲状旁腺功能减退：治疗方案的选择

Jessica Pepe, Salvatore Minisola

病例展示

患者女，59岁，因口周和手指出现麻木/刺痛感就诊于骨代谢科。患者1年前因良性多结节性甲状腺肿进行了甲状腺切除术，术后病理报告提示术中切除了3个甲状旁腺。甲状腺切除术后，患者主诉轻度感觉异常和刺痛感，血钙为1.96mmol/L（参考范围：2.2~2.6mmol/L），予以静脉注射葡萄糖酸钙后症状缓解。术后2天，患者血钙为2.2mmol/L，出院。出院医嘱：口服钙制剂（1g/d）和骨化三醇（0.5μg，每日2次）。出院后，患者出现腹泻和消化不良的症状。全科医生结合既往病史肠易激综合征，不断调整钙补充剂和骨化三醇的剂量，以预防或减轻低血钙和消化不良的症状。但在随后的6个月内，患者出现低血钙急症，入急诊处理2次，均予以静脉注射葡萄糖酸钙后症状缓解，血钙为2mmol/L。患者因再次出现轻度感觉异常来我院就诊

时，遵最近一次调整后医嘱服用骨化三醇（1μg，每日2次）和碳酸钙（2000mg，每日1次）治疗。患者平时口服甲状腺激素，其甲状腺功能控制尚可。

门诊实验室检查结果：钙为1.83mmol/L，磷为2.41mmol/L（参考范围：0.8~1.45mmol/L），甲状旁腺激素（PTH）为5ng/L（参考范围：14~72ng/L），24小时尿钙为14mmol（参考范围：1.25~10mmol/24h）。体格检查：Trousseau征和Chvostek征阳性（隐匿性手足搐搦的征兆），无其他病理阳性。叩击患者耳前、颧弓下方面神经区即可引出Chvostek征（同侧面部肌肉的瞬时异常收缩）。Trousseau征：血压计缚于前臂充气至收缩压以上，持续3分钟，出现腕部屈曲、指间关节伸展和拇指内收的症状。上述临床生化资料和症状均表明患者存在甲状旁腺功能减退的症状，因此需要调整患者目前的治疗方案。

评估与文献复习

自2015年以来，随着甲状旁腺功能减退相关的研究出现[1-4]，促进了美国甲状腺协会（ATA）甲状旁腺功能减退症（简称"甲旁减"）相关的新声明[5]、欧洲内分泌学会的甲旁减新

J. Pepe(✉) · S. Minisola
Department of Clinical, Internal, Anesthesiological and Cardiovascular Sciences, "Sapienza" University of Rome, Rome, Italy
e-mail: jessica.pepe@uniroma1.it

指南[6],以及第一届国际甲旁减会议的专家共识[7]的形成。根据最新对慢性甲旁减的研究显示,有44%的甲旁减患者因低血钙而至少住院1次,16%的患者因高血钙住院,提示应关注那些未得到恰当治疗的甲旁减患者[8]。这项研究中的大多数患者(87%)认为急诊卡是非常必要或有用的[8]。

甲旁减的定义和发病率

甲旁减的主要生化特征是低血钙和甲状旁腺激素缺乏或降低。PTH的生理作用是增加肾小管对钙的重吸收和磷的排泄,因此PTH的缺乏可导致尿钙排泄增加和血磷升高。甲旁减可发生在各种类型的颈部手术后,但最常发生在全甲状腺切除术后[9]。如果术后甲旁减持续时间≥6个月,则考虑为永久性甲旁减。

最近一项系统评价探究了如何定义甲旁减,以及甲旁减的不同定义方法和低钙血症的阈值选择是否影响甲旁减的发病率。该研究发现,因甲旁减定义的差异性,甲旁减的发病率在0~20.2%之间波动[10]。总之,术后低血钙是全球常见问题,根据最近在美国[11]、丹麦[12]、挪威[13]、苏格兰[14]及意大利[15,16]的调查显示,其发病率在各个国家(地区)无明显差异。

甲状腺切除术后低血钙的预测指标

近来,为缩短住院时间,很多研究关注识别围术期可预测低血钙的指标。

没有任何单一的指标可预测低血钙的发生,但经验丰富的外科医生(有100次以上全甲状腺切除术经验)可减少术后甲旁减的发

生[17]。另外,手术的适应证和手术切除范围也很重要:颈中央区淋巴结清扫术后及格雷夫斯病的手术治疗后更易发生甲旁减[18]。甲状旁腺的自体移植是治疗甲旁减的一种方法,但对于其是否能减少低血钙的发生目前存在争议[5,18]。

术后4小时PTH值是预测甲旁减的较好指标,但目前对于PTH阈值尚未达成共识。一些研究推荐PTH的临界值为10pg/mL[19],而其他一些研究则推荐对于暂时性甲旁减的PTH临界值为3.75pg/mL,永久性甲旁减的PTH临界值为2.48pg/mL[20]。

根据一项纳入429例全甲状腺切除术后患者的回顾性研究,在对各变量进行校正之后,发现血钙的下降速度和术后血钙水平仍然是症状发展的唯一重要预测指标。根据受试者工作曲线,在血钙下降速度>0.083mg/(dL·h)(即在12小时内下降1mg/dL)时,检出低血钙症状的敏感性和特异性分别为71%、73%[21]。

维生素D缺乏是低血钙的另一个独立预测指标[22],术前维生素D的补充可减少低血钙的发生[23]。

甲旁减的治疗

甲旁减的常规治疗方法是补充钙制剂和维生素D(骨化三醇),其主要目的是使血钙达到2mmol/L且无低血钙相关症状出现[24]。碳酸钙的有效吸收通常需要酸性环境,常用剂量为每天1000mg元素钙(分成2次)。对于抑酸剂治疗的患者推荐使用不需要酸性环境吸收的替代品(如柠檬酸钙)。

当患者存在低血镁时,应同时补充镁,因

为镁可参与调节 PTH 的分泌过程[7]。

纳入 10 项随机对照试验的荟萃分析发现，与术后未进行补钙治疗相比，术后补钙降低了术后出现暂时性低血钙的风险（OR=0.48，95%CI 为 0.31~0.74，P<0.001），但并未降低术后需静脉补钙的情况或永久性低血钙的发生率[25]。将预防甲状腺切除术后症状性和生化性低血钙的发生作为治疗目标，荟萃分析将有或没有维生素 D₃ 的补充加上常规术后补钙与基于血钙水平再进行补钙治疗进行对比[26]，发现与基于血钙水平再进行治疗相比，常规补钙和维生素 D₃ 可降低临床症状和生化性低血钙的发生风险（RD = −0.25，95%CI 为 −0.32 ~ −0.18)[26]。

虽然以口服钙和骨化三醇（每日剂量 0.25~2μg，分成 2 次服用）常规治疗甲旁减会增加血钙，但由于 PTH 的缺乏导致尿钙增加，长期补钙治疗可导致异位钙化和高尿钙的发生[4]。

永久性甲旁减的治疗进展是 PTH 肽的使用。2015 年 FDA 批准 PTH 1-84（每天皮下注射 1 次）治疗甲旁减之前，特立帕肽可用于对常规治疗无效的甲旁减患者[4]。特立帕肽（PTH 1-34）是通过重组技术生成的 PTH 类似物，用作骨质疏松的治疗，每日皮下注射 20μg，最长使用时间为 2 年[4]。

根据纳入 9 项随机对照试验和 2 项队列研究的荟萃分析，与对照组相比，重组 PTH 的使用可有效纠正血钙水平，并显著减少钙和活性维生素 D 补充剂的每日需求量。与传统的钙和维生素 D 补充相比，PTH 1-34 可减少尿钙排泄，但 PTH 1-84 对尿钙排泄无明显影响[27]。

对使用 PTH 1-84 治疗 10 年的甲旁减患者进行的回顾性分析，患者钙相关指标得以稳定恢复，同时所需的钙和骨化三醇补充量分别减少了约 50% 和 75%[28]。一种新的缓释剂 PTH（1-34）已经通过 I 期试验，目前 II 期试验正在进行中[29]。

由于 PTH 1-84 治疗的费用高昂，因此只有小部分患者从该治疗中受益。根据 2016 年国际专家共识建议，这种治疗方法仅适用于永久性甲旁减，且血钙水平不稳定，常常发生于低血钙或高血钙发作的患者[7]。患者出现肾脏并发症，如肾结石、肾钙化、肌酐清除率下降（eGFR<60mL/min）；高尿钙和（或）其他预测肾结石发生风险的生化指标的改变也是此药适应证人群。此外，持续升高的血磷和（或）磷酸钙（高于 55mg²/dL² 或 4.4mmol²/L²）也是适应证之一。其他适应证包括为控制症状服用大量口服药物（如钙制剂>2.5g/d、活性维生素 D>1.5μg/d 或两药连用）、患者既往有可能导致钙和维生素 D 吸收不良的胃肠道疾病史。

欧洲内分泌学会最新指南推荐活性维生素 D 和钙的补充应作为长期甲旁减的基础治疗[6]。但在甲旁减的长期治疗中，在小鼠模型中的研究显示，长期使用 PTH 存在致骨肉瘤的风险，因此并不推荐常规使用重组 PTH 进行长期治疗。根据 ATA 指南建议仅在针对治疗无反应的甲旁减使用重组 PTH[5]。

长期随访策略

永久性甲旁减的患者应予以随访监测长期并发症。根据国际专家共识，每 6 个月应对血钙和磷进行 1 次评估，保证经白蛋白调整后的钙水平保持正常范围下限,同时避免高血磷的发生。每年监测1次肌酐及24小时尿钙以评估肾功能情况[7]。

根据最近一项病例对照研究显示,相对高血磷和(或)高钙磷乘积与患者死亡率、肾脏并发症的发生及泌尿系感染呈正相关关系,因此对于患者生化监测是必要的[30]。虽然经生化评估仍会存在并发症的发生,如肾功能不全的发生与传统治疗方法相关。一项研究在最长随访时间为12年的甲旁减患者中,利用多元线性回归模型同时校正平均钙磷乘积和年龄后,发现骨化三醇的治疗持续时间与肾功能以 $1.06mL/(min \cdot 1.73m^2)$ 的速度下降呈正相关($P=0.027$)[31]。

此外,根据一项纳入5000例因良性结节而进行甲状腺切除术的患者(随访时间约4.5年)的人群研究中,术后发生甲旁减的患者中肾功能不全(HR=4.88,95%CI为2.00~11.95)和恶性肿瘤(HR=2.15,95%CI为1.08~4.27)的发病风险升高。甲状腺切除术时已患心血管疾病的甲旁减患者于随访期间发生心血管事件的风险显著增加(HR=1.88,95%CI为1.02~3.47)[32]。

个案管理

患者出现术后永久性甲旁减的临床症状及相应生化指标的改变,目前予以传统治疗无效。

虽然目前尚不清楚可触发低血钙症状的具体钙浓度阈值及该阈值是否具有临床意义,但目前通常认为当血钙水平低于2mmol/L(8mg/dL)时,易出现低血钙的症状[4]。低血钙的症状可以以轻度的感觉异常或刺痛感为主诉,亦可以严重的低血钙症状如痉挛、手足搐搦、癫痫发作、喉痉挛、充血性心力衰竭和长QT间期心律失常为主要临床表现,上述症状的严重程度可能取决于低血钙的程度和发生速度。

首先应排除其他可能导致低血钙的病因,这些原因可能是导致治疗失败的关键所在。这些原因包括依从性差,这往往由消化不良导致的,但需除外患者因消化不良而减少钙补充剂或服用影响钙吸收的药物。钙吸收不良是另一个潜在原因,但对于治疗无效的长期低血钙患者进行乳糜泻和乳糖不耐症试验检查,结果通常为阴性。该患者既往基于临床症状及上下消化道内镜检查阴性已诊断为肠易激综合征,排除了该患者低血镁的情况。对于其他一些患者其治疗失败也可能是由于骨饥饿综合征导致的,导致该情况的发生是由于骨高代谢转换状态下,其血钙迅速流入骨骼所致。这也是甲状腺毒症患者甲状腺切除术后出现低血钙的常见原因。但该患者术前TSH为1.27mUI/L,因此排除骨饥饿综合征导致的低血钙。

但由于该患者的临床症状导致其生活质量下降,因而其依从性差的问题不太可能得到纠正。

肠易激综合征导致腹泻和便秘交替发作并同时伴随消化不良的症状,而钙的补充会导致上述症状的加重。

该患者以2g钙和2μg骨化三醇起始治疗,其血钙水平维持在1.9mmol/L水平。但该患者不能耐受更高剂量的钙补充。于是予以该患者新治疗方案,即PTH 1-84(50μg/d),钙补充剂量减少了50%。新方案使用第一周,监测其血钙为2.1mmol/L。根据第二周的评估,将骨化三醇补充量减少到1.5μg/d。辅助检查:24小时尿钙为14mmol(参考范围:1.25~10mmol/24h)。已嘱该患者低盐饮食,因此予以该患者氢氯噻嗪(12.5g/d)来降低其高尿钙,但该患者出现低血压症状,故进行治疗方案的调整,将骨化三醇减量(0.5μg/d,每日2次)。该患者血镁维持在正常范围内。

4周后复查,血钙为2.1mmol/L,24小时尿钙为11mmol(参考范围:1.25~10mmol/24h)。该患者依旧为高尿钙。

于4周后再次进行复查,该患者生化指标恢复正常。辅助检测:血钙为2.2mmol/L,血磷为1.55mmol/L(参考范围:0.75~1.45mmol/L),24小时尿钙为10mmol(参考范围:1.25~10mmol/24h)。患者无低血钙相关临床症状。体格检查:Chvostek征和Trousseau征均为阴性。该患者自诉其生活质量得到了改善。

临床精粹

- 术后甲旁减根据其定义的差异,其发病率变化幅度大(发病率为0~20%)。因此,目前需要对该病的定义达成共识。
- 如何预测甲状腺切除术后是否会出现低钙血症仍存在困难,但可将术后4小时PTH水平、术前维生素D水平和术后12小时内血钙的变化超过1mg/dL作为甲状腺切除术后低血钙的预测指标。
- 钙和骨化三醇的治疗目标是血钙(经白蛋白调整后)水平维持在正常范围下限,以降低高血钙和高尿钙的发生。
- 长期对并发症进行监测(如肾功能不全)。
- 对于常规治疗无效、伴肾功能不全或胃肠道吸收功能障碍的永久性甲旁减患者,PTH(1-84)可作为替代治疗方案。

(徐　佩　关海霞　译)

参考文献

1. Gafni RI, Collins MT. Hypoparathyroidism. N Engl J Med. 2019;380(18):1738–47.
2. Kakava K, Tournis S, Papadakis G, Karelas I, Stampouloglou P, Kassi E, et al. Postsurgical hypoparathyroidism: a systematic review. In Vivo. 2016;30(3):171–9.
3. Hakami Y, Khan A. Hypoparathyroidism. Front Horm Res. 2019;51:109–26.
4. Cusano NE, Bilezikian JP. Update on hypoparathyroidism. Curr Opin Rheumatol. 2019;31(4):381–7.
5. Orloff LA, Wiseman SM, Bernet VJ, Fahey TJ 3rd, Shaha AR, Shindo ML, et al. American Thyroid Association statement on postoperative hypoparathyroidism: diagnosis, prevention, and management in adults. Thyroid. 2018;28:830–41.
6. Bollerslev J, Rejnmark L, Marcocci C, Shoback DM, Sitges-Serra A, van Biesen W, et al. European Society of Endocrinology clinical guideline: treatment of chronic hypoparathyroidism in adults. Eur J Endocrinol. 2015;173(2):1–20.
7. Brandi ML, Bilezikian JP, Shoback D, et al. Management of hypoparathyroidism: summary statement and guidelines. J Clin Endocrinol Metab. 2016;101:2273–83.
8. Astor MC, Zhu W, Björnsdottir S, Bollerslev J, Kämpe O, Husebye ES. Is there a need for an emergency card in hypoparathyroidism? J Intern Med. 2019;285(4):429–35.
9. Clarke BL, Brown EM, Collins MT, Jüppner H, Lakatos P, Levine MA, et al. Epidemiology and diagnosis of hypoparathyroidism. J Clin Endocrinol Metab. 2016;101(6):2284–99.
10. Harsløf T, Rolighed L, Rejnmark L. Huge variations in definition and reported incidence of postsurgical hypoparathyroidism: a systematic review. Endocrine. 2019;64(1):176–83.
11. Powers J, Joy K, Ruscio A, Lagast H. Prevalence and incidence of hypoparathyroidism in the United States using a large claims database. J Bone Miner Res. 2013;28:2570–6.

12. Underbjerg L, Sikjaer T, Mosekilde L, Rejnmark L. Post-surgical hypoparathyroidism – risk of fractures, psychiatric diseases, cancer, cataract, and infections. J Bone Miner Res. 2014;29:2504–10.

13. Astor MC, Løvås K, Debowska A, Eriksen EF, Evang JA, Fossum C, et al. Epidemiology and health-related quality of life in hypoparathyroidism in Norway. J Clin Endocrinol Metab. 2016;101(8):3045–53.

14. Vadiveloo T, Donnan PT, Leese GP. A population-based study of the epidemiology of chronic hypoparathyroidism. J Bone Miner Res. 2018;33(3):478–85.

15. Cipriani C, Pepe J, Biamonte F, Manai R, Biondi P, Nieddu L, et al. The epidemiology of hypoparathyroidism in Italy: An 8-Year Register-Based Study. Calcif Tissue Int. 2017;100(3):278–85.

16. Cianferotti L, Parri S, Gronchi G, Marcucci G, Cipriani C, Pepe J, et al. Prevalence of chronic hypoparathyroidism in a mediterranean region as estimated by the analysis of anonymous healthcare database. Calcif Tissue Int. 2018;103(2):144–50.

17. Cianferotti L, Marcucci G, Brandi ML. Causes and pathophysiology of hypoparathyroidism. Best Pract Res Clin Endocrinol Metab. 2018;32(6):909–25.

18. Păduraru DN, Ion D, Carsote M, Andronic O, Bolocan A. Post-thyroidectomy hypocalcemia - risk factors and management. Chirurgia (Bucur). 2019;114(5):564–70.

19. Raffaelli M, De Crea C, D'Amato G, Moscato U, Bellantone C, Carrozza C, et al. Post-thyroidectomy hypocalcemia is related to parathyroid dysfunction even in patients with normal parathyroid hormone concentrations early after surgery. Surgery. 2016;159(1):78–84.

20. Chang JW, Park KW, Jung SN, Liu L, Kim SM, Koo BS. The most reliable time point for intact parathyroid hormone measurement to predict hypoparathyroidism after total thyroidectomy with central neck dissection to treat papillary thyroid carcinoma: a prospective cohort study. Eur Arch Otorhinolaryngol. 2019; https://doi.org/10.1007/s00405-019-05693-1. [Epub ahead of print]

21. Saad RK, Boueiz NG, Akiki VC, Fuleihan GAE. Rate of drop in serum calcium as a predictor of hypocalcemic symptoms post total thyroidectomy. Osteoporos Int. 2019;30(12):2495–504.

22. Al-Khatib T, Althubaiti AM, Althubaiti A, Mosli HH, Alwasiah RO, Badawood LM. Severe vitamin D deficiency: a significant predictor of early hypocalcemia after total thyroidectomy. Otolaryngol Head Neck Surg. 2015;152:424–31.

23. Khan Bhettani M, Rehman M, Ahmed M, Altaf HN, Choudry UK, Khan KH. Role of pre-operative vitamin D supplementation to reduce post-thyroidectomy hypocalcemia; Cohort study. Int J Surg. 2019;71:85–90.

24. Edafe O, Mech CE, Balasubramanian SP. Calcium, vitamin D or recombinant parathyroid hormone for managing post-thyroidectomy hypoparathyroidism. Cochrane Database Syst Rev. 2019;5:CD012845.

25. Xing T, Hu Y, Wang B, Zhu J. Role of oral calcium supplementation alone or with vitamin D in preventing post-thyroidectomy hypocalcaemia: A meta-analysis. Medicine (Baltimore). 2019;98(8):e1445.

26. Sanabria A, Rojas A, Arevalo J. Meta-analysis of routine calcium/vitamin D3 supplementation versus serum calcium level-based strategy to prevent postoperative hypocalcaemia after thyroidectomy. Br J Surg. 2019;106(9):1126–37.

27. Ramakrishnan Y, Cocks HC. Impact of recombinant PTH on management of hypoparathyroidism: a systematic review. Eur Arch Otorhinolaryngol. 2016;273(4):827–35.

28. Tay YD, Tabacco G, Cusano NE, Williams J, Omeragic B, Majeed R, et al. Therapy of hypoparathyroidism With rhPTH(1-84): a prospective, 8-Year investigation of efficacy and safety. J Clin Endocrinol Metab. 2019;104(11):5601–10.

29. Holten-Andersen L, Pihl S, Rasmussen CE, Zettler J, Maitro G, Baron J, et al. Design and pre-clinical development of TransCon PTH, an investigational sustained-release PTH replacement therapy for hypoparathyroidism. J Bone Miner Res. 2019;34(11):2075–86.

30. Underbjerg L, Sikjaer T, Rejnmark L. Long-term complications in patients with hypoparathyroidism evaluated by biochemical findings: a case-control study. J Bone Miner Res. 2018;33(5):822–31.

31. Coudenys E, Van Meerhaeghe T, Unuane D, Buyl R, Bravenboer B. Long-term treatment with calcitriol in postsurgical hypoparathyroidism leads to renal function decline. Horm Metab Res. 2019;51(6):362–6.

32. Bergenfelz A, Nordenström E, Almquist M. Morbidity in patients with permanent hypoparathyroidism after total thyroidectomy. Surgery. 2020;167(1):124–8.

第 **19** 章

术后喉返神经损伤和神经监测

David L.Steward, Adam D.Goodale

病例展示

患者女,54岁,诊断为无症状甲状腺多发结节,其中左侧有1个4cm结节,细胞病理学考虑可疑乳头状癌。该患者既无辐射暴露史,也无甲状腺癌家族史。甲状腺功能检查正常。超声检查提示甲状腺肿大,左侧有1个4cm结节略向胸骨后延伸。未见可疑的淋巴结。喉镜检查显示双侧声带活动对称。由于可疑结节较大且双侧多发结节,患者希望进行全甲状腺切除术。告知其术后可能发生低血钙、出血、声带麻痹等风险,并安排了手术。

几周后,患者接受了全甲状腺切除术,术中使用了带神经监测电极的气管导管。因为她最大的结节在左侧,因此计划先切除左叶。通过神经监测仪辅助识别喉返神经,切除左

D. L. Steward(✉)
Department of Otolaryngology - Head & Neck Surgery, University of Cincinnati College of Medicine, Cincinnati, OH, USA
e-mail: steward@uc.edu

A. D. Goodale
The Christ Hospital Physicians - Ear, Nose & Throat, Liberty Township, OH, USA
e-mail: goodale@uc.edu

叶后,再次使用神经监测仪确认了喉返神经的完整性。同上切除甲状腺右叶。解剖神经前,神经监测仪发出阳性信号,但右叶切除后神经信号消失。尽管检查了气管导管的位置及神经监测系统的其他设置,但仍然没有右侧喉返神经(RLN)的信号。尽管肉眼可见神经是完整的,但刺激神经却没有反应。术后患者出院,未见明显声音嘶哑。

评估与文献复习

RLN损伤是甲状腺手术的潜在并发症。尽管目前的外科技术、解剖技巧和术中神经监测已取得较大进步,但RLN损伤的发生率仍相对较高。最近的一项综述报道,甲状腺切除术后,暂时性RLN麻痹发生率为9.8%,永久性RLN损伤发生率为2.3%[1]。其中胸骨后甲状腺肿及甲状腺恶性肿瘤术后RLN的损伤率更高[2-5]。神经损伤率还受外科医生经验的影响,手术量大的医生(每年进行100多次甲状腺切除术)神经损伤率显著低于手术量少的医生[6]。众所周知,声带麻痹会造成声音嘶哑和吞咽困难(单侧损伤)、喘鸣和气道阻塞(双侧损伤),同时影响生活质量和工作。

为了准确评估RLN的功能,术前喉镜检查必不可少。尽管有些医生只为有症状的患者保留喉镜检查,但研究表明,声音变化和声带麻痹之间的相关性较差[7,8]。然而,随着时间的推移,患者声带通常会发生渐进性麻痹,并伴有对侧声带功能代偿,因此可能无明显的声音变化。尤其一项研究提到,在对患者进行甲状腺切除术之前,常规进行喉镜检查,结果显示有1/3的患者术前已有声带麻痹却无声音改变[7]。因此,为了明确医源性声带麻痹的原因,有必要进行术前基线检查。对于甲状腺恶性肿瘤,术前RLN麻痹高度提示神经侵犯,可指导手术方案和术前沟通[9]。尽管医生的做法有所不同,但准确评估术前RLN功能对手术范围的预计和术后患者管理都是有益的[10]。

神经损伤的机制

甲状腺与RLN之间的密切关系使神经在手术切除过程中有损伤风险。大部分RLN损伤继发于甲状腺切除过程中的压迫、牵引、血运重建或热损伤,神经的结构虽保持完整,但神经元受到潜在损害。RLN支配喉内肌,可外展或内收声带。协调的喉功能高度依赖于每个轴突及其支配的特定运动单元。当RLN受损时,对喉功能的影响及恢复情况取决于神经受损程度,损伤程度可用Sunderland分类表示[11]。神经传导功能是最不严重的损伤,其特征是局灶性髓鞘受损而轴突不破裂,导致部分或暂时性神经传导阻滞,预后良好。更严重的损害会导致神经轴突的破坏或轴突离断,从而导致神经功能的明显破坏。但神经鞘膜保持完整,提高了神经功能恢复的潜力。神经的离断会导致轴突、神经鞘膜和神经外膜的破坏,这是最严重的损伤形式,并且预后最差。在分析神经功能恢复和术后处理的预后时,损伤的机制和程度很重要。

甲状腺切除术中必须考虑喉上神经和RLN分支。喉上神经外支(EBSLN)沿着咽下缩肌的前下方横向穿过并支配环甲肌。通常,EBSLN与甲状腺上极血供紧密相关,因此在结扎这些血管时有损伤风险。EBSLN损坏通常会导致声音低沉并使发音更易疲劳。EBSLN损伤的患者喉镜检查通常无明显异常,这不利于神经损伤发生率的准确确定。几乎所有研究都通过肌电图来评估术后环甲肌功能,EBSLN损伤的发生率为5%~58%[12,13](图19.1和图19.2)。

BLN的分支在入喉前也会受到意外伤害。通常这些受损的分支可分为前支和后支,入喉前就明确分为前后支的BLN存在于20%~30%的患者中[14,15]。前支主要负责喉部肌肉运动功能,而后支主要包含感觉神经纤维,也偶尔支配环杓后肌。如果术中未发现分支,则可能将后支误认为RLN主干,无意中切断前支会导致声带麻痹。分支通常出现在远端,一般在Berry韧带水平,但也存在变异。这些喉外分支的存在使术后声带麻痹的可能性增加,因此应加以鉴别和保留[16]。RLN的分支也可能支配食管和咽下缩肌,损伤后会影响术后吞咽功能。因此,外科医生必须熟知解剖,以减少术中神经的误伤。

术中评估喉返神经功能

术中通常难以评估RLN损伤,肉眼见神

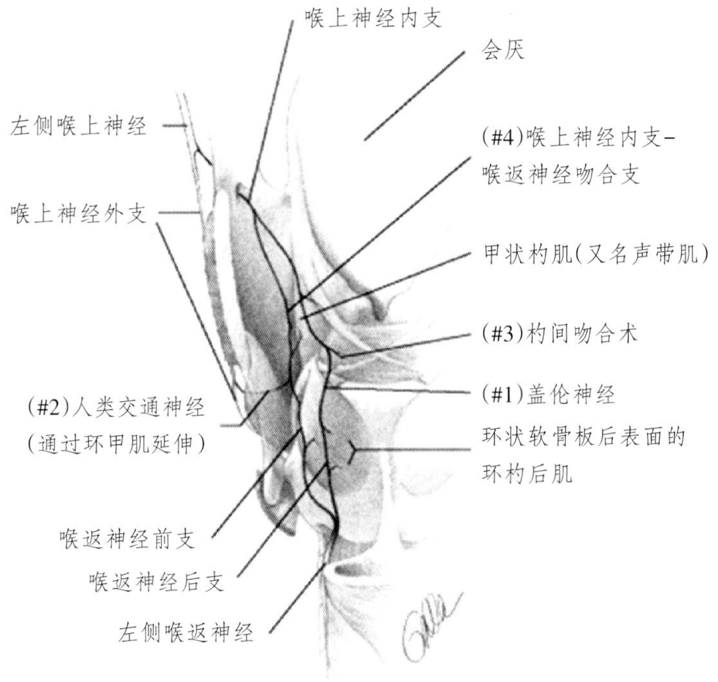

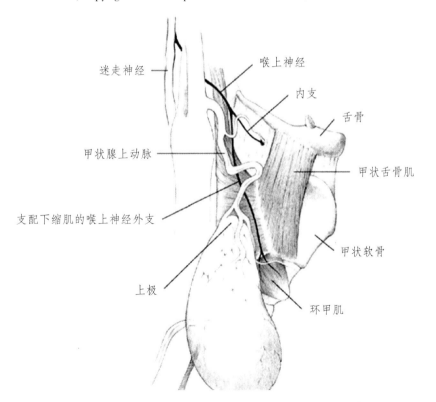

喉上神经内支

会厌

左侧喉上神经

(#4)喉上神经内支–
喉返神经吻合支

喉上神经外支

甲状杓肌(又名声带肌)

(#3)杓间吻合术

(#2)人类交通神经
(通过环甲肌延伸)

(#1)盖伦神经

环状软骨板后表面的
环杓后肌

喉返神经前支

喉返神经后支

左侧喉返神经

图 19.1 RLN 的前后支示意图:左下咽后视角度,详细说明了 SLN 和 RLN 神经及其交汇区的复杂性。(Reprinted from Ref. [33], Copyright 2021 with permission from Elsevier)

迷走神经

喉上神经

内支

舌骨

甲状腺上动脉

甲状舌骨肌

支配下缩肌的喉上神经外支

甲状软骨

上极

环甲肌

图 19.2 EBSLN 示意图:EBSLN 邻近甲状腺上极和上动脉支配环甲肌。(Reprinted from Ref. [33], Copyright 2021 with permission from Elsevier)

经完好无损,也可能出现明显的功能损伤。由于无法评估神经功能,外科医生对术后RLN功能的预测较差。一项研究报告指出,术中明确的神经受损仅占10%[17,18]。带有神经监测功能的IONM有几大明显优势,其中最核心的是能在术中评估神经完整性并很好地预测术后喉功能[19]。通常,IONM是依赖气管导管的表面电极,以实现在甲状腺术中连续监测RLN的完整性。电刺激RLN,由音频形式或音频和视频的形式记录电刺激,以提示外科医生诱发的神经活动情况。虽然连续神经监测可改善手术结果,但刺激神经的方式可能是最好的。积极采用刺激神经的监测方式对确保RLN功能的完整性非常有益。单纯的信号丢失对神经损伤的提示作用特异性较低,因为这可能是由于技术原因或确实为神经损伤所致。有针对性的故障排除可减少技术原因导致的信号丢失。有经验的外科医生可大大提高IONM的特异性[19]。对于计划进行全甲状腺切除术的患者,这可降低双侧RLN麻痹及其相关并发症的发生率。在全甲状腺切除术中,若一侧RLN信号丢失,一些外科医生会延期对侧腺叶的切除。这能使双侧RLN麻痹概率从17%降至0[20]。由于大多数RLN损伤是暂时性的,因此等神经功能恢复后,再进行全甲状腺切除术。

尽管神经监测是保护RLN完整性的有效工具[21],但保证神经的肉眼完整性仍然是神经保护的金标准[3,22]。IONM主要用于进一步RLN损伤的概率,但这尚未得到证实。虽然已经发表了许多研究,但结果各不相同。最近一项纳入44项研究的荟萃分析显示,将肉眼识别RLN与IONM进行比较时,RLN损

伤率无统计学差异[23]。Dralle等发表了一篇综述,对大约30 000条具有损伤风险的神经进行分析,比较了肉眼识别与神经监测的RLN损伤率,无统计学差异[2]。唯一一个评估IONM和RLN损伤率的随机临床试验显示,对ESBLN的保护更有统计学意义[24]。另有其他研究表明,在更复杂的情况下,使用IONM获益明显。Chan等的研究表明,当进行甲状腺切除术或甲状腺癌根治术时,术中使用IONM能降低神经损伤率[4]。

尽管缺乏可改善患者RLN保护的证据,但在过去的20年里,IONM的使用日益普及。一项关于内分泌外科医生的研究显示,大约40%的医生常规使用IONM,尤其在手术量大的外科医生(每年大于100次)和年轻医生(35~44岁)中最为普遍[25]。神经监测气管导管的成本约为200美元,因此对于费用的顾虑极少。

临床表现

无论RLN的功能如何,绝大多数患者在甲状腺切除术后会出现发声和吞咽不适。一项研究报告显示,尽管RLN功能正常,但80%的患者仍会出现声音嘶哑,54%的患者在甲状腺切除术后1周出现吞咽困难[26]。我们认为这些症状是由于局部肿胀、气管插管损伤或肌肉损伤带来的继发症状,通常在术后1个月内消失。另一方面,RLN损伤患者可能在术后不会即刻出现声音变化,这是由于插管引起的急性喉头水肿可能会产生足够的体积,足以维持正常发声。一旦肿胀消退,声门闭合不充分,声音变化就会明显,并且常常听起来像漏气似的。相比之下,双侧RLN麻

痹通常在术后即刻发生,伴有急性发作性喘鸣和气道阻塞。吞咽困难在一些存在严重误吸的老年患者中更为常见。由于症状多种多样,因此需要常规进行喉部检查以评估RLN功能。通常在术后1~8周内,进行间接喉镜、弹性纤维喉镜或视频喉镜检查。RLN损伤时,喉部表现可能差异很大。一些声音出现变化的患者声带活动可能是正常的,而另一些则会出现明显的一侧声带松弛。功能障碍的程度通常与神经损伤的程度有关。术中使用皮质类固醇对术后的发声有一定帮助[27,28]。与安慰剂组相比,使用皮质类固醇还可使RLN暂时性麻痹的恢复时间更短。术中使用还可降低暂时性RLN麻痹的概率,但统计学差异并不显著。

治疗

RLN损伤的处理取决于损伤的性质和患者症状的严重程度。大部分神经损伤是暂时性的,80%~90%的患者在术后6个月内完全恢复[2,20,29]。部分患者预期的神经功能改善有限,可能需进一步治疗。单侧RLN损伤的治疗选择包括声音和吞咽治疗,如声带喉注射成形术和喉框架手术。若术中神经横断,则术中就应该开始处理。对于双侧RLN麻痹的患者,处理的重点是维持气道通畅,最常见的是气管切开术。应针对每位患者制订适合的个性化治疗方案。

与所有周围神经一样,RLN具有损伤后再生的能力。喉功能的恢复取决于重建损伤前的神经支配方式。错误的神经再生导致错误的突触反应或不协调的肌肉收缩,从而导致喉功能受损。突触的功能水平取决于损伤的严重程度,并决定预期的功能恢复程度。神经功能减退仍可维持每个神经轴突的完整性,因此损伤后仍能维持原有的神经支配方式。而神经损伤严重时,如轴突或神经离断,新生成的轴突可能会重新激活新的不同的运动单位,从而导致不同程度的协同作用。由于喉功能和声带运动取决于一系列高度协调的肌肉收缩,所以通常会导致声带运动减弱。由于RLN中的内收神经纤维占优势,随着时间的流逝,神经纤维再生通常会导致喉功能的代偿,发声改善,这也解释了为什么许多患者无须干预即可改善症状。

声音和吞咽治疗

患者若存在单侧声带运动减退或运动障碍将会转诊至耳鼻喉科医生或语言病理学家进一步评估和治疗。视频喉镜检查可更好地评估声带运动、喉肌张力和声门闭合情况,以建立客观证据来评估各种方案的治疗效果。在误吸状态下,通过改良的钡餐检查(MBS)或光纤内镜吞咽功能评估(FEES),可准确地评估误吸程度。此外,这些研究可用于指导患者饮食,并就其问题进行吞咽动作指导以减少误吸。患者吞咽时将头部转向患侧以改善声门闭合,或者在吞咽时紧紧屏住呼吸以使声门上闭合防止误吸。通过以上治疗仍有持续性误吸的患者可能需要其他干预。当患者仅有发音障碍时,应首先进行发音锻炼等保守治疗。发音治疗的目的是改善声门闭合功能,同时避免不利的代偿动作,例如声门上发声。发音治疗对轻至中度功能障碍的患者最有效,并且可减少手术干预的需求[30]。虽然严重功能障碍的患者仍有可能需要手术干预,但发音治疗仍然是有益的。术后 6 个月内,声音一般能改善;如果改善不理想,可能需要外科手术进一步干预。

外科手术治疗

单侧 RLN 麻痹的外科手术主要包括喉注射成形和喉框架手术。外科手术的目的是使麻痹的声带在发声时可紧靠对侧功能声带。喉注射成形术是改善声音的有效手段,随着近年光纤喉镜技术的发展和可注射材料的改进,门诊治疗越来越普及。带有远端照相机的经鼻喉镜检查可实现高清喉镜可视化,以确保准确注射。市场上有很多注射材料,各有优点。通常,材料的选择是基于效果维持时间和外科医生的偏爱。常用的材料包括羧甲基纤维素、透明质酸、胶原蛋白、羟基磷灰石钙、微粉化真皮和自体脂肪。以前喉注射成形术主要用于保守性发音治疗失败的患者,但最近的研究表明,在损伤的第一年内,早期进行喉注射成形术可减少开放式喉成形术的需要[31]。然而,该治疗手段仍然受其对声带的孤立影响及其作用的持续时间(持续约 6 个月)的限制,但在许多患者中,该方法很有效。喉注射成形术增加了麻痹声带的体积,以增加与对侧声带接触面,从而改善发音。注射治疗可在门诊局部麻醉下进行或手术室全身麻醉下完成,治疗效果通常可持续约 6 个月,为受损神经的恢复提供时间。如果神经功能无法恢复,声音仍旧嘶哑,可重复该手术或长期维持治疗。

严重的声带麻痹或喉注射成形术失败的患者可接受开放式喉框架手术治疗。RLN 麻痹会导致关节突向前下和横向移位,并伴有声带的缩短和侧方固定。喉注射成形术仅能改变声带的体积,而开放手术则可以从 3 个维度改变关节突和声带的位置,远期效果显著。尤其是该术式可调节声带高度、声带紧张度和关节突位置。这些术式主要包括甲状软骨成形术和杓状软骨内收术。其他现有的喉框架手术,包括环甲关节半脱位和杓会皱襞内收固定均不在本章的讨论范围内。甲状软骨成形术是在喉软骨内的声带水平置入固体材料以带动声带运动。硅胶和 Gore-Tex 最为常用,因其具有良好的生物相容性。尽管甲状软骨成形术不会增加杓状肌的功能,但可长期支撑声带,并具有良好的稳定性。杓状软骨内收术使用不可吸收线将杓状肌固定在发声位。该术式能在多个维度上修正关节突位置,使声带每个位置变化都具个性化。

因术中切断喉返神经,无论是继发于医源性损伤还是肿瘤侵袭均应立即修复[32]。恶性肿瘤侵犯 RLN 时,若术前声带功能完好,则应尝试保留 RLN;若术前出现声带麻痹或术中发现肿瘤包裹,则有必要牺牲 RLN;若切断,则应尝试吻合。尽管神经损伤后很少有正常的声带功能,但保持神经信号能限制喉肌损伤后萎缩,增加杓状肌体积以改善发声。通常在显微镜下对神经外膜间断缝合 2~3 针以重新吻合神经。当神经的一部分被切除或神经明显退缩时,则需要局部神经转移或神经移植以降低吻合张力。最常见的是,将颈丛神经深支吻合到 RLN 的远端进行神经修复。颈丛神经主要在呼吸、吞咽和消化期间活跃,是喉部神经支配发声的理想选择。颈丛神经的粗细与 RLN 相似,并且极少有功能障碍,因此成为神经移植的首选。也可选用较粗的耳大神经或其他颈部感觉神经进行神经移植。该方法不常用,需要通过2次吻合才可能影响神经再生。虽然RLN切断后修复的患者可能获得良好的声音转归,但可能仍需要通过静态语音增强治疗(例如甲状软骨成形术)来进一步改善声音。

尽管双侧RLN损伤的发生率相对较低,但拔管后喘鸣或气道窘迫的患者还是需要立即评估。通过喉镜检查可直观地评估声带功能。最初应着重于建立安全的气道,如重新插管或进行气管切开术。永久性双侧RLN损伤患者的治疗重点是在维持呼吸道通畅和限制误吸中取得平衡。气管切开术仍然是金标准。同时也存在其他方法,如杓状软骨切除术、声带切除术和声带外移固定术,应针对每位患者进行个体化治疗。

尽管外科医生已尽量避免RLN损伤,但仍须熟知发生此手术并发症后患者的管理方案。大多数患者都会逐渐自行恢复,也可通过保守治疗好转。其余患者可能需要更多的侵入性治疗,以限制误吸并改善声音。

回溯病例:结果

术后1周,患者到医院进行术后评估。她表示术后存在发声疲劳,发出漏气的声音,无吞咽困难。喉镜检查提示右侧声带活动度差。将患者转至语音病理学医生进行发音治疗。在随后的3个月随访中发现声音恢复。再进行喉镜检查显示双侧声带对称,活动度可。

临床精粹

- 术中神经监测是术中评估RLN功能的有效手段。
- 神经信号丢失可能是由于技术问题或真正的神经损伤。
- 喉镜检查是在手术前后明确评估RLN功能的唯一方法。
- 大部分RLN损伤继发于压迫和牵引,通常是暂时的。
- RLN横断时应进行神经吻合。
- 在RLN损伤的情况下,早期进行喉注射成形术能减少外科手术干预。

(谭 卓 译)

参考文献

1. Jeannon JP, Orabi AA, Bruch GA, Abdalsalam HA, Sima R. Diagnosis of recurrent laryngeal nerve palsy after thyroidectomy: a systematic review. Int J Clin Pract. 2009;63(4):624–9.
2. Dralle H, Sekulla C, Haerting J, Timmermann W, Neumann HJ, Kruse E, et al. Risk factors of paralysis and functional outcome after recurrent laryngeal nerve monitoring in thyroid surgery. Surgery. 2004;136(6):1310–21.
3. Jatzko GR, Lisborg PH, Muller MG, Wette VM. Recurrent nerve palsy after thyroid operations: principal nerve identification and a literature review. Surgery. 1994;115:139–44.
4. Chan W-F, Lang BH, Lo CY. The role of intraoperative neuromonitoring of recurrent laryngeal nerve during thyroidectomy: a comparative study on 1000 nerves at risk. Surgery. 2006;140:866.
5. Martensson H, Terins J. Recurrent laryngeal nerve palsy in thyroid gland surgery related to operations and nerves at risk. Arch Surg. 1985;120:475–7.
6. Sosa JA, Bowman HM, Tielsch JM, Powe NR, Udelsman R. The importance of surgeon experience for clinical and economic outcomes from thyroidectomy. Surgery. 1998;228:320–30.
7. Farrag TY, Samlan RA, Lin FR, Tufano RP. The utility of evaluating true vocal fold motion

before thyroid surgery. Laryngoscope. 2006;116:235–8.

8. Steurer M, Passler C, Denk DM, Schneider B, Niederle B, Bigenzahn W. Advantages of recurrent laryngeal nerve identification in thyroidectomy and parathyroidectomy and the importance of preoperative and postoperative laryngoscopic examination in more than 1000 nerves at risk. Laryngoscope. 2002;112:124–33.

9. Randolph GW, Kamani D. The importance of preoperative laryngoscopy in patients undergoing thyroidectomy: voice, vocal cord function, and the preoperative detection of invasive thyroid malignancy. Surgery. 2006;139:357–62.

10. Sinclair CF, Bumpous JM, Haugen BR, Chala A, Meltzer D, Miller BS, Tolley NS, Shin JJ, Woodson G, Randolph GW. Laryngeal examination in thyroid and parathyroid surgery: an American head and neck society consensus statement: AHNS consensus statement. Head Neck. 2016;38(6):811–9.

11. Sunderland S. A classification of peripheral nerve injuries producing loss of function. Brain. 1951;74:491–516.

12. Barczyński M, Randolph GW, Cernea CR, Dralle H, Dionigi G, Alesina PF, Mihai R, Finck C, Lombardi D, Hartl DM, Miyauchi A, Serpell J, Snyder S, Volpi E, Woodson G, Kraimps JL, Hisham AN, International Neural Monitoring Study Group. External branch of the superior laryngeal nerve monitoring during thyroid and parathyroid surgery: international neural monitoring study group standards **guideline** statement. Laryngoscope. 2013;123(Suppl 4):S1–14.

13. Furlan JC, Cordeiro AC, Brandao LG. Study of some "intrinsic risk factors" that can enhance an iatrogenic injury of the external branch of the superior laryngeal nerve. Otolaryngol Head Neck Surg. 2003;128:396–400.

14. Jansson S, Tisell LE, Hagne I, Sanner E, Stenborg R, Svensson P. Partial laryngeal nerve lesions before and after thyroid surgery. World J Surg. 1988;12:522.

15. Serpell JW, Yeung MJ, Grodski S. The motor fibers of the recurrent laryngeal nerve are located in the anterior extralaryngeal branch. Ann Surg. 2009;249(4):648–52.

16. Casella C, Pata G, Nascimbeni R, Mittempergher F, Salerni B. Does extralaryngeal branching have an impact on the rate of postoperative transient or permanent recurrent laryngeal nerve palsy? World J Surg. 2009;33:261–5.

17. Sancho JJ, Pascual-Damieta M, Pereira JA, Carrera MJ, Fontane J, Sitges-Serra A. Risk factors for transient vocal cord palsy after thyroidectomy. Br J Surg. 2008;95:961–7.

18. Bergenfelz A, Jansson S, Kristoffersson A, Martensson H, Reihner E, Wallin G, et al. Complications to thyroid surgery: results as reported in a database from a multicenter audit comprising 3660 patients. Langenbeck's Arch Surg. 2008;393:667–73.

19. Schneider R, Randolph GW, Dionigi G, Wu CW, Barczynski M, Chiang FY, Al-Quaryshi Z, Angelos P, Brauckhoff K, Cernea CR, Chaplin J, Cheetham J, Davies L, Goretzki PE, Hartl D, Kamani D, Kandil E, Kyriazidis N, Liddy W, Orloff L, Scharpf J, Serpell J, Shin JJ, Sinclair CF, Singer MC, Snyder SK, Tolley NS, Van Slycke S, Volpi E, Witterick I, Wong RJ, Woodson G, Zafereo M, Dralle H. International neural monitoring study group guideline 2018 part I: staging bilateral thyroid surgery with monitoring loss of signal. Laryngoscope. 2018;128(Suppl 3):S1–S17.

20. Goretzki PE, Schwarz K, Brinkmann J, Wirowski D, Lammers BJ. The impact of intraoperative neuromonitoring (IONM) on surgical strategy in bilateral thyroid disease: is it worth the effort? World J Surg. 2010;34:1274–84.

21. Randolph GW, Kamani D. Intraoperative neural monitoring in thyroid cancer surgery. Langenbeck's Arch Surg. 2014;399:199–207.

22. Chandrasekhar SS, Randolph GW, Seidman MD, Rosenfeld RM, Angelos P, Barkmeier-Kraemer J, et al. Clinical practice guideline: improving voice outcomes after thyroid surgery. Otolaryngol Head Neck Surg. 2013;148:1–37.

23. Higgins TS, Gupta R, Ketcham AS, Sataloff RT, Wadsworth JT, Siancori JT. Recurrent laryngeal nerve identification versus identification along on post-thyroidectomy true vocal fold paralysis: a meta-analysis. Laryngoscope. 2011;1212:1009–17.

24. Barczynski M, Konturek A, Stopa M, Honowska A, Nowak W. Randomized controlled trial of visualization versus neuromonitoring of the external branch of the superior laryngeal nerve during thyroidectomy. World J Surg. 2012;36:1340–7.

25. Sturgeon C, Sturgeon T, Angelos P. Neuromonitoring in thyroid surgery: attitudes, usage patterns, and predictors of use among endocrine surgeons. World J Surg. 2009;33:417–25.

26. Lombardi CP, Raffaelli M, D'Alatri L, Marchese MR, Rigante M, Paludetti G, et al. Voice and swallowing changes after thyroidectomy in patient without inferior laryngeal nerve injuries. Surgery. 2006;140:1026–34.

27. Wang LF, Lee KW, Kuo WR, Wu CW, Lu SP, Chiang FY. The efficacy of intraoperative corticosteroids in recurrent laryngeal nerve palsy after thyroid surgery. World J Surg.

2006;30:299–303.

28. Worni M, Schudel HH, Seifert E, Inglin R, Hagemann M, Vorburger SA, Candinas D. Randomized controlled trial on single dose steroids before thyroidectomy for benign disease to improve postoperative nausea, pain, and vocal function. Ann Surg. 2008;248:1060–6.

29. Sadowski SM, Soardo P, Leuchter I, Robert JH, Triponez F. Systematic use of recurrent laryngeal nerve neuromonitoring changes the operative strategy in planned bilateral thyroidectomy. Thyroid. 2013;23:329–33.

30. Heuer RJ, Sataloff RT, Emerich K, Rulnick R, Baroody M, Spiegel JR, et al. Unilateral recurrent laryngeal nerve paralysis: the importance of "preoperative" voice therapy. J Voice. 1997;11:88–94.

31. Friedman AD, Burns JA, Heaton JT, Zeitels SM. Early versus late injection medialization for unilateral vocal cord paralysis. Laryngoscope. 2010;120:2042–6.

32. Wu CW, Dionigi G, Barczynski M, Chiang FY, Dralle H, Schneider R, Al-Quaryshi Z, Angelos P, Brauckhoff K, Brooks JA, Cernea CR, Chaplin J, Chen AY, Davies L, Diercks GR, Duh QY, Fundakowski C, Goretzki PE, Hales NW, Hartl D, Kamani D, Kandil E, Kyriazidis N, Liddy W, Miyauchi A, Orloff L, Rastatter JC, Scharpf J, Serpell J, Shin JJ, Sinclair CF, Stack BC Jr, Tolley NS, Slycke SV, Snyder SK, Urken ML, Volpi E, Witterick I, Wong RJ, Woodson G, Zafereo M, Randolph GW. International neuromonitoring study group guidelines 2018: part II: optimal recurrent laryngeal nerve management for invasive thyroid cancer-incorporation of surgical, laryngeal, and neural electrophysiologic data. Laryngoscope. 2018;128(Suppl 3):S18–27.

33. Gregory WR. Surgery of the thyroid and parathyroid glands, 3rd edition. Surgical anatomy and monitoring of the superior laryngeal nerve. 35:316–25.

第4部分

分化型甲状腺癌：
高风险患者的治疗

第 20 章

随访期间检出淋巴结转移的无侵袭性组织学特征的年轻甲状腺乳头状癌病例

Lucia Brilli，Tania Pilli，Furio Pacini，Maria Grazia Castagna

病例展示

一名 19 岁女性因检出可疑结节于 2014 年进行全甲状腺切除术。术后常规病理显示为经典型乳头状癌，肿瘤直径为 1.4cm，无甲状腺外侵犯。未进行颈中央区淋巴结清扫术。术后予 30mCi 的放射性碘治疗。首次随访记录显示，未检测到血清甲状腺球蛋白（Tg），颈部超声检查显示正常，无残留病灶。

术后随访期间（初始治疗后 5 年），颈部超声显示甲状腺床可见 1 个 7mm×7mm×9mm 的结节，疑似复发，细针穿刺活检（FNA）证实为甲状腺乳头状癌淋巴结转移。当时，基础

L. Brilli · T. Pilli
Policlinico Santa Maria alle Scotte, Siena, Italy

F. Pacini
Department of Medical, Surgical and Neurological Sciences, University of Siena, Siena, Italy

M. G. Castagna(✉)
Policlinico Santa Maria alle Scotte, Siena, Italy

Department of Medical, Surgical and Neurological Sciences, University of Siena, Siena, Italy
e-mail: mariagraziacastagna@unisi.it

Tg 为 1.1ng/mL，重组人 TSH 刺激后升至 3.4ng/mL。遂给予第二次 [131]I 治疗，剂量为 150mCi。由于扫描显示甲状腺床结节没有摄碘，医生建议尽快手术，遂来我院咨询手术的必要性。

评估与文献复习

无论初始风险分层如何，在初始治疗反应良好的分化型甲状腺癌中，有 1%~2% 的患者在术后随访中发生结构性肿瘤复发[1-6]。

对于复发性颈淋巴结的治疗，包括观察随访、淋巴结清扫术、放射性碘治疗、乙醇注射及射频或激光消融。应由内分泌科专家、外科医生和患者充分沟通讨论后最终做出决定[7]。

超声提示性质待定的颈部淋巴结中约有 2/3 将在几个月后自行消失。因此，对于较小且性质不确定的淋巴结，随访是可行的。总体而言，在随访过程中，只有小部分淋巴结会增大，但目前尚无在随访期间因淋巴结增大引起并发症的报道[8-10]。

特别是，一项针对 191 例至少存在 1 个甲状腺结节（≤11mm）且中位随访为 5 年的回顾性研究发现，结节增长率很低（中位数为 1.3mm/年），仅 9% 的患者至少有 1 个结节增

大[8]。未经治疗的可疑淋巴结也显示出低生长率,在进行了 3.5 年(中位时间)的随访之后,仅有 9%(15/166)的患者淋巴结最长直径增长超过 5mm,增长率为 1.5mm/年,且无疾病相关死亡。在这 15 例患者中,有 7 例接受了 FNA 活检,其中 5 例细胞学检查符合甲状腺乳头状癌[9]。最近的一项系列研究随访了 113 个病灶(18 个甲状腺床肿块,95 个淋巴结)。在随访监测期间(中位数为 3.7 年)内,病变性质不确定组的结节增长率较有 1 个或多个病变性质为可疑的结节更低,2 组最大直径增加 >3mm 分别为 8% 和 36%(P=0.01),持续存在率分别为 64% 和 97%(P=0.014)[10]。

遗憾的是,目前尚无长期随访的前瞻性随机研究比较手术与未经治疗的复发性淋巴结转移灶的预后。

根据新近研究和综述,2015 年 ATA 指南指出较小的病变(颈中央区淋巴结最小直径 <8mm,颈侧淋巴结最小直径 <10mm)首选积极随访,定期超声检查辅以颈部 CT 以记录病变进展情况,延迟 FNA 和手术干预[7]。

除了淋巴结大小以外,还应考虑其他因素,例如,患者的情绪状态、淋巴结位置(邻近或不邻近重要结构)、声带的功能状态、并发症、原发肿瘤的组织学类型和 Tg 倍增的时间。在某些情况下,性质不明的淋巴结且最短直径 8~10mm 的患者可选择随访,而对随访期间出现疾病进展的患者进行手术。这主要针对性质不明的颈部病变而不是病变性质为可疑的颈部病灶,当然随访过程中淋巴结也可能会消失[10]。

对于较大的淋巴结首选手术治疗。应考虑外科医生的经验及与二次手术相关的风险。

由于二次手术的风险及再次手术率较高,因此与"采摘式"淋巴结清扫相比,更推荐区域淋巴结清扫术。由有经验的外科医生行彻底的颈淋巴结清扫术后,60%~90% 的患者血清 Tg 水平将在短期内降低,但仅有 30%~50% 的患者血清 Tg 可降至不可测水平[11-13]。然而,大多数研究表明,手术可使得 90% 以上患者的结构性病变消失[14]。最近的一项回顾性研究,分析了分化型甲状腺癌二次手术的疗效、安全性和预后因素,证明只有年龄 >45 岁、具有侵袭性组织学类型和二次手术时转移淋巴结 >10 个是再次复发的独立危险因素[15]。

回溯病例

我们可让患者放心监测甲状腺床结节,直至发生疾病进展时再干预不迟。期间定期进行颈部超声检查,甲状腺床结节逐渐增大(9mm×11mm×17mm 对 7mm×7mm×9mm)。随访 5 年后,决定进行Ⅵ区淋巴结清扫。术后病理符合甲状腺乳头状癌淋巴结转移。手术 6 个月后,血清 Tg 降至不可测水平,且无法检测到,颈部超声检查为阴性。该患者已进入临床缓解期,每年定期进行血清 Tg 和颈部超声检查即可。

临床精粹

- 无论最初的风险分层如何,初始治疗反应非常好的分化型甲状腺癌中,有 1%~2% 的患者在术后随访期间发生结构性肿瘤复发。

- 对于最小直径 ≥8mm 的可疑颈中央区淋巴结和 ≥10mm 的可疑颈侧淋巴结,应考虑进行手术切除,某些性质不明确的颈部病变可随访。

- 性质可疑但小而稳定的颈淋巴结可在不 进行干预的情况下采取密切超声随访观 察策略。

（谭 卓 译）

参考文献

1. Castagna MG, Maino F, Cipri C, Belardini V, Theodoropoulou A, Cevenini G, Pacini F. Delayed risk stratification, to include the response to initial treatment (surgery and radioiodine ablation), has better outcome predictivity in differentiated thyroid cancer patients. Eur J Endocrinol. 2011;165:441–6. https://doi.org/10.1530/EJE-11-0466.

2. Tuttle RM, Tala H, Shah J, Leboeuf R, Ghossein R, Gonen M, Brokhin M, Omry G, Fagin JA, Shaha A. Estimating risk of recurrence in differentiated thyroid cancer after total thyroidectomy and radioactive iodine remnant ablation: using response to therapy variables to modify the initial risk estimates predicted by the new American Thyroid Association staging system. Thyroid. 2010;20:1341–9. https://doi.org/10.1089/thy.2010.0178.

3. Lee SG, Lee WK, Lee HS, Moon J, Lee CR, Kang SW, Jeong JJ, Nam KH, Chung WY, Jo YS, Lee J. Practical performance of the 2015 American Thyroid Association guidelines for predicting tumor recurrence in patients with papillary thyroid cancer in South Korea. Thyroid. 2017;27:174–81. https://doi.org/10.1089/thy.2016.0252.

4. Park S, Kim WG, Song E, Oh HS, Kim M, Kwon H, Jeon MJ, Kim TY, Shong YK, Kim WB. Dynamic risk stratification for predicting recurrence in patients with differentiated thyroid cancer treated without radioactive iodine remnant ablation therapy. Thyroid. 2017;27:524–30. https://doi.org/10.1089/thy.2016.0477.

5. Schlumberger M, Leboulleux S, Catargi B, Deandreis D, Zerdoud S, Bardet S, Rusu D, Godbert Y, Buffet C, Schvartz C, Vera P, Morel O, Benisvy D, Bournaud C, Toubert ME, Kelly A, Benhamou E, Borget I. Outcome after ablation in patients with low-risk thyroid cancer (ESTIMABL1): 5-year follow-up results of a randomised, phase 3, equivalence trial. Lancet Diabetes Endocrinol. 2018;6:618–26. https://doi.org/10.1016/S2213-8587(18)30113-X.

6. Dehbi HM, Mallick U, Wadsley J, Newbold K, Harmer C, Hackshaw A. Recurrence after low-dose radioiodine ablation and recombinant human thyroid-stimulating hormone for differentiated thyroid cancer (HiLo): long-term results of an open-label, non-inferiority randomised controlled trial. Lancet Diabetes Endocrinol. 2019;7:44–51. https://doi.org/10.1016/S2213-8587(18)30306-1.

7. Haugen BR, Alexander EK, Bible KC, Doherty GM, Mandel SJ, Nikiforov YE, Pacini F, Randolph GW, Sawka AM, Schlumberger M, Schuff KG, Sherman SI, Sosa JA, Steward DL, Tuttle RM, Wartofsky L. 2015 American Thyroid Association Management guidelines for adult patients with thyroid nodules and differentiated thyroid cancer: The American Thyroid Association Guidelines Task Force on thyroid nodules and differentiated thyroid cancer. Thyroid. 2016;26:1–133. https://doi.org/10.1089/thy.2015.0020.

8. Rondeau G, Fish S, Hann LE, Fagin JA, Tuttle RM. Ultrasonographically detected small thyroid bed nodules identified after total thyroidectomy for differentiated thyroid cancer seldom show clinically significant structural progression. Thyroid. 2011;21:845–53. https://doi.org/10.1089/thy.2011.0011.

9. Robenshtok E, Fish S, Bach A, Domínguez JM, Shaha A, Tuttle RM. Suspicious cervical lymph nodes detected after thyroidectomy for papillary thyroid cancer usually remain stable over years in properly selected patients. J Clin Endocrinol Metab. 2012;97:2706–13. https://doi.org/10.1210/jc.2012-1553.

10. Lamartina L, Grani G, Biffoni M, Giacomelli L, Costante G, Lupo S, Maranghi M, Plasmati K, Sponziello M, Trulli F, Verrienti A, Filetti S, Durante C. Risk stratification of neck lesions detected sonographically during the follow-up of differentiated thyroid cancer. J Clin Endocrinol Metab. 2016;101:3036–44. https://doi.org/10.1210/jc.2016-1440.

11. Al-Saif O, Farrar WB, Bloomston M, Porter K, Ringel MD, Kloos RT. Long-term efficacy of lymph node reoperation for persistent papillary thyroid cancer. J Clin Endocrinol Metab. 2010;95:2187–94. https://doi.org/10.1210/jc.2010-0063.

12. Schuff KG, Weber SM, Givi B, Samuels MH, Andersen PE, Cohen JI. Efficacy of nodal dissection for treatment of persistent/recurrent papillary thyroid cancer. Laryngoscope. 2008;118:768–75. https://doi.org/10.1097/MLG.0b013e318162cae9.

13. Yim JH, Kim WB, Kim EY, Kim WG, Kim TY, Ryu JS, Gong G, Hong SJ, Shong YK. The outcomes of first reoperation for locoregionally recurrent/persistent papillary thyroid carcinoma in patients who initially underwent total thyroidectomy and remnant ablation. J Clin Endocrinol Metab. 2011;96:2049–56. https://doi.org/10.1210/jc.2010-2298.

14. Tufano RP, Clayman G, Heller KS, Inabnet WB, Kebebew E, Shaha A, Steward DL, Tuttle RM, American Thyroid Association Surgical Affairs Committee Writing Task Force. Management of recurrent/persistent nodal disease in patients with differentiated thyroid cancer: a critical review of the risks and benefits of surgical intervention versus active surveillance. Thyroid. 2015;25:15–27. https://doi.org/10.1089/thy.2014.0098.

15. Lamartina L, Borget I, Mirghani H, Al Ghuzlan A, Berdelou A, Bidault F, Deandreis D, Baudin E, Travagli JP, Schlumberger M, Hartl DM, Leboulleux S. Surgery for neck recurrence of differentiated thyroid cancer: outcomes and risk factors. J Clin Endocrinol Metab. 2017;1(102):1020–31. https://doi.org/10.1210/jc.2016-3284.

第21章

巨大 Hürthle 细胞甲状腺癌合并淋巴结转移

Leonard Wartofsky

病例展示

患者男,67岁,甲状腺左叶有1个5.6cm的结节。细针穿刺(FNA)细胞病理学检查提示性质不明确,倾向于滤泡性肿瘤,Bethesda IV级。再次行FNA取材后用ThyroSeq试剂盒行突变分析发现RAS(HRAS)发生突变。遂建议患者行甲状腺切除术。术前超声提示左叶结节为低回声,边缘不规则,无钙化,并怀疑有颈侧淋巴结转移。对可疑的淋巴结进行细针穿刺证实为甲状腺癌,于是行全甲状腺切除术+中央区淋巴结清扫术+改良的左颈淋巴结清扫术。病理结果:肿瘤直径约6cm,外生性生长,具有局部侵犯和甲状腺外侵犯,并存在8处血管侵犯。主要细胞类型为嗜酸细胞或伴有嗜酸微泡形成与Hürthle细胞癌一致。甲状腺外侵犯明显,颈侧病灶大小为2~11mm不

L. Wartofsky(✉)
MedStar Health Research Institute, MedStar Washington Hospital Center, Washington, DC, USA

Georgetown University School of Medicine, Washington, DC, USA
e-mail: Leonard.Wartofsky@medstar.net

等。VI区淋巴结(6/12),左侧II区和III区淋巴结(12/31)[病理诊断分期为IV A(T4N1bMx)](图21.1)

Hürthle 细胞癌:文献复习

一些以嗜酸细胞为主的甲状腺肿瘤可能是良性的或所谓的 Hürthle 细胞腺瘤[1]。根据术后病理,当术前 FNA 细胞病理学检查考虑为 Hürthle 细胞肿瘤时,恶性风险为10%~45%[2]。这种结节恶性的概率随结节大小的增加而增加[3],>4cm 的肿瘤恶性可能性约为50%、>6cm 的肿瘤100%会发展为恶性[4]。除肿瘤大小外,与恶性肿瘤相关的其他因素还包括男性、年龄>65岁和显著升高的血清甲状腺球蛋白(Tg)水平[5]。当Tg<500ng/mL时,肿瘤仍然很常见,但恶性的不多[6]。最近的一项研究[7]表明,全转录组测序可区分良性和恶性 Hürthle 细胞肿瘤,并发现 CHL 1(close homolog of L1)在恶性肿瘤中过表达。

本病例中,检测到RAS突变是进行全甲状腺切除术的另一原因[8]。尽管在性质不明确的滤泡性病变(FLUS)中,恶性风险较低,为5%~20%,但对于该患者来说,诊断为滤泡

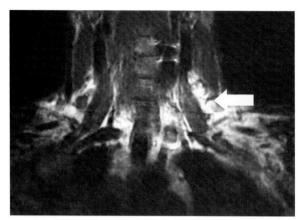

图21.1 颈部磁共振成像(MRI)显示左颈淋巴结转移(箭头)。

性肿瘤(FN 为 Bethesda Ⅳ级)的风险更高,为 20%~30%,同时较大的肿瘤体积也意味着更高的风险[9]。在一项研究中,FNA无法明确性质的结节中有 87/513 个(17%)具有阳性突变,其中 70% 与本患者一样有 RAS 突变[10]。然而,与本例 Hürthle 细胞癌不同的是,大多数 RAS 突变阳性的甲状腺癌是甲状腺乳头状癌,并且往往预后良好[11]。但该患者的肿瘤中可能存在其他突变,采用的第一代 Thyro-Seq 分析可能提供了假阴性结果。而 Afirma (Veracyte)第一代基因表达检测试剂盒被发现在 Hürthle 细胞肿瘤中提供假阳性结果[12]。

超声检查无法准确预测这些结节哪些是癌,因为这些病灶的超声影像特点各不相同[13],且通常缺乏微小钙化或粗大钙化。现行的 ATA 指南[14]不推荐通过 FDG-PET 扫描筛查甲状腺结节,但 PET 扫描偶然发现的阳性甲状腺结节需要进行 FNA 细胞学检查以排除恶性。由于 PET 阳性与肿瘤的临床侵袭性之间存在相关性,因此 Hürthle 细胞癌在 FDG-PET 扫描时可能为阳性[15],最近发现在 ^{18}F DOPA PET 扫描中也是阳性[16]。

桥本甲状腺炎中常存在 Hürthle 细胞,而桥本甲状腺炎患者的甲状腺中存在 Hürthle 细胞病变可能是个挑战[17]。根据嗜酸细胞的独特特征,甲状腺滤泡腺癌的 Hürthle 细胞变异于 1928 年首次被描述,该细胞具有丰富的细胞质,但缺乏甲状腺乳头状癌的任何典型细胞学特征,如核假包涵体。较早的研究发现,经典的甲状腺滤泡腺癌和 Hürthle 细胞癌之间存在相似性,两者都可分为包膜浸润灶少于 4 个的微浸润性和广泛浸润性[18]。然而,尽管以前认为 Hürthle 细胞癌是甲状腺滤泡腺癌的一种变体,但根据 2 种肿瘤的分子差异[20]、临床特征及对治疗的反应[22],WHO 在对内分泌肿瘤的最新分类中认为,Hürthle 细胞癌是一种特殊类型,将其与甲状腺滤泡腺癌区别开来[20,21]。

通常 Hürthle 细胞癌和甲状腺滤泡腺癌都更容易侵犯血管并通过血行转移到肺、骨等远处部位,而不是像经典型的甲状腺乳头状癌一样通过局部或区域淋巴结转移。但患者存在的受累淋巴结是无病生存期降低的独立预测因子[23]。此外,Bishop 等[24]指出,这种肿瘤的局部区域软组织侵犯可能比淋巴结转移更具特征性。在嗜酸细胞肿瘤中,Hürthle

细胞癌占 6%，侵袭性高，分化差，其组织学表现为广泛的血管侵犯和凝固性肿瘤坏死，远处转移风险高[25]。

对于小型、未突破包膜的微侵袭性 Hürthle 细胞癌预后是否很好是有争议的。最近的一项研究表明，肿瘤残留或复发的可能性很大[26]。另一方面，ATA 指南[14]建议仅包膜侵犯或少于 4 个血管浸润灶的肿瘤具有较低的复发风险，因此可以更保守地治疗。对这种方法有不少支持者[27]。但由于 Hürthle 细胞癌的预后往往较差[28,29]，即便那些被认为是"低风险"的患者，我们也希望通过所有可用的方法彻底清除残留病灶，如放射性碘治疗，随后进行长期随访，甚至放弃治疗。

更具侵袭性的 Hürthle 细胞癌类型，如实体或小梁亚型，其临床特征是更易发生局部转移和远处转移[20,30,31]。识别肿瘤侵袭和确定侵袭程度对于确定如何积极实施治疗至关重要。然而，大部分 Hürthle 细胞癌并不摄碘，即使是那些可能摄取 [131]I 的细胞其放射敏感性也往往低于甲状腺乳头状癌。Chindris 等[32]观察到，很少有肺转移患者表现出 [131]I 的摄取，尤其是处于 Ⅲ 期或 Ⅳ 期的男性患者。然而，与普遍共识相反，Sugino 等分析了 485 例甲状腺癌患者和 73 例 Hürthle 细胞癌[33]，还有其他研究者[34,35]得出一样结论，认为 Hürthle 细胞癌患者在预后方面可能不会更糟。一直以来，认为 Hürthle 细胞肿瘤不摄碘，却没有经全身碘扫描确认，这可以解释为什么许多这类患者不进行放射性碘治疗。Jillard 等[36]调查统计了 1909 例患者，发现只有 60.9% 的患者接受了 [131]I 治疗。我们认为，应评估摄取放射性碘的能力，当摄碘时，碘治疗可改善生存[36]。

个案管理

患者术后开始服用左甲状腺素 0.15mg/d，低碘饮食，为诊断性放射性碘扫描和清除残余甲状腺做准备。术后 4 周，血清 TSH 水平为 0.38mUI/L，血清 Tg 为 1224ng/mL，经重组人促甲状腺激素处理后（rhTSH：Thyrogen®），[123]I 扫描显示右侧甲状腺床轻度摄取，左侧颈部 3 个病灶及前纵隔 1 个病灶轻度摄取灶。颈部超声检查发现左侧颈部有可疑结节或淋巴结。MRI[37,38]证实了同位素扫描的结果，患者被转回外科。再次进行左侧颈淋巴结清扫术，切除了 18 个淋巴结，其中 9 个转移。术后 3 个月的血清 Tg 为 88ng/mL，TSH 为 0.03mUI/L。他再次低碘饮食，2 周后，经 rhTSH 充分准备，接受了 175mCi 放射性碘治疗。治疗后全身扫描显示仅纵隔中等 [131]I 摄取，提示可能需要接受外照射治疗[39]，外照射在某些情况[40]中已显示获益。如果病灶持续存在，也可进行局部介入消融[41,42]。对于该患者的后续管理，目前尚无指南可循，我们计划每 3 个月监测 1 次血清 Tg，当 Tg 持续升高时，进行颈部超声和 PET-CT 检查，以确定是否存在结构性病灶，以及是否需要额外的干预。

临床精粹

- 基于细胞学检查，虽然大多数 Hürthle 细胞肿瘤可能是良性的，但肿瘤 >4cm 和高龄将增加恶性概率。
- Hürthle 细胞癌可表现为区域淋巴结转移或软组织侵犯，这突破了传统的认识，即滤泡性肿瘤主要以血管侵犯并伴有远处转移为特征。

- 如果发现4个或以上的侵犯包膜的病灶部位,这些肿瘤将归类为高度侵袭性肿瘤,伴有更大的风险,因此需进行更激进的治疗。
- Hürthle细胞癌通常无法摄取足够的放射性碘以达到治疗目的,因此可能需要外照射治疗或靶向化疗。然而,还是建议评估患者的摄碘情况和放射性碘的残灶清除情况。

致谢:Catherine Heron 和 AI Schneider 甲状腺癌研究基金的支持。

(谭 卓 译)

参考文献

1. Rossi ED, Martini M, Straccia P, Raffaelli M, Pennacchia I, Marrucci E, Lombardi CP, Pontecorvi A, Fadda G. The cytologic category of oncocytic (Hürthle) cell neoplasm mostly includes low-risk lesions at histology: an institutional experience. Eur J Endocrinol. 2013;169(5):649–55.

2. Auger M. Hürthle cells in fine-needle aspirates of the thyroid: a review of their diagnostic criteria and significance. Cancer Cytopathol. 2014;122(4):241–9.

3. Lee KH, Shin JH, Ko ES, Hahn SY, Kim JS, Kim JH, Oh YL. Predictive factors of malignancy in patients with cytologically suspicious for Hürthle cell neoplasm of thyroid nodules. Int J Surg. 2013;11(9):898–902.

4. Sippel RS, Elaraj DM, Khanafshar E, Zarnegar R, Kebebew E, Duh QY, Clark OH. Tumor size predicts malignant potential in Hürthle cell neoplasms of the thyroid. World J Surg. 2008;32(5):702–7.

5. Strazisar B, Petric R, Sesek M, Zgajnar J, Hocevar M, Besic N. Predictive factors of carcinoma in 279 patients with Hürthle cell neoplasm of the thyroid gland. J Surg Oncol. 2010;101(7):582–6.

6. Suh I, Vriens MR, Guerrero MA, Griffin A, Shen WT, Duh QY, Clark OH, Kebebew E. Serum thyroglobulin is a poor diagnostic biomarker of malignancy in follicular and Hürthle-cell neoplasms of the thyroid. Am J Surg. 2010;200:41–6.

7. Li W, Xia S, Aronova A, Min IM, Verma A, Scognamiglio T, Gray KD, et al. CHL 1 expression differentiates Hürthle cell carcinoma from benign Hürthle cell nodules. J Surg Oncol. 2018;118:1042–9.

8. Yip L, Wharry LI, Armstrong MJ, Silbermann A, McCoy KL, Stang MT, et al. A clinical algorithm for fine-needle aspiration molecular testing effectively guides the appropriate extent of initial thyroidectomy. Ann Surg. 2014;260:163–7.

9. McCoy KL, Carty SE, Armstrong MJ, Seethala RR, Ohori NP, Kabaker AS, et al. Intraoperative pathologic examination in the era of molecular testing for differentiated thyroid cancer. J Am Coll Surg. 2012;215:546–54.

10. Nikiforov YE, Nikiforova MN. Molecular genetics and diagnosis of thyroid cancer. Nat Rev Endocrinol. 2011;7:569–80.

11. Gupta N, Dasyam AK, Carty SE, Nikiforova MN, Ohori NP, Armstrong M, et al. RAS mutations in thyroid FNA specimens are highly predictive of predominantly low-risk follicular pattern cancers. J Clin Endocrinol Metab. 2013;98:E914–22.

12. Parajuli S, Jug R, Ahmadi S, Jiang XS. Hürthle cell predominance impacts results of Afirma gene expression classifier and ThyroSeq molecular panel performance in indeterminate thyroid nodules. Diagn Cytopathol. 2019;47(11):1177–83. https://doi.org/10.1002/dc.24290. Epub Jul 26 2019

13. Maizlin ZV, Wiseman SM, Vora P, Kirby JM, Mason AC, Filipenko D, Brown JA. Hürthle cell neoplasms of the thyroid: sonographic appearance and histologic characteristics. J Ultrasound Med. 2008;27(5):751–7.

14. Haugen BR, Alexander EK, Bible KC, Doherty GM, Mandel SJ, Nikiforov Y, et al. American Thyroid Association Management Guidelines for patients with thyroid nodules and differentiated thyroid cancer. Thyroid. 2016;26:1–133.

15. Riemann B, Uhrhan K, Dietlein M, Schmidt D, Kuwert T, et al. Diagnostic value and therapeutic impact of (18)F-FDG-PEET-CT in differentiated thyroid cancer. Results of a German

multicentre study. Nuklearmedizin. 2013;53:1–6.

16. Pauleau G, Palazzo FF, Essamet W, Sebag F, Taieb D. Hürthle cell neoplasms: a new differential diagnosis of 18F-FDOPA-avid thyroid nodules? J Clin Endocrinol Metab. 2013;98:865–6.

17. Lee J, Hasteh F. Oncocytic variant of papillary thyroid carcinoma associated with Hashimoto's thyroiditis: a case report and review of the literature. Diagn Cytopathol. 2009;37(8):600–6.

18. Mai KT, Khanna P, Yazdi HM, Perkins DG, Veinot JP, Thomas J, Lamba M, Nair BD. Differentiated thyroid carcinomas with vascular invasion: a comparative study of follicular. Hürthle cell and papillary thyroid carcinoma. Pathology. 2002;34:239–44.

19. Lloyd RV, Osamura RY, Kloppel G, Rosai J. WHO classification of tumours of endocrine organs. 4th ed. Geneva, Switzerland: WHO; 2017.

20. Ganly I, Ricarte FJ, Eng S, Ghossein R, Morris LG, Liang Y, Socci N, Kannan K, Mo Q, Fagin JA, Chan TA. Genomic dissection of Hürthle cell carcinoma reveals a unique class of thyroid malignancy. J Clin Endocrinol Metab. 2013;98:E962–72.

21. Ganly I, McFadden DG. Short Review: Genomic Alterations in Hürthle Cell Carcinoma. Thyroid. 2019;29(4):471–9. https://doi.org/10.1089/thy.2019.0088.

22. Grani G, Lamartina L, Durante C, Filetti S, Cooper DS. Follicular thyroid cancer and Hürthle cell carcinoma: challenges in diagnosis, treatment, and clinical management. Lancet Diabetes Endocrinol. 2018;6:500–14.

23. Mills SC, Haq M, Smellie WJ, Harmer C. Hürthle cell carcinoma of the thyroid: retrospective review of 62 patients treated at the Royal Marsden Hospital between 1946 and 2003. Eur J Surg Oncol. 2009;35(3):230–4.

24. Bishop JA, Wu G, Tufano RP, Westra WH. Histological patterns of locoregional recurrence in Hürthle cell carcinoma of the thyroid gland. Thyroid. 2012;22(7):690–4.

25. Bai S, Baloch ZW, Samulski TD, Montone KT, LiVolsi VA. Poorly differentiated oncocytic (Hürthle cell) follicular carcinoma: an institutional experience. Endocr Pathol. 2015;26:164–9.

26. Kuo EJ, Roman SA, Sosa JA. Patients with follicular and Hürthle cell microcarcinomas have compromised survival: a population level study of 22,738 patients. Surgery. 2013;154:1246–53.

27. Ahmadi S, Stang M, Jiang XS, Sosa JA. Hürthle cell carcinoma: current perspectives. Onco Targets Ther 2016;9:6873-6884. eCollection 2016.

28. Stojadinovic A, Hoos A, Ghossein RA, Urist MJ, Leung DH, Spiro RH, Shah JP, Brennan MF, Singh B, Shaha AR. Hürthle cell carcinoma: a 60-year experience. Ann Surg Oncol. 2002;9(2):197–203.

29. Khokar AM, Holoubek SA, Kuchta KM, Winchester DJ, Prinz RA, Moo-Young TA. Survival with follicular and Hürthle cell microcarcinoma compared to papillary thyroid microcarcinoma: A population study of 84,532 patients. World J Surg 2019; 20.https://doi.org/10.1007/s00268-019-05264-9. (E pub ahead of print).

30. Haigh PI, Urbach DR. The treatment and prognosis of Hürthle cell follicular thyroid carcinoma compared with its non-Hürthle cell counterpart. Surgery. 2005;138:1152–7.

31. Ghossein RA, Hiltzik DH, Carlson DL, Patel S, Shaha A, Shah JP, Tuttle RM, Singh B. Prognostic factors of recurrence in encapsulated Hürthle cell carcinoma of the thyroid gland: a clinicopathologic study of 50 cases. Cancer. 2006;106:1669–76.

32. Chindris A-M, Casler JD, Bernet VJ, Rivera M, Thomas C, Kachergus JM, et al. Clinical and molecular features of Hürthle cell carcinoma of the thyroid. J Clin Endocrinol Metab. 2015;100:55–62.

33. Sugino K, Kameyama K, Ito K, Nagahama M, Kitagawa W, Shibuya H, Ohkuwa K, et al. Does Hürthle cell carcinoma of the thyroid have a poorer prognosis than ordinary follicular thyroid carcinoma? Ann Surg Oncol. 2013;20(9):2944–50.

34. Wenter V, Jellinek A, Unterrainer M, Ahmaddy F, Lehner S, Albert NL, Bartenstein P, Knolel T, Spitzweg C, Ilhan H, Todica A. Long-term outcome of rare oncocytic papillary (Hürthle cell) thyroid carcinoma following (adjuvant) initial radioiodine therapy. Eur J Nucl Med Mol Imaging. 2019;46(12):2526–35. https://doi.org/10.1007/s00259-019-04456-8. E pub Aug 13, 2019.

35. Yang Q, Zhao Z, Zhong G, Jin A, Yu K. Effect of adjuvant radioactive iodine therapy on survival in rare oxyphilic subtype of thyroid cancer (Hürthle cell carcinoma). Peer J. 2019;7:e7458. https://doi.org/10.7717/peerj.7458. eCollection 2019.

36. Jillard CL, Youngwirth L, Scheri RP, Roman S, Sosa JA. Radioactive iodine treatment is associated with improved survival for patients with Hürthle cell carcinoma. Thyroid. 2016;26(7):959–64.

37. Takashima S, Sone S, Takayama F, Wang Q, Kobayashi T, Horii A, Yoshida JI. Papillary thyroid carcinoma: MR diagnosis of lymph node metastasis. AJNR Am J Neuroradiol. 1998;19:509–13.

38. Gross ND, Weissman JL, Talbot JM, Andersen PE, Wax MK, Cohen JI. MRI detection of cervical metastasis from differentiated thyroid carcinoma. Laryngoscope. 2001;111:1905–9.

39. Foote RL, Brown PD, Garces YI, McIver B, Kasperbauer JL. Is there a role for radiation therapy in the management of Hürthle cell carcinoma? Int J Radiat Oncol Biol Phys. 2003;56:1067–72.

40. Zavitsanos P, Amdur RJ, Drew PA, Cusi K, Werning JW, Morris CG. Favorable outcome of Hurthle cell carcinoma of the thyroid treated with total thyroidectomy, radioiodine, and selective use of external-beam radiotherapy. Am J Clin Oncol. 2017;40:433–7.

41. Lewis BD, Hay ID, Charboneau JW, McIver B, Reading CC, Goellner JR. Percutaneous ethanol injection for treatment of cervical lymph node metastases in patients with papillary thyroid carcinoma. Am J Roentgenol. 2002;178:699–704.

42. Dupuy DE, Monchik JM, Decrea C, Pisharodi L. Radiofrequency ablation of regional recurrence from well-differentiated thyroid malignancy. Surgery. 2001;130:971–7.

第22章

术后有残留病灶的巨大侵袭性甲状腺乳头状癌（pT4）

Meredith Giuliani，James Brierley

病例展示

患者男，62岁，既往体健，右侧颈部肿块缓慢增大，伴进行性声音嘶哑3个月。否认颈部疼痛、吞咽或呼吸困难。他的家庭建议其进行颈部超声检查，结果显示甲状腺右叶有1个4cm肿块，遂至头颈外科就诊。除了可触及的肿块外，鼻咽镜检查显示右侧声带麻痹。颈部CT扫描显示甲状腺右叶有1个4cm的肿块，可能有腺外侵犯向后延伸至气管食管沟，右侧还发现了数个可疑的淋巴结（图22.1a）。甲状腺肿块的细针活检病理证实为甲状腺乳头状癌（PTC）（Bethesda Ⅵ级）。患者遂进行了全甲状腺切除和右侧中央区及颈侧淋巴结清扫术。肉眼见肿瘤累及右侧环甲关节，由于不能确保在没有明显功能损害的前提下切除肿瘤，因此在原位留下了大块病灶。常规

M. Giuliani · J. Brierley(✉)
Department of Radiation Oncology, University of Toronto, Toronto, Canada

Department of Radiation Oncology, Princess Margaret Cancer Centre, Toronto, Canada
e-mail: James.Brierley@rmp.uhn.on.ca

病理显示为乳头状癌，直径约4cm，有血管侵犯，可见腺外侵犯，切缘阳性。51个淋巴结中有4个受累：Ⅵ区3个，Ⅳ区1个。最终分期为pT4aN1b。术后进行了125mCi（4.62GBq）[131]I治疗，并接受了左甲状腺素抑制治疗。术后放射性碘扫描显示甲状腺床有2个摄碘病灶，考虑残留病灶。无证据表明有远处转移。

文献复习

大多数分化型甲状腺癌（DTC）患者通过手术切除（全甲状腺切除或甲状腺腺叶切除）治疗，并根据复发风险，术后可进行放射性碘（[131]I）联合促甲状腺激素（TSH）抑制治疗。这2种疗法都能减少高风险患者的局部复发和提高疾病生存率[1]。

局部晚期DTC合并腺外侵犯临床上并不常见，但在老年男性中相对更为常见。一旦复发，其治疗是一个巨大的挑战。因为颈部肿瘤如果得不到控制，可能会造成喉部、气管和食管梗阻，皮肤溃疡和坏死，甚至颈动脉破裂。手术和术后[131]I治疗可能无法完全控制疾病进展。因此，联合外照射治疗（EBRT）可能有帮助。然而，目前尚缺乏随机

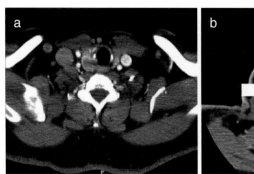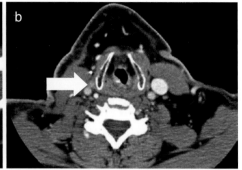

图22.1 分期CT图像。(a)术前CT,箭头表示甲状腺右叶肿块;(b)术后CT,箭头表示大体残留病变区域。

研究的相关证据指导EBRT的应用或证明其有效性。唯一的随机研究入组的人群是pT3/4pN0/1的DTC患者。由于该研究纳入了许多不太可能从EBRT获益的低风险疾病患者[1,2]而提前结束。

由于缺乏随机试验研究的数据,医疗机构的队列研究成果被用于指导治疗。一项研究认为肿瘤边界清晰或仅有微小侵犯的患者,EBRT的5年局部控制率为89%,而肉眼可见残留或病灶不能切除的患者,EBRT控制率为69%[3]。我们的数据显示,对于伴有甲状腺外侵犯(ETE)的老年患者(年龄>60岁),EBRT能显著提高5年局部无复发率。术后残留肉眼病灶的患者,接受放疗后的10年生存率和局部无复发率分别为48%和90%。这些数据表明,即使局部病灶可通过EBRT得到控制,患者仍有可能死于远处转移[4]。最近,一项回顾性队列研究对接受RAI联合或不联合EBRT的T4a患者进行分析。结果表明,与RAI联合EBRT组相比,单用RAI治疗的局部控制率更低。只有喉返神经侵犯的患者可不常规进行EBRT,单纯RAI治疗可很好地控制疾病。然而,如果有气管软骨膜或食管肌层受累,单纯RAI是不够的,联合EBRT会

使患者受益[5]。目前尚不清楚喉返神经(RLN)受累的患者术后是否会像我们的患者一样有残留病灶。虽然同步放化疗是头颈部鳞状细胞癌的标准治疗方法,但分化型甲状腺癌对化疗不敏感。因此,同步放化疗在DTC的治疗中并不多见。然而,一项纳入66例晚期非未分化非髓样甲状腺癌患者的研究中,中位生存期为42个月。放化疗后局部无复发率为90%,单纯放疗为73%。这两组数据无明显统计学差异,而且入组人数较少,仅有21例患者进行了放化疗。此外,与下面涉及的汇总分析中的其他研究相比,EBRT的局部控制率较低。因此,在常规推荐这些患者进行放化疗之前需要更多的数据[6]。

18家法国机构对254例T3或T4期的患者进行了一项更大规模的研究,这些患者均有淋巴结转移或切缘阳性。研究表明,EBRT能减少局部复发,但不能增加总生存率[7]。关于EBRT在DTC中的作用的综述中,有16篇文章符合研究者的纳入标准,汇集了5114例患者。在13项报道局部区域复发率的研究中,未行EBRT的患者术后复发率为20%,而行EBRT的患者术后复发率仅为13%。8项包含定量分析数据的研究中,2388例患者的

详细信息,不考虑分期和病灶是否残留,接受 EBRT 患者的平均复发率为8%,而未接受 EBRT 患者的平均复发率为25%,有统计学差异($P=0.03$)。综上得出结论,45 岁以上的高风险患者接受 EBRT 后局部区域控制率有所改善[8]。

2009 年 ATA 指南建议 45 岁以上有甲状腺外侵犯且镜下残留病灶可能性高的患者需考虑行 EBRT。2016 年美国 ATA 指南中并无明确说法,但认为对于侵犯上呼吸道的肿瘤,一般建议手术结合 RAI 和(或)EBRT 等其他治疗[1,9]。英国指南建议,对于无法切除的肿瘤,以及术后存在残留病灶的患者,除了 RAI 治疗外,还应考虑 EBRT[10]。美国头颈协会推荐 EBRT 用于肉眼残留或局部病灶不可切除的患者,但肉眼残留病灶局限且对 RAI 敏感的 45 岁以下患者除外,这种情况下年龄分界点再高一些或许也是合适的[11]。

我们建议 50 岁以上、术后有肉眼残留病灶或病灶向后侵犯气管食管沟且不太可能通过 ^{131}I 控制的患者需行 EBRT。这些患者可能需要进行扩大切除,如喉切除术(T4a 或 T4b)。肿瘤有微小 ETE(T3)且切缘阳性或向前侵犯带状肌的患者一般可手术完整切除,无须进行 EBRT。如上述 MD Anderson 癌症中心的报告[5]所建议,仅有喉返神经受累且切除后没有肉眼残留病灶的患者,可能无法从 EBRT 中获益。除非他们为 T4b 期,否则我们很少建议在年轻患者中进行 EBRT。

将 EBRT 不良反应降至最低很重要。不良反应与辐射剂量和照射的组织体积有关。较大的靶区有可能减少复发,但也会增加毒性反应。需要特别关注的结构包括腮腺、咽缩肌和下颌骨。我们通常的放射范围包括甲状腺床及 Ⅲ、Ⅳ、Ⅵ 区和部分 Ⅴ 区的淋巴结,从舌骨上方延伸到主动脉弓下方。其他中心使用更大的体积,这可能导致较少的淋巴结复发,但毒性反应更大。我们的数据显示局部无复发率为90%[7],我们认为不需要扩大照射靶区。与二维或三维适形放疗技术相比,调强放疗(IMRT)可保留更多正常组织。在头颈部鳞状细胞癌的随机研究中,调强放疗减少了副作用,改善了生活质量,并可能带来生存获益[7]。

我们的观点是,如果担心有微小的残留病灶,则将 60Gy 分 30 次照射到甲状腺瘤床和术区,将 54Gy 分 30 次照射到有微小病灶风险的术区周围。有肉眼残留病灶的情况下,给予 33 次共 66Gy 的剂量照射。考虑到存在镜下微小病灶风险的区域,予 33 次总共 56Gy 的剂量。术前增强 CT 扫描有助于术前预测术后是否需要放疗,也有助于外科医生制订手术方案。我们团队的外科医生对任何潜在风险的 T4 肿瘤(肿块大、疼痛,或者如所描述的病例那样,声音嘶哑)患者都会常规进行增强 CT 扫描。此前,有人担心碘化对比剂的使用可能会通过减少摄取而干扰 ^{131}I 的有效性。然而,对于现代水溶性对比剂,只需要 1 或 2 个月,尿碘水平就可恢复正常。虽然从理论上讲,EBRT 可减少 ^{131}I 的摄取和有效性,但没有充分的证据支持这一点。我们倾向于在 ^{131}I 治疗后先进行 ^{131}I 扫描,然后进行术后 CT 扫描,并使用所有的影像学手段重新评估疾病的残留范围。PET 扫描(如果可用)可提供额外的信息。然而,如果担心局部病变的程度可能会导致肿瘤急症(例如

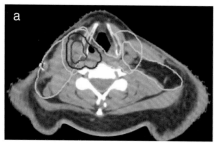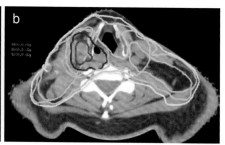

图22.2 放疗计划。(a)绿色表示大体肿瘤体积(GTV),红色表示高危肿瘤体积(HTV),深蓝色表示临床靶区体积(CTV)66,浅蓝色表示CTV60。(b)添加了放疗等剂量线:浅橙色为66Gy,绿黄色为60Gy,黄色为57Gy。

脊髓减压后的肉眼残留病灶),从而无法控制疾病,那么我们将在^{131}I治疗之前进行EBRT。

个案管理

该患者术后CT扫描显示右侧甲状腺床可能有5mm的残留病灶(图22.1b)。根据IMRT计划,对肉眼残留病变区进行33次共66Gy的放疗。对甲状腺床和双侧颈部进行33次共60Gy的放疗(图22.2)。患者在放疗期间体重减轻了7%,并出现一些毒性反应〔黏膜炎、食管炎、喉炎和皮炎——放疗肿瘤学组(RTOG)分级2级〕。整个治疗过程都没有插鼻饲管。疗程结束,该患者完全恢复并能耐受正常的饮食,没有口干燥症,5年后仍无局部复发。但他出现了血清甲状腺球蛋白升高、微小肺结节,5mCi ^{131}I全身扫描阴性,目前正在随访中。

临床精粹

- 分化型甲状腺癌术后存在肉眼残留病灶是一个复杂的临床问题,需要多学科的参与和管理。
- 对于伴甲状腺外侵犯和肉眼残留病灶的老年患者,EBRT可提高其局部控制率和生存率,但远处转移的风险仍然存在。
- 理想的EBRT剂量和照射面积仍不确定。
- IMRT可改善毒性反应,甚至可能提高生存率。

(谭 卓 译)

参考文献

1. Haugen BR, Alexander EK, Bible KC, Doherty GM, Mandel SJ, Nikiforov YE, et al. 2015 American Thyroid Association Management Guidelines for Adult Patients with Thyroid Nodules and Differentiated Thyroid Cancer: The American Thyroid Association Guidelines Task Force on Thyroid Nodules and Differentiated Thyroid Cancer. Thyroid: official journal of the American Thyroid Association. 2016;26:1):1–133. Epub 2015/10/16
2. Brierley JD. Update on external beam radiation therapy in thyroid cancer. The Journal of clinical endocrinology and metabolism. 2011;96(8):2289–95. Epub 2011/08/06
3. Azrif M, Slevin NJ, Sykes AJ, Swindell R, Yap BK. Patterns of relapse following radiotherapy for differentiated thyroid cancer: implication for target volume delineation. Radiother Oncol. 2008;89(1):105–13.
4. Sia MA, Tsang RW, Panzarella T, Brierley JD. Differentiated thyroid cancer with extrathyroidal extension: prognosis and the role of external beam radiotherapy. J Thyroid Res. 2010;2010:183461. Epub 2010/11/05

5. Tam S, Amit M, Boonsripitayanon M, Cabanillas ME, Busaidy NL, Gunn GB, et al. Adjuvant External Beam Radiotherapy in Locally Advanced Differentiated Thyroid Cancer. JAMA otolaryngology-- head & neck surgery. 2017;143(12):1244–51. Epub 2017/11/04

6. Romesser PB, Sherman EJ, Shaha AR, Lian M, Wong RJ, Sabra M, et al. External beam radiotherapy with or without concurrent chemotherapy in advanced or recurrent non-anaplastic non-medullary thyroid cancer. Journal of surgical oncology. 2014;110(4):375–82. Epub 2014/06/26

7. Servagi Vernat S, Khalifa J, Sun XS, Kammerer E, Blais E, Faivre JC, et al. 10-Year Locoregional Control with Postoperative External Beam Radiotherapy in Patients with Locally Advanced High-Risk Non-Anaplastic Thyroid Carcinoma De Novo or at Relapse, a Propensity Score Analysis. Cancers. 2019;11:6. Epub 2019/06/30

8. Fussey JM, Crunkhorn R, Tedla M, Weickert MO, Mehanna H. External beam radiotherapy in differentiated thyroid carcinoma: A systematic review. Head Neck. 2016;38(Suppl 1):E2297–305. Epub 2015/09/04

9. Cooper DS, Doherty GM, Haugen BR, Kloos RT, Lee SL, Mandel SJ, et al. Revised American Thyroid Association management guidelines for patients with thyroid nodules and differentiated thyroid cancer. Thyroid: official journal of the American Thyroid Association. 2009;19(11):1167–214. Epub 2009/10/29

10. Mitchell AL, Gandhi A, Scott-Coombes D, Perros P. Management of thyroid cancer: United Kingdom National Multidisciplinary Guidelines. The Journal of laryngology and otology. 2016;130(S2):S150–S60. Epub 2016/11/15

11. Kiess AP, Agrawal N, Brierley JD, Duvvuri U, Ferris RL, Genden E, et al. External-beam radiotherapy for differentiated thyroid cancer locoregional control: A statement of the American Head and Neck Society. Head Neck. 2016;38(4):493–8. Epub 2015/12/31

第 23 章

甲状腺球蛋白升高但影像学阴性的甲状腺乳头状癌

Leonard Wartofsky

病例展示

一位最近搬来附近的39岁女性首次来到我们的诊室。她于2008年出现颈部肿块,经细针穿刺(FNA)活检怀疑为甲状腺乳头状癌(Bethesda V级),于2009年初接受全甲状腺切除术。术后病理显示,病灶为3.5cm的经典型甲状腺乳头状癌,中央区淋巴结2/6转移、右颈侧淋巴结5/11转移,肿瘤紧靠切缘,镜下可见甲状腺外侵犯(pT3N1bMx, I期,依据第8版AJCC/UICC TNM分期系统)。她在2009年4月接受了90mCi的放射性碘治疗。到目前为止,她一直连续复查TSH抑制下的血清甲状腺球蛋白(Tg),其范围从8ng/mL到20ng/mL不等,但影像学未能成功定位Tg的来源。抗Tg抗体(TgAb)阴性。自2009年起,她每年

L. Wartofsky(✉)
MedStar Health Research Institute, MedStar Washington Hospital Center, Washington, DC, USA

Georgetown University School of Medicine, Washington, DC, USA
e-mail: leonard.wartofsky@medstar.net

接受颈部超声检查2次、颈胸部CT检查2次、颈部MRI检查2次、重组人TSH(rhTSH;Thyrogen®)刺激下的^{131}I扫描2次,均未发现病灶。有2次对双侧颈部可疑淋巴结进行了超声引导下FNA细胞学检查和穿刺液Tg测定,结果均为阴性。她受过良好的教育,对自己的疾病有很好的了解,对自己Tg的检测结果感到担忧,并询问是否有其他诊断或治疗方案。

评估

该患者经初始治疗后生化疗效不佳(即持续可测量的Tg水平),但没有结构性疾病的证据。如果排除了稳定性碘干扰放射性碘摄取的可能性,那么超声、CT、MRI、^{131}I扫描找不到病灶的原因,有可能是肿瘤病灶很小、低于各种成像方式的检测敏感性,也可能是肿瘤已经去分化,不再吸收碘。她的抗TgAb阴性,血清Tg的检测没有来自TgAb的干扰。

相关文献

当前美国甲状腺协会(ATA)的指南[1]建议对于血清Tg升高>10ng/mL、^{131}I诊断扫描阴性的患者应考虑^{18}F-氟脱氧葡萄糖(FDG)正

电子发射断层扫描(PET)结合 CT 扫描。FDG-PET 扫描对诊断不摄取放射性碘病灶的有效性是有研究证实的[2,3]。Leboulleux 等[4]对 25 项独立研究中总计 789 例无放射性碘摄取的患者进行了荟萃分析,发现 FDG-PET/CT 的敏感性为 83%,特异性为 84%。TSH 刺激可增强 FDG-PET/CT 显像诊断的效能[5],对已发生去分化即失去放射性碘摄取能力的较大肿瘤可能更有帮助。同样,FDG-PET 阳性肿瘤在很大程度上缺乏放射性碘摄取能力,往往无法从 RAI 治疗中获益,预后更差[6]。

因此当 Tg 可测但影像学阴性时,应选择 FDG-PET/CT 扫描,这也是符合指南推荐的。如果 FDG-PET/CT 显示有局部转移或其他部位的病灶,应考虑手术切除、局部消融治疗如 CT 引导下射频或热消融[7]或经验性放射性碘治疗(即使之前诊断性放射性碘摄取较少)。有研究表明,对诊断扫描阴性的患者进行经验性 RAI 治疗,大约 1/3 的患者在治疗后的扫描中会显示阳性,而且随后血清 Tg 下降[8],但大多数研究并未证实这种经验性治疗的有效性[9-12]。TSH 刺激(rhTSH 或停用甲状腺激素)可提高 FDG-PET/CT 扫描的敏感性[5];无论是否 TSH 刺激,当 Tg 水平升高 >10ng/mL 时,FDG-PET/CT 的敏感性最高[1]。^{124}I 发射正电子可通过 PET 扫描成像,与 ^{131}I 具有相同的放射药代动力学,研究表明,^{124}I PET 比 FDG-PET 更有助于鉴别转移性病变。^{124}I PET 阳性表明病灶具有放射性碘摄取能力,提示可使用 ^{131}I 进行治疗[13,14]。低剂量(约 2mCi)^{124}I 不会导致肿瘤组织顿抑而降低随后 ^{131}I 治疗的效果[15]。需要强调的是,肿瘤摄取 RAI 并不意味着 RAI 治疗有

效[16],尤其是摄取 FDG 的肿瘤。如果 ^{124}I 扫描显示没有摄取,以及像本例患者那样 ^{123}I 扫描阴性,或者在 RAI 治疗后肿瘤进展,那么不建议再次进行 ^{131}I 治疗[1]。新的放射性同位素标记分子的 PET 显像可能适用于这样的患者。一项研究结果显示 ^{68}Ga 标记的成纤维细胞活化蛋白抑制剂显像具有一定的帮助[17]。

回溯病例

复诊时,该患者左甲状腺素抑制后的血清 Tg 为 7.5ng/mL,rhTSH 刺激后的 Tg 为 94ng/mL;^{123}I 扫描阴性(1.2mCi,444MBq)。随后用未经 FDA 批准的 ^{124}I(1.7mCi,63MBq)进行了 PET-CT 扫描和 ^{131}I 显像,以用于剂量学计算(2mCi,74MBq)[18-20](图 23.1 和图 23.2)。^{131}I 扫描(图 23.1a)结果为阴性,而 ^{124}I PET 发现了局部摄取灶(图 23.1b),经 CT(图 23.2a)扫描病灶定位于左侧骨盆骨(箭头所指)。图 23.2b 显示了骨盆 CT 与 ^{124}I PET 相应横断面的融合图像。融合图像显示 ^{124}I 摄取异常与 CT 扫描异常部位吻合。此外,^{124}I 图像还显示了另一个异常摄取灶,相应部位 CT 图像显示为骶骨的异常病灶,也提示转移。经剂量学估算,她可以安全地接受 440mCi 的 ^{131}I 治疗,48 小时体内残留将小于 72mCi。虽然告知患者诊断性放射性碘扫描阴性时 ^{131}I 治疗治愈或明显改善预后的可能性较小[9-12],但患者还是希望能再接受一次 ^{131}I 治疗。于是她接受了 392mCi 的 ^{131}I,治疗后 ^{131}I 扫描的结果与 ^{124}I PET 扫描的结果一致,已知的转移灶均呈阳性摄取。治疗后 4 个月,患者的中性粒细胞和血小板计数正常,抑制治疗后血清 Tg 降至 1.9ng/mL。随访计划是每

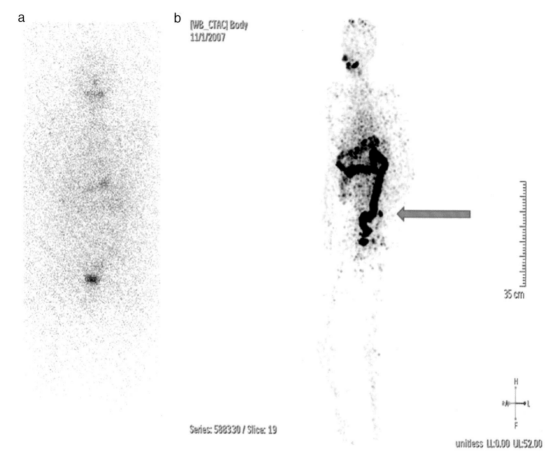

图23.1 (a)¹²³I扫描(1.2mCi,444MBq)没有发现摄碘病灶。(b)¹²⁴I PET–CT(1.7mCi,63MBq)显示位于后方的摄碘病灶。

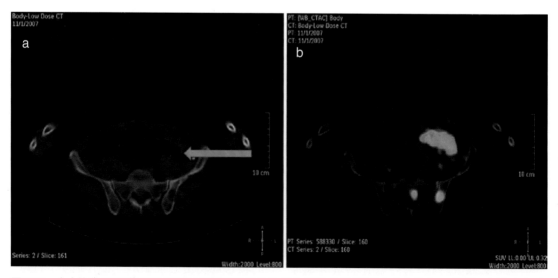

图23.2 (a)骨盆CT图像显示PET扫描的阳性病灶位于左侧骨盆骨(箭头)。(b)骨盆CT横断面图像与相应部位¹²⁴I PET横断面图像进行融合以显示病灶定位:¹²⁴I异常摄取灶与CT异常病灶吻合。此外,¹²⁴I图像还显示了第2个异常摄取灶,相应部位CT图像显示为骶骨的病灶,也提示转移。

年 2 次检测血清 Tg、12~18 个月行 ^{124}I PET-CT 扫描，直至血清 Tg 降至不可测的水平。如果 Tg 水平上升和(或)病灶增加，说明疾病进展，要认定为放射性碘难治，不再考虑再次 ^{131}I 治疗。如果出现这样的情况，应考虑外照射治疗或尝试其他局部消融治疗方案。对于甲状腺球蛋白阳性/扫描阴性的患者，也可考虑使用索拉非尼或仑伐替尼等多激酶抑制剂治疗[21]。

临床精粹

- 依据 2015 年 ATA 指南关于初始治疗后临床结局的相关内容对患者进行风险分层，有助于制订个体化的治疗干预措施。本例生化疗效不佳的患者，^{124}I PET 扫描结果显示结构性疗效不佳。
- ^{124}I 比 ^{123}I 成像质量好，比 ^{131}I 的辐射剂量低，可避免顿抑效应的发生。尽管 ^{124}I 的应用目前仅限于较大的医学研究中心(因为它不是 FDA 批准的放射性同位素，需要申请为临床新药研究)，但对于血清 Tg 升高 >10ng/mL 而 ^{131}I 扫描为阴性的患者，应考虑 ^{124}I PET-CT 扫描。
- ^{124}I 与 ^{123}I 或 ^{131}I 之间的另一个区别是，^{124}I 发射正电子，用正电子发射断层扫描(PET)扫描仪成像。^{124}I PET-CT 可测量放射性碘在肿瘤和正常器官中的空间分布，分辨率高、敏感性高。因此，^{124}I PET-CT 可更好地显示分化型甲状腺癌的转移范围。
- 放射性碘治疗效果不好的或不能吸收放射性碘者不应继续进行再次 ^{131}I 治疗。

（柳　卫　译）

参考文献

1. Haugen BR, Alexander EK, Bible KC, Doherty GM, Mandel SJ, Nikiforov Y, et al. American Thyroid Association Management Guidelines for patients with thyroid nodules and differentiated thyroid cancer. Thyroid. 2016;26:1–133.
2. Marcus C, Whitworth PW, Surasi DS, Pai SI, Subramaniam RM. PET/CT in the management of thyroid cancers. Am J Roentgenol. 2014;202(6):1316–29.
3. Riemann B, Uhrhan K, Dietlein M, Schmidt D, Kuwert T, Dorn R, et al. Diagnostic value and therapeutic impact of (18)F-FDG-PET/CT in differentiated thyroid cancer. Results of a German multicentre study. Nucl Med. 2013;52:1):1–6.
4. Leboulleux S, Schroeder PR, Schlumberger M, Ladenson PW. The role of PET in follow-up of patients treated for differentiated epithelial thyroid cancers. Nat Clin Pract Endocrinol Metab. 2007;3:112–21.
5. Leboulleux S, Schroeder PR, Busaidy NL, Auperin A, Corone C, Jacene HA, Ewertz ME, Bournaud C, Wahl RL, Sherman SI, Ladenson PW, Schlumberger M. Assessment of the incremental value of recombinant thyrotropin stimulation before 2-[18F]-Fluoro-2-deoxy-D-glucose positron emission tomography/computed tomography imaging to localize residual differentiated thyroid cancer. J Clin Endocrinol Metab. 2009;94:1310–6.
6. Robbins RJ, Wan Q, Grewal RK, Reibke R, Gonen M, Strauss HW, Tuttle RM, Drucker W, Larson SM. Real-time prognosis for metastatic thyroid carcinoma based on 2-[18F]fluoro-2-deoxy-D-glucose-positron emission tomography scanning. J Clin Endocrinol Metab. 2006;91:498–505.
7. Wartofsky L. Adjunctive local approaches to metastatic thyroid cancer. In: Thyroid cancer: a comprehensive guide to clinical management. 2nd ed. New York: Humana/Springer; 2006. p. 509–13.
8. Mazzaferri EL. Empirically treating high serum thyroglobulin levels. J Nucl Med. 2005;46:1079–88.

9. Kim WG, Ryu JS, Kim EY, Lee JH, Baek JH, Yoon JH, et al. Empiric high-dose 131-iodine therapy lacks efficacy for treated papillary thyroid cancer patients with detectable serum thyroglobulin but negative cervical sonography and 18F-fluorodeoxy-glucose positron emission tomography scan. J Clin Endocrinol Metab. 2010;95:1169–73.

10. Leboulleux S, El Bez I, Borget I, Elleuch M, Deandreis D, Al Ghuzlan A, et al. Postradioiodine treatment whole-body scan in the era of 18-florodeoxyglucose positron emission tomography for differentiated thyroid carcinoma with elevated serum thyroglublin levels. Thyroid. 2012;22:832–8.

11. Rosario PW, Mourao GF, dos Santos JB, Calsolari MR. Is empirical radioactive iodine therapy still a valid approach to patients with thyroid cancer and elevated thyroglobulin? Thyroid. 2014;24:533–6.

12. Sabra MM, Grewal RK, Tala H, Larson SM, Tuttle RM. Clinical outcomes following empiric radioiodine therapy in patients with structurally identified metastatic follicular cell-derived thyroid carcinoma with negative diagnostic but positive post-therapy 131-I whole-body scans. Thyroid. 2012;22:877–83.

13. Phan HT, Jager PL, Paans AM, Plukker JT, Sturkenboom MG, Sluiter WJ, Wolffenbuttel BH, Dierckx RA, Links TP. The diagnostic value of 124I-PET in patients with differentiated thyroid cancer. Eur J Nucl Med Mol Imaging. 2008;35:958–65.

14. Freudenberg LS, Jentzen W, Stahl A, Bockisch A, Rosenbaum-Krumme SJ. Clinical applications of 124I-PET/CT in patients with differentiated thyroid cancer. Eur J Nucl Med Mol Imaging. 2011;38(Suppl 1):S48–56.

15. Van Nostrand D, Moreau S, Bandaru VV, Atkins F, Chennupati S, Mete M, Burman K, Wartofsky L. (124)I positron emission tomography versus (131)I planar imaging in the identification of residual thyroid tissue and/or metastasis in patients who have well-differentiated thyroid cancer. Thyroid. 2010;20:879–83.

16. Deandreis D, Al GA, Leboulleux S, Lacroix L, Garsi JP, Talbot M, Lumbroso J, Baudin E, Caillou B, Bidart JM, Schlumberger M. Do histological, immunohistochemical, and metabolic (radioiodine and fluorodeoxyglucose uptakes) patterns of metastatic thyroid cancer correlate with patient outcome? Endocr Relat Cancer. 2011;18:159–69.

17. Kratochwil C, Flechsig P, Lindner T, Abderrahim L, Altmann A, Mier W, et al. 68-Ga-FAPI PET/CT: tracer uptake in 28 different kinds of cancer. J Nucl Med. 2019;60:801–5.

18. Eschmann SM, Reischl G, Bilger K, Kuperferschlager J, Thelen MH, Dohmen BM, Bares R. Evaluation of dosimetry of radioiodine therapy in benign and malignant thyroid disorders by means of iodine-124 and PET. Eur J Nucl Med Mol Imaging. 2002;29:760–7.

19. Barth A, Robbins RJ, Larson SM. Patient-specific dosimetry for 131-I thyroid cancer therapy using 124-I PET and 3-dimensional-internal dosimetry (3D-ID) software. J Nucl Med. 2004;45:1366–72.

20. Freudenberg LS, Jentzen W, Gorges R, Petrich T, Marlowe RJ, Knust J, Bockrish A. 124-I PET dosimetry in advanced differentiated thyroid cancer: therapeutic impact. Nuclearmedizin. 2007;46:121–8.

21. Shinohara S, Kikuchi M, Suehiro A, Kishimoto I, Harada H, Hino M, Ishihara T. Characteristics and prognosis of patients with thyroglobulin-positive and radioactive iodine whole-body scan-negative differentiated thyroid carcinoma. Japan J Clin Oncol. 2015;45:427–32.

第 24 章

儿童甲状腺乳头状癌合并肺转移：放射性碘治疗的作用

Monica L. Arango，Steven G. Waguespack

引言

甲状腺乳头状癌（PTC）在儿童中较少见，最好的治疗方案是由有经验的甲状腺外科医生进行手术，必要时术后进行放射性碘（RAI）治疗。是否进行RAI治疗主要依据术后评估情况［依据诊断性RAI扫描的结果和刺激性甲状腺球蛋白（Tg）水平］[1,2]，尤其是已知或怀疑有远处转移的患者需要接受RAI治疗。PTC合并肺转移的患儿通常[131]I治疗效果良好，Tg水平持续改善，可维持至治疗后数年[3-6]。一些患儿可能需要多次[131]I治疗，但评估和治疗儿童肺转移的最佳方案尚未确立[7]。由于PTC合并肺转移患儿的总体预后良好，在对他们进行多次RAI治疗决策时，要充分考虑第二恶性肿瘤发生的风险[4,8,9]，以及死亡率增加的风险[10]，权衡利弊。

病例展示

一名9岁的西班牙裔男童，有多次上呼吸道感染病史，但没有甲状腺癌的危险因素，因"颈部淋巴结肿大至少1年"就诊于耳鼻喉科。他接受了淋巴结活检，病理结果显示转移性PTC。初步综合评估：TSH正常，Tg为354ng/mL（存在完整甲状腺时的正常参考值<55ng/mL），Tg抗体阴性；颈部超声及增强CT发现一个广泛浸润的甲状腺肿瘤伴临床N1b；胸部X线检查（CRX）没有发现肺转移。患者接受了全甲状腺切除术和双侧中央区、颈侧淋巴结清扫术，最终病理为双侧多灶性经典型PTC，T3bN1bMx（AJCC第8版）；肿瘤的BRAF V600E突变为阴性。术后2个月评估（确认24小时尿碘水平正常后）包括停用甲状腺激素后[123]I诊断扫描和刺激性Tg水平测定（评估时TSH为191mU/L）。诊断扫描未发现摄碘病灶，但刺激Tg为145ng/mL（全甲状腺切除术后<0.9ng/mL）提示存在转移病灶。考虑到高Tg水平和远处转移的风险，他接受了45mCi

M. L. Arango(✉)
Division of Pediatric Endocrinology, McGovern Medical School, UTHealth, Houston, TX, USA
e-mail: monica.L.Arango@uth.tmc.edu

S. G. Waguespack
Department of Endocrine Neoplasia & Hormonal Disorders, University of Texas MD Anderson Cancer Center, Houston, TX, USA
e-mail: swagues@mdanderson.org

(1.7GBq)^{131}I的经验性治疗,相当于一个70kg成人的150mCi(5.6GBq)[依据体重调整的^{131}I活度=150mCi(5.6GBq)×患者体重(kg)/70]。治疗后扫描显示双肺弥漫性摄取,以及双侧Rouviere淋巴结(咽后淋巴结)摄取,单光子发射计算机断层扫描(SPECT)-CT图像上病灶显示更为明确(图24.1)。

评估与文献复习

儿童甲状腺癌较为少见。青少年是发生儿童甲状腺癌最常见的患病年龄组[34例/(百万·年)];甲状腺癌也是该年龄组最常见的恶性肿瘤,占15~19岁所有恶性肿瘤的14%[11]。PTC是最常见的病理类型,约占儿童甲状腺恶性肿瘤的90%;最初的临床表现通常为甲状腺结节或颈部淋巴结肿大,有时会被误诊为反应性淋巴结肿大。儿童PTC通常是多灶性和双侧的,80%的病例发生区域淋巴结转移[12,13]。颈部肿瘤负荷较大的,肿瘤容易经血行转移至肺,多达25%的病例会发生肺转移[7,12,14-19]。成人PTC只有大约4%的远处转移[11]。尽管与成人PTC相比,儿童PTC具有明显的侵袭性和更高的肺转移率,但疾病特异性死亡率却非常低(不足2%,确诊数十年后才发生疾病特异性死亡)[5-7,9-10,17-18,20-23]。这种良好的长期预后,加上对年轻时过度治疗可能导致潜在的远期后遗症(例如第二恶性肿瘤和肺纤维化)[4,8-10,24-25],使得治疗伴有肺转移的儿童PTC充满挑战。此外,目前还没有前瞻性临床试验的结果来指导临床决策;事实上,我们对儿童PTC的认识主要来源于成人PTC的诊疗经验、临床综述、儿童PTC病例报道和专家意见。直到近几年才有了儿童PTC管理的正式学会指南[1,26]。

在过去的几十年里,PTC的分子发病机制得到了进一步的阐明。激活丝裂原活化蛋白激酶途径的点突变和基因融合在PTC的发生和发展中起着重要作用[27]。在儿童PTC中,染色体重排是最可能发生的分子事件[28-35]。原癌基因转染重排(RET)与嗜神经酪氨酸受体激

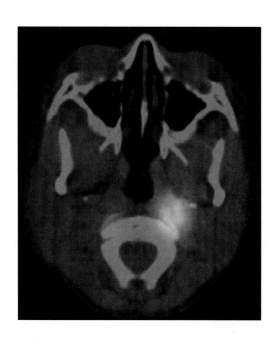

图24.1　^{131}I治疗后的SPECT-CT图像显示双侧咽后淋巴结(Rouviere淋巴结)摄取,左侧摄取更强。

酶（NTRK）基因（NTRK1/3）融合是最常见的，另外也有报道涉及 v-raf 小鼠肉瘤病毒癌基因同源体 B（BRAF）和间变性淋巴瘤激酶（ALK）基因的重排[33,36,37]。BRAF V600E 点突变在儿童 PTC 中也常见[28-31,33-36,38-40]，但不如成人患者发生率高。肿瘤基因型可用于预测疾病的临床进程及 RAI 治疗的效果，当然这一领域还需要更多的研究。

在大多数情况下，对儿童 PTC 患者进行初始评估时，建议在术前行胸部 X 线片检查，以评估是否有较大的肺转移；如果有发现可能会改变随后的治疗计划，术后需要进行 RAI 治疗[2]。对于微小肺转移结节的诊断，X 线片不够敏感[6,16]，因此一些医疗中心也考虑用胸部 CT 进行术前评估，尤其是对于那些颈部病灶较大较多的患儿，因为他们发生远处转移的风险最高[2,14]。目前的儿科相关指南并不提倡对所有患儿进行常规胸部 CT 检查[1,26]，一方面是因为如果有所怀疑而在术后进行 RAI 显像的话，RAI 显像可明确诊断大多数肺转移，包括基线 X 线影像阴性的肺转移[5,6,16]；另一方面，是否存在肺转移并不会改变初始治疗计划，即由有经验的甲状腺外科医生进行恰当的手术（全甲状腺切除±区域颈淋巴结清扫术）。

美国甲状腺协会（ATA）首部儿童甲状腺癌指南在 AJCC TNM 分期的基础上，引入了术后风险分层（ATA 儿童低风险、中风险、高风险），这有助于识别存在远处转移风险的患儿，从而决定哪些患儿应常规接受术后 RAI 显像来辅助分期[1]。这种新的分层方法，根据淋巴结转移的范围和大小，将明显累及中央区或颈侧淋巴结的患儿界定为 ATA 儿童中风险或高风险。大多数中风险（临床 N1a 或显微镜下 N1b）和所有高风险（临床 N1b）患者，包括已知有远处转移的患儿，均建议术后进行诊断性 RAI 扫描和 TSH 刺激性 Tg 检测[1,2]。

一些患儿，如本例所见，虽然诊断性全身扫描（WBS）呈阴性（图 24.2a），但 Tg 显著升高，同样提示存在远处转移。目前尚无准确预测儿童肺转移的血清 Tg 阈值。近期有研究表明，清甲前的 Tg 和 Tg/TSH 比值对于更准确地预测肺转移具有一定价值[41-43]。在目前没有最佳 Tg 阈值的情况下，经验性的 RAI 治疗常用于远处转移高风险且刺激 Tg>10ng/mL 的患儿[1,2]。对存在结构性疾病且 RAI 诊断扫描阴性的成年患者，经验性 ^{131}I 治疗并未带来明显获益[44]；但儿童在肿瘤生物学和对 RAI 治疗反应方面与成人存在固有的差异，儿童患者可能更容易从经验性 RAI 治疗中获益；这方面仍有待进一步研究。^{131}I 治疗后 4~7 天，推荐所有患儿均行治疗后全身显像，以发现在诊断性 WBS 上未能看到的摄碘病灶，同时也帮助判断之前影像学诊断或怀疑的转移病灶是否具有摄碘功能（图 24.2b）。

^{131}I 治疗儿童肺转移的目的是通过消除具有摄碘功能的病灶，降低甲状腺癌进展的风险，最大限度地减少后期病情复杂化的风险，从而降低死亡率。治疗的目的并不是让每一个患儿的 Tg 降到无法检测的水平，因为只有大约 50% 或更少的儿童肺转移患者可达到这一水平[1,6,7]。有些研究报道的治疗响应率较高[22]，但也有研究报道即使多次进行 RAI 治疗，许多肺转移病灶仍持续存在[5,6,45]。影响肺转移患儿长期预后的因素包括肿瘤倍增

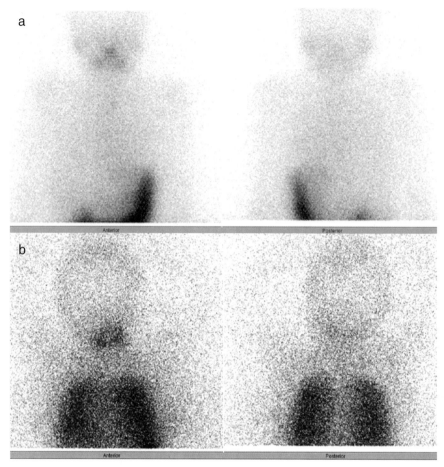

图24.2　1例12岁Ⅱ期PTC男童的 [131]I诊断扫描(a)和治疗后扫描(b)图像。诊断扫描没有发现摄碘的肺转移病灶。但由于刺激Tg为767ng/mL,而且已知的肺转移灶之前表现为摄碘,所以接受了经验性的 [131]I治疗。 [131]I治疗后7天的扫描显示弥漫性肺摄取。

时间和肺转移灶的大小[22,45];目前尚无将Tg倍增时间作为儿童甲状腺癌预后指标的研究报道。

儿童患者具有摄碘功能的远处转移灶很可能从 [131]I治疗中获益。 [131]I的治疗活度通常相当于成人的150~200mCi(5.6~7.4GBq)(如果存在显著的弥漫性肺摄取,活度需降低)。例如,对于一个体重为30kg的患儿,可考虑给予64mCi的 [131]I[150mCi×(30kg/70kg)]。儿童弥漫性肺转移应考虑用剂量学方法来计算 [131]I的给药活度,但剂量学计算并不是所有中心都能做;剂量学计算的目标是确保 [131]I在给药48小时时的全身残留不超过80mCi(3GBq)[46],以减少肺纤维化的风险。

儿童患者肿瘤负荷少的摄碘微小结节型肺转移治疗效果最好[22,45],最有可能达到无癌生存;而其他肺转移,尤其是那些转移范围广、肿瘤负荷大的,可能都无法达到无癌生存,Tg水平也不会降至测不到的水平[3,4,7,22,45]。RAI治疗的作用可能持续1~2年或更长时间[3,5,6]。因此,目前建议等疾病不再缓解或出现进展后,再进行评估是否再次

进行 ^{131}I 治疗[11]。采取这种谨慎的方案有助于减少 RAI 治疗的远期并发症，同时也确保疾病控制的时间更久。

PTC 合并摄碘肺转移的患儿 ^{131}I 治疗的最佳活度和最佳时机还需进一步的研究。所有治疗决策都应个体化[1,2,26]，最好是由在进展性儿童 PTC 管理方面有经验的临床医生来做决策。初次 ^{131}I 治疗后，PTC 肺转移的患儿应在维持 TSH 抑制（抑制目标 TSH<0.1mU/L）的情况下持续监测。监测 TSH 抑制 Tg 是大多数远处转移监测的最佳方法。定期检查胸部 X 线或 CT 可评估结构性疾病进展，但 CT 检查频率不应超过每 1~2 年 1 次（或可更少，视情况而定），这是因为反复检查增加了额外的辐射暴露，同时在绝大多数儿童 PTC 病例中，预计不会出现需要额外治疗的明显影像学进展。如果病灶不再缩小、Tg 不再下降，对之前病灶摄碘的患儿应考虑用诊断性 WBS 再做评估，RAI 的重复治疗应仅限于那些经证实存在摄碘病灶且从先前 ^{131}I 治疗中获益的患儿[11]。

对于那些发展为不摄碘或 RAI 治疗无效的 PTC 患儿，应在 TSH 抑制下持续观察。儿童 PTC 发生疾病进展以致需要全身治疗的情况非常少见，如果发生，建议咨询在儿童全身治疗方面有经验的医生。治疗上可考虑使用 FDA 批准的分子靶向药物或参加其他治疗新方法的临床试验[47-51]。

回溯病例

在首次 ^{131}I 治疗后，患儿开始了 TSH 抑制治疗和随访监测，其 TSH 抑制 Tg 在随后的 2 年内并未持续下降；相反，Tg 从 13.5ng/mL 缓慢上升到 29.5ng/mL。CT 除 Rouviere 淋巴结外没有发现明确的颈部病灶，但发现多个不到 3mm 的肺结节（肺结节没有在首次 RAI 治疗后的 SPECT-CT 上那么明显）。在他 12 岁时，甲状腺功能减退状态下的 ^{131}I 扫描没有发现病理性 RAI 摄取（图 24.2a），但刺激 Tg 为 767ng/mL。该患儿接受了第二次 ^{131}I 治疗，为经验性治疗，^{131}I 给药活度为 58mCi［2.1GBq；相当于一个 70kg 成人患者 156mCi（5.8GBq）的给药量］。给药后 7 天进行的治疗后扫描发现双肺弥漫性摄取（图 24.2b）。1 年后，颈胸部 CT 和颈部超声没有发现疾病进展，Tg 为 60ng/mL（TSH2.4mU/L，未抑制达标）。肿瘤分子检测结果显示 NCOA4-RET 融合。患者目前 18 岁，有持续存在但总体稳定的微小肺转移结节，并继续接受 TSH 抑制治疗和定期复查。

临床精粹

- 儿童 PTC 常表现为广泛的局部转移和肺转移。
- 广泛颈部病灶的儿童 PTC 患者发生肺转移的风险最高。
- 即使存在肺转移，儿童 PTC 患者的疾病特异性死亡率仍较低，预计生存期可达几十年。
- RAI 适用于已知或疑似肺转移的患儿。诊断性全身扫描可能无法发现摄碘的肺转移病灶，RAI 治疗后 4~7 天进行的扫描对于识别摄碘病灶至关重要。
- 如果有可能，^{131}I 的治疗活度应经剂量学方法计算，这样可降低儿童 PTC 肺转移患者肺纤维化的风险。

- 准确评估^{131}I治疗肺转移的临床疗效可能需要观察数年。考虑到RAI在儿童中的长期风险，不再采用过去每6~12个月进行1次RAI治疗，直到Tg和（或）诊断扫描阴性的治疗方案；目前采用的方案是：经证实的病灶持续存在1年以上或者之前RAI治疗有效的病灶出现进展，考虑再次^{131}I治疗。

- 的确有一部分儿童患者^{131}I治疗无效，但目前还不清楚如何更好地界定不摄碘/碘治疗无效。

- 在肺转移的患儿中，TSH抑制治疗是RAI治疗的一种辅助手段，TSH抑制的目标是<0.1mU/L。

- 基因融合是儿童PTC常见的致癌驱动因素。明确肿瘤的基因型有助于更好地进行风险分层和提供个体化治疗方案，尤其对RAI治疗后病情进展的少见病例更有帮助。

（柳　卫　译）

参考文献

1. Francis GL, Waguespack SG, Bauer AJ, Angelos P, Benvenga S, Cerutti JM, et al. Management guidelines for children with thyroid nodules and differentiated thyroid cancer. Thyroid. 2015;25(7):716–59.

2. Waguespack SG, Wasserman JD. Pediatric differentiated thyroid carcinoma. In: Mallick U, Harmer C, Mazzaferri EL, Kendall-Taylor P, editors. Practical management of thyroid cancer: a multidisciplinary approach. 2nd ed. Cham: Springer International Publishing; 2018. p. 273–94.

3. Biko J, Reiners C, Kreissl MC, Verburg FA, Demidchik Y, Drozd V. Favourable course of disease after incomplete remission on (131)I therapy in children with pulmonary metastases of papillary thyroid carcinoma: 10 years follow-up. Eur J Nucl Med Mol Imaging. 2011;38(4):651–5.

4. Dottorini ME, Vignati A, Mazzucchelli L, Lomuscio G, Colombo L. Differentiated thyroid carcinoma in children and adolescents: a 37-year experience in 85 patients. J Nucl Med. 1997;38(5):669–75.

5. Alzahrani AS, Alswailem M, Moria Y, Almutairi R, Alotaibi M, Murugan AK, et al. Lung metastasis in pediatric thyroid cancer: radiological pattern, molecular genetics, response to therapy, and outcome. J Clin Endocrinol Metab. 2019;104(1):103–10.

6. Samuel AM, Rajashekharrao B, Shah DH. Pulmonary metastases in children and adolescents with well-differentiated thyroid cancer. J Nucl Med. 1998;39(9):1531–6.

7. Pawelczak M, David R, Franklin B, Kessler M, Lam L, Shah B. Outcomes of children and adolescents with well-differentiated thyroid carcinoma and pulmonary metastases following (1)(3)(1)I treatment: a systematic review. Thyroid. 2010;20(10):1095–101.

8. Iyer NG, Morris LG, Tuttle RM, Shaha AR, Ganly I. Rising incidence of second cancers in patients with low-risk (T1N0) thyroid cancer who receive radioactive iodine therapy. Cancer. 2011;117(19):4439–46.

9. Vassilopoulou-Sellin R, Goepfert H, Raney B, Schultz PN. Differentiated thyroid cancer in children and adolescents: clinical outcome and mortality after long-term follow-up. Head Neck. 1998;20(6):549–55.

10. Hay ID, Gonzalez-Losada T, Reinalda MS, Honetschlager JA, Richards ML, Thompson GB. Long-term outcome in 215 children and adolescents with papillary thyroid cancer treated during 1940 through 2008. World J Surg. 2010;34(6):1192–202.

11. Howlader N, Noone AM, Krapcho M, Miller D, Brest A, Yu M, et al. SEER cancer statistics review, 1975–2016, based on November 2018 SEER data submission, posted to the SEER web site, April 2019. Bethesda, MD: National Cancer Institute; [cited 2020 March 31]. Available from: https://seer.cancer.gov/csr/1975_2016/.

12. Zimmerman D, Hay ID, Gough IR, Goellner JR, Ryan JJ, Grant CS, et al. Papillary thyroid carcinoma in children and adults: long-term follow-up of 1039 patients conservatively treated at one institution during three decades. Surgery. 1988;104(6):1157–66.

13. Frankenthaler RA, Sellin RV, Cangir A, Goepfert H. Lymph node metastasis from papillary-follicular thyroid carcinoma in young patients. Am J Surg. 1990;160(4):341–3.

14. Wada N, Sugino K, Mimura T, Nagahama M, Kitagawa W, Shibuya H, et al. Treatment strategy of papillary thyroid carcinoma in children and adolescents: clinical significance of the initial nodal manifestation. Ann Surg Oncol. 2009;16(12):3442–9.

15. Vassilopoulou-Sellin R, Klein MJ, Smith TH, Samaan NA, Frankenthaler RA, Goepfert H, et al. Pulmonary metastases in children and young adults with differentiated thyroid cancer. Cancer. 1993;71(4):1348–52.

16. Bal CS, Kumar A, Chandra P, Dwivedi SN, Mukhopadhyaya S. Is chest x-ray or high-resolution computed tomography scan of the chest sufficient investigation to detect pulmonary metastasis in pediatric differentiated thyroid cancer? Thyroid. 2004;14(3):217–25.

17. Golpanian S, Perez EA, Tashiro J, Lew JI, Sola JE, Hogan AR. Pediatric papillary thyroid carcinoma: outcomes and survival predictors in 2504 surgical patients. Pediatr Surg Int. 2016;32(3):201–8.

18. Klein Hesselink MS, Nies M, Bocca G, Brouwers AH, Burgerhof JG, van Dam EW, et al. Pediatric differentiated thyroid carcinoma in the Netherlands: a nationwide follow-up study. J Clin Endocrinol Metab. 2016;101(5):2031–9.

19. Jeon MJ, Kim YN, Sung TY, Hong SJ, Cho YY, Kim TY, et al. Practical initial risk stratification based on lymph node metastases in pediatric and adolescent differentiated thyroid cancer. Thyroid. 2018;28(2):193–200.

20. Hogan AR, Zhuge Y, Perez EA, Koniaris LG, Lew JI, Sola JE. Pediatric thyroid carcinoma: incidence and outcomes in 1753 patients. J Surg Res. 2009;156(1):167–72.

21. Demidchik YE, Demidchik EP, Reiners C, Biko J, Mine M, Saenko VA, et al. Comprehensive clinical assessment of 740 cases of surgically treated thyroid cancer in children of Belarus. Ann Surg. 2006;243(4):525–32.

22. Bal CS, Garg A, Chopra S, Ballal S, Soundararajan R. Prognostic factors in pediatric differentiated thyroid cancer patients with pulmonary metastases. J Pediatr Endocrinol Metab. 2015;28:745–51.

23. Hay ID, Johnson TR, Kaggal S, Reinalda MS, Iniguez-Ariza NM, Grant CS, et al. Papillary thyroid carcinoma (PTC) in children and adults: comparison of initial presentation and long-term postoperative outcome in 4432 patients consecutively treated at the mayo clinic during eight decades (1936–2015). World J Surg. 2018;42(2):329–42.

24. Hebestreit H, Biko J, Drozd V, Demidchik Y, Burkhardt A, Trusen A, et al. Pulmonary fibrosis in youth treated with radioiodine for juvenile thyroid cancer and lung metastases after Chernobyl. Eur J Nucl Med Mol Imaging. 2011;38(9):1683–90.

25. Albano D, Bertagna F, Panarotto MB, Giubbini R. Early and late adverse effects of radioiodine for pediatric differentiated thyroid cancer. Pediatr Blood Cancer. 2017;64:e26595.

26. Niedziela M, Handkiewicz-Junak D, Malecka-Tendera E, Czarniecka A, Dedecjus M, Lange D, et al. Diagnostics and treatment of differentiated thyroid carcinoma in children - Guidelines of Polish National Societies. Endokrynol Pol. 2016;67(6):628–42.

27. Cancer Genome Atlas Research Network. Integrated genomic characterization of papillary thyroid carcinoma. Cell. 2014;159(3):676–90.

28. Bauer AJ. Molecular genetics of thyroid cancer in children and adolescents. Endocrinol Metab Clin North Am. 2017;46(2):389–403.

29. Prasad ML, Vyas M, Horne MJ, Virk RK, Morotti R, Liu Z, et al. NTRK fusion oncogenes in pediatric papillary thyroid carcinoma in Northeast United States. Cancer. 2016;122(7):1097–107.

30. Picarsic JL, Buryk MA, Ozolek J, Ranganathan S, Monaco SE, Simons JP, et al. Molecular characterization of sporadic pediatric thyroid carcinoma with the DNA/RNA ThyroSeq v2 next-generation sequencing assay. Pediatr Dev Pathol. 2016;19(2):115–22.

31. Nikita ME, Jiang W, Cheng SM, Hantash FM, McPhaul MJ, Newbury RO, et al. Mutational analysis in pediatric thyroid cancer and correlations with age, ethnicity, and clinical presentation. Thyroid. 2016;26(2):227–34.

32. Cordioli MI, Moraes L, Bastos AU, Besson P, Alves MT, Delcelo R, et al. Fusion oncogenes are the Main genetic events found in sporadic papillary thyroid carcinomas from children. Thyroid. 2017;27(2):182–8.

33. Vanden Borre P, Schrock AB, Anderson PM, Morris JC 3rd, Heilmann AM, Holmes O, et al. Pediatric, adolescent, and young adult thyroid carcinoma harbors frequent and diverse targetable genomic alterations, including kinase fusions. Oncologist. 2017;22(3):255–63.

34. Pekova B, Dvorakova S, Sykorova V, Vacinova G, Vaclavikova E, Moravcova J, et al. Somatic genetic alterations in a large cohort of pediatric thyroid nodules. Endocr Connect. 2019;8:796–805.

35. Mostoufi-Moab S, Labourier E, Sullivan L, LiVolsi V, Li Y, Xiao R, et al. Molecular testing for oncogenic gene alterations in pediatric thyroid lesions. Thyroid. 2018;28(1):60–7.

36. Sisdelli L, Cordioli M, Vaisman F, Moraes L, Colozza-Gama GA, Alves PAG Jr, et al. AGK-BRAF is associated with distant metastasis and younger age in pediatric papillary thyroid carcinoma. Pediatr Blood Cancer. 2019;66(7):e27707.

37. Park G, Kim TH, Lee HO, Lim JA, Won JK, Min HS, et al. Standard immunohistochemistry efficiently screens for anaplastic lymphoma kinase rearrangements in differentiated thyroid cancer. Endocr Relat Cancer. 2015;22(1):55–63.

38. Cordioli MI, Moraes L, Cury AN, Cerutti JM. Are we really at the dawn of understanding sporadic pediatric thyroid carcinoma? Endocr Relat Cancer. 2015;22(6):R311–24.

39. Ballester LY, Sarabia SF, Sayeed H, Patel N, Baalwa J, Athanassaki I, et al. Integrating molecular testing in the diagnosis and management of children with thyroid lesions. Pediatr Dev Pathol. 2016;19(2):94–100.

40. Alzahrani AS, Murugan AK, Qasem E, Alswailem M, Al-Hindi H, Shi Y. Single point mutations in pediatric differentiated thyroid cancer. Thyroid. 2017;27(2):189–96.

41. Vali R, Rachmiel M, Hamilton J, El Zein M, Wasserman J, Costantini DL, et al. The role of ultrasound in the follow-up of children with differentiated thyroid cancer. Pediatr Radiol. 2015;45(7):1039–45.

42. Livhits MJ, Pasternak JD, Xiong M, Li N, Gosnell JE, Yeh MW, et al. Pre-ablation thyroglobulin and thyroglobulin to thyroid-stimulating hormone ratio may be associated with pulmonary metastases in children with differentiated thyroid cancer. Endocr Pract. 2016;22(11):1259–66.

43. Liu L, Huang F, Liu B, Huang R. Detection of distant metastasis at the time of ablation in children with differentiated thyroid cancer: the value of pre-ablation stimulated thyroglobulin. J Pediatr Endocrinol Metab. 2018;31(7):751–6.

44. Sabra MM, Grewal RK, Tala H, Larson SM, Tuttle RM. Clinical outcomes following empiric radioiodine therapy in patients with structurally identifiable metastatic follicular cell-derived thyroid carcinoma with negative diagnostic but positive post-therapy 131I whole-body scans. Thyroid. 2012;22(9):877–83.

45. Zhang XY, Song HJ, Qiu ZL, Shen CT, Chen XY, Sun ZK, et al. Pulmonary metastases in children and adolescents with papillary thyroid cancer in China: prognostic factors and outcomes from treatment with (131)I. Endocrine. 2018;62(1):149–58.

46. Verburg FA, Reiners C, Hanscheid H. Approach to the patient: role of dosimetric RAI Rx in children with DTC. J Clin Endocrinol Metab. 2013;98(10):3912–9.

47. Waguespack SG, Sherman SI, Williams MD, Clayman GL, Herzog CE. The successful use of sorafenib to treat pediatric papillary thyroid carcinoma. Thyroid. 2009;19(4):407–12.

48. Iyer P, Mayer JL, Ewig JM. Response to sorafenib in a pediatric patient with papillary thyroid carcinoma with diffuse nodular pulmonary disease requiring mechanical ventilation. Thyroid. 2014;24(1):169–74.

49. Mahajan P, Dawrant J, Kheradpour A, Quintanilla NM, Lopez ME, Orth RC, et al. Response to lenvatinib in children with papillary thyroid carcinoma. Thyroid. 2018;28(11):1450–4.

50. Laetsch TW, DuBois SG, Mascarenhas L, Turpin B, Federman N, Albert CM, et al. Larotrectinib for paediatric solid tumours harbouring NTRK gene fusions: phase 1 results from a multicentre, open-label, phase 1/2 study. Lancet Oncol. 2018;19:705–14.

51. Subbiah V, Cote GJ. Advances in targeting RET-dependent cancers. Cancer Discov. 2020;10:498–505.

第25章

甲状腺滤泡腺癌骨转移

Leonard Wartofsky

病例展示

患者男,55岁,由其在美国西弗吉尼亚州摩根敦(Morgantown,West Virginia)的内分泌科医生转诊至我科。患者最初因右腿麻木并延伸至腹部于2013年8月在西弗吉尼亚州就诊,CT扫描显示肿瘤累及胸椎。2013年8月下旬患者接受急诊手术(T8椎体切除、T8-11椎板切除减压术、肿瘤剥离术)。术后病理提示脊柱肿瘤来源于甲状腺癌。此外,在本次手术前,患者还有声音嘶哑和颈部肿块的主诉。2013年9月初患者接受了甲状腺切除术,术后病理提示广泛侵袭性甲状腺滤泡癌。患者的右侧喉返神经因肿瘤包裹而被切除,术后患者仍有声音嘶哑。2013年11月随访时胸椎MRI显示可能转移到患者左侧第1肋骨,T12右侧椎弓根,L1、L3、L4和L5多发转移。2013年11月下旬患者接受10次外照

射(剂量不详)。2013年11月下旬头颅CT平扫显示左侧顶骨溶骨性病灶。2013年12月胸腹部增强CT显示右肺病灶、肝脏低密度灶、肾上腺结节(大小1.7cm×1.5cm)。患者在其他医疗机构接受了放射性碘(RAI)治疗,剂量为120mCi。因肿瘤分泌大量甲状腺激素,患者术后血清TSH水平未能升高,因此使用重组人TSH进行RAI扫描和治疗前的准备。治疗后全身RAI扫描显示摄碘病灶定位于头部、颈部、胸部、肩部、腹部和骨盆。2014年1月腰椎平片检查显示L4、L5、左侧肋骨转移。除了甲状腺切除瘢痕和右下肢麻木外,患者体格检查未见异常(表25.1)。

评估

患者男,表现为广泛的多发性骨转移,随后证实骨转移灶来源于甲状腺滤泡腺癌。根据病历记录,患者血清甲状腺球蛋白水平非常高,手术和RAI消融后明显下降(表25.1),但仍处于高水平。治疗后放射性扫描显示病灶对RAI的摄取相当好,表明继续进行RAI治疗对患者有潜在的益处。我们将再次对患者进行显像检查,以评估目前残留病灶的范围和位置,从而确定治疗方案。

L. Wartofsky(⌧)
MedStar Health Research Institute, MedStar Washington Hospital Center, Washington, DC, USA

Georgetown University School of Medicine, Washington, DC, USA
e-mail: leonard.wartofsky@medstar.net

表25.1 实验室检查数据

日期	TSH(mIU/L)	Tg(ng/mL)	TgAb(IU/mL)	治疗
2013.10.04	4.18	16 340	<2	2013.09.07 甲状腺切除术
2013.10.26	1.09	12 503	<2	2013.11 腰椎 IMRT
2013.12.22	0.36	9517	<2	2013.12.23 120mCi ^{131}I 治疗
2014.01.13	2.99	3303	<2	
2014.02.23	3.72	1662	<20(不同检测方法)	
2014.03.12	54	2840	<2	2014.03.17 360mCi ^{131}I 治疗
2014.02.06	1.92	142	<2	
2014.08.22	0.09	64	<2	

TSH,促甲状腺激素;Tg,甲状腺球蛋白;TgAb,甲状腺球蛋白抗体。

相关文献

最近有文献综述了甲状腺滤泡腺癌与甲状腺乳头状癌的不同特点[1,2]。一般来说,4%~6% 的分化型甲状腺癌患者在最初诊断时就已存在远处转移[3,4],而 10%~30% 的患者在随访中出现远处转移[5,6]。不同组织学类型的甲状腺癌转移概率不同:乳头状癌约 10%、滤泡腺癌和 Hürthle 细胞癌为 20%~30%。肺和骨是甲状腺癌最常见的转移部位。甲状腺滤泡腺癌常见的远处转移部位为骨和肺,也可见于脑和肝。与甲状腺乳头状癌相比,甲状腺滤泡腺癌的骨转移更常见,且与不良预后相关[7]。血清甲状腺球蛋白异常升高提示患者可能存在远处转移,通常经 X 线、^{131}I 全身扫描、CT、MRI、PET-CT 或骨扫描等检查后得以证实。骨病变摄取 RAI 表明病灶来源于甲状腺癌,而对于不摄取 RAI 的骨病变建议进行骨活检,以明确诊断。骨转移灶的其他成像方式包括 ^{201}Tl、^{99m}Tc 或 ^{124}I PET 成像[8]。此外,新的放射性标记多肽(如 ^{68}Ga-FAPI-04、PSMA 配体)已被建议用于 RAI 扫描和 ^{18}F-脱氧葡萄糖(FDG)-PET 成像阴性患者

的诊断[9]。脊柱、骨盆、肋骨、股骨和颅骨是常见的骨转移部位。临床上,骨转移患者表现为骨痛或骨折、局部肿胀或伴有脊髓受压症状的脊柱转移。甲状腺癌骨转移患者的预后比大多数甲状腺癌患者更差。Shoup 等[10]通过对 242 例患者的回顾性分析发现,40% 的患者在就诊时就存在远处转移,10 年生存率为 26%,中位生存期为 4.1 年。年龄与患者预后显著相关,小于 45 岁患者的 10 年生存率为 58%,而年龄大于 45 岁患者的 10 年生存率仅为 13%。甲状腺癌远处转移生存率还取决于转移的部位,以及转移病灶是否具有摄碘功能,但转移灶摄取 RAI 并不一定意味着其对 RAI 治疗敏感,巨大的转移瘤很少能被 RAI 治愈[11]。通过单因素分析发现的具有统计学意义的其他预后影响因素包括性别、手术范围和组织学类型[3,5]。

RAI 治疗是具有摄碘功能骨转移病灶主要的治疗方法之一。年轻患者转移灶摄碘的可能性更大,这可能是年轻患者生存率更高的原因,也解释了为什么一些研究中 RAI 治疗对骨转移患者有明显的益处[12,13],而另一些研究则没有[14,15]。RAI 治疗前需要较高

的血清 TSH 水平,这可通过停用甲状腺激素或注射重组人 TSH 来实现[16,17]。在 FDG/PET 显像中摄取 FDG 的转移灶往往分化程度较低,对 RAI 治疗抵抗更强[18,19]。RAI 治疗可采用基于指南共识和医生经验的标准或"经验性"剂量方法给药,或者采用基于患者机体如何处理(残留和排泄)RAI 的"剂量学"方法给药。有观点认为,当病灶摄取 RAI 时,可通过剂量学方法[20]确定在安全范围内的最高可行剂量,并且已经证明这种方法可能比经验剂量更有效[21]。然而,老年患者适合使用相对较低的剂量[22]。当病灶不摄取 RAI 时,可尝试其他治疗方法,但疗效较差。再分化药物如司美替尼有望在将来被证明通过使肿瘤对 RAI 恢复敏感性而对转移灶不摄碘的患者有效[23,24]。在可行的情况下,尤其是对于孤立和(或)有症状的骨转移患者,可使用的其他治疗方法包括手术切除联合或不联合骨水泥成形术、射频消融、外照射、动脉栓塞或靶向化疗[25],以及辅助使用双膦酸盐[26]。Pak 等[27]回顾了他们 32 年来手术切除甲状腺癌转移灶的经验,共切除了 29 例不同病理类型甲状腺癌患者的 51 个转移灶,许多患者还接受了 XRT 和 RAI 的辅助治疗。结果显示,患者 5 年生存率为 78%,10 年生存率降至 50%,年龄>45 岁是预后不良的危险因素。Wu 等[28]对 77 例患者进行了长期随访,发现辅助性外照射和地诺单抗治疗延长了患者的中位生存期。

外照射可缓解疼痛、治疗关键部位或负重部位,以及不能手术或 RAI 治疗的病灶。对于孤立性骨转移灶而言,外照射剂量一般为 50Gy/25 次;对于脊椎转移灶,剂量为 40Gy/20 次。Eustatia-Rutten 及其同事采用动脉栓塞术[29]治疗骨转移灶,对 16 例患者进行了 41 次栓塞,60% 患者的临床症状得以改善。该操作通过选择性插管显示转移灶供血动脉,然后注射异丁基、吸收性明胶海绵或聚乙烯醇颗粒,从而缓解疼痛,改善神经症状。此外,该研究还发现同时接受过 RAI、XRT 或手术治疗的患者治疗效果最好。射频消融术(RFA)[30,31]通过在 CT 引导下插入探针产生热能,使局部组织温度大于 50℃,从而诱导细胞死亡。RFA 很少应用于骨病变,而更多地应用于肝脏或肾脏病变。使用 ^{131}I 进行平面 RAI 扫描是分化型甲状腺癌的主要成像方法,但使用 ^{124}I 进行 PET 显像具有同时检测正电子发射和 RAI 摄取空间分布的优势,可更好地显示残留病灶的范围[32-36]。

后续管理

甲状腺球蛋白升高的程度可提示残留病灶持续存在。鉴于患者早期治疗后转移灶显著摄取 RAI,且实际使用剂量(120mCi)相对较低,因此该患者被认为适合进行通过剂量学方法确定的较高剂量 RAI 治疗[20]。患者停止左甲状腺素治疗 3 周后血清 TSH 水平升至 42mU/L。随后接受了常规的 ^{131}I 全身扫描(图 25.1)及 ^{124}I PET 扫描,再次显示病灶摄取良好,尤其是 ^{124}I PET 图像更好地显示了骨转移的程度(图 25.2)。^{124}I 扫描提供的局部病灶剂量表明,基于早期局部剂量数据,高摄取的特定病灶可从 RAI 治疗中获益[34,37]。剂量学计算预测表明患者可安全地接受高达 410mCi 的 ^{131}I,48 小时全身滞留的 ^{131}I 在 100mCi 以下。患者于 2014 年 3 月下旬再次

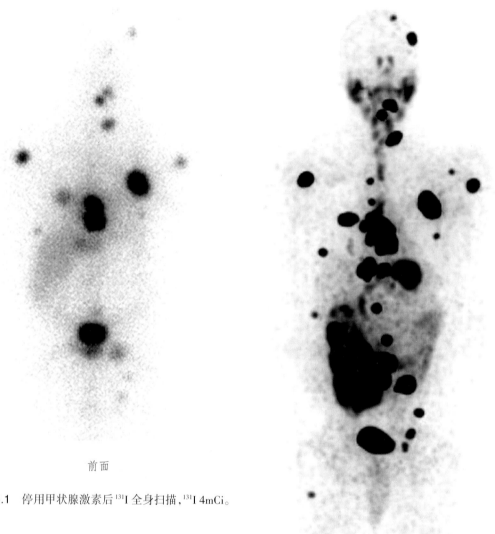

前面

图 25.1　停用甲状腺激素后 [131]I 全身扫描，[131]I 4mCi。

图 25.2　 [124]I PET-CT 全身扫描，[124]I 1.7mCi 。

接受 [131]I 治疗，剂量为 360mCi，治疗前 TSH 为 54mU/L；治疗后碘扫结果与治疗前的诊断性碘扫基本相同，显示多个部位病灶摄碘功能良好，吸收剂量约为 72Gy 或 7200rad。2014 年 6 月 2 日患者于西弗吉尼亚州进行随访，血清甲状腺球蛋白 142ng / mL，TSH 1.92mU/L。后增加了患者左甲状腺素的剂量。2014 年 8 月 22 日对患者进行了末次随访，其

Tg 64ng/mL，TSH0.09mU/L，白细胞总数、中性粒细胞绝对值和血小板计数均在正常范围内。建议患者继续进行 TSH 替代抑制治疗，用双膦酸盐或地诺单抗进行辅助治疗，每 6 个月监测一次血清甲状腺球蛋白，根据需要用 XRT 或 RFA 对合适的病灶进行局部干预，若患者疾病进展、病灶持续摄碘、血细胞水平正常则可再次进行 RAI 治疗。

临床精粹

- FDG/PET 扫描阳性的病灶可能提示低分化甲状腺癌、不摄取 RAI 及预后不良。

- 甲状腺滤泡腺癌转移至骨的预后较差，尤其是存在广泛的不摄取碘病灶的老年患者。

- 尽管骨转移有多种治疗方法，但稳定或缓解进展的最佳方法是适时的手术切除、RAI 治疗和外照射相结合。病灶摄取 RAI 并不一定表明其对 RAI 敏感。

- 尽管目前 ATA 指南[38]尚未推荐剂量学方法优于经验剂量法，但理论上采用剂量学方法治疗局部和转移性病灶更有优势。

- [124]I PET-CT 扫描优于传统的[131]I 扫描或 FDG/PET 扫描，可更明确地显示甲状腺癌的转移灶，尽管目前仅在少数主要医学中心才可开展。

- 用剂量学方法进行高剂量 RAI 治疗是安全的，至少在一项研究中被证明是有效的。

致谢：Catherine Heron 和 AI Schneider 甲状腺癌研究基金的资助。

（席　闫　罗全勇　译）

参考文献

1. Daniels GH. Follicular thyroid carcinoma: a perspective. Thyroid. 2018;28:1229–42.

2. Grani G, Lamartina L, Durante C, Filetti S, Cooper DS. Follicular thyroid cancer and Hurthle cell carcinoma: challenges in diagnosis, treatment, and clinical management. Lancet Diabetes Endocrinol. 2018;6:500–14.

3. Verburg FA, Mader U, Tanase K, Thies E-D, Diessl S, Buck AK, Luster M, Reiners C. Life expectancy is reduced in differentiated thyroid cancer patients>45 years old with extensive local tumor invasion, lateral lymph node, or distant metastases at diagnosis and normal in all other DTC patients. J Clin Endocrinol Metab. 2013;98:172–80.

4. Klubo-Gwiezdzinska J, Morowitz D, Van Nostrand D, Burman KD, Vasko V, Soberman M, Wartofsky L. Metastases of well-differentiated thyroid cancer to the gastrointestinal system. Thyroid. 2010;20:381–7.

5. Schlumberger MJ. Papillary and follicular thyroid carcinoma. N Engl J Med. 1998;338:297–306.

6. Shaha AR, Ferlito A, Rinaldo A. Distant metastases from thyroid and parathyroid cancer. ORL J Otorhinolaryngol Relat Spec. 2001;63:243–9.

7. Choksi P, Papaleontiou M, Guo C, Worden F, Banerjee M, Haymart M. Skeletal complications and mortality in thyroid cancer: a population-based study. J Clin Endocrinol Metab. 2017;102:1254–60.

8. Jentzen W, Verschure F, van Zon A, van de Kolk R, Wierts R, Schmitz J, Bockisch A, Binse I. 124-I PET assessment of response of bone metastases to initial radioiodine treatment of differentiated thyroid cancer. J Nucl Med. 2016;57:1499–504.

9. Kratochwill C, Flechsig P, Lindner T, Abderrahim L, Altmann A, Mier W, et al. ^{68}Ga-FAPI PET/CT tracer uptake in 28 different kinds of cancer. J Nucl Med. 2019;60:801–5.

10. Shoup M, Stojadinovic A, Nissan A, Ghossein RA, Freedman S, Brennan MF, et al. Prognostic indicators of outcomes in patients with distant metastases from differentiated thyroid carcinoma. J Am Coll Surg. 2003;197(2):191–7.

11. Sabra MM, Dominguez JM, Grewal RK, Larson SM, Ghossein RA, Tuttle RM, Fagin JA. Clinical outcomes and molecular profile of differentiated thyroid cancers with radioiodine-avid distant metastases. J Clin Endocrinol Metab. 2013;98:E829–36.

12. Hindie E, Melliere D, Lange F, Hallaj I, de Labriolle-Vaylet C, Jeanguillaume C, et al. Functioning pulmonary metastases of thyroid cancer: does radioiodine influence the prognosis? Eur J Nucl Med Mol Imaging. 2003;30(7):974–81.

13. Bernier MO, Leenhardt L, Hoang C, Aurengo A, Mary JY, Menegaux F, et al. Survival and therapeutic modalities in patients with bone metastases of differentiated thyroid carcinomas. J

Clin Endocrinol Metab. 2001;86(4):1568–73.

14. Dinneen SF, Valimaki MJ, Bergstralh EJ, Goellner JR, Gorman CA, Hay ID. Distant metastases in papillary thyroid carcinoma: 100 cases observed at one institution during 5 decades. J Clin Endocrinol Metab. 1995;80(7):2041–5.

15. Pittas AG, Adler M, Fazzari M, Tickoo S, Rosai J, Larson SM, Robbins RJ. Bone metastases from thyroid carcinoma: clinical characteristics and prognostic variables in one hundred forty-six patients. Thyroid. 2000;10(3):261–8.

16. Van Nostrand D, Khorjekar G, O'Neil J, Moreau S, Atkins F, Kharazi P, Mete M, Chennupati S, Burman KD, Wartofsky L. Recombinant human thyroid stimulating hormone versus thyroid hormone withdrawal in the identification of metastasis in differentiated thyroid cancer with 131I planar whole body and 124I PET. J Nucl Med. 2012;53:359–62.

17. Klubo-Gwiezdzinska J, Burman KD, Van Nostrand D, Mete M, Jonklaas J, Wartofsky L. Radioiodine treatment of metastatic thyroid cancer: relative efficacy and side effect profile after preparation by thyroid hormone withdrawal vs. recombinant human TSH. Thyroid. 2012;22:310–7.

18. Wang W, Larson SM, Tuttle RM, Kalaigian H, Kolbert K, Sonenberg M, Robbins RJ. Resistance of [18f]-fluorodeoxyglucose-avid metastatic thyroid cancer lesions to treatment with high-dose radioactive iodine. Thyroid. 2001;11(12):1169–75.

19. Robbins RJ, Wan Q, Grewal RK, Reibke R, Gonen M, Strauss HW, Tuttle RM, Drucker W, Larson SM. Real-time prognosis for metastatic thyroid carcinoma based on 2-[18F]fluoro-2-deoxy-D-glucose-positron emission tomography scanning. J Clin Endocrinol Metab. 2006;91:498–505.

20. Van Nostrand D, Atkins F, Yeganeh F, Acio E, Bursaw R, Wartofsky L. Dosimetrically-determined doses of radioiodine for the treatment of metastatic thyroid carcinoma. Thyroid. 2002;12(2):121–34.

21. Klubo-Gwiezdzinska J, Van Nostrand D, Atkins FB, Burman KD, Jonklaas J, Mete M, Wartofsky L. Efficacy of dosimetric versus empirically determined prescribed activity of 131-I for therapy of differentiated thyroid Cancer. J Clin Endocrinol Metab. 2011;96:3217–25.

22. Kulkarni K, Van Nostrand D, Atkins F, Aiken M, Burman K, Wartofsky L. The relative frequency in which empiric dosages of radioiodine would potentially "over-" or "under-" treat patients who have metastatic well-differentiated thyroid cancer. Thyroid. 2006;16:1019–51.

23. Ho AL, Grewal RK, Leboeuf R, Sherman EJ, Pfister DG, Deandreis D, et al. Selumetinib-enhanced radioiodine uptake in advanced thyroid cancer. N Engl J Med. 2013;368(7):623–32.

24. Jaber T, Waguespeack SG, Cabanillas ME, Elbanan M, Vu T, Dadu R, et al. Targeted therapy in advanced thyroid cancer to resensitize tumors to radioactive iodine. J Clin Endocrinol Metab. 2018;103:3698–705.

25. Chen H, Luthra R, Routbort MJ, Patel KP, Cabanillas ME, Broaddus RR, Williams MD. Molecular profile of advanced thyroidcarcinomas by next-generation sequencing: characterizing tumors beyond diagnosis for targeted therapy. Mol Cancer Ther. 2018;17:1575–84.

26. Vitale G, Fonderico F, Martignetti A, Caraglia M, Ciccarelli A, Nuzzo V, et al. Pamidronate improves the quality of life and induces clinical remission of bone metastases in patients with thyroid cancer. Br J Cancer. 2001;84(12):1586–90.

27. Pak H, Gourgiotis L, Chang WI, Guthrie LC, Skarulis MC, et al. Role of metastasectomy in the management of thyroid carcinoma: the NIH experience. J Surg Oncol. 2003;82(1):10–8.

28. Wu D, Lima CJG, Moreau SL, Kulkarni K, Zeymo A, Burman KD, et al. Improved survival after multimodal approach with 131-I treatment in patients with bone metastases secondary to differentiated thyroid cancer. Thyroid. 2019;29:971–8.

29. Eustatia-Rutten CF, Romijn JA, Guijt MJ, Vielvoye GJ, van den Berg R, Corssmit EP, et al. Outcome of palliative embolization of bone metastases in differentiated thyroid carcinoma. J Clin Endocrinol Metab. 2003;88(7):3184–9.

30. Dupuy DE, Monchik JM, Decrea C, Pisharodi L. Radiofrequency ablation of regional recurrence from well-differentiated thyroid malignancy. Surgery. 2001;130:971–7.

31. Wartofsky L. Adjunctive local approaches to metastatic thyroid cancer. In: Wartofsky L, Van Nostrand D, editors. Thyroid cancer: a comprehensive guide to clinical management. 3rd Edition, Springer, 2016, pp. 745–50.

32. Eschmann SM, Reischl G, Bilger K, Kuperferschlager J, Thelen MH, Dohmen BM, Bares R. Evaluation of dosimetry of radioiodine therapy in benign and malignant thyroid disorders by means of iodine-124 and PET. Eur J Nucl Med Mol Imaging. 2002;29:760–7.

33. Van Nostrand D, Moreau S, Bandaru VV, Atkins F, Chennupati S, et al. (124)I positron emission tomography versus (131)I planar imaging in the identification of residual thyroid tissue and/or metastasis in patients who have well-differentiated thyroid cancer. Thyroid. 2010;20:879–83.

34. Sgouros G, Kolbert KS, Sheikh A, Pentlow KS, Mun EF, Barth A, et al. Patient-specific dosim-

etry for 131-I thyroid cancer therapy using 124-I PET and 3-dimensional-internal dosimetry (3D-ID) software. J Nucl Med. 2004;45:1366–72.

35. Phan HT, Jager PL, Paans AM, Plukker JT, Sturkenboom MG, Sluiter WJ, Wolffenbuttel BH, Dierckx RA, Links TP. The diagnostic value of 124I-PET in patients with differentiated thyroid cancer. Eur J Nucl Med Mol Imaging. 2008;35:958–65.

36. Maxon HR, Thomas SR, Samaratunga RC. Dosimetric considerations in the radioiodine treatment of macrometastases and micrometastases from differentiated thyroid cancer. Thyroid. 1997;7(2):183–7.

37. Hobbs RF, Wahl RL, Lodge MA, Javadi MS, Cho SY, Chien DT, et al. 124-I PET-based 3D-RD dosimetry for a pediatric thyroid cancer patient: real=time treatment planning and methodologic comparison. J Nucl Med. 2009;50:1844–7.

38. Haugen BR, Alexander EK, Bible KC, Doherty GM, Mandel SJ, Nikiforov Y, et al. American Thyroid Association Management guidelines for patients with thyroid nodules and differentiated thyroid cancer. Thyroid. 2016;26:1–133.

第 **26** 章

高风险分化型甲状腺癌哺乳期女性的放射性碘治疗

Swaytha Yalamanchi, David S. Cooper

病例展示

患者女,30岁,在全甲状腺切除术后1个月接受了左侧和颈中央区淋巴结清扫术以治疗甲状腺乳头状癌(PTC)。病理显示多灶性和BRAF阳性PTC,最大的肿瘤病灶直径为6cm。中央区淋巴结6/14阳性,侧区淋巴结7/33阳性。患者大约于5个月前分娩,并在内分泌科门诊就诊前2周停止哺乳。

评估与文献复习

哺乳期和非哺乳期女性在放射性碘(RAI)显像中都可能显示乳腺摄取。在前一组人群中,停止哺乳后乳腺摄取会持续存在高达32周。多巴胺受体激动剂可缩短分化型甲状腺癌患者停止哺乳和开始RAI治疗之

S. Yalamanchi
Division of Endocrinology, Diabetes, and Metabolism, Palo Alto Medical Foundation, Palo Alto, CA, USA

D. S. Cooper(⌧)
Division of Endocrinology, Diabetes, and Metabolism, The Johns Hopkins University School of Medicine, Baltimore, MD, USA
e-mail: dscooper@jhmi.edu

间的时间间隔。无论是否使用多巴胺受体激动剂治疗,在进行[131]I RAI治疗前,必须对近期哺乳或溢乳的女性进行治疗前[123]I扫描,以确保不存在乳腺摄取。

定义/背景

近年来,甲状腺癌的发病率比其他恶性肿瘤增长更快,并与年龄和种族无关。从1974年到2013年,甲状腺癌的发病率每年增加3%。这种增长可能部分是由于其他原因进行的影像学检测发现的亚临床疾病的增加造成,尽管体积大的肿瘤的发病率也有所增加,其中也包括那些直径>4cm的肿瘤。此外,晚期PTC的发病率和死亡率也在上升[1-3]。虽然在妊娠或产后期间并不常见,但甲状腺癌是孕妇仅次于乳腺癌的第二大常见癌症,发病率约为每100 000名孕妇或产妇中有25人[4]。手术是PTC的主要治疗方法,其术式取决于疾病的程度、年龄和并发症。

RAI消融

术后RAI消融治疗用于特定病例,以实现以下相互关联的目标。清甲治疗:有利于

初始分期和利用血清甲状腺球蛋白及 ^{131}I 扫描发现复发疾病;辅助治疗:消除可疑疾病以降低复发和死亡风险;已知的持续性疾病的记录和治疗[5]。美国甲状腺协会(ATA)指南对所有已知远处转移、甲状腺外明显侵犯或原发肿瘤>4cm 的患者推荐进行 RAI 治疗。对于肿瘤为 1~4cm 且无甲状腺外侵犯的特定患者,如果存在淋巴结转移和(或)其他高风险特征(如年龄>55 岁、某些组织学亚型、甲状腺内血管侵犯、多灶性疾病等)的复发或死亡风险为中高风险的患者,也推荐进行 RAI 治疗[5]。

RAI 治疗的相对和绝对禁忌证

RAI 治疗的相对和绝对禁忌证都存在。RAI 通过细胞膜钠碘转运体(NIS)被甲状腺滤泡细胞摄取[6]。由于胎儿暴露的风险,妊娠是 ^{131}I 治疗的绝对禁忌证。10~12 周开始形成的胎儿甲状腺组织可能会被破坏,有引起克汀病的可能[7]。与 RAI 相关的潜在不良反应因孕周和给予的 RAI 活度而异,但可能包括流产、生长发育迟缓、胎儿甲状腺功能减退、胎儿畸形,以及如上所述对胎儿智商的影响[8]。在一项对 237 例女性患者的研究中,有 55 例患者最终接受了治疗性流产,6 例婴儿出现甲状腺功能减退,4 例有智力障碍。这 6 例女性中有 3 例在妊娠中期接受了 RAI 治疗。胎儿和新生儿并发症的发生率与非异常妊娠相似[9]。

哺乳期或新近停止哺乳的女性不应接受 RAI 治疗,因为有婴儿暴露于 ^{131}I 和乳腺组织暴露于辐射的风险,主要由于哺乳期间乳腺组织中 NIS 高表达[7]。

除了哺乳外,女性可能由于多种其他原因在治疗前 RAI 显像中出现乳腺摄取,包括任何原因引起的高泌乳素血症[10,11]、乳腺癌/肿瘤(包括但不限于乳腺囊肿和目前/先前切除的纤维腺瘤)[12-15]及乳腺炎[16](图 26.1)。由于肋骨、肺、肝脏和软组织的污染或摄取,也可能出现假阳性乳腺摄取。

发病率

2000—2006 年进行的一项回顾性研究检测了在接受 RAI 治疗前的 RAI 扫描在 DTC 患者中的效用,结果显示,6% 的非哺乳期女性在治疗前扫描中有乳腺摄取的证据[17]。同样,Hammami 等证明,非妊娠和非哺乳期女性(23 例平均 11.4 个月没有哺乳,4 例未育,3 例绝经后)在停用甲状腺激素后出现医源性甲状腺功能减退,其中大约有 6% 的女性在 RAI 扫描中也有乳腺摄取。作者指出了 4 种不同的 RAI 的乳腺摄取模式:"完全的""局部的""新月形的"和"不规则的"。然而,RAI 显像模式和乳腺摄取的病因之间没有联系。大多数女性没有溢乳(52%),并且泌乳素正常(76%;其余患者的泌乳素水平低于正常上限的 2.5 倍,可能是由于医源性甲状腺功能减退引起)[18]。

病理生理学

碘是甲状腺激素三碘甲状腺原氨酸(T_3)和甲状腺素(T_4)的必要成分。细胞内碘储存由 NIS 维持,它位于甲状腺滤泡细胞的基底膜。NIS 表达有助于在甲状腺癌的治疗中使用 RAI 进行诊断和治疗。甲状腺外组织中也有活跃的碘转运,包括哺乳期乳房、唾液腺、小肠和胃[6]。NIS 的表达使得哺乳期的乳腺组

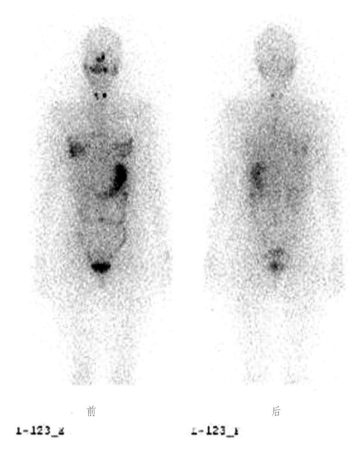

前　　　　　　　　后

1-123_Z　　　　　　1-123_1

图26.1　1例低风险甲状腺乳头状癌、特发性高泌乳素血症和轻度溢乳患者的治疗前 [123]I扫描显示双侧乳腺摄取。根据扫描结果决定不使用RAI治疗。

织富集碘并分泌到喂养新生儿的母乳中。NIS通常只存在于妊娠期和哺乳期的乳腺组织中,这可能部分由于阈值水平的雌激素直接影响乳腺NIS转录,以及通过催产素和泌乳素发挥影响所致[19]。NIS蛋白在乳腺纤维腺瘤也高表达,在恶性乳腺组织中也呈现较低水平的表达[12]。乳腺癌和卵巢癌中的NIS表达正在研究中,而这将使得RAI可用于诊断和治疗目的[20-23]。

泌乳素的作用

即使是绝经后乳腺萎缩的高泌乳素血症,也可能导致RAI显像中乳腺摄取增加,随着泌乳素水平的正常化,这种摄取也是可逆的[10,24]。动物模型和培养的人乳腺癌细胞都

对泌乳素刺激有反应,可使NIS表达增加,因此RAI摄取增加[10]。

医学治疗

首先通过采集重点病史,关注侧位X线图像和SPECT显像来排除假阳性乳腺摄取。随后,如果决定继续进行RAI治疗,应停止哺乳和(或)在医学上可行的情况下,应停用引起高泌乳素血症的药物。目前的指南建议在RAI治疗前至少6周(最好是3个月)停用引起高泌乳素血症的药物,以使NIS蛋白活性恢复至基线水平;如果需要更紧急的治疗或担心残余乳腺摄取,建议进行治疗前[123]I扫描[7]。

有关治疗选择的数据很少。Hsiao等发表了一份病例报告,其中1例产后女性在停

止哺乳8周后接受溴隐亭治疗,随后RAI显像显示乳腺有少量摄取[25]。Brzozowska等报道了8例产后女性的观察性病例,这些女性进行了[123]I闪烁显像;5例女性接受了多巴胺受体激动剂治疗(卡麦角林或溴隐亭),3例女性没有接受治疗。闪烁显像中乳腺持续摄取的时间变化很大,但在没有接受多巴胺受体激动剂治疗的女性中,持续摄取时间可长达32周。相比之下,接受多巴胺受体激动剂治疗的女性能更快地达到摄取阴性(治疗组5例女性中有4例经历了3~10周达到摄取阴性)[26]。尽管在这种临床环境下的数据有限,但与溴隐亭相比,卡麦角林通常被认为在使泌乳素水平正常化方面更有效[27]。因此,根据现有数据,患者可开始服用卡麦角林0.25mg,每周2次(最高至1mg,每周2次)或溴隐亭7.5mg,每天2次。虽然多巴胺受体激动剂可缩短停止哺乳和开始RAI治疗之间的时间间隔,但延迟[131]I治疗不太可能改变患者的甲状腺癌相关结局。在给予[131]I治疗之前,应进行诊断性[123]I扫描,以确认没有乳腺摄取[17,26]。

个案管理

我们的患者根据其巨大的原发肿瘤病灶和转移性疾病而接受RAI治疗。由于她在就诊前2周才停止哺乳,因此患者开始每周2次服用0.5mg的卡麦角林。6周后,她接受了治疗前[123]I扫描,显示没有乳腺摄取。患者接受了75mCi的RAI治疗,治疗后的碘扫描显示甲状腺床区只有2个摄取病灶。患者随后感觉良好,没有临床、超声或生化证据显示疾病复发,9个月后注射重组TSH刺激下全身扫描阴性,血清甲状腺球蛋白也未检测到。

临床精粹

- 在近期停止哺乳的女性或患有高泌乳素血症、乳腺癌/肿瘤或乳腺炎的非哺乳期女性中,[123]I闪烁显像可能出现乳腺摄取。
- 乳腺对RAI的摄取很可能是由于雌激素、催产素和泌乳素等激素调控乳腺NIS蛋白表达所引起的。
- 2015年ATA指南建议在女性停止哺乳后至少推迟6~8周进行RAI治疗[3]。关于RAI治疗后辐射安全的ATA指南建议在停止哺乳后等待3个月再给予治疗性RAI,如果治疗紧急或担心残留乳腺摄取,可进行治疗前[123]I扫描[5]。然而,据报道,停止哺乳后,乳房摄取可持续长达8个月。对照上述指南,我们建议对所有有近期哺乳史(6个月内)、溢乳、乳腺癌/肿瘤和乳腺炎的女性在RAI治疗前进行RAI扫描。多巴胺受体激动剂治疗可缩短停止哺乳和使用RAI治疗之间的时间间隔。

(侯丽影　罗全勇　译)

参考文献

1. SEER Cancer Statistics Review, 1975–2011. National Cancer Institute. Bethesda, MD. Based on November 2013 SEER data submission, released, April 2014. http://Seer.cancer.gov/csr/1975_2011/
2. Pellegriti G, Frasca F, Regalbuto C, Squatrito S, Vigneri R. Worldwide increasing incidence of thyroid cancer: update on epidemiology and risk factors. J Cancer Epidemiol. 2013;965212

3. Lim H, Devesa SS, Sosa JA, Check D, Kitahara CM. Trends in thyroid cancer incidence and mortality in the United States, 1974–2013. JAMA. 2017;317(13):1338–48.

4. Cottreau CM, Dashevsky I, Andrade SE, Li DK, Nekhlyudov L, Raebel MA, Ritzwoller DP, Partridge AH, Pawloski PA, Toh S. Pregnancy-Associated Cancer: a U.S. population-based study. J Womens Health (Larchmt). 2019;28(2):250–7.

5. Haugen BR, Alexander EK, Bible KC, Doherty GM, Mandel SJ, Nikiforov YE, Pacini F, Randolph GW, Sawka AM, Schlumberger M, Schuff KG, Sherman SI, Sosa JA, Steward DL, Tuttle RM, Wartofsky L. 2015 American Thyroid Association management guidelines for adult patients with thyroid nodules and differentiated thyroid cancer. Thyroid. 2016;26(1):1–133.

6. Portulano C, Paroder-Belenitsky M, Carrasco N. The Na+/I- symporter (NIS): mechanism and medical impact. Endocr Rev. 2014;35(1):106–49.

7. American Thyroid Association Taskforce on Radioiodine Safety, Sisson JC, Freitas J, et al. Radiation safety in the treatment of patients with thyroid diseases by radioiodine 131-I: practice recommendations of the American Thyroid Association. Thyroid. 2011;21(4):335–46.

8. Hyer S, Pratt B, Newbold K, Hamer K. Outcome of pregnancy after exposure to radioiodine in utero. Endocr Pract. 2011;17:1–10.

9. Stoffer SS, Hamburger JI. Inadvertent 131I therapy for hyperthyroidism in the first trimester of pregnancy. J Nucl Med. 1976;17(02):146–9.

10. Ronga G, Bruno R, Puxeddu E, et al. Radioiodine uptake in non-lactating mammary glands: evidence for a causative role of hyperprolactinemia. Thyroid. 2007;17(4):363–6.

11. Hu LH, Wang SJ, Liu RS. Hyperprolactinemia-related 131-I uptake in nonlactating breasts. Clin Nucl Med. 2012;37(3):e57–8.

12. Ryan J, Curran CE, Hennessy E, et al. The sodium iodide symporter (NIS) and potential regulators in normal, benign and malignant human breast tissue. PLoS One. 2011;6(1):e16023.

13. Serafini A, Sfakianakis G, Georgiou M, Morris J. Breast cyst simulating metastases on iodine-131 imaging in thyroid carcinoma. J Nucl Med. 1998;39(11):1910–2.

14. Ranade R, Pawar S, Mahajan A, Basu S. Unusual false positive radioiodine uptake on (131) I whole body scintigraphy in three unrelated organs with different pathologies in patients of differential thyroid carcinoma: a case series. World J Nucl Med. 2016;15(2):137–41.

15. Kim MH, Kim HS, Park SA. Extrathyroidal accumulation in a fibroadenoma of the breast. Clin Nucl Med. 2017;42(2):e123–5.

16. Bakheet SM, Hammami MM. Patterns of radioiodine uptake by the lactating breast. Eur J Nucl Med. 1994;21(7):604–8.

17. Van Nostrand D, Aiken M, Atkins F, et al. The utility of radioiodine scans prior to iodine 131 ablation in patients with well-differentiated thyroid cancer. Thyroid. 2009;19(8):849–55.

18. Hammami MM, Bakheet S. Radioiodine breast uptake in nonbreastfeeding women: clinical and scintigraphic characteristics. J Nucl Med. 1996;37(1):26–31.

19. Tazebay UH, Wapnir IL, Levy O, et al. The mammary gland iodide transporter is expressed during lactation and in breast cancer. Nat Med. 2000;6(8):871–8.

20. Angelousi A, Nonni A, Kassi E, Kontzoglou K. Expression of sodium iodide symporter in human breast tissues. J BUON. 2016;21(1):53–60.

21. Yao C, Pan Y, Li Y, Xu X, Lin Y, Wang W, Wang S. Effect of sodium/iodide symporter (NIS)-mediated radioiodine therapy on estrogen-receptor negative breast cancer. Oncol Rep. 2015;34(1):59–66.

22. Riesco-Eizaguirre G, Leoni SG, Mendiola M, Estevez-Cebrero MA, Gallego MI, Redondo A, Hardisson D, Santisteban P, De la Vieja A. NIS mediates iodide uptake in the female reproductive tract and is a poor prognostic factor in ovarian cancer. J Clin Endocrinol Metab. 2014;99(7):E1199–208.

23. Micali S, Bulotta S, Puppin C, Territo A, Navarra M, Bianchi G, Damante G, Filetti S, Russo D. Sodium iodine symporter (NIS) in extrathyroidal malignancies: focus on breast and urological cancer. BMC Cancer. 2014;30(14):303.

24. Sinha A, Bradley KM, Steatham J, Weaver A. Asymmetric breast uptake of radioiodine in a patient with thyroid malignancy: metastases or not? J R Soc Med. 2008;101(6):319–20.

25. Hsiao E, Huynh T, Mansberg R, Bautovich G, Roach P. Diagnostic I-123 scintigraphy to assess potential breast uptake of I-131 before radioiodine therapy in a postpartum woman with thyroid cancer. Clin Nucl Med. 2004;29(8):498–501.

26. Brzozowska M, Roach PJ. Timing and potential role of diagnostic I-123 scintigraphy in assessing radioiodine breast uptake before ablation in postpartum women with thyroid cancer: a case series. Clin Nucl Med. 2006;31(11):683–7.

27. Wang AT, Mullan RJ, Lane MA, et al. Treatment of hyperprolactinemia: a systematic review and meta-analysis. Syst Rev. 2012;1:33.

第5部分

分化型甲状腺癌：
放射性碘治疗之外的选择

第 27 章

颈部疾病进展、肺转移稳定的放射性碘难治性分化型甲状腺癌

Dana M. Hartl，Joanne Guerlain，Ingrid Breuskin

病例展示

患者男，69岁，因颈部甲状腺乳头状癌复发转至我科治疗。并存疾病包括2型糖尿病、高血压、单侧无症状性股动脉狭窄、吸烟（1年50包）和持续性轻度特发性铁粒幼细胞性贫血。10年前，患者在外院接受了全甲状腺切除术和治疗性中央区及右侧颈淋巴结清扫术，随后因直径3cm的pT3N1b甲状腺乳头状癌停用甲状腺激素后接受了2次治疗剂量的放射性碘（RAI）。全身碘扫描未发现异位摄取。3年后，由于血清甲状腺球蛋白（Tg）升高，胸部CT发现2个小的（<10mm）肺转移瘤。给予第3次治疗剂量的RAI治疗，但在转移瘤中未见碘摄取。在接连几次的CT扫描中病灶保持稳定。治疗3年后，颈部超声显示右侧颈部Ⅲ区有一转移性淋巴结。再次进行右侧颈淋巴结清扫术，术后病理显示切除的20个

淋巴结中有13个转移。术后给予了第4次RAI治疗，单光子发射计算机断层扫描（SPECT）全身扫描未发现浓聚灶。然而，停用甲状腺激素后，Tg仍维持在37ng/mL。在接下来的4年里，甲状腺素抑制状态下的Tg从2ng/mL升高至18ng/mL。超声引导下细针吸取细胞学检查（FNAC）证实右侧颈部Ⅱ区和Ⅵb区有3个以前未发现的淋巴结转移，直径为15~20mm。3个淋巴结均为[18]FDG-PET阳性（图27.1）。肺微转移灶[18]FDG-PET阴性且稳定。患者被送到我中心治疗。

考虑到肿瘤的大小、进展性，以及位置靠近大血管和食管，经多学科讨论后建议行颈部及上纵隔二次手术。手术使用了间歇性神经监测。术中发现颈部Ⅱ区的转移灶从后方侵犯了颈内静脉，导致颈内静脉无法保留。气管旁淋巴结完全包围喉返神经，并侵犯了食管浅表的肌肉，切除后未见食管穿孔。喉返神经与癌肿一起被切除，气管前淋巴结和气管旁肿块也一并被切除。最后的病理结果显示3个高细胞型甲状腺乳头状癌转移淋巴结，并有结外扩散。患者术后平稳，声音令人满意。

D. M. Hartl(✉)・J. Guerlain・I. Breuskin
Department of Head and Neck Oncology, Thyroid Surgery Unit, Gustave Roussy and Paris-Sud University, Villejuif, France
e-mail: dana.hartl@gustaveroussy.fr

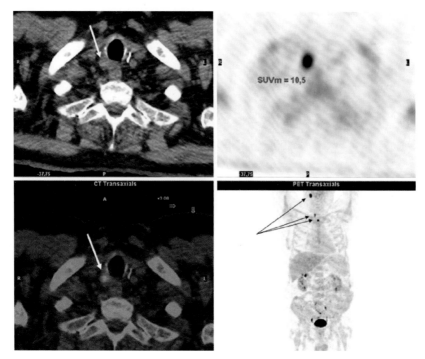

图27.1 左上图:CT平扫示右侧气管旁肿物(白色箭头)。左下图:[18]FDG-PET-CT示右侧气管旁复发肿瘤(白色箭头)。右上图:[18]FDG摄取,标准摄取值10.5。右下图:右侧颈部3个病变显示[18]FDG-PET摄取,从上至下依次为颈部Ⅱ区、气管旁和气管前,黑色箭头所示。

随访10个月,[18]FDG-PET-CT显示胸骨后中纵隔对比剂摄取,增强CT显示病灶直径1cm。术后予以左甲状腺素抑制治疗,Tg为4ng/mL。后续如果没有其他新发病灶,且肺转移灶保持稳定,我们将监测这一病灶的进展,并可能通过胸骨切开术予以切除。

检查和诊断

我们如何确定这个患者是RAI难治性甲状腺癌?

第4次给予治疗剂量的RAI时,SPECT上未见对比剂摄取,但CT上仍可见微转移,Tg仍升高。尽管进行了RAI治疗[1],但仍有疾病持续存在的证据。RAI难治性甲状腺癌的定义是指即使在第一次治疗性全身碘扫描时患者的转移灶不吸碘,或者病灶最初吸碘后来失去了吸碘能力,或者患者同时存在吸碘和不吸碘病灶,或者尽管RAI[1]累积剂量高,但病情仍有进展。

如果[18]FDG-PET-CT中对比剂摄取明显,FNAC是否必要?

据报道,[18]FDG-PET-CT对于颈部复发的特异性为67%[2],而超声的特异性为89%。据报道,超声引导下FNAC穿刺针洗脱液测定Tg特异性为95%[3]。因此,如果可行,采用测定FNAC穿刺针洗脱液中Tg的方法可提高诊断准确性,并避免[18]FDG-PET-CT假阳性。对于这位有吸烟史的老年患者,FNAC还排除了其他肿瘤,如肺癌或头颈部肿瘤。

既往病程对预后有什么启示?

甲状腺外侵犯(pT3)、颈部淋巴结分期(N1b)、患者初诊年龄(59岁)、性别是无病生存期低的危险因素[4,5]。分化型甲状腺癌(高细胞型)的侵袭性组织学亚型也被证明是复发、疾病持续及生存差的危险因素[6,7]。在个别病例中,高细胞型(≥50% 高细胞)和具有高细胞特征的癌(30%~49% 高细胞)在肿瘤复发过程中表现出向去分化转变的特点。该患者第二次手术后的淋巴结阳性率13/20 或 0.65 也预示着较低的无病生存率。Vas Nunes 等[8]的研究指出,淋巴结阳性率达 0.3 或以上疾病持续或者复发概率升高 3.4 倍。Schneider 等[9]提出阳性率达 0.7 与预后差相关。淋巴结外播散——一个更重要的危险因素——在患者第二次手术的病理报告中没有记录,但在我们的机构这是手术后的常规。

还可做哪些影像学检查或检验以确定颈部病灶的可切除性?

在二次手术中,肉眼可见的手术靶病灶靠近颈动脉、气管和食管,增强对比 CT 或 MRI 等形态学成像有助于预测局部病灶侵犯并帮助制订手术计划[10]。对于食管附近的复发灶,超声内镜可帮助确定侵犯食管壁[11]的深度。最后,强烈建议疾病复发的患者在再次手术前进行喉镜检查,以发现既往手术或局部癌症浸润造成的喉返神经麻痹[12,13]。这位患者术前喉功能正常。

治疗

有哪些治疗方案?

由于疾病进展缓慢且中短期预后相对较好,对于可切除的病变,一般建议手术治疗,除非有异常新发病灶[14,15]。颈部外照射是进展期且不可切除肿瘤的一种选择[15-17]。其他局部疗法如乙醇注射、射频消融或冷冻疗法在治疗大的颈部复发病灶(>1cm)方面尚未得到广泛研究。由于小分子多靶点激酶抑制剂治疗的长期性及毒性,使用已获批的此类药物或在临床试验框架内进行系统性治疗通常只用于体积巨大的进展性远处转移。然而,由于存在穿孔、瘘管或出血的风险,这种具有抗血管生成活性的系统性治疗可能是禁忌的[18,19]。

手术范围如何确定?

对于这位患者,有几个因素有利于手术切除颈部转移灶:尽管有并发症且高龄,患者总体健康状况良好。转移灶的直径>1cm,RAI 难治性甲状腺癌,Tg 进行性升高,增强 CT 确定可切除,肺转移灶体积小且 7 年稳定,没有其他可探及的病灶。手术的目的是为了减少肿瘤负荷,减少颈部血管和内脏随着时间推移受侵犯的风险。

为什么要切除有功能的喉返神经?

从神经鞘上剥离肿瘤在技术上是可行的,但通常会在神经上留下小病变,这决定了切除是 R1 还是 R2[20]。这位患者的神经远端完全被肿瘤包裹,保留神经就要在喉、气管和食管附近留下肉眼可见的残余肿瘤(R2切除)。我们的目的是最好地控制局部病灶并最小化气管和食管损伤的风险。对于RAI难治性肿瘤,这一目标只能通过宏观手术的完整切除来实现。

术后可能会影响吞咽,导致只能吸入流食,应监测患者并在必要时接受吞咽康复治疗。由于多种因素导致切断喉返神经后声音变化不同:对侧喉返神经的代偿,双侧神经支配杓间肌,不同程度的肌肉萎缩,通过神经吻合和局部自主神经系统有一定程度的再支配。声音可通过增大麻痹声带的体积或声带、杓状软骨的正中位化等手术方法改善,一般效果很好[21]。这位患者术后没有吞咽困难,并对声音满意,拒绝任何形式的改善声音的干预。

预期会有什么结果?

RAI难治性转移性甲状腺癌的10年生存率为10%,15年生存率为6%[22]。然而,在同一研究中,患有RAI难治性甲状腺癌,年龄大于40岁、肿瘤负荷低、肺小结节转移的亚组患者10年生存率为67%。这位患者属于这一组,预后相对较好(优于许多其他实体肿瘤)。这种预后证明,当能维持低肿瘤负荷并避免疾病进展出现症状时,局部治疗是合理的。Kim等研究显示,对于颈部多次复发的患者,10年疾病特异性生存率为83%,而没有复发或只有一次复发的10年疾病特异性生存率为100%[23]。

为了预见可能出现的并发症或后遗症,并在术前告知患者,颈部再次手术之前必须进行细致的术前影像学检查。同时也为了发现所有的颈部转移灶并彻底切除它们,不

"留下"持久性病灶[24,25]。二次手术的并发症发生率高于首次颈淋巴结清扫术,有较高的神经意外损伤(喉返神经、交感神经节和膈神经)、气管或食管损伤和乳糜漏(淋巴系统损伤,通常为胸导管)的风险[25-27]。术前应告知患者可能的并发症,也要保证手术团队有效处理这些并发症的知识和经验。再次手术中计划切除喉返神经的情况更常见,术前应与患者讨论,并在必要时提供有关二次发声康复手术的有效性信息[24]。

据报道,40%~66%的病例在再次手术后出现复发[25,26,28-30]。复发的主要原因是疾病本身的侵袭性,但检查不充分、二次手术时"遗漏"转移淋巴结,也可导致疾病复发或持续[25]。再次手术后持续升高的刺激性Tg是再次复发的危险因素[28]。

一些技术已经发展起来,以帮助发现和切除复发病灶,以前手术的瘢痕往往使其难以定位。术中可进行超声检查,但需要超声方面的培训或将放射科医生带入手术室。RAI放射引导下的手术(如果存在摄取)可能会有帮助,特别是对于超声未见的纵隔或咽后淋巴结转移灶[31]。[18]FDG-PET引导下的手术已有报道,但由于技术限制,尚未广泛应用[32,33]。鱼钩导丝(钩针)引导的手术已经被描述过,但对于靠近主要血管结构(如颈动脉和颈内静脉)的小转移瘤要求极为精准[34]。超声体表文身定位引导的手术使用胶炭或亚甲蓝标记,实施相对简单,定位率高,但仅适用于可通过超声发现的病变,并用于可用注射器操作的部位[35-37]。由于复发灶的大小,并且在CT上可很好地看到它们的解剖位置,我们没有在该患者中使用定位技术。

结论

肿瘤负荷低且病情稳定的患者通常有较长的生存期,积极的手术在可切除的进展性颈部病变中是可能获益的,需考虑其他治疗方案及生活质量。脏器周围的复发病灶应通过形态学成像技术和喉镜检查来确定可切除性。对于复发性疾病,一个完善的诊断检查是必要的,以避免假阳性病灶的隐患,同时也能发现并存病变。患者应了解手术风险,并意识到即使在宏观上通过再次手术完整切除的情况下仍有再次复发的可能。

(郝 洁 李大鹏 译)

参考文献

1. Schlumberger M, Brose M, Elisei R, Leboulleux S, Luster M, Pitoia F, et al. Definition and management of radioactive iodine-refractory differentiated thyroid cancer. Lancet Diabetes Endocrinol. 2014;2(5):356–8.
2. Seo YL, Yoon DY, Baek S, Ku YJ, Rho YS, Chung EJ, et al. Detection of neck recurrence in patients with differentiated thyroid cancer: comparison of ultrasound, contrast-enhanced CT and (18)F-FDG PET/CT using surgical pathology as a reference standard: (ultrasound vs. CT vs. (18)F-FDG PET/CT in recurrent thyroid cancer). Eur Radiol. 2012;22(10):2246–54.
3. Kim MJ, Kim EK, Kim BM, Kwak JY, Lee EJ, Park CS, et al. Thyroglobulin measurement in fine-needle aspirate washouts: the criteria for neck node dissection for patients with thyroid cancer. Clin Endocrinol. 2009;70(1):145–51.
4. Mazzaferri EL. Long-term outcome of patients with differentiated thyroid carcinoma: effect of therapy. Endocrine Pract. 2000;6(6):469–76.
5. Tuttle RM, Tala H, Shah J, Leboeuf R, Ghossein R, Gonen M, et al. Estimating risk of recurrence in differentiated thyroid cancer after total thyroidectomy and radioactive iodine remnant ablation: using response to therapy variables to modify the initial risk estimates predicted by the new American Thyroid Association staging system. Thyroid. 2010;20(12):1341–9.
6. Ganly I, Ibrahimpasic T, Rivera M, Nixon I, Palmer F, Patel SG, et al. Prognostic implications of papillary thyroid carcinoma with tall-cell features. Thyroid. 2014;24(4):662–70.
7. Kazaure HS, Roman SA, Sosa JA. Aggressive variants of papillary thyroid cancer: incidence, characteristics and predictors of survival among 43,738 patients. Ann Surg Oncol. 2012;19(6):1874–80.
8. Vas Nunes JH, Clark JR, Gao K, Chua E, Campbell P, Niles N, et al. Prognostic implications of lymph node yield and lymph node ratio in papillary thyroid carcinoma. Thyroid. 2013;23(7):811–6.
9. Schneider DF, Mazeh H, Chen H, Sippel RS. Lymph node ratio predicts recurrence in papillary thyroid cancer. Oncologist. 2013;18(2):157–62.
10. Urken ML. Prognosis and management of invasive well-differentiated thyroid cancer. Otolaryngol Clin N Am. 2010;43(2):301–28, viii
11. Koike E, Yamashita H, Noguchi S, Ohshima A, Yamashita H, Watanabe S, et al. Endoscopic ultrasonography in patients with thyroid cancer: its usefulness and limitations for evaluating esophagopharyngeal invasion. Endoscopy. 2002;34(6):457–60.
12. Randolph GW, Kamani D. The importance of preoperative laryngoscopy in patients undergoing thyroidectomy: voice, vocal cord function, and the preoperative detection of invasive thyroid malignancy. Surgery. 2006;139(3):357–62.
13. Chandrasekhar SS, Randolph GW, Seidman MD, Rosenfeld RM, Angelos P, Barkmeier-Kraemer J, et al. Clinical practice guideline: improving voice outcomes after thyroid surgery. Otolaryngol Head Neck Surg. 2013;148(6 Suppl):S1–37.
14. Nixon IJ, Whitcher MM, Palmer FL, Tuttle RM, Shaha AR, Shah JP, et al. The impact of distant metastases at presentation on prognosis in patients with differentiated carcinoma of the thyroid gland. Thyroid. 2012;22(9):884–9.
15. Haugen BR, Alexander EK, Bible KC, Doherty GM, Mandel SJ, Nikiforov YE, et al. 2015 American Thyroid Association management guidelines for adult patients with thyroid nodules and differentiated thyroid cancer: the American Thyroid Association guidelines task force on

thyroid nodules and differentiated thyroid cancer. Thyroid. 2016;26(1):1–133.

16. Kim JH, Kim MS, Yoo SY, Lim SM, Lee GH, Yi KH. Stereotactic body radiotherapy for refractory cervical lymph node recurrence of nonanaplastic thyroid cancer. Otolaryngol Head Neck Surg. 2010;142(3):338–43.

17. Romesser PB, Sherman EJ, Shaha AR, Lian M, Wong RJ, Sabra M, et al. External beam radiotherapy with or without concurrent chemotherapy in advanced or recurrent non-anaplastic non-medullary thyroid cancer. J Surg Oncol. 2014;110(4):375–82.

18. Leboulleux S, Bastholt L, Krause T, de la Fouchardiere C, Tennvall J, Awada A, et al. Vandetanib in locally advanced or metastatic differentiated thyroid cancer: a randomised, double-blind, phase 2 trial. Lancet Oncol. 2012;13(9):897–905.

19. Hartl DM, Guerlain J, Bresuskin I, Baudin E, Lamartina L, Hadoux J, et al. Surgery in the context of kinase inhibitor therapy for locally invasive thyroid cancer. Eur J Surg Oncol. 2020;46:650.

20. Brierley J, Gospodarowicz MK, Wittekind C. TNM classification of malignant tumours. 8th ed. Chichester, West Sussex; Hoboken: Wiley; 2017. xviii, 253 pages p.

21. Hartl DM, Travagli JP, Leboulleux S, Baudin E, Brasnu DF, Schlumberger M. Clinical review: current concepts in the management of unilateral recurrent laryngeal nerve paralysis after thyroid surgery. J Clin Endocrinol Metab. 2005;90(5):3084–8.

22. Durante C, Haddy N, Baudin E, Leboulleux S, Hartl D, Travagli JP, et al. Long-term outcome of 444 patients with distant metastases from papillary and follicular thyroid carcinoma: benefits and limits of radioiodine therapy. J Clin Endocrinol Metab. 2006;91(8):2892–9.

23. Kim KM, Park JB, Bae KS, Kang SJ. Analysis of prognostic factors in patients with multiple recurrences of papillary thyroid carcinoma. Surg Oncol. 2012;21(3):185–90.

24. Farrag TY, Agrawal N, Sheth S, Bettegowda C, Ewertz M, Kim M, et al. Algorithm for safe and effective reoperative thyroid bed surgery for recurrent/persistent papillary thyroid carcinoma. Head Neck. 2007;29(12):1069–74.

25. Onkendi EO, McKenzie TJ, Richards ML, Farley DR, Thompson GB, Kasperbauer JL, et al. Reoperative experience with papillary thyroid cancer. World J Surg. 2014;38(3):645–52.

26. Lang BH, Lee GC, Ng CP, Wong KP, Wan KY, Lo CY. Evaluating the morbidity and efficacy of reoperative surgery in the central compartment for persistent/recurrent papillary thyroid carcinoma. World J Surg. 2013;37(12):2853–9.

27. Ruggiero FP, Fedok FG. Outcomes in reoperative thyroid cancer. Otolaryngol Clin N Am. 2008;41(6):1261–8, xii

28. Yim JH, Kim WB, Kim EY, Kim WG, Kim TY, Ryu JS, et al. The outcomes of first reoperation for locoregionally recurrent/persistent papillary thyroid carcinoma in patients who initially underwent total thyroidectomy and remnant ablation. J Clin Endocrinol Metab. 2011;96:2049.

29. Clayman GL, Shellenberger TD, Ginsberg LE, Edeiken BS, El-Naggar AK, Sellin RV, et al. Approach and safety of comprehensive central compartment dissection in patients with recurrent papillary thyroid carcinoma. Head Neck. 2009;31(9):1152–63.

30. Al-Saif O, Farrar WB, Bloomston M, Porter K, Ringel MD, Kloos RT. Long-term efficacy of lymph node reoperation for persistent papillary thyroid cancer. J Clin Endocrinol Metab. 2010;95(5):2187–94.

31. Travagli JP, Cailleux AF, Ricard M, Baudin E, Caillou B, Parmentier C, et al. Combination of radioiodine (131I) and probe-guided surgery for persistent or recurrent thyroid carcinoma. J Clin Endocrinol Metab. 1998;83(8):2675–80.

32. Kim WW, Kim JS, Hur SM, Kim SH, Lee SK, Choi JH, et al. Radioguided surgery using an intraoperative PET probe for tumor localization and verification of complete resection in differentiated thyroid cancer: a pilot study. Surgery. 2011;149(3):416–24.

33. Gulec SA. PET probe-guided surgery. J Surg Oncol. 2007;96(4):353–7.

34. Triponez F, Poder L, Zarnegar R, Goldstein R, Roayaie K, Feldstein V, et al. Hook needle-guided excision of recurrent differentiated thyroid cancer in previously operated neck compartments: a safe technique for small, nonpalpable recurrent disease. J Clin Endocrinol Metab. 2006;91(12):4943–7.

35. Hartl DM, Chami L, Al Ghuzlan A, Leboulleux S, Baudin E, Schlumberger M, et al. Charcoal suspension tattoo localization for differentiated thyroid cancer recurrence. Ann Surg Oncol. 2009;16(9):2602–8.

36. Kang TW, Shin JH, Han BK, Ko EY, Kang SS, Hahn SY, et al. Preoperative ultrasound-guided tattooing localization of recurrences after thyroidectomy: safety and effectiveness. Ann Surg Oncol. 2009;16(6):1655–9.

37. Soprani F, Bondi F, Puccetti M, Armaroli V. Charcoal tattoo localization for differentiated thyroid cancer recurrence in the central compartment of the neck. Acta Otorhinolaryngol Ital. 2012;32(2):87–92.

第 28 章

辅助放射治疗联合仑伐替尼治疗后并发瘘管的高风险甲状腺滤泡腺癌

Carmen Kut，Angela Liang，Ana P. Kiess

病例展示

　　患者男，60 岁，出现左侧颈部肿块、吞咽困难和呼吸急促，初步诊断为甲状腺癌，接受了全甲状腺切除和气管肿瘤刮除术，这说明其肿瘤具有浸润性，术后病理证实为滤泡腺癌，且伴有分化不良的岛状成分。肿瘤直径超过 10cm，主要在甲状腺左叶，有淋巴管侵犯，向胸骨下延伸粘连气管。随后他接受了放射性碘（RAI）治疗，但在 18 个月后因急性呼吸窘迫和声音嘶哑被送往医院。直接喉镜检查显示左声带麻痹和累及气管前壁的肿块，颈部 CT 显示左甲状腺手术床中有一个肿块，并侵犯环状软骨、第一气管环和食管，胸部 CT 提示多个肺部小结节，颈部超声检查显示左侧颈部Ⅵ区淋巴结肿大。

C. Kut・A. P. Kiess(✉)
Department of Radiation Oncology, Johns Hopkins School of Medicine, Baltimore, MD, USA
e-mail: akiess1@jhmi.edu

A. Liang
Johns Hopkins School of Medicine, Baltimore, MD, USA

手术切除和病理发现

　　术前患者接受了左侧颈部Ⅵ区淋巴结细针穿刺（FNA），结果证实为甲状腺滤泡腺癌复发。因此，他进行了全喉切除术、双颈中央区淋巴结清扫术、左侧颈（ⅡA~Ⅴ区）淋巴结清扫术、环咽肌切开、切除受累食管肌层并行气管食管穿刺术（TEP）放置发音假体。术后病理显示为 3.5cm 浸润性滤泡腺癌，主要是分化较差的岛状成分，穿过环咽肌延伸到喉黏膜下；手术切缘阴性，淋巴血管侵犯呈阳性。左侧颈清扫了 26 个淋巴结中 1 个为转移性淋巴结，无包膜外侵犯。术后 4 个月甲状腺球蛋白（Tg）水平升高至 192ng/mL。对其病理标本的基因检测（Foundation One）显示有端粒酶逆转录酶（TERT）启动子突变，但没有可用于系统治疗的靶点发现，未检测到 BRAF 突变。

高风险甲状腺滤泡腺癌辅助放射治疗的考虑

　　这例 60 岁的患者因低分化甲状腺滤泡腺癌（根据 AJCC 第 8 版初步分期为 pT4aN0M0）复发就诊于放射肿瘤科门诊。他有许多局部复发的高风险特征，包括分化不良的组织学和岛状成分，腺外侵犯并累及环状软骨、气管、食管，以及 RAI 治疗后复发。虽然他的影像学检查显示有许多疑似远处转移的肺部小结节，但这些结节没有症状，可能生长相对缓慢。因此，我们建议对他的甲状腺癌进行辅助性放疗，以达到局部控制的目的。

外照射治疗（EBRT）最适合于局部复发或进展风险较高的甲状腺癌患者。这些危险因素可描述如下：肿瘤浸润性生长、年龄较大、不良的组织学表现（分化不良、岛状细胞、高细胞、柱状细胞、Hürthle 细胞）和低 RAI 摄取率[1-3]。最近的文献表明，甲状腺包膜外侵犯程度与局部复发的风险密切相关[1,4-6]。根据 AJCC 第 8 版，T4a 期被定义为累及喉返神经、气管、喉、食管和（或）皮下组织。对 T4a 患者的手术切除通常具有挑战性，可能需要将肿瘤从喉返神经、气管、喉部或食管上刮除，并伴有肉眼或镜下肿瘤残留的风险及局部复发的高风险。

对于这些高风险患者，EBRT 已被证明可显著降低局部复发率。例如，Keum 等评估了 68 例侵犯气管的甲状腺乳头状癌患者，他们接受了气管软骨刮除术，发现予以辅助 EBRT 的患者，局部复发率（8%，25 例患者中 2 例复发）远远低于单纯手术的患者（51%，43 例患者中 22 例复发）[6]。同样，Chow 等评估了 131 例 pT4a 甲状腺乳头状癌手术患者，发现辅助 EBRT（与单纯 RAI 相比）将 10 年无病生存率从 72% 提高到 88%[7]。因此，虽然目前美国甲状腺协会（ATA）的指南没有推荐辅助 EBRT 作为分化型甲状腺癌的常规治疗，但他们建议对于局部复发的甲状腺癌，颈部再次手术

后，对个别患者可考虑进行 EBRT[8]。另外，美国头颈协会（AHNS）内分泌外科指南建议，对于 45 岁以上、镜下残留病灶可能性大、对 RAI 反应可能性小的分化型甲状腺癌患者，可考虑进行辅助 EBRT 治疗[9]。

放疗计划中的注意事项：局部控制和毒性反应的平衡

在放疗计划中，重要的是要在治疗获益和毒性风险之间取得平衡。尽管药物疗法往往会引起全身性毒性反应，而与 EBRT 相关的副作用主要表现在被照射的组织中[10]。

甲状腺癌放疗的早期（或急性）副作用表现在放疗的前 3 个月内，通常包括皮肤红斑、皮肤干燥或潮湿脱皮、头颈部黏膜炎症。早期毒性反应还包括口干、声音嘶哑和吞咽困难。另一方面，晚期（或长期）副作用可能在放疗后数月至数年内出现，通常是由组织缺氧、细胞因子级联反应激活和巨噬细胞积累引起，导致纤维化、细胞外基质和胶原蛋白过度沉积[10,11]。随着时间推移，这些与后期治疗相关的副作用会导致食管纤维化/狭窄、吞咽困难、淋巴水肿、声音嘶哑和口干。因此，精细的放疗计划对于优化局部控制，同时最大限度地降低与辐射相关的对各种组织/器官的毒性，对维持患者的整体生活质量至关重要。

调强放射治疗（IMRT）是头颈癌放疗的首选方式，因为它有助于向不同的危险区域提供不同的放射剂量[12]。换句话说，IMRT 允许对较小的、高风险区域使用较高的剂量，以最大限度地控制局部区域，而对低风险区域分配较低的剂量以减少副作用。为此，我们通常使用 IMRT 给予分化型甲状腺癌几种不

同的剂量水平。例如《AHNS内分泌手术指南》建议对高风险区域使用70Gy,对手术切缘或刮除区使用66Gy,对于高风险镜下病变区域(包括甲状腺床、气管食管沟和Ⅵ区淋巴结)使用60Gy,对于低风险镜下病变区域使用54Gy[9]。这些剂量与之前研究中报道的剂量相似。Terezakis等(2009)和Rosenbluth等(2015)使用63~70Gy治疗总体病灶,59.4~63Gy治疗高风险镜下区域,54Gy治疗低风险镜下区域,包括颈部淋巴结区域[3,13]。Romesser等(2014)和Beckham等(2018)同样使用70Gy治疗总体病灶,66Gy治疗靠近或镜下的阳性切缘,60Gy用于高风险区域,54Gy用于低风险区域[1,14]。

此外,值得注意的是,我们还要考虑对高危器官的辐射剂量,包括腮腺和下颌下腺(放射性口干燥症的风险)、食管和环咽(吞咽困难的风险)和喉部(发音困难和吞咽困难的风险)[15]。对于甲状腺癌的放疗,在某些情况下,比如颈部淋巴结无转移时,对这些器官不予放疗也是安全的,并且可帮助减少口干[15]。例如,该患者进行了双侧颈淋巴结清扫术,左侧颈部Ⅵ区仅累及一个淋巴结。我们没有对上颈部进行放疗,从而减少了口干燥症及味觉失调的发生。至于食管,即使是最好的IMRT计划也不能完全避开这个器官。食管通常被部分包括在临床靶区(CTV)中,尤其是在气管食管沟中出现侵袭性病灶的情况下。但对高风险和选择性风险区域,精准划定CTV,以及采用不同剂量下的IMRT,可减少高剂量放射线对食管的照射。

对于这1例复发的低分化甲状腺滤泡腺癌患者,其具备多个局部区域复发的高风险

特征,我们对甲状腺床和双侧颈部采用了图像引导下可调强度的辅助放疗(IGIMRT)。这包括术后甲状腺床的6000cGy/30次和双侧颈部中央区及左侧颈的5400cGy/30次的放疗,上颈部未行放疗以减少口干燥症的发生(图28.1至图28.3)。总之,我们的目标是提供足够的放射剂量以长期控制疾病,同时减轻与治疗相关的副作用。

放疗患者的结局:副作用和局部控制

通过精准的放疗计划,我们的患者经历了相对较轻的治疗相关的急性副作用(表28.1),包括1级口干燥症、1级吞咽困难和2级黏膜炎。与之相比,最近的文献报道放疗相关的急性毒性反应的发生率相对较高,其中3级口干燥症、吞咽困难、黏膜炎发生率分别为0~2%、2%~11%、14%~23%[1,14]。

然而,由于EBRT和TEP的使用,以及在EBRT后5个月开始使用酪氨酸激酶抑制剂(TKI)进行的后续治疗,该患者确实出现了明显的晚期治疗相关副作用(表28.1)。这种联合治疗导致在15个月的随访中出现了罕见的3级气管食管瘘的晚期并发症。

随着时间的延长,这些症状随着TKI的精准定量和多种其他干预措施而逐渐得到改善,包括移除他的TEP,放置胃管和手术修复气管食管瘘管。经过39个月的随访,患者瘘管已愈合,无吞咽困难表现,体重恢复至基线,并且能常规口服饮食。

在疾病控制方面,该患者实现了长期的局部控制,在EBRT治疗后颈部没有任何复发的表现。但患者的肺结节数量和大小都有

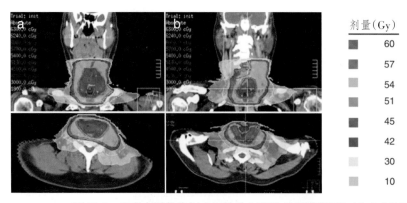

剂量(Gy)	
■	60
■	57
■	54
■	51
■	45
■	42
■	30
■	10

图28.1 患者在冠状位(上)和轴位(下)及对应横断面(a)和(b)的辐射剂量分布图。

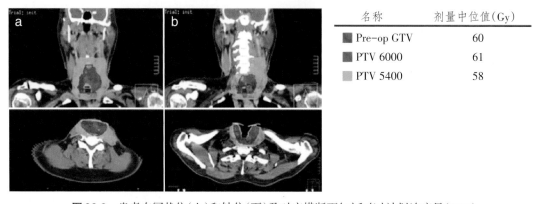

名称	剂量中位值(Gy)
■ Pre-op GTV	60
■ PTV 6000	61
■ PTV 5400	58

图28.2 患者在冠状位(上)和轴位(下)及对应横断面(a)和(b)计划治疗量(PTV)。

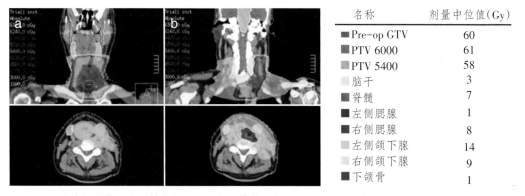

名称	剂量中位值(Gy)
■ Pre-op GTV	60
■ PTV 6000	61
■ PTV 5400	58
■ 脑干	3
■ 脊髓	7
■ 左侧腮腺	1
■ 右侧腮腺	8
■ 左侧颌下腺	14
■ 右侧颌下腺	9
■ 下颌骨	1

图28.3 患者冠状位(上)和轴位(下)及对应的横截面(a)和(b)的靶区勾画轮廓和正常组织的平均辐射剂量。

所增加,所以患者在EBRT结束5个月后开始进行全身性TKI治疗。

开始对局部晚期或转移性甲状腺癌进行系统治疗

经过手术切除和放疗后,患者术后5个月的Tg水平仍保持在192ng/mL的水平,与残留的甲状腺癌病灶一致。他的后续CT扫描显示双侧肺结节进展,符合转移灶表现。

RAI(^{131}I)通常是晚期转移性甲状腺癌患者全身治疗的主要手段。在这些患者中30%~40%(主要是转移灶较小且分化好的年轻患者)RAI的摄入量很高,并且这种治疗长期控制效果很好[16-18]。然而,其余60%~70%

表28.1 与放疗相关的急性和迟发并发症

放疗后的时间(月)	口干燥症(级别)	吞咽困难(级别)	口腔黏膜炎(级别)	体重变化	疲劳	食欲	胃管(Y/N)
与放疗相关的急性并发症							
1	0	1	0	基线	轻度	基线	N
3	1	0	2	基线	轻度	基线	N
与放疗相关的迟发并发症							
6	1	0	0	−3.18kg	轻度	基线	N
10	1	1	0	−9.07kg	轻度	下降	N
15	1	3	0	−22.68kg	重度	基线	Y
25	1	3	0	N/A	基线	基线	Y
29	0	1	0	+27.22kg	基线	基线	Y
39	0	0	0	N/A	基线	基线	N
45	0	0	0	N/A	基线	基线	N

N/A,该时间点数据不可用。

为 RAI 难治性甲状腺癌,在接受 RAI 治疗后仍复发[16,18]。我们的患者就是这种情况,他在最初的甲状腺切除术后接受了 RAI 治疗,不幸的是,在初次就诊后 18 个月复发,肿瘤负荷明显。因此,在进行 EBRT 之后,他开始进行另一种全身性治疗,即酪氨酸激酶抑制剂仑伐替尼。

仑伐替尼已获得 FDA 批准用于 RAI 难治性的局部晚期或转移性分化型甲状腺癌患者[16]。它是一种口服的作用于多靶点的广谱激酶抑制剂,靶点包括 VEGF 受体 1-3,FGF 受体 1-4 和癌基因 RET、KIT 和 PDGF 受体 α[19]。来自 SELECT 试验(一项 3 期临床研究)的数据表明,仑伐替尼可将中位无进展生存期显著提高至 18.3 个月(安慰剂组为 3.6 个月)[20]。尽管 SELECT 试验数据让人充满希望,但它也将仑伐替尼与多种潜在不良事件联系起来,最常见的副作用包括高血压、疲劳、皮疹、腹泻、恶心/呕吐和体重减轻。由于仑伐替尼是一种抗 VEGF 酪氨酸激酶抑制剂,因

此它具有 3%~15% 的心功能不全发生率,1%~10% 发展为有症状的心力衰竭[16,21,22]。它还会增加急性冠脉综合征和心律失常的风险[16]。在肾脏中,仑伐替尼的抗 VEGF 作用还可导致蛋白尿和肾衰竭[20]。尽管不常见,但仑伐替尼还可引起动脉和静脉血栓栓塞事件(发生率 5.4%)和肝衰竭(0.4%)[20]。此外,仑伐替尼还伴有罕见但严重的不良事件,例如出血和瘘管风险增加(胃肠道和自身消化性疾病,1.5%)。因此,必须严密监测接受 TKI(如仑伐替尼)治疗患者的不良事件。仑伐替尼的初始剂量建议为 24mg,每天 1 次,28 天为 1 个周期[16],但 SELECT 试验显示,由于不良事件的发生,有 78% 的患者需要减少剂量,有 14% 的患者需要停用仑伐替尼[20]。

考虑到以上数据,我们的患者开始接受仑伐替尼每天 24mg(术后 9 个月,放疗结束 5 个月后),并密切监测可能的副作用。最初他的表现很好,在开始使用仑伐替尼 2 个月后,由于气管造瘘处的软组织溃疡,他需要

短暂中断治疗,此时他的 Tg 水平<10ng/mL,胸部 CT 显示肺结节的数量和大小逐渐下降。然而,经过仑伐替尼治疗 6 个月后,他开始出现明显的副作用,包括颈部疼痛和体重减轻 22.68kg。因此他的仑伐替尼剂量减至 20mg,然后减至 14mg,最终在 8 个月后,因出现气管食管瘘而停药(图 28.4)。他需要肠内营养管来提供营养支持(开始是鼻胃管,后来换成了空肠造瘘管)。

气管食管瘘的发生及相关危险因素

使用具有抗血管生成活性的酪氨酸激酶抑制剂进行靶向治疗,已成为大多数转移性、进展性、放射性碘抵抗甲状腺癌的标准治疗方法[23]。尽管最初认为这些药物与传统化疗相比毒性较小,但它们可诱发罕见的严重毒性作用,其中包括气管消化道瘘管形成,以及相关的出血、呼吸困难和脓肿形成[23]。虽然罕见,但发生气管食管瘘的甲状腺癌患者往往具有以下一个或多个危险因素:①甲状腺癌侵入食管或气管(在该例患者中,需要进行喉切除和食管部分切除);②有外照射治疗史;③气管或食管的器械治疗(在该例患者中,存在气管食管发音假体)[23]。

气管食管穿刺术(TEP)是 20 世纪 80 年代兴起的一种择期手术[24]。这是一个比较简单的手术,在气管和食管之间穿刺形成小孔,放置单向气阀系统将气管内的空气引向咽部,然后患者可堵住小孔,利用单向气流引起咽食管括约肌的振动来发声。因其语音康复成功率高,能在短时间内实现清晰的语音,该术式已变得越来越流行[25]。然而,TEP 的使用依赖于假体周围软组织的收缩性,它既可固定假体,也可防止假体周围的唾液和食物泄漏,这会使患者容易患上吸入性肺炎[24]。如果患者出现可能降低 TEP 道完整性的易感危险因素(例如放疗、营养不良、糖尿病或肝病),则尤其需要关注[24,26]。最近的文献发现,TEP 放置部位存在相当大的瘘管扩张风险(范围为 4%~26%)。因此,对于晚期甲状腺癌患者,放置 TEP 时必须考虑到未来颈部放疗和(或)抗血管生成药物(如 TKI)使用的潜在可能性。

由于该患者存在多种危险因素,因此对其进行了影像学检查和临床检查。术后大约 18 个月(放疗完成 13 个月,口服仑伐替尼后 8 个月),他的 TEP 周围大量液性及固体漏出,因此仑伐替尼被停用。他被采取不经口进食任何东西(NPO),并需要放置喂养管进行肠内营养。气管食管声音假体被移除并关闭。他接受了两次重建手术,用局部皮瓣修复持续存在的气管食管瘘。随着时间的推移,瘘管愈合,患者能够经口进食(在停止使用仑伐替尼后 12 个月)(图 28.4 和图 28.5)。

但在停用仑伐替尼后,患者的 Tg 从<10ng/mL 增加到 803ng/mL,并且他的胸部 CT 显示出转移性病灶恶化,肺结节的大小和数量均增加。他最终恢复了 TKI 治疗,服用 800mg 帕唑帕尼(仑伐替尼停药 16 个月后)(图 28.4 和图 28.5)。帕唑帕尼是一种多激酶抑制剂,可抑制 VEGF 受体、PDGF 受体、FGF 受体、细胞因子受体(cKIT)、IL-2 受体诱导的 T 细胞激酶、淋巴细胞特异性蛋白酪氨酸激酶和跨膜糖蛋白酪氨酸激酶。据报道,帕唑帕尼与仑伐替尼相比,发生瘘管的风险较

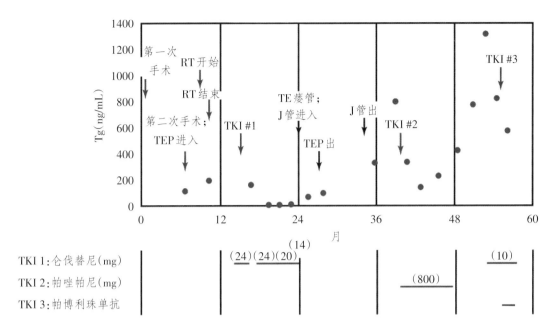

图 28.4 患者的甲状腺球蛋白(Tg)水平随时间变化。正常值上限为 35ng/mL。系统治疗的持续时间和剂量显示在同一时间线上,以及与气管食管(TE)瘘相关的事件。帕博利珠单抗的剂量为每 3 周 200mg 静脉注射。(RT,放疗;TKI,酪氨酸激酶抑制剂;TE 瘘,气管食管瘘;J 管,空肠造瘘管)

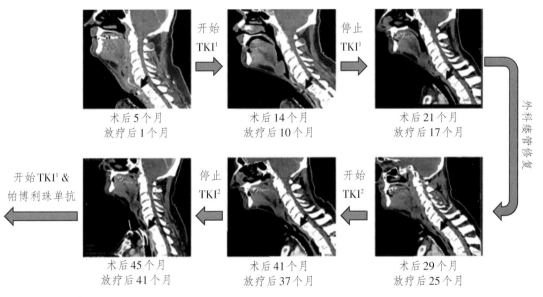

图 28.5 矢状面 CT 图像显示气管食管瘘的发展(箭头),需要多种干预措施,包括停止酪氨酸激酶抑制剂和外科瘘管修复。(TKI¹,仑伐替尼;TKI²,帕唑帕尼;TEP,气管食管穿刺置入语音假体)

低(1%)。

我们的患者对帕唑帕尼治疗有反应,其 Tg 水平降至 138ng/mL,并有相应的放射影像

反应。最终帕唑帕尼也因影像学证据显示复发的小气管食管瘘而停用。虽然患者的瘘管愈合,但 Tg 的水平再次升高到 1322ng/

mL(图28.4和图28.5)。我们曾考虑单药使用抗PD1药物,如帕博利珠单抗,但该药在甲状腺癌中仅有10%~20%的部分缓解率[27]。因此,他目前正在接受挽救性帕博利珠单抗(200mg静脉注射,每3周一次)和低剂量TKI治疗(每天10mg仑伐替尼)。最近一项针对12例患者的回顾性研究显示,使用帕博利珠单抗和TKI联合治疗时,部分缓解率为42%[27]。迄今为止,他对这种疗法的耐受性良好,没有瘘管复发的迹象。

结论和未来方向

在这份病例报告中,我们介绍了1例60岁的男性复发性分化不良的甲状腺滤泡腺癌(初始分期为pT4aN0M0)。他具有多种高风险特征,包括组织学分化不良和岛状成分,甲状腺外侵犯并累及环状软骨、气管和食管,以及RAI治疗后复发。因此,他接受了广泛的手术切除,包括全喉切除、双侧颈淋巴结清扫术、气管刮除术和环咽肌切开术。该患者进行了气管食管穿刺,并放置了一个发音假体。他还接受了辅助性颈部外照射治疗和随后的全身治疗,包括抗血管生成多激酶抑制剂仑伐替尼和帕唑帕尼。随着时间的推移,他出现了气管食管瘘,需要多次手术、肠内营养和治疗方法的改变。最初诊断6.5年后,患者现在情况良好,可经口进食,没

有局部复发的证据,肺转移也得到控制。但对于将TEP假体放置在可能需要辅助EBRT和(或)抗血管生成治疗的患者中,我们现在非常慎重。除了瘘管形成的风险外,多激酶抑制剂对广泛的靶点具有活性,并可导致其他显著的毒性反应(包括心功能障碍、肾衰竭、血栓栓塞事件和肝衰竭)。因此,在使用多激酶抑制剂时,必须密切监测患者的并发症,并在有指征时提供早期干预措施。

针对晚期甲状腺癌的新型选择性激酶抑制剂正在开发中,它可提供相似的治疗效果,且副作用显著减少。例如,对于具有RET突变的晚期甲状腺癌(如甲状腺髓样癌或RET重排的甲状腺乳头状癌),选择性RET抑制剂塞普替尼最近已获得FDA批准,其依据是LIBRETTO-001 1/2期试验的结果,并且塞普替尼的其他多项试验正在进行中[28,29]。由于该药物不具有抗血管生成靶点,它的相关风险和副作用明显减少。此外,外照射治疗的进展会降低潜在的毒性反应,例如减少某些患者的选定靶区,尝试质子治疗对甲状腺癌的疗效。这些进展旨在未来为晚期甲状腺癌患者提供更加个体化、更有针对性的治疗方案,并减少相关风险。

(孙　颖　李大鹏　译)

参考文献

1. Romesser PB, et al. External beam radiotherapy with or without concurrent chemotherapy in advanced or recurrent non-anaplastic non-medullary thyroid cancer. J Surg Oncol. 2014;110:375–82. https://doi.org/10.1002/jso.23656.
2. Chow S-M, et al. Papillary thyroid carcinoma: prognostic factors and the role of radioiodine and external radiotherapy. Int J Radiat Oncol Biol Phys. 2002;52:784–95.

3. Terezakis SA, et al. Role of external beam radiotherapy in patients with advanced or recurrent nonanaplastic thyroid cancer: Memorial Sloan-Kettering Cancer Center experience. Int J Radiat Oncol Biol Phys. 2009;73:795–801.

4. Schwartz DL, et al. Postoperative external beam radiotherapy for differentiated thyroid cancer: outcomes and morbidity with conformal treatment. Int J Radiat Oncol Biol Phys. 2009;74:1083–91.

5. Azrif M, Slevin NJ, Sykes AJ, Swindell R, Yap BK. Patterns of relapse following radiotherapy for differentiated thyroid cancer: implication for target volume delineation. Radiother Oncol. 2008;89:105–13.

6. Keum KC, et al. The role of postoperative external-beam radiotherapy in the management of patients with papillary thyroid cancer invading the trachea. Int J Radiat Oncol Biol Phys. 2006;65:474–80.

7. Chow S-M, Yau S, Kwan C-K, Poon PCM, Law SCK. Local and regional control in patients with papillary thyroid carcinoma: specific indications of external radiotherapy and radioactive iodine according to T and N categories in AJCC 6th edition. Endocr Relat Cancer. 2006;13:1159. https://doi.org/10.1677/erc.1.01320.

8. Cooper DS, et al. Revised American Thyroid Association management guidelines for patients with thyroid nodules and differentiated thyroid cancer: the American Thyroid Association (ATA) guidelines taskforce on thyroid nodules and differentiated thyroid cancer. Thyroid. 2009;19:1167–214.

9. Kiess AP, et al. External-beam radiotherapy for differentiated thyroid cancer locoregional control: a statement of the American Head and Neck Society. Head Neck. 2016;38:493–8.

10. Bentzen SM. Preventing or reducing late side effects of radiation therapy: radiobiology meets molecular pathology. Nat Rev Cancer. 2006;6:702–13.

11. Fleckenstein K, et al. Temporal onset of hypoxia and oxidative stress after pulmonary irradiation. Int J Radiat Oncol Biol Phys. 2007;68:196–204.

12. Brierley JD, Giuliani ME. Practical management of thyroid cancer. Cham: Springer; 2018. p. 147–52.

13. Rosenbluth BD, et al. Intensity-modulated radiation therapy for the treatment of nonanaplastic thyroid cancer. Int J Radiat Oncol Biol Phys. 2005;63:1419–26.

14. Beckham TH, et al. Intensity-modulated radiation therapy with or without concurrent chemotherapy in nonanaplastic thyroid cancer with unresectable or gross residual disease. Thyroid. 2018;28:1180–9.

15. Brierley JD, Tsang RW. External beam radiation therapy for thyroid cancer. Endocrinol Metab Clin North Am. 2008;37:497–509, xi. https://doi.org/10.1016/j.ecl.2008.02.001.

16. Capdevila J, et al. Optimisation of treatment with lenvatinib in radioactive iodine-refractory differentiated thyroid cancer. Cancer Treat Rev. 2018;69:164–76.

17. Schmidt A, Iglesias L, Klain M, Pitoia F, Schlumberger MJ. Radioactive iodine-refractory differentiated thyroid cancer: an uncommon but challenging situation. Arch Endocrinol Metabol. 2017;61:81–9.

18. Schlumberger M, et al. Definition and management of radioactive iodine-refractory differentiated thyroid cancer. Lancet Diabet Endocrinol. 2014;2:356–8.

19. Kim SY, et al. Safety of tyrosine kinase inhibitors in patients with differentiated thyroid cancer: real-world use of lenvatinib and sorafenib in Korea. Front Endocrinol. 2019;10:384.

20. Schlumberger M, et al. A phase 3, multicenter, double-blind, placebo-controlled trial of lenvatinib (E7080) in patients with 131I-refractory differentiated thyroid cancer. 2014. https://ascopubs.org/doi/abs/10.1200/jco.2014.32.18_suppl.lba6008.

21. Qi WX, Shen Z, Tang LN, Yao Y. Congestive heart failure risk in cancer patients treated with vascular endothelial growth factor tyrosine kinase inhibitors: a systematic review and meta-analysis of 36 clinical trials. Br J Clin Pharmacol. 2014;78:748–62.

22. Steingart RM, et al. Management of cardiac toxicity in patients receiving vascular endothelial growth factor signaling pathway inhibitors. Am Heart J. 2012;163:156–63.

23. Blevins DP, et al. Aerodigestive fistula formation as a rare side effect of antiangiogenic tyrosine kinase inhibitor therapy for thyroid cancer. Thyroid. 2014;24:918–22. https://doi.org/10.1089/thy.2012.0598.

24. Dewey EH, et al. Reconstruction of expanding tracheoesophageal fistulae in post-radiation therapy patients who undergo total laryngectomy with a bipaddled radial forearm free flap: report of 8 cases. Head Neck. 2016;38:E172–8. https://doi.org/10.1002/hed.23966.

25. Pawar P, Sayed S, Kazi R, Jagade M. Current status and future prospects in prosthetic voice rehabilitation following laryngectomy. J Cancer Res Ther. 2008;4:186–91. https://doi.org/10.4103/0973-1482.44289.

26. Cavalot AL, et al. Pharyngocutaneous fistula as a complication of total laryngectomy: review of the literature and analysis of case records. Otolaryngol Head Neck Surg. 2000;123:587–92. https://doi.org/10.1067/mhn.2000.110617.

27. Iyer PC, et al. Salvage pembrolizumab added to kinase inhibitor therapy for the treatment of anaplastic thyroid carcinoma. J Immunother Cancer. 2018;6:68. https://doi.org/10.1186/s40425-018-0378-y.

28. https://ClinicalTrials.gov/show/NCT04211337.

29. https://ClinicalTrials.gov/show/NCT04194944.

第 29 章

多器官进展的放射性碘难治性分化型甲状腺癌

Steven I. Sherman

病例展示

患者女,44岁,前来接受治疗,尽管接受了手术和放射性碘(RAI)治疗,她的滤泡亚型甲状腺乳头状癌仍在进展。39岁时,因为直径5.5cm的肿瘤伴广泛的淋巴脉管侵犯,她接受了全甲状腺切除术和剂量为175mCi的RAI治疗。但由于血清甲状腺球蛋白(Tg)水平持续异常,她接受了额外150mCi的RAI治疗,治疗后扫描为阴性。转至综合癌症中心做进一步治疗后,她又接受了2次手术,以治疗右甲状腺床及上纵隔复发的肿瘤,包括多处软组织病灶的清除。胸部计算机断层扫描(CT)显示双侧肺部有许多不足1cm的结节,随后正电子发射断层扫描(PET)显示无[18]FDG摄取,5mCi诊断性扫描显示无RAI摄取。尽管进行了积极的TSH抑制治疗,她仍出现了慢性干咳,无咯血,在右侧环状软骨和气管交界处可扪及复发的肿瘤。术后6个

月肺结节生长明显,CT证实右侧气管食管沟复发并侵犯气管壁(图29.1)。肿瘤突变分析显示NRAS基因61号密码子发生激活突变,未发生RET或NTRK基因重排。这份病例被提交到肿瘤多学科委员会讨论并提出治疗计划。

文献复习

对于转移性分化型甲状腺癌(DTC)患者,尽管手术、RAI和TSH抑制治疗有所发展,生物靶向治疗已成为进展性、RAI难治性分化型甲状腺癌(RR-DTC)的有效治疗方法。尽管在大多数情况下,副作用可能很大,且总体生存率尚未被证明可通过靶向治疗改善。

考虑到对于这些进展性RR-DTC患者的系统治疗通常是不可治愈的,并且可能有显著毒性,因此必须仔细筛选合适的患者。尽管"临床最优"的定义仍存在争议,最重要的是确定哪些患者的疾病是"RAI难治"和"进展性"[1-3]。逐步发展而来的标准是将核素显像结果与临床表现相结合,将RAI难治性甲状腺癌定义为满足以下4个标准中的任何一个:①在甲状腺切除术后RAI显像中未

S. I. Sherman(✉)
University of Texas M. D. Anderson Cancer Center,
Houston, TX, USA
e-mail: sisherma@mdanderson.org

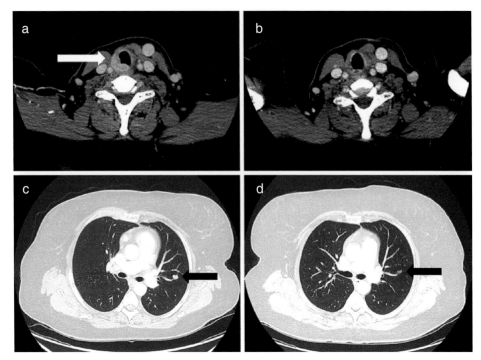

图29.1 一位44岁进展性RAI难治性甲状腺癌女性患者的典型肿瘤和对仑伐替尼治疗的反应。(a)治疗前右侧气管食管沟复发并气管壁受累。(b)治疗前左肺转移。(c)经仑伐替尼治疗2个月后,右侧气管食管沟复发灶接近消失。(d)经仑伐替尼治疗2个月后,左肺转移灶接近消失。

显示对比剂摄取,但在影像学上表现明显的肿瘤;②先前肿瘤摄取RAI,但在后续的扫描中不再摄取;③混合摄取,部分病灶可见RAI浓聚,其他病灶不可见;④尽管摄取了治疗剂量的RAI,但在影像学上仍有进展。在宣布患者的疾病为"RAI难治性"之前,必须复习以前的RAI成像并认真执行准备方案,因为只有确保适当的限碘饮食和TSH刺激,才能避免假阴性的成像结果[3]。最后,患者可能存在可从进一步RAI治疗中获益的转移性病灶,但对他们来说,相较额外的RAI对骨髓、肺或唾液腺功能的潜在损伤,这种治疗被认为是过度的,因此不是合理的选择。

疾病的"进展"也需要仔细定义,以便确定哪些患者应考虑RAI以外的治疗,需要综合考虑转移性疾病的程度、增长速度,以及与肿瘤进一步生长相关的潜在并发症发生率和死亡率[2]。疾病的程度和肿瘤的生长率可通过连续的CT或磁共振(MR)成像进行标准化评估。一个新的"进展性疾病"定义为:转移灶直径至少为1~2cm,且在12~24个月内肿瘤最大径之和至少增加20%,或者出现明显的新发转移灶,需要考虑进一步治疗。这些患者最有可能发生短期并发症或因肿瘤死亡[2]。转移性病灶是否存在症状或并发症,以及肿瘤快速生长可能会改变评估结果。例如,有严重椎体转移的患者可能无法通过主动监测得到最佳的管理,因为极小的进展就可能导致椎体塌陷、疼痛或神经系统损害。同样,一个肺部广泛微转移的患者,病灶生长可能非常迅速,在病灶直径达到1~2cm之前就应考虑进行全身治疗[2]。此外,即使没有进行性远处转移,一些颈部局部进展的患者可能从新辅助治疗中获益,有助于后续手术。

在少数病变进展的情况下,可考虑局部治疗。例如,姑息性立体定向放射治疗可用于疼痛性骨骼转移或较大的肺转移灶压迫支气管的患者,可明显减轻他们的症状。射频和冷冻消融对软组织和骨骼的各种转移性病变也很有效。

然而,一个或多个器官中有多个可测量的、进展的、RAI 难治性转移灶的患者是适合全身治疗的,通常使用口服的激酶抑制剂[1]。在癌症的治疗中,各种激酶已成为有潜在价值的抑制靶点。特别是促血管生成的血管内皮生长因子受体(VEGFR),已被证明是多种实体瘤治疗中肿瘤微环境的主要靶点。除了促进血管生成,VEGFR 也被发现存在于肿瘤细胞本身,为肿瘤分泌的刺激性配体提供正反馈回路。VEGF 能与肿瘤细胞上的同源受体结合,激活级联激酶信号促进肿瘤增殖。其他肿瘤生成相关激酶,如 BRAF,在甲状腺乳头状癌中经常发生突变,在肿瘤生长通路中提供第二个靶点。不常见但很有希望的靶点是活化的激酶,它是由致癌基因重排导致的,如 RET/PTC 和 NTRK。

一些激酶抑制剂已被批准用于治疗 RR-DTC,包括两种多激酶抑制剂仑伐替尼和索拉非尼。仑伐替尼除了靶向抑制 VEGFR 和 RET/PTC 激酶外,还抑制其他几种血管生成激酶,因此是一种高效的血管生成拮抗剂。在包括了 392 例进展性 RR-DTC 患者的Ⅲ期随机临床试验中,与安慰剂相比,仑伐替尼显著改善了中位无进展生存期,18.3 个月对3.6 个月(HR=0.21,99%CI 为 0.14~0.31,

P<0.0001)[4]。此外,4 例患者在仑伐替尼组中出现了较长时间的完全缓解,总体反应率(64.8% 对 1.5%)在仑伐替尼组优势显著。开始治疗时年龄大于 65 岁的患者,在仑伐替尼组其总生存期明显长于安慰剂组(HR=0.53,95%CI 为 0.31~0.91),但在持续随访的年轻患者中未观察到生存获益。仑伐替尼的起始剂量为每日口服 24mg,大多数患者需要减量和(或)停药。常见的不良事件(频率逐渐降低)有高血压、腹泻、疲劳、食欲减退、恶心或呕吐、体重减轻和口腔炎。虽然在 RR-DTC 患者中单用免疫治疗药物帕博利珠单抗似乎作用不大,一个小型的Ⅱ期临床试验初步数据显示,仑伐替尼联合帕博利珠单抗,每 3 周200mg 静脉注射,仑伐替尼每天 20mg,疾病控制率达 97%,12 个月无进展生存率达 74%。

索拉非尼靶向作用于多个激酶,包括VEGFR、RET/PTC、RAF 和 PDGFRβ。在一项随机化的Ⅲ期临床试验中,与安慰剂相比,索拉非尼显著改善了 417 例进展性 RR-DTC患者的中位无进展生存期,分别为 10.8 个月对 5.8 个月(HR=0.59,95%CI 为 0.45~0.76,P<0.0001)[5]。虽然客观疗效不常见,但 6 个月疾病控制率为 54%。初步分析没有显示索拉非尼对总生存率有显著影响,但随访仍在继续。索拉非尼的起始剂量为 400mg,每日口服 2 次,大多数患者需要减量和(或)停药。由索拉非尼引起的最常见不良事件(频率逐步降低)是手足皮肤反应、腹泻、脱发、皮疹或脱皮、疲劳、体重减轻和高血压。

除了这两种已获批准的药物,其他一些多激酶抑制剂也在Ⅱ期临床试验中被报道在治疗进展性 RR-DTC 患者中具有很好的活性[1]。抗血管生成药物阿昔替尼、卡博替尼、帕唑帕尼、舒尼替尼和凡德他尼都是VEGFR抑制剂,在有限的Ⅱ期临床试验中,部分应答率高达50%,并为部分患者提供了其他治疗选择。例如,帕唑帕尼似乎在老年患者中耐受性特别好。卡博替尼目前正在进行一项随机试验,研究对象是在以前的仑伐替尼或索拉非尼治疗中出现进展的患者。

除了可能主要影响肿瘤微环境的多靶点激酶抑制剂外,更具选择性地靶向治疗肿瘤增殖至关重要的细胞内激酶,是治疗进展性RR-DTC的新方法。导致RET/PTC致癌基因激活的RET激酶重排是PTC中第3个最常见的驱动突变。塞普替尼和普拉替尼都是RET激酶的高选择性抑制剂。在本文撰稿过程中,基于一项27例RR-DTC患者的开放标签、单臂试验结果,塞普替尼已获FDA批准。对于从未接受过激酶抑制剂治疗的患者,总有效率为100%,而对于曾经接受过激酶抑制剂治疗的患者,总有效率为79%[6]。中位缓解时间为18个月,在接受过治疗的患者中,中位无进展生存期为20个月。建议起始剂量160mg,每天口服2次。塞普替尼最常见的副作用包括口干、腹泻、便秘、恶心、腹痛、皮疹、高血压、头痛、乏力和水肿。普拉替尼仍在接受FDA对其1/2期开放标签临床试验结果的审查,该试验包括13例RET基因重排的RR-DTC患者,其部分缓解率为91%。不太常见的是NTRK基因重排,可类似地被高选择性的激酶抑制剂拉罗替尼和恩曲替尼靶向,这两种抑制剂都已经被FDA批准用于RR-DTC,尽管到目前为止报道的患者数量很少。

肿瘤中存在BRAF激活突变的患者已经开始使用选择性BRAF激酶抑制剂治疗。维莫非尼是一种具有高度选择性的针对BRAF基因V600E突变的激酶拮抗剂,在其单臂的Ⅱ期临床试验中,在26例先前未接受索拉非尼治疗的BRAF突变的RR-DTC患者中,显示出38.5%的应答率和18.8个月的无进展生存期[7]。使用选择性稍低的BRAF抑制剂达拉非尼也有类似的发现。mTOR抑制剂依维莫司通过第二种抗凋亡途径抑制信号,也被证明在RR-DTC中具有活性,特别是在Hürthle细胞肿瘤中。

选择性激酶抑制剂的一个令人兴奋和新颖的应用是使RR-DTC"再分化"。正如最初在临床前模型中提出的那样,抑制信号通过丝裂原活化蛋白激酶(MAPK)通路可能恢复肿瘤对RAI治疗的敏感性。这一假设得到了最近几项临床试验和回顾性研究的支持,在这些试验中,RR-DTC患者接受MEK抑制剂或BRAF抑制剂治疗,或两者同时治疗。在一组接受多种MAPK通路抑制剂治疗的41例RR-DTC患者中,78%的病例在诊断性扫描中获得摄取RAI的能力,从而接受了后续治疗(中位 ^{131}I活性154mCi)[8]。尽管在RAI治疗后停止了激酶抑制剂治疗,40%的患者仍显示了持续的部分反应,在RAI治疗后没有激酶抑制剂治疗的状态下,中位进展时间为14个月。

有细胞毒性的化疗自20世纪60年代末开始在晚期DTC中使用,但由于早期报道疗效有限且毒性高,人们对此缺乏关注[9]。单药治疗如阿霉素、顺铂或博来霉素产生的效果很小,且持久性有限。一项随机临床试验比较了阿霉素与顺铂联合用药对比阿霉素单药的疗效。在转移性 DTC 患者中，16% 的患者接受联合治疗后出现完全或部分缓解，31% 的患者接受阿霉素单药治疗后出现部分缓解。值得注意的是，联合治疗组的两个完全缓解病例分别持续了 33 个月和 40 个月。表柔比星和卡铂联合使用产生了类似的效果。另一项研究表明，化疗前给予重组人 TSH 可能会提高方案的疗效。

骨转移往往导致相当高的并发症发生率和死亡风险增加[10]。正如在转移性乳腺癌中首次提出的那样，破骨细胞抑制剂如双膦酸盐可能会减少骨折等骨相关事件（SRE）的发生率，并改善骨转移引起的疼痛。一项回顾性研究报道称，与无双膦酸盐治疗相比，每月注射 4mg 唑来膦酸可使 3 年无 SRE 的概率提高 50%~86%。甲状腺癌骨转移可能对抗破骨细胞单克隆抗体地诺单抗有类似的反应，该药物也被批准用于减少实体瘤骨转移引起的 SRE。在一项回顾性研究中，使用地诺单抗的患者生存期更长（通常会联合 RAI 治疗）。

个案管理

本例患者有明确的进展性 RR-DTC 证据，尽管有增长的大量肺转移结节和颈部局部复发，其治疗后 RAI 扫描阴性，且后续的诊断性扫描阴性。她的头颈外科医生认为姑息性手术的方案是全喉切除术和气管切开术，鉴于她的肺转移正在进展，建议她考虑系统治疗替代。在治疗计划达成一致后，她开始口服仑伐替尼，每日 24mg。在几周之内，因为患者出现了严重的高血压，导

致仑伐替尼减量，降压药剂量提高。4 周后，她的仑伐替尼剂量恢复到每天 24mg，血压通过药物控制，患者耐受了疲劳、食欲减退和行走时脚底疼痛等 1 级不良反应。经过 2 个月的治疗，复查 CT 显示她的肺转移灶和气管食管沟复发灶几乎完全消失（图 29.1）。她的血清 Tg 水平从仑伐替尼治疗前的 220ng/mL 降至激酶抑制剂治疗 4 个月后的 5ng/mL。因为脚部的手足综合征逐渐加重，她的仑伐替尼剂量逐步减少到每天 14mg，连续 3 周，每 4 周为 1 个周期。除了因为胸椎转移疼痛加重需要立体定向放射手术缓解症状外，她对仑伐替尼治疗保持了 4 年的稳定反应。

临床精粹

- 仔细回顾 RAI 成像、RAI 治疗的临床反应和连续性断层显像，对于确定进行性、RAI 难治性 DTC 患者是必要的。
- 抗血管生成多靶点激酶抑制剂仑伐替尼和索拉非尼可延长无进展生存期，导致肿瘤缩小和部分反应，但改善总生存率的证据仍然缺乏。
- 多靶点激酶抑制剂的毒性是相当大的，但通常可通过仔细的症状管理和剂量修正来解决。
- 针对致癌激酶特定突变的高选择性激酶抑制剂表现出高反应率，并且可能导致 RR-DTC 的再分化。
- 作为一个快速发展的治疗领域，正在进行的临床试验的后续结果在不久的将来可能会继续改变临床实践的模式。

（郝　洁　李大鹏　译）

参考文献

1. Cabanillas ME, Ryder M, Jimenez C. Targeted therapy for advanced thyroid cancer: kinase inhibitors and beyond. Endocr Rev. 2019;40(6):1573–604.
2. Tuttle RM, Brose MS, Grande E, Kim SW, Tahara M, Sabra MM. Novel concepts for initiating multitargeted kinase inhibitors in radioactive iodine refractory differentiated thyroid cancer. Best Pract Res Clin Endocrinol Metab. 2017;31(3):295–305.
3. Van Nostrand D. Radioiodine refractory differentiated thyroid cancer: time to update the classifications. Thyroid. 2018;28(9):1083–93.
4. Schlumberger M, Tahara M, Wirth LJ, Robinson B, Brose MS, Elisei R, et al. Lenvatinib versus placebo in radioiodine-refractory thyroid cancer. N Engl J Med. 2015;372(7):621–30.
5. Brose MS, Nutting CM, Jarzab B, Elisei R, Siena S, Bastholt L, et al. Sorafenib in radioactive iodine-refractory, locally advanced or metastatic differentiated thyroid cancer: a randomised, double-blind, phase 3 trial. Lancet. 2014;384(9940):319–28.
6. Shah MH, Sherman EJ, Robinson B, Solomon BJ, Kang H, Lorch JH, et al. Selpercatinib (LOXO-292) in patients with RET-altered thyroid cancers. American Society of Clinical Oncology Virtual Online; May 29, 2020. p. 3594.
7. Brose MS, Cabanillas ME, Cohen EE, Wirth LJ, Riehl T, Yue H, et al. Vemurafenib in patients with BRAF(V600E)-positive metastatic or unresectable papillary thyroid cancer refractory to radioactive iodine: a non-randomised, multicentre, open-label, phase 2 trial. Lancet Oncol. 2016;17(9):1272–82.
8. Falcone R, Waguespack S, Dadu R, Sherman S, Busaidy N, Hu M, et al. Redifferentiation radioiodine (RAI)-therapy in patients with metastatic papillary, follicular and poorly differentiated thyroid cancer (TC). Thyroid. 2019;29(S1):A180.
9. Sherman SI. Cytotoxic chemotherapy for differentiated thyroid carcinoma. Clin Oncol (R Coll Radiol). 2010;22:464–8.
10. Iniguez-Ariza NM, Bible KC, Clarke BL. Bone metastases in thyroid cancer. J Bone Oncol. 2020;21:100282.

第30章

放射性碘难治性分化型甲状腺癌伴肺部病变致出血

Steven I. Sherman

病例展示

患者女,74岁,在常规随访中发现最近3个月出现咳嗽并伴有痰中带血,无发热、气短、胸痛或其他全身症状。根据她的报告,她平均每天早上有1~2茶匙的血痰。她的既往病史是一个直径3cm、局部浸润、低分化甲状腺癌,6年前进行全甲状腺切除术。术后给予150mCi辅助放射性碘(RAI)治疗,治疗后扫描显示仅在甲状腺床有摄取。在随后的2年中,患者接受了2次额外的RAI治疗,剂量分别为180和200mCi,同时刺激性血清甲状腺球蛋白水平约为20ng/mL,但在治疗后的影像学检查上未发现病灶摄碘。第3次RAI治疗后1个月,CT扫描显示颈部双侧和中央区出现广泛转移性肿大淋巴结,双肺均有直径几毫米的小结节。经过双侧颈部中央区和纵隔淋巴结清扫术外加辅助外照射治疗后,患者TSH抑制下的血清甲状腺球蛋白水平降至

S. I. Sherman(✉)
University of Texas M.D. Anderson Cancer Center, Houston, TX, USA
e-mail: sisherma@mdanderson.org

2ng/mL。尽管在6个月前的最后一次评估中,她的血清甲状腺球蛋白上升到88ng/mL,但在此之前的3年里,她的临床和影像学一直保持稳定,直到近期出现咯血。上气道检查包括间接喉镜检查均未发现局灶性病变或出血,颈部未触及肿块,肺部叩诊及听诊均清晰。血清TSH检测不到,血清甲状腺球蛋白为2241ng/mL。CT扫描显示左肺上叶有一个增大至1.6cm的结节,左下气管旁有一个2.5cm的肿块,伴有许多不足1cm的肺结节,与以前的影像学资料相比没有变化。

文献复习

咯血通常是颈胸部良恶性疾病所致的一个较为痛苦的症状[1]。在没有明确诊断为恶性肿瘤的患者中,出现轻微咯血(定义为带血色或血丝的痰、血凝块或24小时内咳血量<20mL),大多数咯血的病因是非恶性的,包括支气管炎、肺炎、支气管扩张或心力衰竭[2]。更少见的咯血原因也需要考虑,如肺栓塞、血管畸形、血管疾病、凝血功能障碍和免疫性疾病,尽管这些疾病更有可能导致大量的急性出血或危及生命的大咯血[1]。然而,如果能排

除血液系统恶性肿瘤,那么良性病因导致患者咯血的不足10%[3]。约半数患者为原发性肺癌,而另一半患者为非胸部原发性恶性肿瘤转移。当支气管镜检查发现支气管内病变时,乳腺癌、结直肠癌、肾癌、喉癌和黑色素瘤是最常见的原发肿瘤,而甲状腺癌仅占报道病例的少数[2-4]。上呼吸道出血的原因也需要考虑,包括头颈部恶性肿瘤的腔内侵犯(其中大多数为分化型甲状腺癌)和癌症治疗的罕见并发症,如放疗或抗血管生成治疗后的气管食管瘘。

由于需要鉴别诊断,出现咯血的DTC患者需要在计划治疗实施前进行诊断评估[1]。应评估出血量,考虑对血流动力学影响的风险,检查是否使用了抗凝剂、阿司匹林、非甾体抗炎药、抗生素和抗血管生成药物,这些药物会增加出血风险。考虑到急性或慢性失血量,应随凝血参数测定血细胞比容和血红蛋白。胸部X线对确定咯血病因的敏感性非常低,还应进行计算机断层扫描,并与以前的影像学资料进行比较,以确定新发或进展的病变,将胸部CT与支气管镜结合检查可更准确地确定出血位置,敏感性近85%[5]。如果需要确定肿瘤的组织学性质,一旦支气管镜检查发现可疑病变,可进行活检;如果支气管镜活检不可行或不成功,也可进行经皮肺活检(CT引导下针吸活检或切除手术)。支气管镜检查也有助于快速检测。实体瘤合并咯血的患者,支气管镜检查发现活动性出血和支气管内病变,预示着预后较差,中位生存期为3.5个月,而那些既无活动性出血又无支气管内病变的患者,中位生存期为则为66个月[3];尚不清楚这一结论是否仅适用于分化型甲状腺癌。

对于转移性分化型甲状腺癌引起的咯血治疗方案有:支气管镜下氩离子凝固术(APC)或钕钇激光切除术、手术、放疗,少数也进行全身治疗。APC通过对支气管病变处喷射电离氩气,产生足够的热量来凝固和破坏肿瘤组织[6]。APC能迅速并持续止血,能显著缓解因支气管内病变引起的阻塞症状。钕钇激光治疗引起肿瘤血管光凝,也能迅速缓解症状,并有利于精确切割气管内和支气管内的病变。但钇钕激光器比APC所需的设备价格贵得多[7]。无论是APC还是激光切除术都不适合于那些出血性病变主要在壁内或支气管周围的患者,因为管腔穿孔的风险相当大,并且必须要在支气管镜下看到病变部位。

对于不适合支气管镜治疗的患者,满足以下条件可考虑进行转移灶外科切除术:状态良好;预计切除部分肺后有足够的肺功能;局部病因得到控制后,预计至少有6个月的生存期[8]。手术切除通常适用于那些局部病灶预计可完整切除的患者,而接受肺转移灶切除术的实体瘤患者的最长生存期与手术治疗相关,治疗目的为至少3年无病间隔。然而,据报道,转移灶姑息性切除术对许多患者的症状控制是有价值的,包括转移性DTC患者。即使是最初的转移灶手术切除后仍有残留的转移性疾病,5年的生存率也超过60%。

立体定向放射外科(SRS)和射频消融术也可用于控制直径不超过4cm的胸腔内病变引起的咯血[9]。通过聚集高度定向的高能辐射剂量,SRS选择性地损毁导致咯血的转移性病灶。最理想的是利用呼吸门控达到放疗辐射与呼吸周期同步,最大限度地减少对周围正常肺组织的辐射剂量,使中心和周围肺野的病变得到安全治疗。然而,还缺乏关于这两种治疗方法在DTC中的使用数据。

用于有症状的转移性RAI难治性DTC的全身疗法主要是抗血管生成药物,如仑伐替尼。最近的一份报道显示,使用抗血管生成激酶抑制剂治疗的DTC患者中,有高达9%的患者出现咯血,特别是那些组织学分化较差或之前接受过外照射治疗的患者[10]。而选择性的激酶抑制剂,如RET、TRK和BRAF抑制剂,可能对有激酶突变或重排的胸内转移患者有益,也不会增加出血风险。

很少有转移性癌症导致足以引起呼吸衰竭、低血压甚至死亡的大咯血[5]。快速评估以确定胸腔内出血源的部位至关重要,患者侧卧将出血侧置于低位。插管或使用支气管阻滞剂可隔离出血部位并防止邻近肺组织浸润。随后,热消融术、支气管动脉栓塞和(或)手术可用作控制出血或止血的治疗方法。

个案管理

鉴于患者的咯血有可能是新发的左下肺支气管旁病变或是左肺上叶结节增大引起,遂进行了支气管镜检查,气管黏膜完整,没有肿瘤转移或出血的迹象。然而,在左主支气管的上叶分支处可见到新鲜血液,提示出血的原因与左肺上叶肿块有关。进行开胸手术,行左肺上叶楔形切除。此外,转移性的肿大淋巴结包裹着喉返神经,但没有侵入气管,也被成功地切除了。病理结果报告是转移性低分化甲状腺癌。4个月后,她在TSH抑制治疗下的血清甲状腺球蛋白水平为5ng/mL,最近的一次随访是转移灶切除术后3年,她的临床症状和影像学表现仍然稳定。

临床精粹

- 咯血是RAI难治性DTC胸腔内转移的一个不常见症状。
- 需要进行仔细的临床评估以排除其他导致咯血的原因。
- CT扫描和支气管镜检查是确定继发于转移性疾病咯血原因的最佳方法。
- 当出血位置在支气管镜下可见,可用氩离子凝固术或钕钇激光治疗。
- 当支气管镜治疗不可行时,可考虑外科手术切除转移瘤姑息性治疗。
- 大咯血是一种危及生命的急症,需要迅速定位出血源并采取紧急措施止血。

(康 宁 郑向前 译)

参考文献

1. Larici AR, Franchi P, Occhipinti M, Contegiacomo A, del Ciello A, Calandriello L, et al. Diagnosis and management of hemoptysis. Diagn Interv Radiol. 2014;20:299–309.
2. Hirshberg B, Biran I, Glazer M, Kramer MR. Hemoptysis: etiology, evaluation, and outcome in a tertiary referral hospital. Chest. 1997;112:440–4.
3. Grosu HB, Casal RF, Morice RC, Nogueras-Gonzalez GM, Eapen GA, Ost D, et al. Bronchoscopic findings and bleeding control predict survival in patients with solid malignancies presenting with mild hemoptysis. Ann Am Thorac Soc. 2013;10:342–9.
4. Marchioni A, Lasagni A, Busca A, Cavazza A, Agostini L, Migaldi M, et al. Endobronchial metastasis: an epidemiologic and clinicopathologic study of 174 consecutive cases. Lung

Cancer. 2014;84:222–8.

5. Davidson K, Shojaee S. Managing massive hemoptysis. Chest. 2020;157:77–88.

6. Morice RC, Ece T, Ece F, Keus L. Endobronchial argon plasma coagulation for treatment of hemoptysis and neoplastic airway obstruction. Chest. 2001;119:781–7.

7. Freitag L. Interventional endoscopic treatment. Lung Cancer. 2004;45(Suppl 2):S235–8.

8. Pfannschmidt J, Egerer G, Bischof M, Thomas M, Dienemann H. Surgical intervention for pulmonary metastases. Dtsch Arztebl Int. 2012;109:645–51.

9. Abbas G, Schuchert MJ, Pennathur A, Gilbert S, Luketich JD. Ablative treatments for lung tumors: radiofrequency ablation, stereotactic radiosurgery, and microwave ablation. Thorac Surg Clin. 2007;17:261–71.

10. Lamartina L, Ippolito S, Danis M, Bidault F, Borget I, Berdelou A, et al. Antiangiogenic tyrosine kinase inhibitors: occurrence and risk factors of hemoptysis in refractory thyroid cancer. J Clin Endocrinol Metab. 2016;101:2733–41.

第31章

有病理性骨折风险的甲状腺滤泡腺癌疼痛性骨转移

Virginia Liberini，Monica Finessi，Désirée Deandreis

缩略语

ATA　美国甲状腺协会

BC　血液清除率

CR　完全缓解

CT　计算机断层扫描

DTC　分化型甲状腺癌

EANM　欧洲核医学协会

EBRT　外照射治疗

ETA　欧洲甲状腺协会

FDG　氟脱氧葡萄糖

GR　Gustave Roussy

HIFU　高强度聚焦超声

MR　磁共振

NIS　钠碘转运体

OS　总体生存率

PET　正电子发射断层扫描

PFS　无进展生存期

RAI　放射性碘

RFA　射频消融

SEER-9　监测、流行病学和最终结果-9

SNMMI　核医学和分子成像学会

SPECT　单光子发射计算机断层扫描

SRE　骨相关事件

SUV　标准摄取值

Tg　甲状腺球蛋白

TKI　酪氨酸激酶抑制剂

VRE　脊椎相关事件

WB　全身

V. Liberini・M. Finessi・D. Deandreis(✉)
Division of Nuclear Medicine, Department of Medical Sciences, University of Turin, AOU Città della Salute e della Scienza, Turin, Italy
e-mail: desiree.deandreis@unito.it

病例展示

患者男，56岁，被转诊到GR研究所（由Livia Lamartina医生推荐）治疗由甲状腺滤泡腺癌所引发的骨转移，这是在原发性甲状腺肿瘤之前诊断的。由于该患者存在胸痛症状，医生对其进行了CT检查，发现左侧第3肋有4cm的溶骨性病变。CT扫描还显示左侧甲状腺有6cm的肿块及直径小于1cm的肺结节。肋骨病灶活检显示为高分化甲状腺滤泡腺癌转移。^{18}F-氟脱氧葡萄糖正电子发射断层扫描（^{18}F-FDG PET）-CT 显示甲状腺肿瘤

[最大标准摄取值(SUV$_{max}$)为6]和肋骨病变(SUV$_{max}$ 3.4)存在摄取,而肺部的多病灶(SUV$_{max}$ 1.1)无明显摄取(图31.1)。

此外,在CT和PET上可看到右侧坐骨的溶骨性病变,但没有^{18}F-FDG摄取。血液检测显示Tg水平为7979ng/mL,未检测到抗Tg抗体。接下来对患者进行了全甲状腺切除术及中央区淋巴结清扫术。最终组织学结果显示为多形性甲状腺癌,长径10cm,局灶低分化,6个核分裂Å约为2mm^2,Ki-67为15%,伴数个坏死灶。由于存在大量的甲状腺外侵犯,肿瘤归为pT4,未发现转移性淋巴结(N0)。术

后2个月,停用甲状腺激素4周后,患者接受RAI(^{131}I)100mCi(3.7GBq)治疗,此时检测Tg水平为3726ng/mL,TSH水平为35mIU/L。

治疗后WB碘扫描显示残留甲状腺存在^{131}I高摄取,弥漫性摄取不仅存在于肺和肋骨病变中,还存在于T8和右侧髂骨病变中。此外,^{131}I SPECT/CT扫描分别检测到脊柱(C4和L1)和骨盆(左髂骨)中另外3个在WB碘扫描上未见的骨病变(图31.2a,b)。在CT上,肋骨和坐骨病变分别显示为4cm和2.3cm的溶骨性病变,特别是坐骨病灶显示皮质溶解并有骨折风险(图31.2c-e)。另一方面,在^{131}I

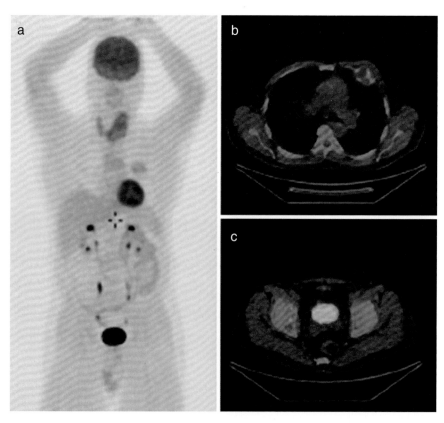

图31.1 初始治疗时进行的^{18}F-FDG PET-CT扫描。(a)^{18}F-FDG PET-CT全身最大密度投影(MIP)显示左叶甲状腺6cm的癌肿(SUV$_{max}$6)和左侧第3肋4cm溶骨性病灶(SUV$_{max}$3.4)有对比剂摄取。多个直径几毫米的肺结节没有显著的^{18}F-FDG摄取。(b)轴位融合图像显示左侧第3肋骨病变^{18}F-FDG高摄取。(c)轴位融合图像显示右侧坐骨病灶未见明显的^{18}F-FDG摄取。

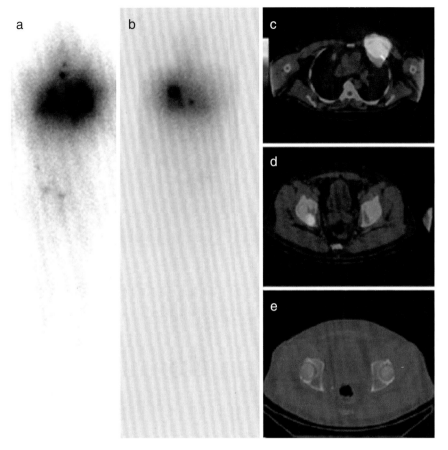

图31.2 停用甲状腺激素4周后给予100mCi（3.7GBq）后的[131]I WB扫描。(a,b)前面观和后面观显示左侧第3肋骨、右侧坐骨和脊柱T8中病灶[131]I高摄取，肺部病灶弥散性摄取。(c)轴位融合显像（SPECT/CT）显示左侧第3肋[131]I高摄取。(d)轴位融合显像（SPECT/CT）显示右侧坐骨[131]I高摄取。(e)SPECT/CT中CT轴位图像显示右侧坐骨中23mm的溶骨性病变。

扫描中没有看到其他骨节段有像在T8中那样的骨破坏证据。我们对肋骨病变进行冷冻消融，对坐骨病变进行冷冻消融加骨水泥成形术，在局部治疗时对坐骨病变进行了活检，结果显示与高分化甲状腺癌一致。

评估与文献复习

　　来自美国国家癌症研究所监测，SEER-9数据库的数据显示，1974—2013年，甲状腺癌的总发病率每年增加3%[1]，约占所有肿瘤的2%。大多数新近诊断的甲状腺癌以惰性肿瘤为主，转移性疾病仅占分化型甲状腺癌患者的4%，而远处转移是最重要的预后因素之一，与患者年龄、组织学亚型、RAI（[131]I）和[18]F-FDG亲和力一样，是甲状腺癌患者癌症相关死亡的主要原因[2]。事实上，根据诊断阶段的不同，5年生存率差异很大，诊断时仅为局部甲状腺癌的，生存率为99.9%，发生远处转移者，生存率为56.2%[3]。

　　在可能发生远处转移的部位中，骨是甲状腺癌第二常见的转移部位，仅次于肺。根据甲状腺癌不同的类型，发生在不到2%~13%

的患者中。骨转移通常是患者发生局部疼痛、骨折和神经并发症的原因[4,5]。

特别是滤泡亚型发生骨转移的概率（7%~28%）高于经典型甲状腺乳头状癌（1%~7%），通过血液向远处转移的概率高于通过淋巴系统[6]。

在最近一项评估 30 063 例甲状腺癌患者骨转移患病率的研究中，Choksi 等[7]确定了 2457 例骨事件（8.2%），其中 1173 例（3.9%）发生骨转移；髓样癌、滤泡腺癌、未分化癌、Hürthle 细胞癌和甲状腺乳头状癌的骨转移发生率分别为 16.4%、15%、13.4%、11% 和 6.9%。在骨转移患者中，372 例（32%）患者发生了骨相关的事件（SRE），包括病理性骨折（372 例中 268 例，占 23%）或因中轴骨受累而导致脊髓压迫（骨转移最常见的部位是脊柱、骨盆和肋骨[8]）。

骨转移可作为甲状腺癌的首发表现，或在首次 ^{131}I 治疗后的影像学检查中偶然发现，或在随访期作为疾病复发出现；在这 3 种情况中，多发性骨病变和 SRE 的发生与生活质量差和预后差有关[9]。

据报道，骨转移患者的中位总生存期为确诊后 2~4 年，但范围可能从无放射学异常的年轻患者（<45 岁）10 年生存率 96%，到老年患者不到 10% 的生存率，这些老年患者有多发性、肉眼可见伴放射学异常的骨病变，并常伴有肺部大结节转移[4,10-12]。存在亲 ^{131}I 转移灶的情况下，^{131}I 通常作为首选治疗[3,13]。

虽然 ^{131}I 可根除小转移瘤，但在治疗大转移瘤方面效果不佳。此外，60%~70% 的转移瘤在治疗过程中变得对 RAI 不敏感，这对预后有显著的负面影响，患者平均预期寿命仅

为 3~5 年[14]。在 RAI 难治性甲状腺癌患者中，全身治疗如 TKI 对骨病变的效果不如内脏转移的效果[13,15-17]。在这种情况下，局部治疗方式如 EBRT、立体定向 EBRT、外科手术、经皮介入技术（如经动脉栓塞、经动脉化疗栓塞、射频、冷冻消融）、骨水泥成形术等巩固技术在这些患者的治疗中变得越来越重要。针对每位患者的个体化多学科适当治疗可延长患者的生存时间[18,19]。

关于甲状腺癌骨转移治疗的文献数据主要集中在手术或放疗上[20-23]，但微创热消融技术经常用于骨转移患者，用于控制疼痛和局部肿瘤，并在有骨折风险的情况下稳定病变[24-27]。在此期间还进行了更多用以确定热消融在甲状腺癌骨转移患者中作用的研究[28-30]。

分化型甲状腺癌骨病变的特点

甲状腺癌的骨损害通常是溶解性的，并可延伸到周围的软组织[31]。脊柱是最常见的转移部位，脊柱转移可能是甲状腺滤泡腺癌的首发表现[31,32]。其主要风险是皮质破裂和局部并发症，如脊髓压迫或骨折[32]。骨转移通常是血管性的，这种模式使其易于栓塞。在骨转移患者中，最重要的预后因素之一是疾病的发展程度，取决于病变的大小和数量[4,10]。

全身功能成像可提供关于患者分期和预后的重要信息。最近，由 EANM、ATA、ETA 和 SNMMI[33,34]联合发表的一项声明——马提尼克原则，定义了使用高分辨率成像的重要性。事实上，为了评估 NIS 在分化型甲状腺癌细胞上的表达，可使用不同的碘同位素（^{123}I、^{124}I 和 ^{131}I）和采集方式（平面对 SPECT 对 SPECT/CT 对 PET-CT），它们具有不同的敏感性和特

异性[34-37]。此外，全身[131]I扫描可显示在横断面成像上看不到的小病变中RAI的摄取。

此外，SPECT/CT较平面成像提供了更多的功能和解剖细节，并且对转移性患者分期是必需的。对转移的患者进行诊断分期时建议进行[131]I显像和[18]F-FDG PET-CT，因为它们将为预后和治疗提供重要信息。远处转移灶[18]F-FDG高摄取是RAI治疗良好反应的预测因素[8,38-40]。尽管如此，即使是分化良好的肿瘤骨转移病变，由于其富血管和伴随的反应性骨炎，也经常会出现[18]F-FDG摄取，但这与摄[131]I并不排斥。

除了[131]I扫描和[18]F-FDG PET-CT之外，MRI还可用于评估局部并发症和骨髓压迫的存在，这有助于制订放疗计划。

评估甲状腺癌的另一个重要方面是分子发病机制的作用，特别是BRAF、RAS、TERT、TP53、PIK3CA和AKT1突变与甲状腺癌的预后差相关[19,41]。在最近的一项研究中，Malik等证实了TERT突变与RAS突变共存与DTC中骨转移的发生相关，与原发肿瘤的大小无关，而这种分子突变预示RAI治疗反应较好[42]。

放射性碘治疗骨转移

建议使用RAI检查亲[131]I的远处转移灶，以确定疾病分期，并对其进行治疗[13]。在亲RAI的转移性疾病患者中，管理[131]I治疗以改善疾病反应和患者预后的最佳方法仍是一个有争议的问题。特别是在使用RAI治疗甲状腺癌60多年后，在经验和计算剂量法测定活度之间，哪个是最佳方法仍存在巨大的争论。ATA[3]指出，对于肺转移和骨转移，可根据经

验或通过剂量计算来确定RAI的给药活度，并不推荐哪种方法更优。对于肺和骨的病灶，通常建议分别采用至少3.7~7.4GBq[131]I的高剂量和重复剂量。

2/3的远处转移患者表现出RAI摄取，但在这些病例中，约40%的患者在初始RAI治疗后获得完全缓解，尤其是在横断面成像上无相关性的亲[131]I微转移年轻患者中[4]。RAI摄取对骨转移患者的预后价值已有报道[21]。对于小的或单一的骨病变或骨[131]I摄取但CT上没有显示病变的年轻患者，可重复给予[131]I治疗[10,43]。另一方面，[131]I不足以治疗大的或多发性骨病变，可能需要进行局部治疗。

根据在转移性疾病中RAI治疗的不同方法，肿瘤的反应率是大相径庭的[44]，各研究之间存在差异；不同的研究不具有可比性，无法确定某一特定方法更优于其他方法。在过去的几年里，两项回顾性研究比较了剂量法和经验法对OS和PFS的影响。在一项回顾性分析中，采用剂量法（$n=43$）或经验法（$n=44$）治疗局部晚期或转移性DTC患者，Klubo-Gwiezdzinska等[45]证明，与经验法相比，在局部晚期DTC患者中，基于剂量学方法的最大耐受活度有效性更高，且安全性相似。特别是接受剂量法治疗的患者进展可能性降低了70%（OR=0.29,95%CI为0.087~1.02,P=0.052），更有可能获得CR（OR=8.2,95% CI为1.2~53.5,P=0.029），而基于剂量法治疗仅与较长的PFS有相关性。另一方面，远处转移业组患者的缓解率和PFS差异无统计学意义（P=0.422）。2017年，Deandreis等[46]在一项回顾性研究中发现，采用WB/BC剂量法治疗的转移性DTC患者的OS与基于3.7GBq固定活

度的经验法相比没有差异。与经验法相比，剂量法治疗的患者接受的中位累积活度显著更高（24.2GBq 对 14.8GBq，$P<0.0001$）。特别是 5 年和 10 年 OS 没有统计学差异，按照年龄和转移情况进行分层（P=无显著性），发现老年（>40 岁）及多发性骨、肺转移的患者预后最差。在剂量学研究中，可评估每个病灶的吸收剂量，同位素 [131]I 或 [124]I 均可用来量化残留病灶和远处转移灶的亲 [131]I 力；为此，使用 [124]I PET-CT 的结果非常有帮助，事实上与 ^{131}I SPECT/CT 相比，PET 图像和半衰期（$T_{1/2}$）更长的 [124]I 允许量化，具有更好的结果[47,48]。对于特异性骨转移，Jentzen 等显示 [131]I 治疗骨转移功效低，即使使用剂量学指导的方法[49]。此外，该研究还表明，与软组织转移相比，实现客观反应需要更高的吸收剂量，根据治疗前 [124]I PET-CT 的异质性摄取，每个单一骨转移灶的反应差异很大。

目前还没有关于病灶剂量学对转移患者预后影响的可用数据。文献再次表明，利用 RAI 成像评估肿瘤异质性对预测 [131]I 难治性疾病的重要性[44]。不幸的是，个体化剂量测量的潜在效用尚未标准化，需要未来的前瞻性研究将剂量测量纳入常规临床诊疗[34,37,44,50,51]。此外，在远处转移的患者中，[18]F-FDG PET-CT 必须与 [131]I 治疗相结合，以完成治疗前方案设定，特别是在初始阶段，以评估远处病变中 ^{18}F-FDG 摄取并预测治疗反应。有亲 ^{18}F-FDG 却不摄 [131]I 转移灶（"翻转"现象）的患者疾病进展迅速。相比之下，有摄 [131]I 且 ^{18}F-FDG 阴性病变的患者预后更好。患者具有同时摄取 ^{18}F-FDG 和 [131]I 的病灶或在不同病灶中摄取 ^{18}F-FDG 和 [131]I 代表

了一个多样化的群体，其预后似乎与仅摄取 ^{18}F-FDG 的组相似[37]。这些不同的情况有助于识别 [131]I [34] 难治的患者或单独病变，并且可从局部和全身治疗中获益。此外，[18]F-FDG PET-CT 也可用于评估经皮冠状动脉介入治疗（PERCIST）的代谢反应，这可能比 RECIST 1.1 和 MDA 标准更准确地评估骨转移对治疗的反应[52,53]。

最后，一些研究表明，对 [131]I 难治性甲状腺癌用 TKI 预处理可恢复这些肿瘤的碘捕获（"再分化"剂），恢复亲碘力，提高 RAI 治疗的效果[14,54,55]。这种方法可改善特定患者的肿瘤反应。

局部治疗的适应证和方法

如果出现有症状的病变、骨折、局部压迫或脊髓神经损伤，手术是首选治疗方法[22,56]。如果能完成根治性手术，这可能会提高患者存活率，尤其是年轻患者[21-23]。

EBRT 已用于治疗术后复发的转移淋巴结，并与手术相结合用于缓解骨转移所造成的疼痛[57,58]。

一些用聚乙烯醇颗粒进行血管栓塞的病例也有报道，治疗后立即有效地缓解疼痛[59]。手术前常规进行血管栓塞以限制出血。

在骨病变没有累及软组织但有症状或有骨折风险的情况下，目前越来越频繁地使用 RFA 或冷冻疗法进行局部消融治疗。这些技术优于其他局部治疗方式，因为它们耐受性好、微创，并且可在同一患者中与骨水泥成形术一起反复使用，以稳定病变[27]。所有局部治疗均可与全身治疗联合使用，如亲 [131]I 的病灶使用 RAI 治疗，RAI 难治性肿瘤使用 TKI。

外照射放疗的原理和定义

EBRT 是使用3种类型的粒子(光子、质子和电子)来对病灶进行放疗。传统 EBRT 用于减轻疼痛,避免骨转移引起的病理性骨折或脊髓压迫[60],但传统 EBRT 似乎也与较高的复发率[61]和短期可逆性副作用有关,如疲劳、黏膜炎或肠道刺激[60]。

另一方面,立体定向放疗作为骨转移的选择性和根治性疗法,正在成为治疗脊柱病变中的一项非常有前景的治疗技术[20,62],同时也适用于脑转移和非常小的肺转移,且不伴有放射性纤维化和呼吸功能障碍的风险[63]。

Ito 等近期的一项研究[64]表明,脊柱转移的立体定向放疗可使得80%以上的骨转移在1年之内得到控制,即使对放疗抵抗的肿瘤如甲状腺癌亦是如此。Ishigaki 等最近一项针对甲状腺癌的研究[65]显示,局部复发的立体定向放疗是如何降低 DTC 的复发,其3年局部控制率为84.6%。Ishigaki 等的另一项研究[66]报道了立体定向放疗使用射波刀对13例 DTC 患者的60个骨转移瘤的疗效,1年的局部控制率为97.1%,脊髓放疗不良事件有限。

最后,在一项 I~II 期临床试验[67]中评估了立体定向放疗对 DTC 脊柱转移瘤的治疗效果,2年的局部控制率为88%,3年的局部控制率为79%,没有出现3~5级毒性反应。

热消融的原理和定义

热消融的原理是通过高温加热肿瘤(射频消融)或用加压气体冷冻肿瘤(冷冻消融)来凝固组织使其坏死[68,69],主要作用是通过细胞内、血管和间质损伤导致细胞凋亡。射频消融术和冷冻消融术是目前最常用的经皮微创技术,但其他的一些技术如 HIFU、不可逆电穿孔或激光消融术也在发展[70]。在手术过程中,通过影像学引导插入射频针(RFA)或冷冻探针(冷冻消融)来实现选择性操作。在对软组织病变进行热消融后,可通过影像学(CT 或 MR)监测病变的进行性收缩,最终结果是纤维化瘢痕。在一些患者中,^{18}F-FDG PET-CT 在发现持续病变或疾病复发早期比传统影像学检查更敏感[71]。相比之下,骨病变对热消融的反应更难以评估,因为在横断面成像上,治疗后的病变体积大小通常没有变化。在脊柱或股骨有骨折风险的骨病变患者中,经皮骨水泥成形术可与热消融联合使用,以稳定骨骼并产生镇痛效果[72]。此外,在骨折风险高的病变部位也可经皮置入螺钉,以起到巩固骨骼的作用。

最后,在射频消融术减少了转移病灶的体积后,可对转移病灶进行手术治疗[73]。

热消融治疗骨转移瘤

热消融用于治疗良性骨肿瘤和骨转移已有多年。1995—2000年首次报道了经皮消融术和骨水泥成形术治疗骨转移的可行性[74-76],在减轻疼痛、稳定病变、预防骨转移中的骨骼事件中显示出良好的安全性和有效性[24,26,27]。特别值得一提的是,Deschamps 等评估了89例伴有122例实体瘤骨转移患者对热消融的完全缓解率,1年完全治愈率为67%。在多因素分析中,寡转移、异时性转移、无骨皮质侵袭或周围神经结构的小病变都是预测因素[27]。在一份简短的报道中,包括3例接受 RFA 联合 RAI 治疗的分化型甲状腺癌骨转移患者,其中2例病变为30mm和50mm的患者分别在消融后44个月和53个月无病变[28]。在8例有症状的甲状腺癌脊柱转移患者中,治疗包括脊柱压迫的手术治疗或经皮椎体成形术合并全身治疗(RAI或化疗)。作者论证了局部治疗可通过减少疼痛和延长骨事件的时间,特别是脊髓压迫,来提高患者的生活质量,并可延迟全身治疗的开始。最后,局部治疗可提高患者的生存期,本文报道的中位生存期为治疗后50个月[30]。病灶大小是疗效的另一个重要预测指标,在最近一项针对甲状腺癌的研究中,Deschamps等[77]显示,2cm以下的脊髓转移1年控制率为85%,2~3cm之间的为81%,超过3cm的为40%。

总的来说,在所有研究中,热消融显示了良好的局部控制,术后患者的生活质量得到了改善。经皮消融术除了对症状性病变的姑息性治疗外,对局限性病变的患者也有疗效,对患者的生存有良好的影响。Cazzato等[78]最近对甲状腺癌进行了一项重要的综述,发现热消融治疗骨转移的1年、2年和3年总生存率分别为71.6%、66.8%和60.1%。

最后,Barata等[79]证明了热消融治疗如何预防DTC患者发生VRE的风险,其风险比为0.135;这一结果也强调了术后影像学对识别热消融后残留疾病的重要性,影像学检查必须在术后6周后进行,以避免与炎症过程相关的假阳性结果。这些和其他结果表明,^{18}F-FDG PET-CT扫描也可作为骨病变治疗随访的有用工具[71]。ATA[3]建议对有症状的转移性疾病使用热消融治疗,或在出现并发症风险的情况下,与全身治疗联合或全身

治疗后对残留转移性疾病使用热消融治疗。

除骨转移外其他转移部位的热消融

热消融也可用于肝和肺的转移。临床试验显示射频消融对肝实体瘤病变的疗效很高,局部控制相当于手术切除的40%~80%,治疗后患者总生存期延长[80,81]。在神经内分泌肿瘤中,热消融治疗肝脏病变现在被认为是替代手术的一种选择,特别是当有少量直径小于3cm的病变时[82]。少数几例热消融治疗甲状腺癌肝转移的病例已被报道,但近期没有更多的数据。3例甲状腺癌肝转移患者(2例甲状腺髓样癌和1例甲状腺滤泡腺癌)接受射频消融治疗后,热消融减轻了由于肝包膜压迫引起的局部症状[83]。

在一项针对肺部病变的临床试验中,RFA有效且耐受性良好,在分析的包括原发性肺癌和实体瘤转移的100例肺部病灶中,18个月时肿瘤完全控制率很高(93%)[84]。另一项包括183例肺转移患者的多中心前瞻性试验再次显示,1年的完全缓解率高(88%),1年和2年的总生存率分别为92%和64%[85]。在所有的临床试验中,病灶大小和病灶位置是最重要的预后因素。

尤其在大于3cm有软组织或纵隔侵犯的病变,以及与大血管粘连的病变中复发则更为常见[84]。当病变在^{18}F-FDG PET-CT基线上有^{18}F-FDG摄取时,^{18}F-FDG PET-CT是评估治疗反应和发现早期疾病复发的有用工具[71]。

地诺单抗和双膦酸盐

为了治疗骨病变,一些全身特异性的骨

制剂,如双膦酸盐和最近的抗RANK药物地诺单抗已证明可有效减少前列腺癌或乳腺癌骨转移患者的骨骼事件[86-88]。据报道,这些药物通过抑制破骨细胞的作用,对其他实体肿瘤如肺、肾细胞或骨髓瘤的溶骨性病变也有疗效。特别是在一些甲状腺癌骨转移患者中,已有报道显示唑来膦酸治疗在减少和延迟骨事件方面有较好的效果,这使得人们考虑将该药作为一种有效的治疗选择[89-92]。

另一方面,尽管与唑来膦酸相比,地诺单抗在治疗其他肿瘤方面是一种有前途且可能更有效的治疗药物,但目前还没有关于地诺单抗对甲状腺癌骨转移疗效的数据[93]。这两种药物对于弥散性和进行性骨转移都是有用的。

在最近一项包括50例DTC患者的研究中,Andrade等[94]证实了唑来膦酸如何降低SRE的发生率,并可能影响伴有骨转移的DTC患者的总体生存。

双膦酸盐和地诺单抗分别通过静脉或皮下注射每月给药,使用期间应仔细随访监测下颌骨坏死、低钙血症和肾衰竭,这些是最常见的副作用。为了避免低钙血症,推荐使用钙和维生素D治疗。双膦酸盐和地诺单抗不是治疗性药物,但它们可与局部治疗联合用于症状性病变或危险病变,或与其他系统性治疗联合,如TKI类药物。

个案管理

本病例显示,甲状腺癌骨转移需要多学科治疗,骨是最具挑战性的治疗位置。[131]I治疗多发性和大转移的疗效有限,局部疾病的控制尤为重要[29]。治疗方法的选择可能会影响患者的生活质量和生存[10]。

RAI治疗

该患者表现为多发性吸碘的骨转移灶,但在CT扫描上并没有发现。在这种情况下,可期望得到良好的[131]I反应[43,95,96]。只有肋骨和坐骨病变需要针对肿瘤大小、疼痛控制(肋骨病变)及骨折风险(坐骨病变)进行局部治疗。这种局部治疗对于预防骨骼事件的发生非常必要,同时也可获得一个潜在的完全缓解的机会。单独使用RAI并不能有效治疗这两个较大的病变[46]。另一方面,患者也有[131]I摄取显著的肺微转移灶。像这样的粟粒性肺转移通常对[131]I治疗有很好的反应[4,97]。因此,患者在冷冻消融后4个月和第一次RAI治疗后6个月接受了第二次RAI治疗[THW后100mCi(3.7GBq)]。

血清Tg降至722ng/mL,TSH为78mIU/L,抗Tg抗体呈阴性。第二次[131]I治疗后的SPECT/CT扫描显示,肺部病变缩小,对比剂摄取减少,C4、T8和左右两侧的髂骨病变[131]I摄取消失,证实RAI治疗无形态学改变的小病变的疗效[43]。对于体积较大的病灶,给予高于3.7GBq的剂量可得到较好的疗效。

治疗后扫描显示,肋骨摄取消失,坐骨吸收明显减少,证实了局部治疗这些病变的疗效。不幸的是,在治疗后扫描中,T10和L1的摄取增加,在SPECT/CT的CT像上有毫米级的溶解性病变。在骶骨和左侧股骨也有2个新发的摄取灶,CT上没有显示。6个月后,在给药100mCi(3.7GBq)的第3次治疗后扫描中,证实表现为出现新病灶的骨转移进展,而肺部摄取则完全消失。由于给予[131]I治疗后仍有进展,因此骨转移疾病被定义为

RAI难治性疾病[13]。

在我们的患者中,在症状初始时进行[18]F-FDG PET-CT检查,[18]F-FDG摄取非常不均匀。肺转移灶未显示明显的[18]F-FDG摄取,一些骨病变未显示任何[18]F-FDG摄取,仅在[131]I WB扫描中检测到。所有病变均对[131]I反应良好。只有最具侵袭性且最大的肋骨病变显示明显的[18]F-FDG摄取。患者在第3次[131]I治疗后进行[18]F-FDG PET扫描重新评估。在接受冷冻消融术治疗的病灶或肺中未检测到[18]F-FDG摄取。本病例显示,如之前报道的肝脏和肺部病变,[18]F-FDG PET可用于随访经热消融治疗的骨病变,但需要进一步研究评估[18]F-FDG摄取在该领域的作用[71]。其他新发的[131]I难治性骨病变显示轻度的[18]F-FDG摄取,可能是由于其体积较小的缘故。后续准备每6个月进行PET扫描,以监测疾病进展,这对额外的局部治疗或全身治疗可能提供指示。

冷冻消融术和骨水泥成形术

该患者具有很好的局部治疗联合RAI治疗的适应证。热消融治疗的适应证如下:①常规治疗失败或拒绝常规治疗的转移性疼痛程度有限的患者;②有进一步发病风险的患者,转移性肿瘤进展可能造成骨折或侵犯邻近重要结构的风险;③不适合手术的有限转移的患者[70]。

我们的患者有局限性的转移性病灶,不伴神经压迫,至少有2个大的转移病灶(1cm)不能单用[131]I治疗:肋骨疼痛区和有骨折风险的坐骨皮质溶解灶。由于没有局部压迫,不需要手术。病灶大小和位置有利于进针和热消融治疗[27]。

治疗目的是减少局部疼痛和预防骨折风险,同时对这些转移病变进行局部控制。选择冷冻消融而不是射频消融,并在影像学(CT)引导下进行,使用特殊探针(IceRod, Galil Medical, Yokneam, Israe)插入肿瘤,在镇静状态下实施操作。加压气体(氩气)通过探头迅速冻结病变,而对周围组织没有损害。"低温"消融的效果是可观察到"冰球"形成,并在手术过程中通过成像跟进。

冷冻疗法通常是首选,因为对靶病灶的选择性作用更强,而且在手术过程中可通过非增强CT看到冰球,以监测靶病变治疗的完整性,所以术中和术后的疼痛更轻[27]。

在热消融后进行骨水泥成形术以巩固溶骨病变。骨水泥的注射通常采用与在骨病变处插入冷冻探针相同的方式进行。此外,骨水泥是一种致密的材料,在成像中很容易看到(图31.3)。在手术过程中,操作者会评估潜在的副作用,如疼痛或神经症状。

脊柱病变的附带风险较高,在这种情况下,病变的大小是预测局部肿瘤控制的重要标准[77]。

临床精粹

- DTC引起的骨转移需要多学科综合治疗。在体积小的骨病变中,RAI可获得良好的反应,与形态学成像和亲[131]I力无关。

- 选择较大的病灶进行局部治疗。局部治疗的目的是减轻疼痛,尽可能治愈病变,并避免局部并发症,如病理性骨折或脊髓压迫。

- 局部治疗也可延长患者的生存期,并推迟系统性治疗,如TKI。

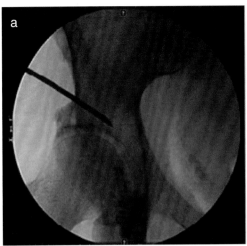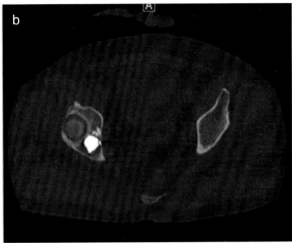

图31.3 右侧坐骨病变骨水泥成形术时的介入放射学图像。(a)透视图像显示右侧坐骨病变处注射骨水泥。(b)轴位CT图像显示右侧坐骨病变有骨水泥。

（易姣钰 郑向前 译）

参考文献

1. Howlader N, Noone AM, Krapcho M et al. Cancer statistics review, 1975–2014 - SEER statistics. SEER Cancer Stat Rev - Bethesda Natl Cancer Inst [Internet]. 2011 [cited 2019 Dec 30];1975_2008. Available from: https://seer.cancer.gov/archive/csr/1975_2014/.

2. Cabanillas ME, McFadden DG, Durante C. Thyroid cancer. Lancet. Lancet Publishing Group. 2016;388:2783–95.

3. Haugen BR, Alexander EK, Bible KC, Doherty GM, Mandel SJ, Nikiforov YE, et al. 2015 American Thyroid Association management guidelines for adult patients with thyroid nodules and differentiated thyroid cancer: the American Thyroid Association guidelines task force on thyroid nodules and differentiated thyroid cancer. Thyroid. 2016;26(1):1–133.

4. Schlumberger M, Challeton C, De Vathaire F, Travagli JP, Gardet P, Lumbroso JD, et al. Radioactive iodine treatment and external radiotherapy for lung and bone metastases from thyroid carcinoma. J Nucl Med. 1996;37(4–6):598–605.

5. Muresan MM, Olivier P, Leclère J, Sirveaux F, Brunaud L, Klein M, et al. Bone metastases from differentiated thyroid carcinoma [Internet]. Endocr Relat Cancer. 2008 [cited 2019 Dec 30];15:37–49. Available from: http://www.ncbi.nlm.nih.gov/pubmed/18310274.

6. Kallel F, Hamza F, Charfeddine S, Amouri W, Jardak I, Ghorbel A, et al. Clinical features of bone metastasis for differentiated thyroid carcinoma: a study of 21 patients from a Tunisian center. Indian J Endocrinol Metab. 2014;18(2):185–90.

7. Choksi P, Papaleontiou M, Guo C, Worden F, Banerjee M, Haymart M. Skeletal complications and mortality in thyroid cancer: a population-based study. J Clin Endocrinol Metab. 2017;102(4):1254–60.

8. Robbins RJ, Wan Q, Grewal RK, Reibke R, Gonen M, Strauss HW, et al. Real-time prognosis for metastatic thyroid carcinoma based on 2-[18F] fluoro-2-deoxy-D-glucose-positron emission tomography scanning [Internet]. J Clin Endocrinol Metabol. 2006 [cited 2019 Dec 20];91:498–505. Available from: http://www.ncbi.nlm.nih.gov/pubmed/16303836.

9. Farooki A, Leung V, Tala H, Tuttle RM. Skeletal-related events due to bone metastases from differentiated thyroid cancer. J Clin Endocrinol Metab. 2012;97(7):2433–9.

10. Durante C, Haddy N, Baudin E, Leboulleux S, Hartl D, Travagli JP, et al. Long-term outcome of 444 patients with distant metastases from papillary and follicular thyroid carcinoma: benefits and limits of radioiodine therapy. J Clin Endocrinol Metab [Internet]. 2006 [cited 2019 Dec 20];91(8):2892–9. Available from: http://www.ncbi.nlm.nih.gov/pubmed/16684830.

11. Schlumberger M. Targeted therapy in refractory thyroid cancer. Eur J Cancer [Internet]. 2011 [cited 2019 Dec 27];47(SUPPL. 3):S328–9. Available from: http://www.ncbi.nlm.nih.gov/pubmed/21944002.

12. Choi YM, Kim WG, Kwon H, Jeon MJ, Lee JJ, Ryu JS, et al. Early prognostic factors at the time of diagnosis of bone metastasis in patients with bone metastases of differentiated thyroid carcinoma. Eur J Endocrinol. 2016;175(3):165–72.

13. Cooper DS, Doherty GM, Haugen BR, Kloos RT, Lee SL, Mandel SJ, et al. Revised American Thyroid Association management guidelines for patients with thyroid nodules and differentiated thyroid cancer [Internet]. Thyroid. 2009 [cited 2019 Dec 20];19:1167–214. Available from: http://www.ncbi.nlm.nih.gov/pubmed/19860577.

14. Fugazzola L, Elisei R, Fuhrer D, Jarzab B, Leboulleux S, Newbold K, et al. 2019 European Thyroid Association guidelines for the treatment and follow-up of advanced radioiodine-refractory thyroid cancer [Internet]. Eur Thyroid J. 2019 [cited 2020 Jan 3];8:227–45. Available from: https://www.karger.com/Article/FullText/502229.

15. Sheu NW, Jiang HJ, Wu CW, Chiang FY, Chiou HYC, Hsiao PJ. Lenvatinib complementary with radioiodine therapy for patients with advanced differentiated thyroid carcinoma: case reports and literature review. World J Surg Oncol [Internet]. 2019 [cited 2020 Jan 3];17(1):84. Available from: https://wjso.biomedcentral.com/articles/10.1186/s12957-019-1626-4.

16. Cooray SD, Topliss DJ. The management of metastatic radioiodine-refractory differentiated thyroid cancer requires an integrated approach including both directed and systemic therapies. Endocrinol Diabetes Metab Case Rep. 2017;2017:16-0089.

17. Ullmann TM, Gray KD, Moore MD, Zarnegar R, Fahey TJ. Current controversies and future directions in the diagnosis and management of differentiated thyroid cancers. Gland Surg. AME Publishing Company. 2018;7:473–86.

18. Tumino D, Frasca F, Newbold K. Updates on the management of advanced, metastatic, and radioiodine refractory differentiated thyroid cancer. Front Endocrinol. Frontiers Media S.A. 2017;8:312.

19. Khatami F, Larijani B, Nikfar S, Hasanzad M, Fendereski K, Tavangar SM. Personalized treatment options for thyroid cancer: current perspectives. Pharmgenomics Pers Med. Dove Medical Press Ltd. 2019;12:235–45.

20. Tubiana M, Haddad E, Schlumberger M, Hill C, Rougier P, Sarrazin D. External radiotherapy in thyroid cancers. Cancer. 1985;55(9 S):2062–71.

21. Bernier MO, Leenhardt L, Hoang C, Aurengo A, Mary JY, Menegaux F, et al. Survival and therapeutic modalities in patients with bone metastases of differentiated thyroid carcinomas. J Clin Endocrinol Metab [Internet]. 2001 [cited 2019 Dec 20];86(4):1568–73. Available from: http://www.ncbi.nlm.nih.gov/pubmed/11297585.

22. Zettinig G, Fueger BJ, Passler C, Kaserer K, Pirich C, Dudczak R, et al. Long-term follow-up of patients with bone metastases from differentiated thyroid carcinoma - surgery or conventional therapy? Clin Endocrinol (Oxf). 2002;56(3):377–82.

23. Kushchayeva YS, Kushchayev SV, Wexler JA, Carroll NM, Preul MC, Teytelboym OM, et al. Current treatment modalities for spinal metastases secondary to thyroid carcinoma. Thyroid [Internet]. 2014 [cited 2019 Dec 20];24(10):1443–55. Available from: http://www.ncbi.nlm.nih.gov/pubmed/24827757.

24. Goetz MP, Callstrom MR, Charboneau JW, Farrell MA, Mans TP, Welch TJ, et al. Percutaneous image-guided radiofrequency ablation of painful metastases involving bone: a multicenter study. J Clin Oncol [Internet]. 2004 [cited 2019 Dec 20];22(2):300–6. Available from: https://ascopubs.org/doi/full/10.1200/JCO.2004.03.097?url_ver=Z39.88-2003&rfr_id=ori:rid:crossref.org&rfr_dat=cr_pub%3Dpubmed.

25. Thanos L, Mylona S, Galani P, Tzavoulis D, Kalioras V, Tanteles S, et al. Radiofrequency ablation of osseous metastases for the palliation of pain. Skeletal Radiol [Internet]. 2008 [cited 2019 Dec 20];37(3):189–94. Available from: http://www.ncbi.nlm.nih.gov/pubmed/18030464.

26. Dupuy DE, Liu D, Hartfeil D, Hanna L, Blume JD, Ahrar K, et al. Percutaneous radiofrequency ablation of painful osseous metastases: a multicenter American College of Radiology Imaging Network trial. Cancer [Internet]. 2010 [cited 2019 Dec 20];116(4):989–97. Available from: http://onlinelibrary.wiley.com/doi/10.1002/cncr.24837/abstract.

27. Deschamps F, Farouil G, Ternes N, Gaudin A, Hakime A, Tselikas L, et al. Thermal ablation techniques: a curative treatment of bone metastases in selected patients? Eur Radiol [Internet]. 2014 [cited 2019 Dec 20];24(8):1971–80. Available from: http://www.ncbi.nlm.nih.gov/pubmed/24859596.

28. Monchik JM, Donatini G, Iannuccilli J, Dupuy DE. Radiofrequency ablation and percutaneous ethanol injection treatment for recurrent local and distant well-differentiated thyroid carcinoma. Ann Surg. 2006;244(2):296–304.

29. Sugitani I, Fujimoto Y, Yamamoto N. Papillary thyroid carcinoma with distant metastases: survival predictors and the importance of local control. Surgery [Internet]. 2008 [cited 2019 Dec 20];143(1):35–42. Available from: http://www.ncbi.nlm.nih.gov/pubmed/18154931.

30. Quan GMY, Pointillart V, Palussière J, Bonichon F. Multidisciplinary treatment and survival of patients with vertebral metastases from thyroid carcinoma. Thyroid. 2012;22:125–30.

31. Pittas AG, Adler M, Fazzari M, Tickoo S, Rosai J, Larson SM, et al. Bone metastases from thyroid carcinoma: clinical characteristics and prognostic variables in one hundred forty-six patients. Thyroid [Internet]. 2000 [cited 2019 Dec 20];10(3):261–8. Available from: http://www.ncbi.nlm.nih.gov/pubmed/10779141.

32. Kushchayeva YS, Kushchayev S V, Carroll NM, Felger EA, Links TP, Teytelboym OM, et al. Spinal metastases due to thyroid carcinoma: an analysis of 202 patients. Thyroid [Internet]. 2014 [cited 2019 Dec 20];24(10):1488–500. Available from: http://www.ncbi.nlm.nih.gov/pubmed/24921429.

33. Ahuja S, Avram AM, Dillehay G, Greenspan BS, Gulec S, Van Nostrand D. The Martinique principles. J Nucl Med. Society of Nuclear Medicine Inc. 2019;60:1334–5.

34. Michael Tuttle R, Ahuja S, Avram AM, Bernet VJ, Bourguet P, Daniels GH, et al. Controversies, consensus, and collaboration in the use of 131I therapy in differentiated thyroid cancer: a joint statement from the American Thyroid Association, the European Association of Nuclear Medicine, the Society of Nuclear Medicine and Molecular I. Thyroid [Internet]. 2019 [cited 2020 Jan 3];29(4):461–70. Available from: https://www.liebertpub.com/doi/10.1089/thy.2018.0597.

35. Lee SW. SPECT/CT in the treatment of differentiated thyroid cancer. Nucl Med Mol Imaging. Springer Verlag. 2017;51:297–303.

36. Lee CH, Jung JH, Son SH, Hong CM, Jeong JH, Jeong SY, et al. Risk factors for radioactive iodine-avid metastatic lymph nodes on post I-131 ablation SPECT/CT in low-or intermediate-risk groups of papillary thyroid cancer. PLoS One. 2018;13(8):e0202644.

37. Choudhury PS, Gupta M. Differentiated thyroid cancer theranostics: radioiodine and beyond. Br J Radiol. British Institute of Radiology. 2018;91:20180136.

38. Wang W, Larson SM, Fazzari M, Tickoo SK, Kolbert K, Sgouros G, et al. Prognostic value of [18 F]Fluorodeoxyglucose positron emission tomographic scanning in patients with thyroid cancer 1. J Clin Endocrinol Metab. 2000;85(3):1107–13.

39. Wang W, Larson SM, Tuttle RM, Kalaigian H, Kolbert K, Sonenberg M, et al. Resistance of [18F]-fluorodeoxyglucose - avid metastatic thyroid cancer lesions to treatment with high-dose radioactive iodine. Thyroid [Internet]. 2001 [cited 2019 Dec 27];11(12):1169–75. Available from: http://www.ncbi.nlm.nih.gov/pubmed/12186505.

40. Deandreis D, Al Ghuzlan A, Leboulleux S, Lacroix L, Garsi JP, Talbot M, et al. Do histo-logical, immunohistochemical, and metabolic (radioiodine and fluorodeoxyglucose uptakes) patterns of metastatic thyroid cancer correlate with patient outcome? Endocr Relat Cancer [Internet]. 2011 [cited 2019 Dec 20];18(1):159–69. Available from: http://www.ncbi.nlm.nih.gov/pubmed/21118976.

41. Pozdeyev N, Gay LM, Sokol ES, Hartmaier R, Deaver KE, Davis S, et al. Genetic analysis of 779 advanced differentiated and anaplastic thyroid cancers. Clin Cancer Res [Internet]. 2018 [cited 2020 Jan 4];24(13):3059–68. Available from: http://www.ncbi.nlm.nih.gov/pubmed/29615459.

42. Malik N, Nikitski AV, Klam E, Hunt J, Witt B, Chadwick B, et al. Molecular profile and clini-cal outcomes in differentiated thyroid cancer patients presenting with bone metastasis. Endocr Pract. 2019;25:1255–62.

43. Robenshtok E, Farooki A, Grewal RK, Tuttle RM. Natural history of small radioiodine-avid bone metastases that have no structural correlate on imaging studies. Endocrine [Internet]. 2014 [cited 2019 Dec 20];47(1):266–72. Available from: http://www.ncbi.nlm.nih.gov/pubmed/24366637.

44. Finessi M, Liberini V, Deandreis D. Major limits of dosimetrically determined activities in advanced differentiated thyroid carcinoma. Q J Nucl Med Mol Imaging [Internet]. 2019 [cited 2019 Dec 11];63(3):258–66. Available from: http://www.minervamedica.it.

45. Klubo-Gwiezdzinska J, Van Nostrand D, Atkins F, Burman K, Jonklaas J, Mete M, et al. Efficacy of dosimetric versus empiric prescribed activity of 131I for therapy of differentiated thyroid cancer. J Clin Endocrinol Metab [Internet]. 2011 [cited 2020 Jan 5];96(10):3217–25. Available from: http://www.ncbi.nlm.nih.gov/pubmed/21849530.

46. Deandreis D, Rubino C, Tala H, Leboulleux S, Terroir M, Baudin E, et al. Comparison of empiric versus whole-body/-blood clearance dosimetry-based approach to radioactive iodine treatment in patients with metastases from differentiated thyroid cancer. J Nucl Med. 2017;58(5):717–22.

47. Wierts R, Brans B, Havekes B, Kemerink GJ, Halders SG, Schaper NN, et al. Dose-response relationship in differentiated thyroid cancer patients undergoing radioiodine treatment assessed by means of 124I PET/CT. J Nucl Med [Internet]. 2016 [cited 2020 Jan 5];57(7):1027–32.

Available from: http://www.ncbi.nlm.nih.gov/pubmed/26917706.

48. Jentzen W, Hoppenbrouwers J, Van Leeuwen P, Van Der Velden D, Van De Kolk R, Poeppel TD, et al. Assessment of lesion response in the initial radioiodine treatment of differentiated thyroid cancer using 124I PET imaging. J Nucl Med. 2014;55(11):1759–65.

49. Jentzen W, Verschure F, Van Zon A, Van De Kolk R, Wierts R, Schmitz J, et al. 124I PET assessment of response of bone metastases to initial radioiodine treatment of differentiated thyroid cancer. J Nucl Med. 2016;57(10):1499–504.

50. Goldsmith SJ. Targeted radionuclide therapy: a historical and personal review. Semin Nucl Med. 2020;50(1):87–97.

51. Marti JL, Morris LGT, Ho AS. Selective use of radioactive iodine (RAI) in thyroid cancer: no longer "one size fits all". Eur J Surg Oncol. WB Saunders Ltd. 2018;44:348–56.

52. Castello A, Lopci E. Response assessment of bone metastatic disease: seeing the forest for the trees RECIST, PERCIST, iRECIST, and PCWG-2. Q J Nucl Med Mol imaging Off Publ Ital Assoc Nucl Med [and] Int Assoc Radiopharmacol (IAR), [and] Sect Soc of. 2019;63(2):150–8.

53. Costelloe CM, Chuang HH, Madewell JE, Ueno NT. Cancer response criteria and bone metastases: RECIST 1.1, MDA and PERCIST. J Cancer. Ivyspring International Publisher. 2010;1:80–92.

54. Leboulleux S, Dupuy C, Lacroix L, Attard M, Grimaldi S, Corre R, et al. Redifferentiation of a BRAFK601E-mutated poorly differentiated thyroid cancer patient with dabrafenib and trametinib treatment. Thyroid [Internet]. 2019 [cited 2020 Jan 5];29(5):735–42. Available from: https://www.liebertpub.com/doi/10.1089/thy.2018.0457.

55. Gild ML, Topliss DJ, Learoyd D, Parnis F, Tie J, Hughes B, et al. Clinical guidance for radioiodine refractory differentiated thyroid cancer [Internet]. Clin Endocrinol. 2018 [cited 2020 Jan 5];88:529–37. Available from: http://www.ncbi.nlm.nih.gov/pubmed/29095527.

56. Kato S, Murakami H, Demura S, Yoshioka K, Yokogawa N, Yonezawa N, et al. Kidney and thyroid cancer-specific treatment algorithm for spinal metastases: a validation study. World Neurosurg. 2019;122:e1305–11.

57. So K, Smith RE, Davis SR. Radiotherapy in well-differentiated thyroid cancer: is it underutilized? ANZ J Surg [Internet]. 2016 [cited 2020 Jan 5];86(9):696–700. Available from: http://www.ncbi.nlm.nih.gov/pubmed/26573999.

58. Chen PV, Osborne R, Ahn E, Avitia S, Juillard G. Adjuvant external-beam radiotherapy in patients with high-risk well-differentiated thyroid cancer. Ear Nose Throat J. 2009;88(7):E01.

59. Smit JWA, Vielvoye GJ, Goslings BM. Embolization for vertebral metastases of follicular thyroid carcinoma. J Clin Endocrinol Metab [Internet]. 2000 [cited 2019 Dec 20];85(3):989–94. Available from: http://www.ncbi.nlm.nih.gov/pubmed/10720028.

60. Gerszten PC, Mendel E, Yamada Y. Radiotherapy and radiosurgery for metastatic spine disease. Spine (Phila Pa 1976) [Internet]. 2009 [cited 2020 Jan 5];34(Supplement):S78–92. Available from: https://insights.ovid.com/crossref?an=00007632-200910151-00011.

61. Klekamp J, Samii H. Surgical results for spinal metastases. Acta Neurochir. 1998;140(9):957–67.

62. Lo SS, Fakiris AJ, Chang EL, Mayr NA, Wang JZ, Papiez L, et al. Stereotactic body radiation therapy: a novel treatment modality [Internet]. Nat Rev Clin Oncol. 2010 [cited 2019 Dec 20];7:44–54. Available from: http://www.ncbi.nlm.nih.gov/pubmed/19997074.

63. Dunne EM, Fraser IM, Liu M. Stereotactic body radiation therapy for lung, spine and oligometastatic disease: current evidence and future directions. Ann Transl Med [Internet]. 2018 [cited 2020 Jan 5];6(14):283–283. Available from: http://www.ncbi.nlm.nih.gov/pubmed/30105233.

64. Ito K, Ogawa H, Shimizuguchi T, Nihei K, Furuya T, Tanaka H, et al. Stereotactic body radiotherapy for spinal metastases: clinical experience in 134 cases from a single Japanese institution. Technol Cancer Res Treat [Internet]. 2018 [cited 2020 Jan 5];17:1533033818806472. Available from: http://www.ncbi.nlm.nih.gov/pubmed/30355246.

65. Ishigaki T, Uruno T, Tanaka T, Ogimi Y, Masaki C, Akaishi J, et al. Usefulness of stereotactic radiotherapy using the CyberKnife for patients with inoperable locoregional recurrences of differentiated thyroid cancer. World J Surg [Internet]. 2019 [cited 2020 Jan 5];43(2):513–8. Available from: http://link.springer.com/10.1007/s00268-018-4813-5.

66. Ishigaki T, Uruno T, Sugino K, Masaki C, Akaishi J, Hames KY, et al. Stereotactic radiotherapy using the CyberKnife is effective for local control of bone metastases from differentiated thyroid cancer. J Radiat Res [Internet]. 2019 [cited 2019 Dec 20];60(6):831–6. Available from: http://www.ncbi.nlm.nih.gov/pubmed/31423531.

67. Bernstein MB, Chang EL, Amini B, Pan H, Cabanillas M, Wang XA, et al. Spine stereotactic radiosurgery for patients with metastatic thyroid cancer: secondary analysis of phase I/II trials. In: Thyroid [Internet]. 2016 [cited 2020 Jan 5]. p. 1269–75. Available from: http://www.ncbi.nlm.nih.gov/pubmed/27334245.

68. Erinjeri JP, Clark TWI. Cryoablation: mechanism of action and devices [Internet]. J Vasc Interv Radiol. 2010 [cited 2019 Dec 20];21:S187–91. Available from: http://www.ncbi.nlm.nih.gov/pubmed/20656228.

69. Hong K, Georgiades C. Radiofrequency ablation: mechanism of action and devices [Internet]. J Vasc Interv Radiol. 2010 [cited 2019 Dec 20];21:S179–86. Available from: http://www.ncbi.nlm.nih.gov/pubmed/20656227.

70. Rosenthal D, Callstrom MR. Critical review and state of the art in interventional oncology: benign and metastatic disease involving bone [Internet]. Radiology. 2012 [cited 2019 Dec 20];262:765–80. Available from: http://pubs.rsna.org/doi/10.1148/radiol.11101384.

71. Deandreis D, Leboulleux S, Dromain C, Auperin A, Coulot J, Lumbroso J, et al. Role of FDG PET/CT and chest CT in the follow-up of lung lesions treated with radiofrequency ablation. Radiology [Internet]. 2011 [cited 2019 Dec 20];258(1):270–6. Available from: http://www.ncbi.nlm.nih.gov/pubmed/21045185.

72. Proschek D, Kurth A, Proschek P, Vogl TJ, Mack MG. Prospective pilot-study of combined bipolar radiofrequency ablation and application of bone cement in bone metastases. Anticancer Res [Internet]. 2009 [cited 2019 Dec 20];29(7):2787–92. Available from: http://www.ncbi.nlm.nih.gov/pubmed/19596962.

73. Mazzeo S, Cervelli R, Elisei R, Tarantini G, Cappelli C, Molinaro E, et al. mRECIST criteria to assess recurrent thyroid carcinoma treatment response after radiofrequency ablation: a prospective study. J Endocrinol Invest [Internet]. 2018 [cited 2020 Jan 6];41(12):1389–99. Available from: http://www.ncbi.nlm.nih.gov/pubmed/29687416.

74. Chiras J, Sola-Martinez MT, Weill A, Rose M, Cognard C, Martin-Duverneuil N. Vertébroplasties percutanées. La Rev Med interne [Internet]. 1995 [cited 2019 Dec 20];16(11):854–9. Available from: http://www.ncbi.nlm.nih.gov/pubmed/8570944.

75. Cotten A, Dewatre F, Cortet B, Assaker R, Leblond D, Duquesnoy B, et al. Percutaneous vertebroplasty for osteolytic metastases and myeloma: effects of the percentage of lesion filling and the leakage of methyl methacrylate at clinical follow-up. Radiology [Internet]. 1996 [cited 2019 Dec 20];200(2):525–30. Available from: http://www.ncbi.nlm.nih.gov/pubmed/8685351.

76. Fourney DR, Schomer DF, Nader R, Chlan-Fourney J, Suki D, Ahrar K, et al. Percutaneous vertebroplasty and kyphoplasty for painful vertebral body fractures in cancer patients. J Neurosurg. 2003;98(1):21–30.

77. Deschamps F, Farouil G, De Baere T. Percutaneous ablation of bone tumors. Diagn Interv Imaging. Elsevier Masson SAS. 2014;95:659–63.

78. Cazzato RL, Garnon J, Koch G, Shaygi B, Tsoumakidou G, Caudrelier J, et al. Current role of interventional radiology in the management of visceral and bone metastases from thyroid cancer [Internet]. Gland Surgery. 2018 [cited 2020 Jan 6];7:80–8. Available from: http://www.ncbi.nlm.nih.gov/pubmed/29770304.

79. Barat M, Tselikas L, de Baère T, Gravel G, Yevich S, Delpla A, et al. Thermal-ablation of vertebral metastases prevents adverse events in patients with differentiated thyroid carcinoma. Eur J Radiol. 2019;1:119.

80. De Baere T, Elias D, Dromain C, El Din MG, Kuoch V, Ducreux M, et al. Radiofrequency ablation of 100 metastases with a mean follow-up of more than 1 year. Am J Roentgenol [Internet]. 2000 [cited 2019 Dec 20];175(6):1619–25. Available from: http://www.ncbi.nlm.nih.gov/pubmed/11090390.

81. Solbiati L, Livraghi T, Goldberg SN, Ierace T, Meloni F, Dellanoce M, et al. Percutaneous radio-frequency ablation of hepatic metastases from colorectal cancer: long-term results in 117 patients. Radiology [Internet]. 2001 [cited 2019 Dec 20];221(1):159–66. Available from: http://www.ncbi.nlm.nih.gov/pubmed/11568334.

82. De Baere T, Deschamps F, Tselikas L, Ducreux M, Planchard D, Pearson E, et al. GEP-NETs update: interventional radiology: role in the treatment of liver metastases from GEP-NETs [Internet]. Eur J Endocrinol. 2015 [cited 2019 Dec 20];172:R151–66. Available from: http://www.ncbi.nlm.nih.gov/pubmed/25385817.

83. Wertenbroek MWJLAE, Links TP, Prins TR, Plukker JTM, Van Der Jagt EJ, De Jong KP. Radiofrequency ablation of hepatic metastases from thyroid carcinoma. Thyroid [Internet]. 2008 [cited 2019 Dec 20];18(10):1105–10. Available from: https://www.liebertpub.com/doi/10.1089/thy.2008.0080.

84. De Baère T, Palussière J, Aupérin A, Hakime A, Abdel-Rehim M, Kind M, et al. Midterm local efficacy and survival after radiofrequency ablation of lung tumors with minimum follow-up of 1 year: prospective evaluation. Radiology [Internet]. 2006 [cited 2019 Dec 20];240(2):587–96. Available from: http://www.ncbi.nlm.nih.gov/pubmed/16864679.

85. Lencioni R, Crocetti L, Cioni R, Suh R, Glenn D, Regge D, et al. Response to radiofrequency

ablation of pulmonary tumours: a prospective, intention-to-treat, multicentre clinical trial (the RAPTURE study). Lancet Oncol. 2008;9(7):621–8.

86. Coleman R, Body JJ, Aapro M, Hadji P, Herrstedt J. Bone health in cancer patients: ESMO clinical practice guidelines. Ann Oncol. 2014;25:124–37.

87. Rosen LS, Gordon D, Tchekmedyian NS, Yanagihara R, Hirsh V, Krzakowski M, et al. Long-term efficacy and safety of zoledronic acid in the treatment of skeletal metastases in patients with nonsmall cell lung carcinoma and other solid tumors: a randomized, phase III, double-blind, placebo-controlled trial. Cancer [Internet]. 2004 [cited 2020 Jan 6];100(12):2613–21. Available from: http://www.ncbi.nlm.nih.gov/pubmed/15197804.

88. Hortobagyi GN, Van Poznak C, Harker WG, Gradishar WJ, Chew H, Dakhil SR, et al. Continued treatment effect of zoledronic acid dosing every 12 vs 4 weeks in women with breast cancer metastatic to bone: the OPTIMIZE-2 randomized clinical trial. JAMA Oncol [Internet]. 2017 [cited 2020 Jan 6];3(7):906–12. Available from: http://www.ncbi.nlm.nih.gov/pubmed/28125763.

89. Orita Y, Sugitani I, Toda K, Manabe J, Fujimoto Y. Zoledronic acid in the treatment of bone metastases from differentiated thyroid carcinoma. Thyroid [Internet]. 2011 [cited 2019 Dec 20];21(1):31–5. Available from: http://www.ncbi.nlm.nih.gov/pubmed/21058881.

90. Orita Y, Sugitani I, Toda K, Manabe J, Fujimoto Y. Zoledronic acid in the treatment of bone metastases from differentiated thyroid carcinoma. Thyroid. 2011;21(1):31–5.

91. Orita Y, Sugitani I, Takao S, Toda K, Manabe J, Miyata S. Prospective evaluation of zoledronic acid in the treatment of bone metastases from differentiated thyroid carcinoma. Ann Surg Oncol. 2015;22(12):4008–13.

92. Choksi P, Papaleontiou M, Guo C, Worden F, Banerjee M, Haymart M. Skeletal complications and mortality in thyroid cancer: a population-based study. J Clin Endocrinol Metab [Internet]. 2017 [cited 2020 Jan 6];102(4):1254–60. Available from: http://www.ncbi.nlm.nih.gov/pubmed/28324052.

93. Fizazi K, Carducci M, Smith M, Damião R, Brown J, Karsh L, et al. Denosumab versus zoledronic acid for treatment of bone metastases in men with castration-resistant prostate cancer: a randomised, double-blind study. Lancet [Internet]. 2011 [cited 2019 Dec 20];377(9768):813–22. Available from: http://www.ncbi.nlm.nih.gov/pubmed/21353695.

94. Andrade F, Probstner D, Decnop M, Bulzico D, Momesso D, Corbo R, et al. The impact of zoledronic acid and radioactive iodine therapy on morbi-mortality of patients with bone metastases of thyroid cancer derived from follicular cells. Eur Thyroid J. 2019;8(1):46–55.

95. Proye CAG, Dromer DHR, Carnaille BM, Gontier AJP, Goropoulos A, Carpentier P, et al. Is it still worthwhile to treat bone metastases from differentiated thyroid carcinoma with radioactive iodine? World J Surg. 1992;16(4):640–5.

96. Petrich T, Widjaja A, Musholt TJ, Hofmann M, Brunkhorst T, Ehrenheim C, et al. Outcome after radioiodine therapy in 107 patients with differentiated thyroid carcinoma and initial bone metastases: side-effects and influence of age. Eur J Nucl Med [Internet]. 2001 [cited 2019 Dec 20];28(2):203–8. Available from: http://www.ncbi.nlm.nih.gov/pubmed/11303891.

97. Ilgan S, Karacalioglu AO, Atac GK, Arslan N, Ozturk E, Gunalp B, et al. Iodine-131 treatment and high-resolution CT: results in patients with lung metastases from differentiated thyroid carcinoma. Eur J Nucl Med Mol Imaging [Internet]. 2004 [cited 2019 Dec 20];31(6):825–30. Available from: http://www.ncbi.nlm.nih.gov/pubmed/14762699.

第 **32** 章

分化型甲状腺癌与脑转移

Steven I. Sherman

病例展示

患者女，70岁，因急性发作的持续性头晕就诊于初级保健医生，无头痛或运动困难。患者在49年前诊断出甲状腺乳头状癌（PTC），最初采用甲状腺切除术治疗。没有进行辅助治疗，由初级保健医生进行随访，未对其甲状腺癌进行特别的监测。患者的既往史还包括2型糖尿病、高血压和肥胖症。就诊时，最初怀疑是由于脑血管疾病导致的头晕。计算机断层扫描（CT）血管造影显示没有血管疾病或脑卒中的证据，但磁共振成像（MRI）显示右额叶有一个2.7cm×2.5cm×2.6cm的多叶囊性肿块，累及扣带回，病灶周围没有水肿（图32.1）。给予地塞米松8mg/次，每日2次，左乙拉西坦，500mg/次，每日2次，以防止癫痫发作。临床初步诊断为低级别胶质瘤或转移瘤，进行右额颞开颅手术，切除了全部肿瘤。手术病理结果提示为转移性甲状腺乳头状癌，甲状腺球蛋白

S. I. Sherman(✉)
University of Texas M.D. Anderson Cancer Center, Houston, TX, USA
e-mail: sisherma@mdanderson.org

（Tg）和TTF-1的免疫组化染色均呈强阳性。术后2周，患者出现了急性呼吸窘迫，胸部CT扫描显示双侧肺栓塞并伴有右心肌劳损的迹象。随即对其进行全身抗凝治疗，并将其转送至三级转诊中心。同时停用类固醇和抗癫痫药物。随后的MRI显示，手术残腔下方区域增强，可能累及右侧视神经，提示肿瘤有残留。全身断层成像（PET-CT）显示没有其他部位转移的证据。对肿瘤切除残腔进行了30Gy的调强放射治疗，分10次进行。尽管血清Tg一直检测不到，但患者的Tg抗体迅速下降到几乎检测不到的水平。她从这些事件中轻松地完全康复了。治疗2年后，没有明显的转移性肿瘤残留证据。

文献复习

分化型甲状腺癌发生脑转移并不常见，据报道，其发病率占所有患者的2%[1-5]。通常在年龄较大的患者中发现，在最近的报道中，发现发生脑转移患者的中位年龄约为60岁，癌症的初次诊断和脑转移之间的中位时间间隔为4~10年。尽管大多数病例报道是由乳头状癌引起的，但可能在嗜酸细胞或Hürthle细胞亚型中更具倾向性[1]。通常情况

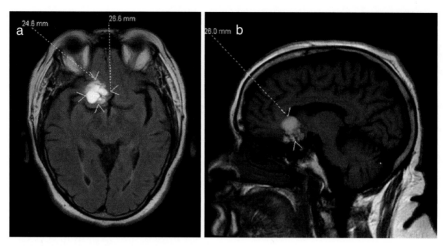

图32.1 右额叶转移性分化型甲状腺癌患者的MRI,轴向T2成像(a)和矢状面T1成像(b)。肿瘤成功切除后进行辅助立体定向放疗,使患者达到无瘤。

下,患者以前就有远处转移性疾病的证据,但有些患者在初诊时可能出现有症状的脑转移。大多数患者最初被诊断为寡脑转移,有3个或更少的病灶[1,3-5]。通常是由于症状的出现才进行影像学检查发现病灶。然而,随着对伴有远处转移的患者采用系统治疗方案,以及采用更敏感的影像学方法进行全面的疾病分期,现在有多达50%的患者可在较早的阶段就发现有脑转移[3-5]。

与大多数分化型甲状腺癌患者相比,脑转移患者的预后较差。据报道,脑转移确诊后的中位生存期为6~21个月[2-5],几乎所有患者都死于转移性疾病的并发症和(或)治疗。延长生存期的预后因素可能包括年龄在60岁以下、组织学为乳头状、可进行局部干预的疾病,如手术切除或立体定向放疗(大多是寡转移病灶),以及患者良好的状态[1-5]。在一组研究中,Karnofsky评分至少为70的患者中位生存期为31个月,而WHO评分为0或1的患者中位生存期为27个月[2,3]。

脑转移患者的治疗方案包括手术切除、各种方式的放疗(包括RAI)、TSH抑制治疗和全身治疗,还必须考虑支持治疗,特别是对状态不佳和(或)广泛的颅内疾病患者[6]。值得注意的是,没有随机临床试验专门致力于治疗分化型甲状腺癌脑转移,因此,这些建议主要依靠包括各种实体瘤患者的临床试验或甲状腺癌患者的回顾性病例分析(有其固有的治疗偏见的风险)。

手术切除是治疗单发或寡转移脑病变的传统方法,与改善生存率有关。在一组研究中,接受手术切除一个或多个颅内病变的患者,其中位生存期是未接受手术患者的近5倍(16.7个月对3.4个月)[1]。对于直径大于3cm的转移性肿瘤,手术切除可能是首选[7]。当组织学诊断不确定时,手术切除可提供诊断信息(比如患有甲状腺癌的同时还有其他原发性恶性肿瘤)。如果高剂量糖皮质激素效果不佳,手术切除可有效地缓解急性颅内水肿。另一方面,手术在出院前后都需要一定的恢复时间,具有一定的风险,可能不适合预期生存时间短、进展迅速的全身转移或功能状态差的患者。术后辅助立体定向放射外科治疗(SRS)越来越被推荐,因为在随机研究中,SRS尽管没有延长患者的总体生存期,但局部无复发生存期改善超过50%。术后全脑放疗(WBRT)较SRS可能与更差的神经认知功能相关[8]。

SRS为颅内多发小转移灶的患者提供了一个有吸引力的选择,因为它可向肿瘤提供高度集中的辐射剂量,同时最大限度地减少对周围脑组织的辐射损伤[7]。在一组甲状腺癌患者中,SRS后的中位生存期为37.4个月。而在最近发表的一篇文章中,SRS后患者的中位生存期延长超过了8倍[4]。在有限的门诊治疗时间内,可同时治疗多个病灶,并且恢复迅速。SRS最适用于肿瘤直径在3cm以内、脑内病灶移位最小且状态评分良好的患者[7]。由于SRS的辐射剂量高度集中,周围脑组织坏死并不常见,患者通常没有症状。与手术一样,没有证据支持在SRS治疗实体瘤转移后增加WBRT会提高患者的总生存率,尽管颅内无复发生存率可能会通过联合治疗得到提高[7]。

WBRT对不适合手术或SRS的多灶脑转移患者的局部控制有益[8]。通常采用一种标准处理方法,将3000cGy分10次照射。其他实体肿瘤的研究未能证明改变剂量策略或同时使用放射增敏剂有显著优势[6]。WBRT后联合SRS,或在手术或SRS后使用WBRT,与颅内无复发生存改善相关,但在多项试验中,对于寡转移或广泛转移的疾病,总生存期均未得到改善[6,9]。不幸的是,WBRT最终会导致广泛的认知能力下降,使预期生存期较长患者的获益受限。

RAI在治疗转移性分化型甲状腺癌方面具有独特的作用。在一份报道中显示,只有17%的脑转移患者病灶在RAI扫描中可见摄碘,在高龄和疾病进展的患者中更多见[1]。在这些病例中,手术切除联合高剂量RAI治疗成功地控制了颅内转移。从理论上讲,使用外源性重组人TSH来刺激RAI吸收,而不是在停用甲状腺激素后提高内源性TSH,可能是最好的,这样可尽量缩短甲状腺激素刺激肿瘤生长的时间[1],还应预防性给予地塞米松,以尽量减少重组人TSH或RAI治疗后的瘤周水肿或出血带来的风险[1]。

激酶抑制剂和免疫治疗的系统性治疗已显著改善了一些脑转移患者的预后,如黑色素瘤患者,但对甲状腺癌患者的报道却很有限[8,10]。在一项对分化型甲状腺癌脑转移患者的回顾性研究中,12例患者在局部治疗的基础上接受了多种酪氨酸激酶抑制剂治疗[4]。与未接受任何系统性治疗的患者相比,使用激酶抑制剂治疗的患者总生存期延长了5倍。但没有进行多因素分析以分离系统性治疗本身的效果。新的药物,例如突变选择性抑制剂塞普替尼和达拉非尼,似乎对RET融合的肺癌和BRAF突变的黑色素瘤的脑转移有效,并可能在携带这些突变的分化型甲状腺癌患者中发挥作用。

在有脑转移的恶性实体瘤中常伴有脑水肿,大剂量糖皮质激素可能有效。在有神经症状但没有发生疝出的情况下,地塞米松的起始剂量为每天4mg或8mg,然后逐渐减量,可有效地缓解症状,同时可最大限度地减少与高剂量激素相关的库欣毒性[8]。相反,在神经系统严重受损或有脑疝风险的情况下,可能需要更高剂量的地塞米松。考虑到高水平TSH对肿瘤生长的刺激作用,使用甲状腺素抑制TSH是合理的,但缺乏该方法实际疗效的数据。在癫痫活动期或术后早期,有必要使用抗癫痫药物,但预防性用药没有显示出价值。

个案管理

　　患者在初次接受甲状腺癌治疗几十年后,出现了有症状的、孤立性脑转移,且没有其他部位的远处转移。尽管有并发症,但患者状态评分良好,表明患者可从积极的局部治疗中获益。手术切除肿瘤后对患者进行了辅助放疗,以降低术后复发的可能。虽然通常不建议长期服用抗癫痫药物,但急需对她的深静脉血栓和肺栓塞进行抗凝治疗,因此必须谨慎,需要将进一步发生神经系统并发症的风险降至最低。幸运的是,她完全康复了,没有留下后遗症,从出现孤立的脑转移灶到现在2年多的时间里,没有任何疾病再发的证据。

临床精粹

- 在分化型甲状腺癌中,脑转移是一种罕见的晚期事件。
- 与其他转移到脑部的实体瘤相似,预后较差。
- 具有寡转移灶且一般状态良好的患者可从手术切除或SRS中获益。
- 对于少数摄碘的病灶也可使用RAI治疗进行额外干预。
- 合理使用地塞米松的支持性治疗有助于缓解症状,同时最大限度地减少糖皮质激素过量的症状。
- 未来的研究需要评估系统性治疗在甲状腺癌脑转移中的作用。

（马炜柯　郑向前　译）

参考文献

1. Chiu AC, Delpassand ES, Sherman SI. Prognosis and treatment of brain metastases in thyroid carcinoma. J Clin Endocrinol Metab. 1997;82(11):3637–42.
2. Bernad DM, Sperduto PW, Souhami L, Jensen ΛW, Roberge D. Stereotactic radiosurgery in the management of brain metastases from primary thyroid cancers. J Neurooncol. 2010;98(2):249–52.
3. Henriques de Figueiredo B, Godbert Y, Soubeyran I, Carrat X, Lagarde P, Cazeau AL, et al. Brain metastases from thyroid carcinoma: a retrospective study of 21 patients. Thyroid. 2014;24(2):270–6.
4. Gomes-Lima CJ, Wu D, Rao SN, Punukollu S, Hritani R, Zeymo A, et al. Brain metastases from differentiated thyroid carcinoma: prevalence, current therapies, and outcomes. J Endocr Soc. 2019;3(2):359–71.
5. Choi J, Kim JW, Keum YS, Lee IJ. The largest known survival analysis of patients with brain metastasis from thyroid cancer based on prognostic groups. PLoS One. 2016;11(4):e0154739.
6. Tsao MN, Lloyd N, Wong R, Chow E, Rakovitch E, Laperriere N. Whole brain radiotherapy for the treatment of multiple brain metastases. Cochrane Database Syst Rev. 2006;(3):CD003869.
7. Linskey M, Andrews D, Asher A, Burri S, Kondziolka D, Robinson P, et al. The role of stereotactic radiosurgery in the management of patients with newly diagnosed brain metastases: a systematic review and evidence-based clinical practice guideline. Journal of Neuro-Oncology. 2010;96(1):45–68.
8. Moravan MJ, Fecci PE, Anders CK, Clarke JM, Salama AKS, Adamson JD, et al. Current multidisciplinary management of brain metastases. Cancer. 2020;126(7):1390–406.
9. Gaspar L, Mehta M, Patchell R, Burri S, Robinson P, Morris R, et al. The role of whole brain radiation therapy in the management of newly diagnosed brain metastases: a systematic review and evidence-based clinical practice guideline. Journal of Neuro-Oncology. 2010;96(1):17–32.
10. Soffietti R, Trevisan E, Ruda R. Targeted therapy in brain metastasis. Curr Opin Oncol. 2012;24(6):679–86.

第 33 章

放射性碘难治性晚期分化型甲状腺癌接受激酶抑制剂治疗：药物间相互作用

Steven I. Sherman

病例展示

患者男，67岁，因头晕、间歇性心律失常、无胸痛、气短就诊于当地急诊。患者既往5年前诊断为甲状腺乳头状癌，最初给予全甲状腺切除术+双侧改良颈淋巴结清扫术，术后予辅助性放射性碘（RAI）治疗。患者碘治疗后扫描显示仅颈部有微量碘摄取，但 TSH 刺激状态下甲状腺球蛋白（Tg）水平达524ng/mL，断层成像显示双侧肺部病变符合甲状腺癌肺转移征象。后续12个月随访发现肺部病变逐渐扩大，复查碘扫描显示肺部结节不显影，随后患者开始接受口服索拉非尼治疗 RAI 难治性进展性转移瘤。患者最初反应良好，但由于疾病进展，患者本次急诊就诊前14个月改为舒尼替尼治疗。治疗过程中出现药物不良反应，包括高血压、腹泻和低镁血症等，导致治疗过程更加复杂。在急诊就诊前2周，

他因急性支气管炎到当地初级保健医生处就诊，初始接受克拉霉素抗感染治疗。4天后，患者因腹泻加重，血压升高至170/100mmHg，脉搏加快至96次/分再次返院治疗。医生将维拉帕米加入其长期的缬沙坦降压治疗方案中，同时加用地芬诺酯/阿托品治疗腹泻。在急诊室检查时，患者心率为52次/分，血压126/62mmHg，心电图显示窦性心动过缓，QTc 延长至520ms。患者血清镁含量为0.9mg/dL。在准备静脉注射镁剂时，患者心率迅速上升至140次/分，并在心电监护中发现了一过性的尖端扭转型心动过速。给予16meq镁剂后，心电监护显示 QTc 缩短至470ms，快速性心律失常转变为窦性心动过缓。

文献复习

大多数用于治疗甲状腺癌的激酶抑制剂（KI）半衰期较长，因此可采取每天给药1次或2次的方式[3]。由于 KI 清除速度慢，代谢产物活跃，治疗窗窄，其血药浓度会被其他药物显著改变，那些药物与代谢 KI 的酶相互作用，这就有可能导致与浓度相关的毒性反应。大多数 KI 主要通过肝药酶 P450，如

S. I. Sherman (✉)
University of Texas M.D. Anderson Cancer Center, Houston, TX, USA
e-mail: sisherma@mdanderson.org

CYP3A4 或 CYP2C8，以及 UDP-葡萄糖醛酸转移酶降解[3]。因此，激活其中一种酶的药物可能会通过提高 KI 的代谢清除率，从而降低其治疗效果，而抑制这些代谢酶的药物可能会增加机体对药物毒性反应的易感性。另一方面，抑酸药通常会减少许多口服药物的吸收，但它们对常用于甲状腺癌治疗的 KI 的吸收和血药浓度影响不大。此外，一些 KI 有可能抑制其他药物的代谢酶，从而干扰其他药物的代谢。最后，偶尔将 KI 与另一种毒性相似的药物联合使用会产生药效学上的相互作用，从而增加特定副作用的风险，即使两种药物本身都被认为是无副作用的。

QT 间期延长和尖端扭转型室性心动过速风险的增加是甲状腺癌多靶点 KI 治疗期间药物相互作用的研究重点[4]。QT 间期是从 QRS 波开始到 T 波结束的时间。这一间期对与人 ehter-a-go-go（hERG）有关的心肌钾离子通道抑制高度敏感，该通道在动作电位的 Ⅱ~Ⅲ 期介导心室复极化[5]。目前还没有发现单一机制可解释多靶点 KI 对 hERG 的抑制能力，而且不同的 KI 似乎也有所不同。许多位于细胞内的酪氨酸激酶下游的蛋白激酶如 PI3K、AKT 和蛋白激酶 A 的功能改变被认为是原因之一[5]。KI 诱导的腹泻通常会导致电解质紊乱，如低钾血症和低镁血症，这也可导致 QT 间期延长和尖端扭转型室性心动过速。

一项安慰剂对照研究的荟萃分析中评估了 KI 对 QT 间期显著延长的影响程度，这项研究包括在使用以下药物治疗期间的心电图监测结果：舒尼替尼、索拉非尼、帕唑帕尼、阿西替尼、凡德他尼、卡博替尼、波那替尼和瑞戈非尼；前 6 种药物都在 RAI 难治性分化型甲状腺癌进行了 Ⅱ 期或 Ⅲ 期临床试验，而且索拉非尼已获 FDA 批准用于治疗甲状腺癌[4]。超过 4% 的患者在使用多靶点 KI 治疗期间出现不同等级的 QT 间期延长，而安慰剂组的患者只有 0.25% 出现，高级别的 QT 间期延长在 KI 治疗组比安慰剂组高 2.7 倍。用舒尼替尼或凡德他尼治疗的患者风险最高。值得关注的是，药物剂量和 QT 间期延长发生频率之间有明显的相关性。

对 QT 间期延长的剂量依赖性反应表明，同时服用抑制 CYP3A4 进而抑制 KI 代谢的药物，会增加 KI 血药浓度，从而增加心律失常不良反应的风险。遗憾的是，在肿瘤患者的支持性治疗中使用的许多药物都有可能抑制 CYP3A4，包括大环内酯、唑类抗生素及钙通道阻滞剂。例如酮康唑可使舒尼替尼的血药浓度提高 51%。这可能会对 QT 间期产生严重影响，而酮康唑对索拉非尼血药浓度的影响仅为 11%[3,6]。

另一个问题是，同时使用增加 CYP3A4 活性的药物会加速 KI 的清除，可能降低其抗肿瘤疗效。例如利福平是 CYP3A4 的一种强效诱导剂，它可使舒尼替尼的血药浓度降低近 50%，但对仑伐替尼血药浓度的影响却可以忽略不计[3,7]。补充和替代药物也可能与 KI 产生相互作用。非处方药圣约翰草（贯叶连翘）和紫锥菊可诱导 CYP3A4，可能会改变 KI 的药代动力学[6]。

总的来说，仑伐替尼和索拉非尼都被 FDA 批准用于治疗 RAI 难治性分化型甲状腺癌。这两种药物由于 KI 代谢的改变，只有很小的药物间相互作用的风险。然而，甲状腺癌患者在使用不常用的 KI 药物，如卡博替尼、帕博西尼、达拉菲尼、帕唑帕尼、舒尼替尼或凡德他尼时，应避免使用 CYP3A4 或 CYP2C8 的强抑制剂或诱导剂；如果需要使用强效细胞色素酶抑制剂，应根据经验考虑减少 KI 剂量[3]。

有时 KI 本身会产生药物间的相互作用，从而改变其他药物的有效性。与甲状腺癌患者最相关的作用是所有 KI 均会使 TSH 水平上升[2]。尽管一些 KI 特别是舒尼替尼，在治疗其他恶性肿瘤时会引起甲状腺功能正常患者出现甲状腺功能减退，但这种作用机制在甲状腺切除术后患者中可能不同。在接受多靶点 KI 如仑伐替尼或索拉菲尼治疗的甲状腺癌患者中，甲状腺激素吸收不足和甲状腺激素代谢加快可能是导致 TSH 抑制治疗效果丧失的原因，这些患者需要仔细监测 TSH 水平和频繁增加激素剂量[1]。在甲状腺切除术后甲状旁腺功能下降或甲状旁腺功能减退的患者中，KI 的类似作用被认为是需要增加维生素 D 剂量的原因[1]。非细胞色素介导的药物清除途径也会受到 KI 的影响。KI 改变其他药物的非细胞色素介导的药物清除途径，从而诱发药物毒性。例如，索拉非尼部分抑制几种 UDP-葡糖醛酸转移酶（如 UGT1A9 和 UGT1A1），可能导致对乙酰氨基酚的清除速率变慢，并增加肝毒性风险[6]。

联合用药导致药物间相互作用的现象发生频率是惊人的。在梅奥诊所对使用 KI 治疗的患者进行的一项研究中，联合用药的比率可能会增加 KI 引起的毒性，其范围从舒尼替尼的 25% 到帕唑帕尼的 75% 不等[8]。在另一项关于肾细胞癌的研究中，47% 舒尼替尼治疗的患者同时服用抑制 CYP3A4 的药物会增强舒尼替尼浓度依赖性毒性[9]。遗憾的是，电子医疗记录的广泛使用对降低医院间的药物相互作用风险只有很小的作用。

由于可能存在大量的药物间相互作用，增加 KI 血药浓度和毒性反应风险，或改变 KI 治疗转移性甲状腺癌的有效性或耐受性，患者的药物治疗必须在临床管理的多个关键点进行协调，以确定可能出现的潜在问题[1]。在基线上，在患者开始接受 KI 治疗前，临床医生应审查并核对药物清单，包括患者所有可能从其他渠道获得的非处方药，以及补充或替代药物。如果发现了潜在的药物相互作用，临床医生可主动更换其中一种禁忌的药物或改变药物剂量，以便将预期的相互作用影响降至最低。同样，每当患者的治疗中加入新的药物时，就应进行这样的调整。如本病例所示，困难之处在于多个医疗机构可能都参与了对患者的管理，这会带来更大的多药治疗风险和潜在的药物之间相互作用。因此，还需要在为患者提供药物的所有医疗机构之间建立充分的沟通，以便对所有正在开具的药物有普遍认识。最关键的是，开具 KI 处方的医疗团队必须教育和提醒患者药物间相互作用的风险，每个处方的提供者进行药物审查都很重要，这样才能将风险降至最低。这应该是开始 KI 治疗前履行知情同意程序的一个组成部分，也是之后每次随访的一个组成部分[1]。

除了存在于电子医疗记录和药物处方软件中的工具外，还有一些在线工具可使筛选药物间重要相互作用工作简化。因 QT 间期延长引起的危及生命的心律失常可通过网站 http://crediblemeds.org/healthcare-providers/drug–drug–interaction/进行评估。该网站提供了最新的和注释完善的信息摘要。要想获得更多的信息,搜索其他类型的药物间相互作用,http://www.webmd.com/interaction–checker/default.htm 和 http://healthinfo.uclahealth.org/Library/DrugReference/DrugInteraction 可提供有用的信息,其中包括与常用草药和非处方药的相互作用。移动设备上的应用程序越来越容易获取,常用的应用软件 Epocrates 中就有功能强大的药物相互作用检索。

个案管理

该患者经历了一系列事件,导致心律失常的风险增加。除了舒尼替尼可能导致 QT 间期延长外,患者还因药物引起的腹泻出现明显的电解质丢失。由于支气管炎的发生,他还使用了 CYP3A4 抑制剂克拉霉素,这可能导致舒尼替尼的血药浓度增加。无论腹泻的恶化是继发于舒尼替尼血药浓度升高还是由抗生素引起的,患者的电解质丢失情况更加严重,而且由于严重的低镁血症,QT 间期延长的风险变大。高血压的恶化导致患者联合使用钙通道阻滞剂,这可能会进一步使 QT 间期延长,最终发生典型的尖端扭转型室性心动过速。幸运的是,该症状是自限性的,没有恶化成室性心动过速或心室颤动。临床机构通过治疗低镁血症,避免患者急性心律失常的发生,随后通过逐步清除相互作用的药物,患者最终恢复了舒尼替尼治疗。

临床精粹

- 使用 KI 治疗时,药物间的相互作用很常见。
- 药物间相互作用可明显增加药物毒性的风险,尤其是危及生命的并发症,如尖端扭转型室性心动过速和其他心律失常。
- KI 疗效的丧失,以及其他伴随药物的有效性和毒性改变,可能是由意料之外的药物间相互作用引起,包括对左甲状腺素和维生素 D 治疗的影响。
- 在 KI 治疗的整个过程中,必须让所有参与治疗的人员,最关键的是让患者了解药物间相互作用的风险。

（谢文焌　李大鹏　译）

参考文献

1. Carhill AA, Cabanillas ME, Jimenez C, Waguespack SG, Habra MA, Hu M, et al. The non-investigational use of tyrosine kinase inhibitors in thyroid cancer: establishing a standard for patient safety and monitoring. J Clin Endocrinol Metab. 2013;98(1):31–42.
2. Cabanillas ME, Ryder M, Jimenez C. Targeted therapy for advanced thyroid cancer: kinase inhibitors and beyond. Endocr Rev. 2019;40(6):1573–604.
3. Hussaarts K, Veerman GDM, Jansman FGA, van Gelder T, Mathijssen RHJ, van Leeuwen RWF. Clinically relevant drug interactions with multikinase inhibitors: a review. Ther Adv Med Oncol. 2019;11:1758835918818347.
4. Ghatalia P, Je Y, Kaymakcalan MD, Sonpavde G, Choueiri TK. QTc interval prolongation with vascular endothelial growth factor receptor tyrosine kinase inhibitors. Br J Cancer. 2015;112:296–305.
5. Shah RR, Morganroth J, Shah DR. Cardiovascular safety of tyrosine kinase inhibitors: with a special focus on cardiac repolarisation (QT interval). Drug Saf. 2013;36(5):295–316.

6. Thomas-Schoemann A, Blanchet B, Bardin C, Noe G, Boudou-Rouquette P, Vidal M, et al. Drug interactions with solid tumour-targeted therapies. Crit Rev Oncol Hematol. 2014;89(1):179–96.

7. van Erp NP, Gelderblom H, Guchelaar HJ. Clinical pharmacokinetics of tyrosine kinase inhibitors. Cancer Treat Rev. 2009;35(8):692–706.

8. Bowlin SJ, Xia F, Wang W, Robinson KD, Stanek EJ. Twelve-month frequency of drug-metabolizing enzyme and transporter-based drug-drug interaction potential in patients receiving oral enzyme-targeted kinase inhibitor antineoplastic agents. Mayo Clin Proc. 2013;88(2):139–48.

9. Kruse V, Somers A, Van Bortel L, De Both A, Van Belle S, Rottey S. Sunitinib for metastatic renal cell cancer patients: observational study highlighting the risk of important drug-drug interactions. J Clin Pharm Ther. 2014;39(3):259–65.

第6部分
甲状腺髓样癌

第34章

甲状腺髓样癌术后高降钙素血症的处理

Douglas W. Ball

缩略语

DOTATATE DOTA-(Tyr³)-奥曲肽

MEN2 多发性内分泌肿瘤2型

MTC 甲状腺髓样癌

RET 癌基因、转录期间的重排基因

SEER 监测、流行病学和最终结果数据库

病例展示

　　患者男,25岁,因发现左侧颈部无痛性肿块就医。颈部CT提示左侧颈部淋巴结肿大。甲状腺超声显示,左侧腺叶大部被一个分叶状肿块占据,直径约5cm。颈部超声显示左侧Ⅲ区、Ⅳ区可疑肿大淋巴结,最大直径约5.2cm,双侧Ⅵ区淋巴结可见。甲状腺结节、左侧颈部Ⅲ区及Ⅵ区淋巴结穿刺提示甲状腺髓样癌。术前降钙素及CEA分别为9203pg/mL、85.1ng/mL。除颈部肿块以外,患者还伴有严重的腹泻。血浆甲基肾上腺素、钙和甲状旁

D. W. Ball(✉)
Division of Endocrinology, Diabetes, and Metabolism, and Department of Oncology, Johns Hopkins University School of Medicine, Baltimore, MD, USA
e-mail: dball@jhmi.edu

腺激素水平未见异常。无MTC家族史及MEN2相关肿瘤病史。胚系RET基因检测10、11和13~16号外显子均为阴性。胸腹部和骨盆CT,包括动脉期肝脏增强扫描,显示左下颈部Ⅵ区气管旁淋巴结肿大,直径约2.5cm。肺、肝、肾上腺和骨扫描未见异常。

　　该患者接受了全甲状腺切除术+双侧颈中央区淋巴结清扫术+左侧改良颈淋巴结清扫术,包括Ⅱ~Ⅴ区。术后病理提示左叶可见甲状腺髓样癌灶,直径3.8cm,另见峡部1个约3mm病灶。标本前、后切缘局部阳性。淋巴结19/47见MTC转移,其中左侧中央区最大1个约为4.5cm,左侧颈部Ⅲ区最大1个淋巴结直径约为5.5cm。未见明显结外侵犯。肿瘤RET基因突变分析显示为高危M918T突变。

　　术后降钙素最低为114pg/mL,CEA最低为2ng/mL,腹泻明显缓解。每3个月的随访显示降钙素倍增时间为3个月。术后5个月,患者腹泻复发。手术后15个月⁶⁸Ga-DOT-ATATE PET-CT显示左侧颈部ⅡA区和左侧气管旁淋巴结摄取异常。于是患者经颈部切除了左侧ⅡA区1.2cm及左侧气管旁4mm淋巴结。首次手术后2年,患者降钙素持续上升 至 3600pg / mL。 复 查⁶⁸Ga-DOTATATE

PET-CT 显示气管旁纵隔淋巴结增多。患者行中位劈胸术后,病理提示Ⅶ区淋巴结 2/6 见转移,最大病灶 7mm。同时行肝楔形活检和胸腺切除术,病理阴性。

术后降钙素 6422pg/mL,CEA 9.3ng/mL。患者总体感觉良好,但尽管使用最大剂量洛派丁胺,患者持续腹泻。复查颈部 CT 显示左上气管旁肿块,直径 2.6cm。胸部 CT 新发现 3mm 的肺小结节。鉴于患者的进展性 MTC 无法手术且具有高致病性 RET 突变,推荐其参加一项高选择性 RET 抑制剂 Loxo292 的临床试验,目前被称为塞普替尼(selpercatinib,商品名 Retevmo®)。患者口服塞普替尼 160mg,每日 2 次,在治疗 17 个月后,最近一次随访时,其降钙素逐步降至 2pg/mL 以下。胸部 CT 显示气管旁稳定的亚厘米结节,可能是治疗过的淋巴结。

评估与文献复习

该患者在 25 岁时表现为局部广泛性、非家族性 MTC。尽管进行了积极的手术治疗,他仍有局部颈部复发和难以处理的胸腔入口上方和下方的气管旁淋巴结转移。

MTC 仅占甲状腺癌的 1%~3%。MTC 来源于产生降钙素的滤泡旁 C 细胞。虽然较早的文献提出 C 细胞可能源于神经嵴,但更现代的谱系追踪研究最终表明 C 细胞来源于前肠内胚层[1]。25% 的 MTC 病例是家族性的,源于胚系 RET 基因突变。最初怀疑该患者患有遗传性疾病,但胚系 RET 基因检测为阴性。肿瘤(体细胞)RET 基因突变存在于 40% 的非家族性患者中[2]。在其余的散发性病例中,约 30% 的肿瘤存在 RAS 基因突变[3]。

MTC 的临床表现各不相同。25%~82% 的患者可发现颈部淋巴结转移[4-6]。约 15% 的患者在就诊时可发现远处转移,而术前降钙素低于 500pg/mL 时则很罕见[7]。主要转移部位是肺、肝和骨。肝和骨转移灶可能很难用常规影像学方法来检测。晚期患者症状可表现为腹泻或潮红。

MTC 患者的术后分期

MTC 的 TNM 分期见专栏所示。一般来说,MTC 分期与 55 岁以上分化型甲状腺癌(DTC)的分期相似。然而,较年轻的 MTC 患者不具有 DTC 患者中的显著预后优势。

从实际角度来看,术后降钙素和 CEA 水平非常重要。手术治愈的个体基础降钙素(或五肽胃泌素刺激下的降钙素)应降至检测不到的水平。即使降至未切除甲状腺个体的正常水平,也表明疾病持续存在。对术后降钙素低水平增高的患者,我们的做法与 ATA 指南一致,即采用颈部超声进行随访[8]。而降钙素大于 150pg/mL 提示应行 CT 检查。Giraudet 等提出了一套包括颈部超声、胸部 CT、肝脏 MRI 或动脉期 CT,以及骨骼成像的随访检查系统[9]。在晚期 MTC 患者中,骨转移非常常见。中轴骨骼的 MRI(增强 MRI 动脉期)和(或)DOTATATE PET-CT 是检测这些部位相对有效的手段[9,10]。早期检查是否存在肝转移仍然具有重要的临床意义。

术后患者的预后

MTC 患者 10 年总体疾病特异性生存率(DSS)约为 75%[11]。影响预后的主要特征包括 TNM 分期、降钙素倍增时间和体细胞 RET

基因突变状态。对于Ⅰ、Ⅱ、Ⅲ和Ⅳ期,10年 DSS分别为100%、93%、71%和21%[12]。根据美国SEER数据库,诊断时伴有远处转移患者 的10年生存率为40%[13]。这些结果早于MTC有效口服化疗药的出现。与进行全甲状腺切除的患者相比,进行全甲状腺次切除或不做

专栏:MTC TNM分类(美国癌症联合委员会)

原发肿瘤(T)

• T0——无原发肿瘤证据

• T1——肿瘤最大径≤2cm,局限于甲状腺

(T1a,肿瘤最大径≤1cm;T1b,1cm<肿瘤最大径≤2cm)

• T2——2cm<肿瘤最大径≤4cm,局限于甲状腺

• T3——肿瘤最大径>4cm,局限于甲状腺或任何微小甲状腺外侵犯

(例如,侵犯胸骨甲状肌或甲状腺周围软组织)

• T4a——任何大小的肿瘤,有甲状腺外侵犯至颈部邻近组织,包括皮下软组织、喉、气管、食管或喉返神经

• T4b——任何大小肿瘤甲状腺外侵犯,包括椎前筋膜,或包绕颈动脉,或纵隔血管

区域淋巴结(N)*

• Nx——区域淋巴结无法评估

• N0——无区域淋巴结转移证据

• N1——区域淋巴结转移

  N1a——转移至Ⅵ区(气管前、气管旁和喉前/delphian淋巴结)

  N1b——转移至单侧、双侧或对侧颈部或上纵隔淋巴结

*,中央区、颈侧和上纵隔淋巴结

远处转移(M)

• Mx——远处转移无法评估

• M0——无远处转移

• M1——有远处转移

分期

• Ⅰ期:T1N0M0

• Ⅱ期:T2N0M0

• Ⅲ期:T3N0M0,T1N1aM0,T2N1aM0,T3N1aM0

• ⅣA期:T4aN0M0,T4aN1aM0,T1N1bM0,T2N1bM0,T3N1bM0,T4aN1bM0

• ⅣB期:T4b任意NM0

• ⅣC期:任意T任意NM1

甲状腺手术的患者生存率下降[13]。

降钙素倍增时间对生存率有重要影响，是术后 1 年生存情况的有效预测指标[14]。在 Barbet 等的研究中，降钙素倍增时间提供了评价肿瘤分期的预后信息，便于鉴定与本病例相似的高风险 III 期患者。降钙素倍增时间少于 6 个月的患者中位生存期仅为 2.5 年。相比之下，倍增时间在 2 年以上患者队列中无疾病相关死亡的记录[14]。术后第一年每 3 个月测量降钙素（和 CEA）对鉴别高风险患者是极为有用的。

在非家族性 MTC 中，胚系或体细胞 RET 基因突变是重要的预后标志。Elisei 等在 43% 的散发性病例中发现了体细胞 RET 突变。其中 79% 是 RET M918T 突变，与该病例相似。RET 基因突变与持续降钙素升高、淋巴结和远处转移，以及总生存率下降相关。在随访过程中，突变阴性和突变阳性患者无病生存率分别为 56% 和 17%[2]。体细胞 RET 基因突变的患者需要进行胚系 RET 基因突变检测（如果尚未检测），以确保该突变不是遗传性种系发现。

治疗

对于临床症状明显的 MTC 患者的初始外科治疗

MTC 的标准手术治疗包括全甲状腺切除术和不同程度的淋巴结清扫。MTC 手术前必须排除嗜铬细胞瘤和甲状旁腺功能亢进。伴有嗜铬细胞瘤的患者应在行颈部手术前接受适当的肾上腺手术。

MTC 患者淋巴结清扫的最佳范围尚存争议。目前 ATA 推荐将双侧中央区淋巴结清扫术作为标准术式，治疗性颈侧淋巴结清扫术可在术前颈部超声和 FNA 指导下进行[8]。少数专家建议进行预防性同颈侧淋巴结清扫。该观点的提出基于中央区和颈侧淋巴结转移之间的显著相关性[7]。如果累及的淋巴结数量 >5 个，即使行双侧中央区 + 颈侧淋巴结清扫术也很少能使患者手术治愈。大多数手术治愈的患者淋巴结转移阴性[7]。术前降钙素高负荷的患者应高度怀疑远处转移，并应在术前进行胸部、肝脏和中轴骨骼的影像学评估。

持续性或复发性 MTC 患者的手术方法

大多数初次手术后降钙素持续升高的患者并无症状。对于肿瘤体积不大或进展性转移疾病的无症状患者，可考虑观察随访。有时有必要进行姑息性重复颈部手术，可防止如气管侵犯、喉返神经损伤或颈部疼痛等并发症的发生。以治疗为目的的重复颈部手术的作用有限。Moley 等认为二次手术后 38% 的患者降钙素可降至检测值下限[15]。但其中有相当一部分患者在其后的随访中降钙素会再次升高到复发水平。也有研究指出，在以治疗为目的的二次手术后，患者降钙素降至无法检测水平的概率较低[16]。初次或二次手术后辅助放疗的作用尚不确定。一项来自加拿大多伦多大学较早的系列研究表明，在局部复发风险最高的患者中，提高局部-区域控制对总体生存率无益[17]。SEER 数据库也显示，选择接受放疗的患者的确预后不良[13]。放疗往往会增加后续手术难度，并使术后并发症风险增高。

体细胞RET基因突变检测在口服靶向药患者选择中的作用

2015年ATA指南推荐应对非家族性病例行胚系RET突变检测,同时不推荐或反对体细胞RET突变检测[8]。支持体细胞RET检测的理由包括:上述预后信息,对已批准的多激酶抑制剂凡德他尼和卡博替尼有效性的预测,以及选择适合使用第二代高选择性RET抑制剂(如塞普替尼)治疗的患者。在RET M918T突变的患者中,凡德他尼和卡博替尼均可获得较高的部分缓解率,改善无进展生存率[18,19]。在口服卡博替尼的病例中,与安慰剂相比,该肿瘤基因型是唯一可明确改善总生存期的类型[20]。在凡德他尼Ⅲ期试验中,对口服安慰剂进展的患者改服化疗药物的交叉治疗方案可能妨碍了基因型对总生存率影响的检测。

塞普替尼是一种高选择性的RET抑制剂,在LIBRETTO-001 Ⅰ/Ⅱ期临床试验中用于RET突变的MTC、RET重排的DTC和RET重排肺癌患者的研究。该研究显示塞普替尼具有良好的疗效及患者耐受性,这使FDA于2020年5月批准了它的3种适应证,包括需要系统治疗的晚期或转移性RET突变MTC的成人和年龄≥12岁的儿童患者。

个案管理

该病例的显著特征包括:局部广泛性疾病,尽管胚系RET检测阴性,但患者相对年轻,有严重的局部复发,尽管进行了积极的手术治疗,降钙素仍迅速上升。塞普替尼临床试验使患者肿瘤在影像学和肿瘤标志物上有了显著的改善,具有良好的药物耐受性。

临床精粹

- MTC预后取决于肿瘤分期、降钙素倍增时间和RET突变状态。
- 急剧加快的降钙素倍增时间是重要的不良预后指标,即使是在Ⅲ期或术后降钙素能降至理想最低水平的患者。
- 未手术治愈的非家族性MTC患者的体细胞RET突变检测结果是重要的预后和预测指标。
- 高选择性RET抑制剂为无法手术和转移性RET突变的MTC提供了一个有效的治疗途径。

(郭 凯 王卓颖 译)

参考文献

1. Johansson E, Andersson L, Ornros J, et al. Revising the embryonic origin of thyroid C cells in mice and humans. Development. 2015;142:3519–28.
2. Elisei R, Cosci B, Romei C, et al. Mutations in sporadic medullary thyroid cancer: a 10-year follow-up study. J Clin Endocrinol Metab. 2008;93:682–7.
3. Agrawal N, Jiao Y, Sausen M, et al. Exomic sequencing of medullary thyroid cancer reveals dominant and mutually exclusive oncogenic mutations in RET and RAS. J Clin Endocrinol Metab. 2013;98:E364–9.
4. Raue F, Kotzerke J, Reinwein D, et al. Prognostic factors in medullary thyroid carcinoma: evaluation of 741 patients from the German medullary thyroid carcinoma register. Clin Investig. 1993;71:7–12.
5. Rossi RL, Cady B, Meissner WA, et al. Non familial medullary thyroid carcinoma. Am J Surg.

1980;139:554–60.

6. Moley JF, De Benedetti MK. Patterns of nodal metastases in palpable medullary thyroid carcinoma: recommendations for extent of node dissection. Ann Surg. 1999;229:880–7.

7. Machens A, Dralle H. Biomarker-based risk stratification for previously untreated medullary thyroid cancer. J Clin Endocrinol Metab. 2010;95:2655–63.

8. Wells SA Jr, Asa SL, Dralle H, et al. Revised American Thyroid Association guidelines for the management of medullary thyroid carcinoma. Thyroid. 2015;25:567–610.

9. Giraudet AL, Vanel D, Leboulleux S, et al. Imaging medullary thyroid carcinoma with persistent elevated calcitonin levels. J Clin Endocrinol Metab. 2007;92:4185–90.

10. Castroneves LA, Coura Filho G, de Freitas RMC, et al. Comparison of 68Ga PET/CT to other imaging studies in medullary thyroid cancer: superiority in detecting bone metastases. J Clin Endocrinol Metab. 2018;103:3250–9.

11. Hundahl SA, Fleming ID, Fremgen AM, Menck HR. A National Cancer Data Base report on 53,856 cases of thyroid carcinoma treated in the U.S., 1985–1995. Cancer. 1998;83:2638–48.

12. Modigliani E, Cohen R, Campos JM, et al. Prognostic factors for survival and for biochemical cure in medullary thyroid carcinoma: results in 899 patients. The GETC Study Group. Clin Endocrinol (Oxf). 1998;48:265–73.

13. Roman S, Lin R, Sosa JA. Prognosis of medullary thyroid carcinoma: demographic, clinical, and pathologic predictors of survival in 1252 cases. Cancer. 2006;107(9):2134–42.

14. Barbet J, Campion L, Kraeber-Bodéré F, Chatal JF, GTE Study Group. Prognostic impact of serum calcitonin and carcinoembryonic antigen doubling-times in patients with medullary thyroid carcinoma. J Clin Endocrinol Metab. 2005;90(11):6077–84.

15. Fialkowski E, DeBenedetti M, Moley J. Long-term outcome of reoperations for medullary thyroid carcinoma. World J Surg. 2008;32(5):754–65.

16. Kebebew E, Kikuchi S, Duh QY, Clark OH. Longterm results of reoperation and localizing studies in patients with persistent or recurrent medullary thyroid cancer. Arch Surg. 2000;135:895–901.

17. Brierley J, Tsang R, Simpson WJ, et al. Medullary thyroid cancer: analyses of survival and prognostic factors and the role of radiation therapy in local control. Thyroid. 1996;6:305–10.

18. Wells SA Jr, Robinson BG, Gagel RF, et al. Vandetanib in patients with locally advanced or metastatic medullary thyroid cancer: a randomized, double-blind phase III trial. J Clin Oncol. 2012;30:134–41.

19. Elisei R, Schlumberger MJ, Müller SP, et al. Cabozantinib in progressive medullary thyroid cancer. J Clin Oncol. 2013;31:3639–46.

20. Schlumberger M, Elisei R, Müller S, et al. Overall survival analysis of EXAM, a phase III trial of cabozantinib in patients with radiographically progressive medullary thyroid carcinoma. Ann Oncol. 2017;28:2813–9.

第 35 章

甲状腺髓样癌肿瘤相关性腹泻与非肿瘤相关性腹泻

Rosa Falcone，Valeria Ramundo，Giorgio Grani

病例展示

患者男，37岁，主诉"颈部肿块增大伴疼痛、发音困难1个月"就诊于急诊科。患者否认与症状相关的病史或家族史。既往慢性腹泻2年，每日3~4次稀便，近日愈加频繁，偶尔有轻微的腹部绞痛，无黏液便或血便，无恶心、呕吐或发热。症状与饮食或食物中是否含有乳糖无明显关联。粪便检查示细菌、真菌和寄生虫阴性。结肠镜、胃镜检查均正常。急诊喉镜检查示左侧声带麻痹。颈部及胸部CT示胸腔内甲状腺肿大伴数个中央区及左侧颈区淋巴结、双侧腋窝和纵隔淋巴结可疑转移，见椎体转移灶。患者遂转至内分泌科进一步完善检查。甲状腺超声提示甲状腺肿大伴多发结节，最大的位于左侧，大小3.6cm×2.8cm×1.7cm，同侧多发可疑淋巴结。经细针穿刺（FNA）细胞学检查，发现结节及左颈淋

巴结，可疑为甲状腺癌（Bethesda V 级），提示甲状腺髓样癌（MTC）。检查血清降钙素为16 639pg/mL（参考范围<10pg/mL），血清癌胚抗原（CEA）为29ng/mL（参考范围<3.4ng/mL）。患者尿液中儿茶酚胺和肾上腺素结果正常，排除了遗传综合征中的嗜铬细胞瘤的诊断。

患者随后接受了全甲状腺切除术+中央区及双侧颈淋巴结清扫术。手术病理显示多灶性MTC，切缘阳性，侵犯淋巴管及血管，淋巴结（22/31）转移（pT4apN1bR1cM1，ⅣC 期，AJCC TNM 分期第8版）。基因检测鉴定示T918M体细胞RET突变，排除了胚系RET突变。术后2个月，复查降钙素增加到24 000pg/mL，腹泻症状持续，予以洛哌丁胺对症治疗后见好转（每日2次排便）。3个月后，全身CT扫描显示纵隔和骨骼病灶进展，血清降钙素增加到28 694pg/mL，CEA水平稳定。内分泌肿瘤多学科团队讨论决定对患者快速进展的转移性MTC行全身治疗。卡博替尼初始剂量为140mg/d。在治疗的前2个月，患者出现了2级高血压和2级体重减轻，病情稳定（根据RECIST 1.1标准，CT扫描显示肿块体积减小16%）。自卡博替尼治疗的

R. Falcone · V. Ramundo · G. Grani(⊠)
Department of Translational and Precision Medicine,
Sapienza University of Rome, Rome, Italy
e-mail: giorgio.grani@uniroma1.it

第3个月开始,腹泻一直持续,并恶化到2级(每日排便6次),洛哌丁胺无法缓解(表35.1)。因此卡博替尼的剂量减少了2次,但获益并不明显——腹泻恶化至3级。患者收治入院,进行补液治疗,加用奥曲肽对症处理,暂停卡博替尼。随即CT扫描评估显示疾病稳定,纵隔淋巴结轻度增大。由于患者经历了1个月以上的恢复时间,且存在无法耐受的多重药物毒性(3级腹泻、3级体重减轻、3级虚弱、2级高血压、2级手足综合征、2级出血),卡博替尼永久停止使用。治疗暂停2个月后,患者完全康复,偶尔出现1级腹泻,服用洛哌丁胺可控制。患者体重逐渐恢复,但血清降钙素进一步增加,胸部CT扫描显示胸腔积液及纵隔淋巴结进展。当即患者开始接受凡德他尼300mg/d治疗并持续7个月疗程,根据RECIST 1.1标准,最佳客观反应为疾病稳定。且凡德他尼副作用仅为1级皮疹(丘疹和脓疱覆盖小于10%体表面积,无瘙痒或压痛)和1级高血压,患者耐受性良好。自从开始服用凡德他尼,患者腹泻症状完全消失。

MTC肿瘤相关性腹泻

在面对慢性腹泻(持续4~6周以上)的患者时,医生应常规将神经内分泌肿瘤列入鉴别诊断[1],并从临床病史、体格检查、实验室检查及补充研究中寻找线索[2]。这些线索可帮助医生排除更常见的慢性腹泻病因,如感染、药物使用、慢性炎症疾病、泻药使用和糖尿病性腹泻。类癌综合征腹泻的特征症状为水样便和大量排便(>1L/d),不受禁食影响,白天和夜间均可发生,每日排便频率由2次至20次以上不等[2]。

10%~30%的MTC患者出现腹泻,在晚期转移性病例中比例更高[3,4]。目前,有两种病理生理学机制可解释MTC肿瘤相关性腹泻:①高降钙素血症或前列腺素等小分子引起的分泌过程;②结肠功能障碍,可能继发于通过肠道的时间显著缩短[5]。过去人们通常认为腹泻是由于外周血降钙素水平升高导致的分泌过程引起的,而急性静脉输注降钙素确实能诱导正常人小肠(即空肠和回肠)分泌水和电解质。此外,对2例MTC伴腹泻患者的病理生理学研究证实,粪便中水和电解质排泄量增加是由于小肠功能受损引起的[6,7]。还有其他证据表明,循环血内的前列腺素E2和F2a、血清素和P物质在MTC患者中均可升高[8],并与降钙素协同作用。过量的血清素会增加肠蠕动,导致水和电解质的吸收减少,引起腹泻,而前列腺素激活腺苷酸环化酶/cAMP机制,也会导致净肠液分泌。然而,也有部分伴腹泻的MTC患者循环血液中这些

表35.1　常见不良事件评价标准(CTCAE)5.0版药物相关性腹泻分级

	腹泻
1级	每日排便次数增加不超过4次,造口出量轻微增多
2级	每日排便次数增加4~6次,造口出量中度增多,工具性日常生活活动受限
3级	每日排便次数增加超过7次,需要住院,造口出量严重增多,躯体生活自理能力受限
4级	危及生命,需要紧急干预
5级	死亡

生物活性分子的浓度是正常的[5]。其他研究结果并不支持小肠功能受损导致排泄水和电解质增加的假设，并提出继发于运动障碍致使结肠净吸收不足的理论[5]，引起这种运动障碍的体液因素还有待研究。

无论腹泻的发病机制如何（小肠和结肠中水和电解质的分泌和吸收不平衡），慢性腹泻往往会损害患者的生活质量，对身体健康、情绪稳定和日常社交有明显的不良影响，因此都需要充分的症状控制[9]。改善个人日常活动和生产力的干预措施可改善疾病相关的生活质量并减轻患者的精神压力。

MTC肿瘤相关性腹泻的临床治疗

晚期MTC肿瘤相关性腹泻的优化管理对于提高患者的生活质量至关重要（表35.2）。与MTC相比，分泌性神经内分泌肿瘤（NET）的相关临床经验更为丰富，由于腹泻是两组患者共有的症状/体征，通常对MTC患者也会采用与NET相同的腹泻管理策略[2]。起始治疗方法是使用抗动力药物，如洛哌丁胺、地芬诺酯与阿托品和脱臭鸦片酊。脱臭鸦片酊虽然效力强，严重时有效，但可能引起患者的药物依赖，鉴于洛哌丁胺的滥用和依赖可能性很低，治疗应该从洛哌丁胺开始。

生长抑素类似物（SSA）是类癌综合征相关腹泻治疗的基础。长效和短效SSA（奥曲肽、兰瑞肽）均能有效控制症状。由于这些药物还未证实能降低降钙素浓度，使用SSA所具有的临床益处其机制尚不确定。SSA的耐受性一般较好，但在治疗的前几周内会出现一些副作用，如恶心、腹部不适、腹胀、腹泻、高血糖

和脂肪吸收不良。其中最重要的是抑制胆囊收缩力，延迟餐后胆囊排空；多达25%的患者在治疗的前18个月出现无症状的胆固醇结石。2017年，FDA批准了一种色氨酸羟化酶抑制剂特罗司他乙酯，可减少血清素的生成，与单用SSA相比，联合SSA时能治疗成人类癌综合征腹泻[10]。此外，难治性患者还可通过减轻肿瘤负荷来缓解症状，如肿瘤消融（化疗栓塞、放射栓塞、射频）或手术减瘤。不幸的是，症状会随着疾病的复发或进展而再次出现。

虽然患者网站和医疗保健提供者的访谈推荐了调整饮食作为类癌综合征腹泻的管理办法，但尚没有明确的证据证明其有效性，两种主要的治疗指南也都没有提供饮食建议[11,12]。从临床实践中，医生已经观察到症状改善的个案证据，建议少量多餐，避免陈年奶酪、高胺含量的发酵食品、含有咖啡因和含糖丰富的饮料。补液治疗是必需的。总的来说，应当维持足够的补液和电解质，并采用解痉药和镇痛治疗来控制痉挛。如果怀疑感染，还应给予适当的抗生素（表35.2）。

腹泻：MTC新型靶向药物的副作用

凡德他尼和卡博替尼是经FDA和EMA批准用于治疗不可切除的晚期转移性MTC的药物。这些药物可能对晚期MTC有效，也可控制类癌综合征症状（如腹泻、潮红），但同时这些全身治疗也可能产生腹泻的副作用。

凡德他尼是一种靶向RET、VEGFR和EGFR信号的多激酶抑制剂（MKI）。在随机、安慰剂对照、双盲、Ⅲ期ZETA试验中，凡德他尼组有56%的患者（n=130）出现各级别的腹

表35.2 MTC肿瘤相关性腹泻患者的支持治疗

液体治疗	补液;电解质及体液置换
抗腹泻药物	洛派丁胺4mg,后每4小时2mg(最大剂量16mg/d)
生长抑素类似物	兰瑞肽(每4周90~120mg,皮下注射) 奥曲肽(每天3次,150~250μg,皮下注射) 长效奥曲肽(每4周20~30mg,肌内注射)
抗生素	甲硝唑、喹诺酮
镇痛	解痉药

泻,而对照组为26%(n=26)[13]。凡德他尼组发生3级以上严重腹泻的患者为11%(n=25),对照组为2%(n=2)。研究者认为,当MTC患者使用凡德他尼时需要密切监测与疾病或药物不良反应相关的腹泻。腹泻带来的脱水、电解质失衡和(或)肾功能受损可能增加QTc间期延长的风险,易诱发恶性心律失常。因此,必须密切监测心电图变化,同时维持正常的血清钾、镁、钙水平及肾功能。

卡博替尼是第二种被批准用于治疗MTC患者的药物。这个MKI靶向3个相关通路:MET、VEGFR2和RET。在双盲、Ⅲ期、对比卡博替尼(140mg/d)和安慰剂的临床研究中,63.1%(n=135)的卡博替尼组患者出现各种级别的腹泻,在对照组中为33%(n=36)。15.9%的卡博替尼组患者出现3级以上的腹泻,而对照组仅为1.8%[14]。

MKI的优化治疗方案需要兼顾最佳的治疗效果和可接受的耐受性。在临床试验中,需要根据毒性的严重程度,采取止泻药物、补液、减少药物剂量或停药处理腹泻相关的不良事件。如果发现严重腹泻(根据CTCAE定为3级),应停止服用MKI,建议患者住院补液治疗,监测电解质失衡、肾功能、QT间期状态和症状变化,直至患者的腹泻症状降至1级

或更少。一旦腹泻降至1级或更低,凡德他尼或卡博替尼可减少剂量重新引入。当发生危及生命的4级腹泻时,如果认为是治疗相关的副作用,必须住院治疗,并且停用MKI。

回溯病例

病例中的症状管理

本病例中的患者为晚期散发性MTC,诊断时已转移到远处的淋巴结和骨,共使用了2个疗程的MKI系统治疗来控制病情进展。

值得注意的是,腹泻是患者MTC疾病的主要表现,也是卡博替尼治疗的副作用。药物相关腹泻通过加用洛哌丁胺和SSA、减少卡博替尼剂量至最终停药的方法治疗。最终,随着凡德他尼的影像学应答,腹泻得到了缓解。

临床精粹

- 腹泻是一种非特异性症状,容易延误MTC诊断。
- MTC肿瘤相关性腹泻与高降钙素血症和(或)结肠净吸收不足引起的分泌过程有关,可能继发于运动障碍(该器官运输时间明显缩短)。引起这种运动障碍的体液因素仍不清楚。

- MTC肿瘤相关性腹泻的治疗包括补液和电解质替代、止泻药和SSA。止泻药能减缓肠道蠕动,可作为有效的一线治疗。在更严重的情况下,SSA可能有效。在难治性患者中,还可考虑减少肿瘤负荷的积极治疗策略。

- 应区分MKI治疗相关性腹泻和MTC肿瘤相关性腹泻,或由其他并发症(如感染)引起的腹泻,以便提供最具体和有效的治疗。
- 控制MTC患者的疾病相关症状和治疗副作用对提高患者生活质量至关重要。

（史　苑　王卓颖　译）

参考文献

1. Ernaga Lorea A, Migueliz Bermejo I, Eguílaz Esparza N, Hernández Morhain MC, Pineda Arribas J. Chronic diarrhea: the first symptom of a metastatic medullary thyroid carcinoma. Gastroenterol Hepatol. 2018;41(2):105–7.
2. Naraev BG, Halland M, Halperin DM, Purvis AJ, O'Dorisio TM, Halfdanarson TR. Management of diarrhea in patients with carcinoid syndrome. Pancreas. 2019;48(8):961–72.
3. Williams ED. Diarrhoea and thyroid carcinoma. Proc R Soc Med. 1966;59(7):602–3.
4. Kebebew E, Ituarte PH, Siperstein AE, Duh QY, Clark OH. Medullary thyroid carcinoma: clinical characteristics, treatment, prognostic factors, and a comparison of staging systems. Cancer. 2000;88(5):1139–48.
5. Rambaud JC, Jian R, Flourié B, Hautefeuille M, Salmeron M, Thuillier F, et al. Pathophysiological study of diarrhoea in a patient with medullary thyroid carcinoma. Evidence against a secretory mechanism and for the role of shortened colonic transit time. Gut. 1988;29(4):537–43.
6. Isaacs P, Whittaker SM, Turnberg LA. Diarrhea associated with medullary carcinoma of the thyroid. Studies of intestinal function in a patient. Gastroenterology. 1974;67(3):521–6.
7. Cox TM, Fagan EA, Hillyard CJ, Allison DJ, Chadwick VS. Rôle of calcitonin in diarrhoea associated with medullary carcinoma of the thyroid. Gut. 1979;20(7):629–33.
8. Skrabanek P, Cannon D, Dempsey J, Kirrane J, Neligan M, Powell D. Substance P in medullary carcinoma of the thyroid. Experientia. 1979;35(9):1259–60.
9. Fröjd C, Larsson G, Lampic C, von Essen L. Health related quality of life and psychosocial function among patients with carcinoid tumours. A longitudinal, prospective, and comparative study. Health Qual Life Outcomes. 2007;5:18.
10. Kulke MH, Hörsch D, Caplin ME, Anthony LB, Bergsland E, Öberg K, et al. Telotristat ethyl, a tryptophan hydroxylase inhibitor for the treatment of carcinoid syndrome. J Clin Oncol. 2017;35(1):14–23.
11. Wells SA Jr, Asa SL, Dralle H, Elisei R, Evans DB, Gagel RF, et al. Revised American Thyroid Association guidelines for the management of medullary thyroid carcinoma. Thyroid. 2015;25(6):567–610.
12. Filetti S, Durante C, Hartl D, Leboulleux S, Locati LD, Newbold K, et al. Thyroid cancer: ESMO clinical practice guidelines for diagnosis, treatment and follow-up. Ann Oncol. 2019;30:1856–83.
13. Wells SA, Robinson BG, Gagel RF, Dralle H, Fagin JA, Santoro M, et al. Vandetanib in patients with locally advanced or metastatic medullary thyroid cancer: a randomized, double-blind phase III trial. J Clin Oncol. 2012;30(2):134–41.
14. Elisei R, Schlumberger MJ, Müller SP, Schöffski P, Brose MS, Shah MH, et al. Cabozantinib in progressive medullary thyroid cancer. J Clin Oncol. 2013;31(29):3639–46.

第36章

局部复发性甲状腺髓样癌伴无症状缓慢进展性远处转移的临床治疗

Virginia Cappagli, Valeria Bottici, Rossella Elisei

病例展示

1994年5月,一名左侧甲状腺3.5cm结节的21岁女性患者,由于其对美观的要求,进行了全甲状腺切除术,术者发现气管旁淋巴结增大且可疑转移,故同时行气管旁淋巴结清扫。组织学鉴定为3.2cm的甲状腺髓样癌(MTC),伴6个气管旁淋巴结中3个淋巴结转移(T2N1aM0)。无患者术前甲状腺功能或血清降钙素(CT)水平的相关信息。细针穿刺细胞学检查(FNAC)结果为意义不明的微滤泡细胞形态,现可纳入Bethesda细胞学分类Ⅲ级。

1994年10月,患者至我们中心就诊:血清CT 118pg/mL(正常<14pg/mL),颈部超声提示甲状腺床存在术后残留的甲状腺组织,无可疑颈部淋巴结肿大的证据。RET基因胚系突变筛查为阴性。

在随后的2年中,该患者的血清CT值逐渐但缓慢升高,颈部超声或计算机断层扫描未显示器质性病变的证据。1996年11月,超声发现1.2cm可疑左侧颈淋巴结,当时血清CT值为736pg/mL,淋巴结穿刺细胞学检查和穿刺针洗脱液高CT值(1648pg/mL)证实MTC淋巴结转移。1997年2月[血清CT 1360pg/mL,癌胚抗原(CEA)46.3ng/mL],患者行双侧和中央区淋巴结清扫术。但在清扫的32个淋巴结中,只有与颈部超声相对应的左侧颈淋巴结是转移性的。

术后2个月,患者的血清CT值仍较高(1048pg/mL),并在1997年7月升高至2240pg/mL;1997年9月,行颈部CT扫描发现左侧气管旁/纵隔有一19mm×23mm×32mm的结节,穿刺细胞学检查可疑,且穿刺针洗脱液CT值>2400pg/mL。由于全身CT扫描未发现任何颈外病变,所以我们决定进行局部治疗。1997年11月,对患者病灶行热消融治疗,使颈部结节的体积减小40%。18个月后,在1999年4月底,患者颈部超声提示病灶较之前增大(19mm×28mm×32mm)(图36.1),全身CT扫描证实这是唯一的病变,所以我们进行了气管旁结节切除手术。组织学结果表明,切

V. Cappagli · V. Bottici · R. Elisei(✉)
Endocrine Unit, Department of Clinical and Experimental Medicine, University Hospital of Pisa, Pisa, Italy
e-mail: rossella.elisei@med.unipi.it

除的组织是复发的原发肿瘤,因为组织中仅有髓样癌细胞而没有淋巴样成分。体细胞RET突变的组织学分析显示存在M918T体细胞突变。术后患者的血清CT值逐渐降至14pg/mL以下(图36.2)。随访过程中颈部超声和CT扫描结果为阴性。

2001年,基础CT值仍小于14pg/mL,但五肽胃泌素激发试验显示CT峰值为88pg/mL。此时,颈部超声和全身CT扫描结果仍为阴性。

从2001年至2005年,根据患者的选择,未进行任何生化检查或放射学评估。2005年2月,患者回到我们中心,当时血清CT为21pg/mL;颈部超声和CT扫描结果提示颈部发现亚厘米级淋巴结,无明显转移证据,患者无远处转移,全身骨扫描结果为阴性。我们继续对该患者的临床表现、生化检查和影像学评估进行每12个月一次的随访,2005—2009年该患者病情稳定。

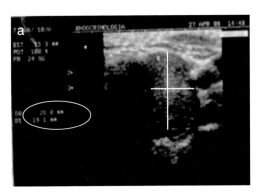
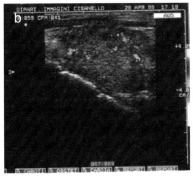

图36.1　1999年4月,手术切除前的左侧气管旁病灶的超声检查,其组织学表现为甲状腺髓样癌局部复发。(a)标准颈部超声横截面显示气管旁病灶前后径(28mm)和横径(19.1mm)。(b)气管旁病灶的彩色多普勒成像显示病灶内不规则高血流信号(矢状面,32mm)。

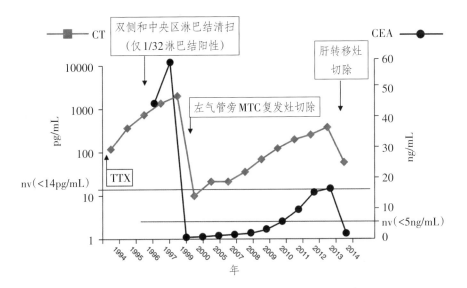

图36.2　患者随访期间血清CT和CEA的变化:两种标志物之间的相关性,以及与治疗的相关性显而易见。TTX,全甲状腺切除术。

2009年6月,全身CT扫描显示颈部小淋巴结持续存在,肺部微小结节显示,以及肝脏新发现的3处疑为转移病变的病灶(最大为12mm)。血清CT值缓慢升高至69pg/mL,而CEA在正常范围内(<5ng/mL)。我们不建议患者采取主动疗法,而采用"观望"的策略。

在接下来的3年里,放射学评估显示肝转移进展;特别是2009年12mm的病灶,2010年增大至14mm,2011年为15mm,2012年9月份为17mm(图36.3a),这意味着该病灶平均每年增大20%。同时,血清CT值从2009年6月的69pg/mL增至2012年9月的314pg/mL,CEA水平从2009年6月的3.12ng/mL增至2012年9月的15.6ng/mL(图36.2)。此时,CT和CEA的倍增时间均为1.5年。

2013年1月,全身CT扫描发现唯一增大的是现19mm的肝脏病灶。此时我们讨论了进行局部经皮热消融治疗的可行性,但考虑到病灶与胆囊邻近及治疗失败的风险,我们同意采用外科手术治疗,对该患者进行了肝转移灶切除术。

1年后,放射学评估证实颈部小淋巴结、肺小结节和其他两个亚厘米级的肝脏病灶保持稳定,且没有新的转移或可疑病变(图36.3b)。血清CT值下降得非常快,且在几年来,与肺、肝脏的微转移灶一样处于稳定状态。

5年后,在2018年一些肝脏微病灶开始生长,我们成功采用经动脉放射栓塞(TARE)进行治疗(图36.4)。该患者现47岁,在诊断MTC的26年后,患者总体健康状况和生活质量仍然很好。

诊断/评估

该病例提供了探讨转移性MTC患者诊断和治疗相关争议问题的机会。MTC是一种罕见的甲状腺肿瘤,占所有甲状腺恶性肿瘤的5%~7%,可以是散发性的(80%)或家族性的(20%)。其发病机制与原癌基因RET的分子突变有关,可能为家族性病例中的胚系突变或散发病例中的体细胞突变[1]。MTC的预后与颈外转移有关,诊断时出现远处转移者10年生存率为30%~35%[2]。体细胞RET突变已被证实与晚期肿瘤和低生存率有关[3-5]。气管旁组织体细胞RET突变提示为更强侵袭性的表型,有更高的疾病相关死亡率风险,虽确诊时没有远处转移可能会降低该风险[6,7]。

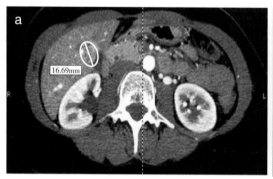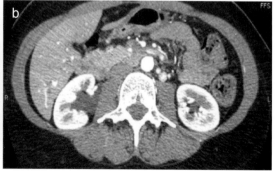

图36.3　(a)肝转移的CT扫描,最大的一个位于胆囊附近,2012年9月测量为17mm。(b)2014年,在肝转移灶切除12个月后,患者的肝脏CT扫描,最大的病灶未见复发。

该患者术前未检测血清CT值,且结节的组织学诊断意义不明,这是一个MTC术前诊断缺失的典型病例。最近的一项国际多中心研究表明,四大洲的7个国家/地区的12个中心评估的245例散发性MTC中,FNAC仅能识别出其中的46%[8]。该病例中,血清CT值的测量可帮助避免这种错误,采取适当的外科手术,从而可能改变长期预后。

穿刺针洗脱液CT值的测量对于原发性MTC和淋巴结转移的诊断有很大帮助[9],特别是在细胞学结果无法诊断或意义不明,以及血清CT处于临界值时。有时如果血清CT水平很高,穿刺时血液污染可能会导致假阳性结果,但确定一个超过时就有可能出现转移性疾病的截断值,可能可以解决这个问题[10]。

从1999年到2001年,在随访过程中的某个时刻,由于血清CT测不到(<14pg/mL),该患者可被认为是"治愈"的。然而,五肽胃泌素刺激试验显示CT峰值为88pg/mL提示仍存在疾病残留。在术后基础血清CT值测不到或在正常范围内的情况下,术后CT刺激试验是否进行仍是一个值得被讨论的问题。有研究表明,基础CT值低于参考范围上限的MTC患者复发风险为10%,因此可认为他们已被治愈,随访的强度也可降低[11]。但CT刺激试验阴性的患者复发风险降至3%[10],所以我们认为,术后至少进行一次CT刺激试验有助于识别治愈可能性更高的患者[12]。

治疗

新诊断的MTC患者通常为45~50岁,因此该病例的患者还很年轻。然而,年龄既不是疾病进展也不是生存的危险因素。但年龄小会

影响治疗方法的选择。例如,在第3次手术后,应考虑采取外照射(ERT)治疗,但该患者只有25岁,其年龄是ERT的相对禁忌证[13,14]。然而,到目前为止,在最后一次手术后的15年内,没有观察到颈部的进一步复发。

之所以选择再次进行颈部手术,是因为有证据表明,肿瘤是局部转移的,而无远处转移。专家共识表明[14],当MTC转移为单个或几个亚厘米级的转移且无进展时,尤其是年轻患者,应首选局部治疗,从而延缓全身治疗。这个概念的基本原理与两个要素有关:MTC增长缓慢的生物学行为特点及全身治疗的多种不良反应。就进展程度而言,只有目标病灶在至少12~14个月内进展率超过20%可考虑开始全身治疗[15]。如果增长速度较慢,最好进行定期影像学检查以等待观察。血清CT和CEA的倍增时间都是很好的肿瘤进展指标[16,17],对随访计划的安排很有帮助。如果倍增时间短于6~12个月,必须按照更短的随访间隔时间对患者进行重新评估,并且在评估过程中,从横断面成像发现一个或多个病变的可能性将明显增加。相比之下,如果倍增时间12~24个月,则可减少随访的次数,例如每12~18个月随访一次,因为影像学上进展的风险较低。我们患者的CT和CEA倍增时间为1.5年,所以我们每年对其随访一次。但由于当时其微转移病灶之一正在增长且离胆囊非常近,我们决定进行外科手术治疗,而非全身治疗。几年后,一些肝脏病变开始增大,而其他器官的病灶没有进展,我们决定采用"器官"局部疗法(例如TARE)治疗。TARE是一种引入选择性内部放射性(YT-TRIUM-90)微球的微创疗法,通常用于治

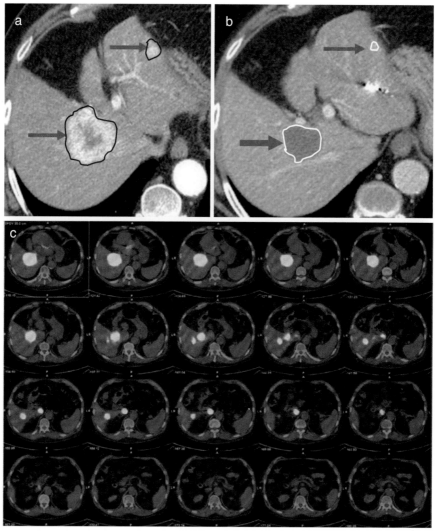

图36.4 YTTRIUM-90 TARE 治疗前(a)后(b)肝脏转移灶的CT扫描图像。(c)展示了⁹⁹ᵐTc标记的微聚合白蛋白肝血管造影图像,该检查必须在行TARE前进行,以排除禁忌证。

神经内分泌肝转移[18],也可用于MTC肝转移,特别适用于小的、弥散性的、血管化良好的转移灶。肝动脉血管造影[19]用于诊断评估肝转移,排除肺部分流(TARE禁忌证),应在TARE前完成(图36.4c)。

结果

这是1例非常典型的诊断后长期存活(即到目前为止26年)的中风险MTC患者,该患者生活质量良好,疾病相关死亡风险低。在26年中,她共接受了4次外科手术治疗,并在2次手术之间有较长的健康时间。如果在她的随访过程中,我们决定开始全身治疗,直到2005年她才可使用标准的化疗方案。多年来,多种治疗方案被提出,这些药物有很高的毒性,但没有一个被证明有临床效应[20]。2005年后,基于有抑制参与肿瘤转化和进展的酪氨酸激酶受体(TKI)功能的一些药物,开始了许多新的靶向治疗的临床研究。这些受体之一被 RET 原癌基因编码,后者常在 MTC 中发生突变,是该疗法的基本原理。不幸的是,这些疗法有很多不良反应,包括威胁生命的不良事件,如果不加以控制或限制,将会极大地影响患者的生存质量,甚至可能导致死亡[21,22]。这是我们尽可能推迟开始对年轻患者进行全身治疗的原因,即使患者其中一处肝转移灶已开始增长。因为淋巴结和肺转移病灶基本稳定,我们首选特定"器官"局部治疗,例如采用 TARE 阻止肝脏病灶的生长,甚至使其缩小。通过这种疗法,按照专家建议[23],我们进一步推迟了全身治疗开始的时间。

根据 MTC 的自然病程和肿瘤组织中存在体细胞 RET 突变的事实,我们可预测已发现的转移病灶的进展及几年内新发病灶的出现。那时,我们将与患者一起决定是否适合开始进行全身治疗,或者其他局部治疗是否还有作用。现在,在诊断 MTC 的 26 年后,她仍将继续拥有良好的生存质量。

结论

该病例代表了典型的 MTC 病例,局部治疗和"观望"策略的结合使患者拥有相对正常的生活。除左甲状腺素治疗外,患者未采取其他药物治疗。

临床精粹

- 血清 CT 检测可能是有效的甲状腺结节初始评估指标,尤其对计划进行手术的病例。
- 血清 CT 和 CEA 倍增时间可预测转移灶的生长速度,因此是制订随访、影像学和生化检查计划的宝贵工具。
- 如有必要,应局部治疗单个转移灶。
- 对于有多处转移或无法切除的,并有明确的影像学进展证据的局部病灶,应保留全身治疗。
- 具有体细胞 RET 突变的 MTC 患者疾病侵袭性更强。

（冯　源　王卓颖　译）

参考文献

1. Ciampi R, et al. Genetic landscape of somatic mutations in a large cohort of sporadic medullary thyroid carcinomas studied by next-generation targeted sequencing. iScience. 2019;20:324–36.
2. Gharib H, et al. Medullary thyroid carcinoma: clinicopathologic features and long-term follow-up of 65 patients treated during 1946 through 1970. Mayo Clin Proc. 1992;67(10):934–40.
3. Elisei R, et al. Prognostic significance of somatic RET oncogene mutations in sporadic medullary thyroid cancer: a 10-year follow-up study. J Clin Endocrinol Metab. 2008;93(3):682–7.
4. Mian C, et al. Combined RET and Ki-67 assessment in sporadic medullary thyroid carcinoma: a useful tool for patient risk stratification. Eur J Endocrinol. 2011;164(6):971–6.
5. Moura MM, et al. Correlation of RET somatic mutations with clinicopathological features in sporadic medullary thyroid carcinomas. Br J Cancer. 2009;100(11):1777–83.
6. Romei C, Ciampi R, Elisei R. A comprehensive overview of the role of the RET proto-oncogene in thyroid carcinoma. Nat Rev Endocrinol. 2016;12(4):192–202.
7. Romei C, et al. New insights in the molecular signature of advanced medullary thyroid cancer: evidence of a bad outcome of cases with double *RET* mutations. J Med Genet. 2016;53(11):729–34.
8. Essig GF Jr, et al. Fine needle aspiration and medullary thyroid carcinoma: the risk of inad-

equate preoperative evaluation and initial surgery when relying upon FNAB cytology alone. Endocr Pract. 2013;19(6):920–7.

9. Boi F, et al. Calcitonin measurement in wash-out fluid from fine needle aspiration of neck masses in patients with primary and metastatic medullary thyroid carcinoma. J Clin Endocrinol Metab. 2007;92(6):2115–8.

10. Trimboli P, et al. Calcitonin measurement in aspiration needle washout fluids has higher sensitivity than cytology in detecting medullary thyroid cancer: a retrospective multicentre study. Clin Endocrinol (Oxf). 2014;80(1):135–40.

11. Pellegriti G, et al. Long-term outcome of medullary thyroid carcinoma in patients with normal postoperative medical imaging. Br J Cancer. 2003;88(10):1537–42.

12. Franc S, et al. Complete surgical lymph node resection does not prevent authentic recurrences of medullary thyroid carcinoma. Clin Endocrinol (Oxf). 2001;55(3):403–9.

13. Sun XS, et al. Indications of external beam radiation therapy in non-anaplastic thyroid cancer and impact of innovative radiation techniques. Crit Rev Oncol Hematol. 2013;86(1):52–68.

14. Schlumberger M, et al. European thyroid association guidelines for metastatic medullary thyroid cancer. Eur Thyroid J. 2012;1(1):5–14.

15. Eisenhauer EA, et al. New response evaluation criteria in solid tumours: revised RECIST guideline (version 1.1). Eur J Cancer. 2009;45(2):228–47.

16. Meijer JA, et al. Calcitonin and carcinoembryonic antigen doubling times as prognostic factors in medullary thyroid carcinoma: a structured meta-analysis. Clin Endocrinol (Oxf). 2010;72(4):534–42.

17. Laure Giraudet A, et al. Progression of medullary thyroid carcinoma: assessment with calcitonin and carcinoembryonic antigen doubling times. Eur J Endocrinol. 2008;158(2):239–46.

18. King J, et al. Radioembolization with selective internal radiation microspheres for neuroendocrine liver metastases. Cancer. 2008;113(5):921–9.

19. Mirka H, et al. Contribution of computed tomographic angiography to pretreatment planning of radio-embolization of liver tumors. Anticancer Res. 2018;38(7):3825–9.

20. Orlandi F, et al. Treatment of medullary thyroid carcinoma: an update. Endocr Relat Cancer. 2001;8(2):135–47.

21. Elisei R, et al. Cabozantinib in progressive medullary thyroid cancer. J Clin Oncol. 2013;31(29):3639–46.

22. Wells SA Jr, et al. Vandetanib in patients with locally advanced or metastatic medullary thyroid cancer: a randomized, double-blind phase III trial. J Clin Oncol. 2012;30(2):134–41.

23. Schlumberger M, et al. Definition and management of radioactive iodine-refractory differentiated thyroid cancer. Lancet Diabetes Endocrinol. 2014;2(5):356–8.

第 **37** 章

晚期甲状腺髓样癌伴进行性症状性远处转移：何时开始全身治疗

Carlotta Giani，Antonio Matrone，Rossella Elisei

病例展示

患者男，39岁，因家族性甲状腺疾病行颈部超声检查，诊断为多发结节性甲状腺肿。颈部超声显示甲状腺左叶有1个3.8cm的低回声结节，右叶1个1.2cm的无回声结节。实验室检查结果显示TSH为1.2mU/L，TgAb和TPOAb阴性，FT$_3$和FT$_4$均在正常范围。对较大的结节进行细针穿刺细胞学检查（FNAC）提示微滤泡病变（Bethesda Ⅲ级），建议手术治疗。

2003年4月，该患者转诊到我院寻求第二诊断意见。本中心的颈部超声检查证实了2处甲状腺结节，同时也发现了右侧颈部的3个低回声微钙化结节，高度怀疑淋巴结转移。血清降钙素（CT）明显升高，达3654pg/mL（正常<10pg/mL）。FNAC提示上述3.8cm结节为甲状腺髓样癌（MTC），1.4cm的右颈淋巴结也为MTC。通过胚系RET基因检测发现

了Ser891Ala突变，从而判断该病例为遗传性MTC。此后，对其一级亲属（父母、兄弟姐妹）进行筛查发现其中数人呈阳性。由此开始进行临床和生化筛查项目（即基础和激发后CT）。经过临床和生化评估，患者没有并发多发性甲状旁腺腺瘤或嗜铬细胞瘤。

2003年5月，患者接受了全甲状腺切除术，以及中央区和右侧颈淋巴结清扫。病理结果显示MTC病灶2.9cm，伴有中央区（5/8）和右侧颈部（4/10）淋巴结转移（pT2N1bMx）。而在术后4个月时（2003年9月），颈部超声检查又发现左侧颈部出现4个新的可疑淋巴结。对其中最大的1个（1.2cm）进行活检，穿刺洗脱液显示CT>10 000pg/mL，证实其为转移性淋巴结；与此同时，患者的血清CT为1000pg/mL，癌胚抗原（CEA）为20ng/mL（正常<5ng/mL）。颈部、纵隔、胸部CT检查证实颈部转移性淋巴结，又发现2个纵隔可疑淋巴结，其余肺部病变较小，难以描述。

此时，我们决定对患者进行左颈淋巴结清扫+纵隔淋巴结切除术。病理证实左颈（4/5）及纵隔（2/2）MTC淋巴结转移。第二次手术6个月后该患者进行了第一次临床随访

C. Giani・A. Matrone・R. Elisei(✉)
Endocrine Unit, Department of Clinical and Experimental Medicine, University Hospital of Pisa, Pisa, Italy
e-mail: rossella.elisei@med.unipi.it

（2004年4月）：血清CT为650pg/mL，肺部小结节未发生明显改变，颈部超声阴性。

　　在随后的每年定期随访和生化评估中，患者的血清CT值逐年轻微递增（图37.1），但胸部CT扫描提示病情稳定。疾病稳定2年后，患者开始出现腹泻症状。腹泻经药物治疗（洛哌丁胺2mg，最高至每天8片）控制较好，但由于血清CT进行性升高和明显的腹泻症状，患者于2006年2月被纳入酪氨酸激酶抑制剂AMG 706（即莫替沙尼）的第一个实验性临床试验中。经过3周的治疗，该患者的腹泻完全得到控制，不再需要洛哌丁胺，CT值基本保持稳定，胸部CT扫描也没有提示疾病进展的证据。2007年1月，尽管病情稳定，该患者因胆囊积液加重（该药物最常见的副作用之一）而停止使用莫替沙尼。2007年2月，血清CT为824pg/mL，CEA为24ng/mL，颈部超声显示淋巴结阴性，CT扫描显示肺微小病变稳定。

　　2007年1月—2010年4月，该患者在临床、生化及影像学表现方面均未表现出疾病进展；洛哌丁胺能控制腹泻症状，患者生活质量尚可。2010年10月，随访发现患者血清CT和CEA略有升高，且倍增时间较短（即1.4年），全身CT扫描显示纵隔有至少4个可疑的1cm以下的淋巴结，肺部微小病灶稳定。此时，由于没有证据表明该病有显著的影像学进展，我们决定采取观察等待策略。之后，患者一直保持临床稳定状态。2013年11月，观察到血清CT上升（3797pg/mL）且倍增时间<0.5年（2013年3月为1180pg/mL），CEA的倍增时间为1.4年（65ng/mL，2013年3月为47ng/mL）。颈部超声提示右侧气管旁1个新发11mm淋巴结。CT扫描发现右肺门1个新发转移淋巴结，直径24mm，纵隔淋巴结最大直径增加116%（6个月从12mm增至26mm）。在此期间，尽管常规使用洛哌丁胺治疗，仍未使腹泻得到良好控制。

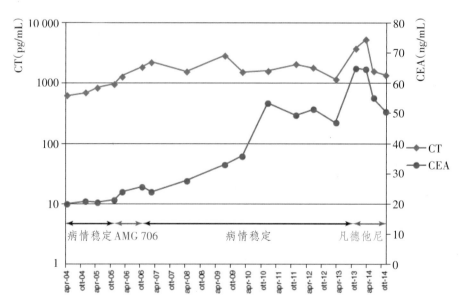

图37.1　患者数年随访期间血清降钙素（CT）和癌胚抗原（CEA）水平：在TKI治疗开始之前，观察到两种标志物显著增加，预测影像学上显著增大的转移病灶。

由于病情进展明显,2014年7月,我们决定开始使用TKI药物凡德他尼(2014年6月上市,商品名Caprelsa),起始剂量为每天300mg。患者腹泻的严重程度立即得到改善。但开始使用6周后,患者的面部、手部和头部出现了严重而广泛的丘疹(图37.2)。该不良事件(AE)被认为是3级(即非常严重),要求暂停TKI治疗,直到其痊愈。同时,外用及口服糖皮质激素,使用抗组胺药,联用抗生素防止合并微生物感染。AE解决后,我们重新使用凡德他尼,但减少了每日剂量(100mg/d)。

2014年11月(接受凡德他尼100mg/d治疗3个月后),患者随访时一般状况良好,无腹泻,无须止泻药。心电图显示QT间期正常,血清电解质在正常范围内。在2014年9月因血清TSH升高调整左甲状腺素片剂量后,甲状腺功能也在正常范围内。全身CT扫描显示右侧气管旁淋巴结(10mm)轻微缩小,纵隔淋巴结(20mm)和肺门淋巴结(10mm)明显缩小(图37.3);肺部微小病变保持稳定。

在近6年的凡德他尼治疗中,该患者病情一直处于实质性的稳定状态。但此后CT扫描发现了新的肝转移灶,因此使用了新的专门针对RET基因突变设计的靶向治疗方案(即塞普替尼)。该患者被纳入一项扩大准入计划,经过3个月的治疗,血清CT和CEA水平降低了3倍,肝脏病变明显减少(图37.4)。

诊断/评估

本病例提出了晚期、转移性MTC诊断和治疗的相关问题。MTC包括散发性(80%)和家族性(20%),而后者既可孤立存在(例如家族性甲状腺髓样癌,FMTC),也可与其他内分泌肿瘤相关联(例如多发性内分泌肿瘤2型,

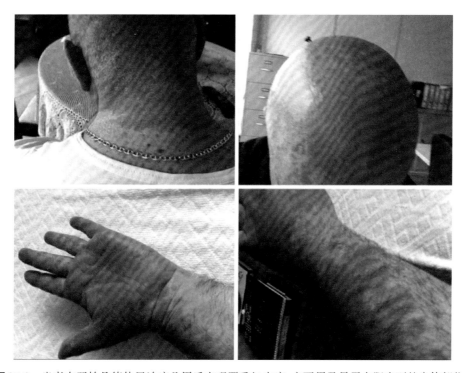

图37.2 患者在开始凡德他尼治疗几周后出现严重红皮病,主要累及暴露在阳光下的身体部位。

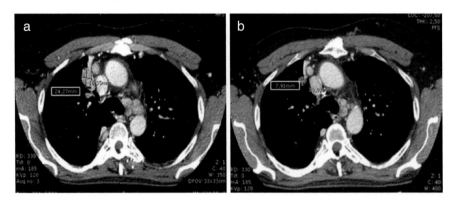

图37.3　凡德他尼治疗6个月进后行肺部CT扫描(a),显示与凡德他尼治疗前相比,转移病灶显著缩小,尤其是肺门淋巴结(10mm 对24mm:-58%)(b)。

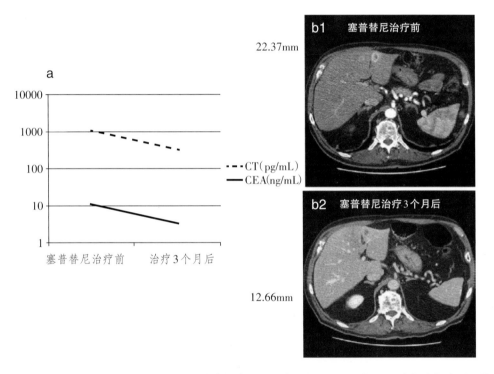

图37.4　塞普替尼治疗前和治疗3个月后的血清降钙素(CT)和癌胚抗原(CEA)水平:两个标志物水平显著降低(a),对应的肝脏病灶也明显缩小,其中一个病灶在治疗前为22.37mm(b1),治疗3个月后为12.66mm(b2)。

MEN 2)[1]。散发性和家族性MTC的发病机制分别与体细胞和胚系RET基因突变有关[2]。本病例具有散发性MTC特点,即无MTC家族史或任何其他相关内分泌肿瘤。然而,RET突变筛查提示胚系RET Ser891Ala突变,符合家族性MTC。这一发现并非偶然,研究表明,

在进行遗传筛查时,6%~7%的散发性MTC患者显示RET胚系突变阳性[3,4]。该病例说明了无论临床表现如何,均需要在所有MTC患者中进行RET基因筛查。发现RET胚系突变不会改变患者的临床诊治方案,但对于确定患者的一级亲属是否需筛查有无RET胚系突

变有着深远影响[5]。由于 RET 基因突变的病例（即基因携带者）有较高的风险进展为 MEN2 综合征，他们往往需要接受进一步检查，以避免延误诊断。预防性甲状腺切除有望最终治愈此类患者，而切除的时机及随访的方式应根据具体的 RET 突变情况及血清 CT 水平进行个体化制订[6,7]。

治疗

如前所述，胚系 RET 突变的发现并不会改变 MTC 患者的治疗策略，该患者的临床管理取决于随访期间的生化检测结果和影像学结果。有证据表明，存在腺外侵犯和颈部淋巴结转移的 MTC 患者，完全治愈的可能性较小[8]，这与该患者经第一次手术并没有完全治愈是一致的。

对甲状腺结节患者进行血清 CT 检测[9]，以及对存在遗传可能的人群进行 RET 基因筛查[10]在早期诊断 MTC 方面具有重要意义。腹泻是晚期 MTC 患者血清高 CT 水平的常见症状之一，2006 年，患者因腹泻加重而参加莫替沙尼临床试验。有意思的是，该临床试验使用的莫替沙尼是第一个用于甲状腺癌，尤其是 MTC 的酪氨酸激酶抑制剂（TKI）治疗中的药物[11]。TKI 是多靶点治疗药物，能阻断血管内皮生长因子受体（主要为 2 型）的激活，同时干扰其他酪氨酸激酶受体的功能，包括由 RET 癌基因编码的酪氨酸激酶受体。该患者从 TKI 治疗中获益，腹泻得到完全控制，但不幸因严重的不良反应（胆囊积液）而停药。

此后随访的 7 年中，除再次使用洛哌丁胺控制腹泻外，该患者未接受其他特殊治疗，每 6~8 个月接受一次全面的临床和生化监测。鉴于 MTC 在大多数情况下进展缓慢，多位专家均推荐了这种随访治疗策略。TKI 系统治疗仅在依据 RECIST 判断出现进展时推荐使用（表现为在 12~14 个月内转移性靶病变至少增大 20%）[12]。仅仅依靠血清标志物的变化，如 CT 和 CEA，不能作为开始 TKI 治疗的指征。然而，血清 CT 和 CEA，尤其是它们的倍增时间，对于帮助确定随访和影像学检查计划尤为重要[13]。

虽然最近有研究证明接受凡德他尼治疗的患者中，年轻患者和以治疗症状而非疾病进展为目的的患者无进展生存时间更长[14,15]，但根据专家意见和 RECIST 评估，当有多个转移病灶，最大径大于 2cm，在 12~14 个月以内增加超过 20% 时，应当开始 TKI 治疗[16]。因此，在 2014 年，当肺转移灶和部分转移淋巴结开始迅速增大时，我们决定开始使用另一种 TKI 药物。当时已有研究证明，凡德他尼能在多种肿瘤中显著增加无进展生存时间，并减轻肿瘤相关症状[17]。

不幸的是，凡德他尼常会引起严重的皮肤不良反应，主要与阳光照射有关。尽管我们已告知患者这一可能的风险，但他还是接受了一段时间阳光照射。几天后，患者出现严重红斑（图 37.2），需要暂停用药。在类固醇和抗组胺药治疗几周后红斑完全消失，患者重新开始接受药物治疗，但每日剂量减低（即 100mg/d）。在此剂量下患者未出现其他副作用，生活质量良好。通过减少剂量或使用个性化的给药方案是控制 TKI 治疗相关副作用的有效方法，且已有证据表明，在较低的剂量下药物仍能有效控制肿瘤生长[14]。

凡德他尼还可能引起其他副作用，包括

高血压、QT间期延长、疲劳、厌食和腹泻。使用特定药物即能起到很好的控制作用，如钙通道阻滞剂控制血压或洛哌丁胺控制腹泻，仍可继续使用TKI。目前，凡德他尼及另一种针对MET的多靶点TKI药物卡博替尼（商品名Cometriq）是仅有的经FDA和欧洲药品管理局（EMA）批准治疗MTC的两种靶向药物。据目前所知，在中位期14个月之后，几乎所有患者都会对治疗产生某种耐药性而导致疾病进展。幸运的是，其他可能抑制MTC生长的TKI药物正在研发中，其中已有部分正在进行临床试验。卡博替尼对于已经使用其他TKI治疗并出现疾病进展的患者仍然有效[18]。

新的选择性RET抑制剂塞普替尼和普拉替尼在早期临床试验中显示出高活性、高反应率和较轻的毒性[19]。塞普替尼能抑制野生型RET和多种突变型RET，以及VEGFR1、VEGFR3和FGFR1/2。然而，在细胞实验中，塞普替尼抑制RET所需浓度比抑制FGFR低约60倍，比抑制VEGFR低约8倍。因此，可认为它是RET特异性的。近来，塞普替尼被FDA批准用于治疗RET基因突变相关癌症[20]，商品名为RETEMVO。普拉替尼是另一种RET基因融合和突变的选择性抑制剂，最近在1/2期临床试验ARROW研究（NCT03037385）中针对RET融合或RET点突变阳性的实体肿瘤患者显示了令人惊喜的结果。普拉替尼，又名BLUE-667，目前仍在接受FDA的批准评估[21]。对于使用过或未使用过其他TKI药物的晚期MTC和其他RET基因突变的肿瘤，这两种药物均显示出巨大的临床益处[22,23]。

结果

目前该患者的生活质量较好，可进行工作和日常的体育活动。通过减少凡德他尼的每日剂量，患者的腹泻和红斑都得到了很好的控制，并一直具有临床获益。由于TKI是一类细胞抑制而非细胞毒性药物，无论肿瘤类型如何，患者通常会对药物产生耐药性而出现逃逸现象。作为细胞抑制药物，TKI药物应持续使用，直到有证据表明疾病进展。在某些情况下，如果疾病进展是相对有限的，临床上较为合理的做法是继续使用该药物，直到有其他可能的替代药物出现。对于既往接受过数月或数年的TKI治疗后出现疾病进展的患者，卡博替尼和其他新的可供选择的药物（例如塞普替尼和普拉替尼）仍可能有效，令人欣慰的是，目前晚期MTC患者至少已有3~4种可能成功的治疗方法。

结论

在诊断时已转移到颈部淋巴结或已有腺外侵犯的MTC仅通过手术治愈的可能性较低。患者可保持良好的生活质量，同时疾病的进展会相对缓慢。然而，当MTC出现多发转移病灶且快速进展时，患者需考虑接受系统性TKI治疗。鉴于这类治疗的主要限制通常在于不良反应，患者应前往具有处理药物常见不良反应经验的三级医疗中心进行治疗。当不良反应影响患者的生活质量时，最佳初始治疗策略是减少每日药物剂量。当副作用过于严重时，可暂停治疗直至恢复，重新用药应当以较低的剂量开始，期间不需要长时间延迟。如果没有其他治疗方案，TKI不应随意中断；如今至少有 3~4 种不同类型的 TKI 药物可供选择，以帮助控制该病。

临床精粹

- RET 基因筛查有助于在初诊为散发性 MTC 的患者中识别出遗传性病例（大约 7%）。

- 如果 MTC 患者携带 RET 基因突变，强烈建议对其一级亲属进行筛查。

- 血清 CT 和 CEA 倍增时间可预测转移病灶的生长速度，但不是决定 TKI 治疗时机的因素。

- 根据 RECIST 判断疾病出现进展或患者出现相关症状的多转移性、进展期 MTC 应接受全身治疗。

- TKI 药物代表了一线系统治疗：不良事件应由相关专家管理，以避免中断治疗。

- 新的选择性 TKI 药物塞普替尼和普拉替尼目前正接受评估中，有可能提供比凡德他尼或卡博替尼更好的疗效和更轻的副作用。

（钱　凯　王卓颖　译）

参考文献

1. Romei C, et al. Genetic and clinical features of multiple endocrine neoplasia types 1 and 2. J Oncol. 2012;2012:705036.

2. Eng C, et al. The relationship between specific RET proto-oncogene mutations and disease phenotype in multiple endocrine neoplasia type 2. International RET mutation consortium analysis. JAMA. 1996;276(19):1575–9.

3. Romei C, et al. Twenty years of lesson learning: how does the ret genetic screening test impact the clinical management of medullary thyroid cancer? Clin Endocrinol (Oxf). 2014;82(6):892–9.

4. Elisei R, et al. Twenty-five years experience on RET genetic screening on hereditary MTC: an update on the prevalence of germline RET mutations. Genes (Basel). 2019;10(9):698.

5. Elisei R, et al. Clinical utility of genetic diagnosis for sporadic and hereditary medullary thyroid carcinoma. Ann Endocrinol (Paris). 2019;80(3):187–90.

6. Elisei R, et al. The timing of total thyroidectomy in RET gene mutation carriers could be personalized and safely planned on the basis of serum calcitonin: 18 years experience at one single center. J Clin Endocrinol Metab. 2012;97(2):426–35.

7. Wells S, et al. American Thyroid Association guidelines task force on medullary thyroid carcinoma. Revised American Thyroid Association guidelines for the management of medullary thyroid carcinoma. Thyroid. 2015;25(6):567–610.

8. Machens A, et al. Prospects of remission in medullary thyroid carcinoma according to basal calcitonin level. J Clin Endocrinol Metab. 2005;90(4):2029–34.

9. Pacini F, et al. Routine measurement of serum calcitonin in nodular thyroid diseases allows the preoperative diagnosis of unsuspected sporadic medullary thyroid carcinoma. J Clin Endocrinol Metab. 1994;78(4):826–9.

10. Pacini F, et al. Early treatment of hereditary medullary thyroid carcinoma after attribution of multiple endocrine neoplasia type 2 gene carrier status by screening for ret gene mutations. Surgery. 1995;118(6):1031–5.

11. Schlumberger MJ, et al. Phase II study of safety and efficacy of motesanib in patients with progressive or symptomatic, advanced or metastatic medullary thyroid cancer. J Clin Oncol. 2009;27(23):3794–801.

12. Eisenhauer EA, et al. New response evaluation criteria in solid tumours: revised RECIST guideline (version 1.1). Eur J Cancer. 2009;45(2):228–47.

13. Meijer JA, et al. Calcitonin and carcinoembryonic antigen doubling times as prognostic factors in medullary thyroid carcinoma: a structured meta-analysis. Clin Endocrinol (Oxf). 2010;72(4):534–42.

14. Valerio L, et al. Medullary thyroid cancer treated with vandetanib: predictors of a longer and durable response. Endocr Relat Cancer. 2020;27(2):97–110.

15. Kreissl MC, et al. Efficacy and safety of vandetanib in progressive and symptomatic medullary thyroid cancer: post hoc analysis from the ZETA trial. J Clin Oncol. 2020;25:JCO1902790.

16. Fugazzola L, et al. 2019 European thyroid association guidelines for the treatment and follow-up of advanced radioiodine-refractory thyroid cancer. Eur Thyroid J. 2019;8(5):227–45.

17. Wells SA Jr, et al. Vandetanib in patients with locally advanced or metastatic medullary thyroid cancer: a randomized, double-blind phase III trial. J Clin Oncol. 2012;30(2):134–41.

18. Elisei R, et al. Cabozantinib in progressive medullary thyroid cancer. J Clin Oncol. 2013;31(29):3639–46.

19. Belli C, et al. Progresses toward precision medicine in RET-altered solid tumors. Clin Cancer Res. 2020. https://doi.org/10.1158/1078-0432.CCR-20-1587. Epub ahead of print.

20. Markham A. Selpercatinib: first approval. Drugs. 2020;80(11):1119–24.

21. FDA approves selpercatinib; pralsetinib may soon follow. Cancer Discov. 2020;10(7):OF1. Epub 2020 Jun 3.

22. Shah MH, et al. Selpercatinib (LOXO-292) in patients with *RET*-mutant medullary thyroid cancer. J Clin Oncol. 2020;38:3594. (suppl; ASCO abstr 3594).

23. Subbiah V, et al. Clinical activity of the RET inhibitor pralsetinib (BLU-667) in patients with RET fusion+ solid tumors. Clin Oncol. 2020;38:109. (suppl; ASCO abstr 109).

扫码获取
☆ 医学资讯
☆ 交流社群
☆ 推荐书单

第 **38** 章

晚期甲状腺髓样癌的医疗决策

Ramona Dadu, Mimi I. Hu

引言

目前,有两种被FDA和欧洲药物管理局批准的多激酶抑制剂(MKI)凡德他尼和卡博替尼,以及另外一种被FDA批准的选择性RET抑制剂塞普替尼,用于治疗晚期、进展性或有临床症状的甲状腺髓样癌(MTC)。美国国家综合癌症网络甲状腺髓样癌临床实践指南指出,针对存在临床症状或局部进展且不可切除的MTC推荐使用上述3种药物之一[1]。批准这些药物投入使用为临床医生治疗晚期甲状腺髓样癌带来了新的机遇和挑战,他们需要重新思考如何将其与现有的外科和放疗技术相结合,从而达到更好的治疗效果。为实现该目的,应通过大量的临床判断且积累一定依据,进而确定该治疗决策所面向的患者及所涵盖的药物,而非将这些新批准的药物直接投入使用。

若要将这些药物整合入MTC的临床治疗模式,需对MTC的自然病史有一定了解。

R. Dadu · M. I. Hu(⌧)
Department of Endocrine Neoplasia and Hormonal Disorders, The University of Texas MD Anderson Cancer Center, Houston, TX, USA
e-mail: mhu@mdanderson.org

包括血清降钙素(CT)和癌胚抗原(CEA)在内的肿瘤标志物,在临床症状出现前就可提示疾病的发生。目前对于MTC患者而言,除手术切除外没有其他治愈方法,临床医生须在有受益且无额外伤害的情况下推荐全身治疗,通常为肿瘤标志物首次出现异常后的数年至数十年。积极监测或随访观察是MTC患者医疗护理的重要组成部分之一,他们往往无须进行全身治疗便可拥有良好的生活质量。现有的全身治疗方案并不能治愈该病,仅起到长期控制疾病发生发展的作用,尚未有明显证据表明其可延长患者的总生存期。另外,全身治疗会产生一定的副作用,甚至引起患者的直接死亡,故在开始治疗之前须仔细评估该治疗决策的风险及获益。

相比之下,那些病情进展迅速、出现临床症状或有潜在生命威胁的MTC患者需要选择更为积极的治疗方法,这一选择主要取决于患者的疾病部位、肿瘤负荷及基因突变状态。当肿瘤局限于某一区域并直接威胁患者生活质量的时候,可采用局部治疗的方法,包括手术切除、放疗和经动脉栓塞术等。当肿瘤广泛侵犯组织器官或呈进行性发展的时候,可将局部治疗与全身治疗相结合。另外,进一步了解甲状腺髓样癌分子遗传学有助于判断患者的预后和选择全身治疗的方案。已有研究表明,在超过60%的MTC患者中可见因生殖细胞或体细胞RET基因突变而发生组成性激活的RET受体,约14%的MTC患者中可见互斥的RAS基因突变[2]。

本章将通过分析病例的方法来讨论影响晚期MTC患者医疗决策的要素。

病例1:积极监测

患者男,57岁,因出现进行性背部疼痛而就诊于外院,发现L3骨质破坏,椎板切除术后病理结果证实MTC已转移至骨组织。该患者甲状腺左叶有一个大小为2.8cm的肿块,并伴左侧颈区淋巴结肿大及肝区转移性病变(大小为3.5cm),尚未发现任何肺转移。甲状腺肿块和淋巴结穿刺活检结果显示病理类型为MTC。患者血清CT为4723pg/mL,CEA15.3ng/mL,生殖细胞无RET突变。患者随后接受了L3外照射治疗,后又进行了全甲状腺切除术、双侧中央区及左侧Ⅲ、Ⅳ区淋巴结清扫术。高通量测序结果显示,该患者体细胞RET M918T突变阳性,建议积极随访监测。之后的9年时间里,患者定期行颈部超声及其他相关影像学检查,结果均未提示疾病明显进展或新发病变,也从未出现任何临床症状(图38.1)。患者CT和CEA的倍增时间分别为10.6年和14.9年(图38.2)。

积极监测进展性疾病

血清肿瘤标志物(CT和CEA)监测联合连续断层成像检查是判断MTC有无进展的一种有效且客观的方法。CT是预测疾病进展和进行术后随访监测的主要生化指标,CEA的特异性相对较低,但有助于了解疾病严重程度及预后。血清肿瘤标志物水平的倍增时间可用于预测疾病进展、复发率及生存率[3],其中CEA的倍增时间更有预测价值,倍增时间超过1年则提示疾病特异性生存率和无复发生存率较高。另外,倍增时间还可用于指导影像学检查频率。对于倍增时间超过1年的患者而言,影像学检查的间隔时间可延长至每6~12个月一次,从而降低监测成本和辐射暴露风险。

多种成像模式可用于检测转移性疾病,颈部超声在甲状腺底部或淋巴结转移的检测中最具敏感性。对于咽喉区或上纵隔这些在超声下不易成像的区域,增强CT或MRI是很好的替代方式。另外,胸腹部薄层螺旋CT或MRI有助于发现肺部或肝区转移。病例1有明显骨转移的证据。一项大型回顾性研究分析显示,19%的MTC患者存在骨转移,其中25%在确诊MTC后的3个月内得到证实[4]。脊柱和盆骨是骨转移最常见的受累部位(92%和69%),故MTC患者应定期进行骨扫描或脊柱MRI检查。值得注意的是,在排除神经压迫的情况下所出现的脊柱转移并非是需进行治疗干预的指征。当标准影像学研究无法发现肿瘤标志物升高之时,[18]F-DOPA PET或放射性标记生长抑素类似物可用于帮助确定肿瘤进展区域,但其在MTC常规监测中所能起到的作用尚未得到明确证实。

在对进展性或有症状的局灶性转移患者的处理中纳入局部治疗

远处转移患者若出现颈部肿瘤复发,压

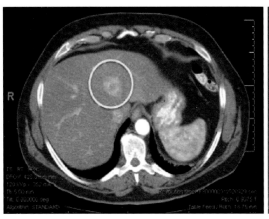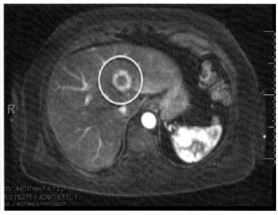

图38.1 病例1:高分辨率计算机断层扫描(左图,2010年8月)和磁共振成像(右图,2020年1月)提示9年内患者肝区转移性病灶稳定,其中最具代表性的病灶大小稳定在3.5cm×3cm。

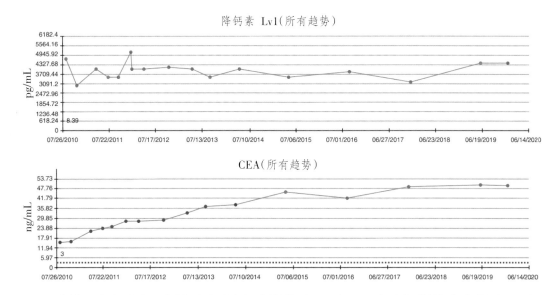

图38.2 病例1:9年内,患者血清降钙素水平稳定,倍增时间为10.6年;CEA水平进展缓慢,倍增时间为14.9年。

迫气管或其他重要结构时应予手术治疗。但与此同时,全身治疗也不失为一种选择。例如,1例局部气道受累的患者,唯一可选择的手术方式是全喉切除术,但若先行MKI治疗,便有希望推迟手术治疗和避免失声症状的发生,同时可通过缩小转移病灶的大小及范围来改变最终的手术方式。目前可使用的MKI类药物具有抗血管生成作用,会给患者手术伤口愈合带来一定的影响,因此在手术治疗

前的一段时间内须停止此类药物的使用,以获得足够的体内药物清除率。具体停药时间分别约为11天(卡博替尼半衰期为55小时)和12周(凡德他尼半衰期为19天)。而RET抑制剂的抗VEGFR活性相对较小,其使用后所产生的出血风险相比之下更低。

目前尚不清楚全身治疗应如何与外照射治疗(EBRT)相结合。在使用MKI类药物之前,常于术后使用EBRT来控制可引起疼痛

或神经功能损伤的广泛淋巴结、颈部软组织或骨转移。对于病灶局限但无法治愈的患者而言，虽没有明显证据显示总体生存率是否能升高，但姑息性EBRT治疗仍然可作为一种有用的辅助治疗方案。由于EBRT联合抗血管生成药物会增加气管瘘或食管瘘的风险（无循证依据），目前EBRT并不是进展期或终末期患者的一线治疗方案，此类患者更适合系统性治疗[5]。脑转移患者在开始使用MKI之前就应先对这些病灶进行局部EBRT或立体定向放射外科治疗，以降低此类药物治疗期间所面临的严重脑出血的风险，由此可以说明在实施全身治疗之前须对患者脑部进行成像检查，以确定最终治疗顺序。综上所述，如何设计治疗方案以平衡ENRT和MKI全身治疗的风险及获益至关重要。

局限于肺的无痛性、无症状MTC远处转移通常会在连续断层成像后被发现，少部分患者会出现呼吸困难、阻塞性肺炎或咯血等症状。对出现孤立性或局限性肺转移病灶的患者，可通过手术切除或放疗来缓解疾病进展。而对进展性或出现症状的肝转移患者，则可考虑经动脉化疗栓塞或经动脉放射栓塞治疗[6]。

MTC骨转移通常不会出现临床症状。若存在骨转移相关事件（SRE），包括骨痛、脊髓压迫和病理性骨折等，则需外照射或手术治疗。对于MTC患者来说，在SRE发生之前，进行骨转移鉴别并启动姑息性治疗至关重要。EBRT、立体定向放射治疗、椎体成形术、射频消融术、冷冻治疗和肿瘤动脉栓塞均可用于减轻患者疼痛、预防病理骨折和神经损伤等进一步损害。若仅局限于某一个部位的

骨受累，也可进行转移灶切除术。双膦酸盐和地诺单抗这类可抑制破骨细胞活性的药物适用于多种肿瘤的溶骨性骨转移患者，包括肺癌、乳腺癌、前列腺癌、多发性骨髓瘤等，临床经验证实它们在MTC患者中也同样受用。尽管尚未进行相关对照试验，但根据我们的既往经验来看，在已批准的MTC患者每月给药计划中若可涵盖唑来膦酸（4mg）或地诺单抗（120mg），便可减少患者疼痛，以及与骨转移相关的疾病进展。在保持抑制溶骨性改变的同时，降低给药频率也同样可减少SER的发生，还可降低引起下颌骨坏死等副作用的风险（在MTC患者中尚未得到正式评估）。目前对于MKI类药物或RET抑制剂在MTC骨转移患者使用后的疗效知之甚少。由于骨病变并非是可测量指标，在凡德他尼、卡博替尼或RET抑制剂相关的临床试验中不会对骨转移情况进行评估[7]。后续需在MTC骨转移患者中进行相关临床试验研究，以确定这些药物是否有效。

病例2：全身药物治疗及对其不良反应的处理

患者女，32岁，在25岁那年被确诊为散发性MTC。就诊我院之前，她曾接受全甲状腺切除术、左侧中央区淋巴结清扫术及上纵隔淋巴结清扫术，并对左下颈部进行了外照射治疗。该患者术后CT为81pg/mL（术前>5000pg/mL），CEA为2.2ng/mL（术前为186ng/mL），两者在术后3年内均出现进行性升高，分别达到了323pg/mL和59ng/mL。颈部超声诊断为复发性锁骨上淋巴结转移，胸部CT检查发现纵隔淋巴结转移灶（右肺门2.4cm，心

下 2.9cm）和小于 1cm 的肺转移灶，腹部 CT 无异常。鉴于既往缺乏胸部影像检查以评估疾病进展的速度，建议之后对其进行短期监测。在对最初的甲状腺切除标本进行高通量测序后，结果显示该患者体细胞 RET M918T 突变阳性。在接下来 7 个月的时间里，患者 CT 升高至 468pg/mL，CEA 升高至 165ng/mL，这与无症状进行性纵隔淋巴结转移（右肺门 4.3cm，心下 3.5cm）、肺转移、C2 和 C3 椎体转移紧密相关（图 38.3a）。因该患者有颈部放疗史，故使用凡德他尼进行全身治疗要优于卡博替尼，在治疗后的 9 个月出现了部分缓解（图 38.3b），但在第 26 个月却出现了疾病进展（图 38.3c 和图 38.4a）。除了出现 1 级痤疮样皮疹、味觉减退及食欲改变外，该患者无任何其他不良反应。因存在体细胞 RET 突变，她又加入选择性 RET 抑制剂的 I 期临床试验当中，经过 12 个月的治疗之后目标病变减少 41%。自该研究药物批准于临床使用后，她继续接受治疗达 27 个月之久（图 38.4b），整个过程未出现明显不良反应。

经批准可用于 MTC 治疗的药物：卡博替尼、凡德他尼和塞普替尼

两项随机、安慰剂对照的 III 期临床试验结果显示凡德他尼和卡博替尼可延长患者的无进展生存期[8,9]，因此在美国和欧洲被批准用于治疗不可手术切除、出现局部进展或转移病灶的 MTC 患者。卡博替尼临床试验（EXAM）与凡德他尼临床试验（ZETA）存在一些区别（表 38.1），其中最为显著的是前者对于 14 个月内病情进展的需求和后者所进行的交叉设计研究，这使 2 个试验无法进行任

何有意义的直接比较。

塞普替尼（LOXO-292）和普拉替尼（BLU-667）均为有效的选择性 RET 抑制剂，2016 年初已开始在 I 期临床试验中进行疗效测试。体细胞 RET V804 突变可促进卡博替尼和凡德他尼的耐药作用[10-12]，上述两药物可对抗此突变。在接受卡博替尼和（或）凡德他尼治疗的 MTC 患者中继续使用塞普替尼能达到的客观缓解率为 56%（95%CI 为 42%~70%），在未进行过任何治疗的 MTC 患者中则可达到 59%（95%CI 为 47%~70%）[13]。类似地，若继续使用普拉替尼药物，则客观缓解率分别为 56%（95%CI 为 38%~74%）和 63%（95%CI 为 35%~85%）[14]。无论 RET 突变出现在生殖细胞还是体细胞，甚至发生 RET V804 突变，这两种药物所产生疗效均可持续相当长的时间。正因如此，塞普替尼于 2020 年 5 月 8 日提前获得了 FDA 的临床使用批准，而普拉替尼目前仍在等待评估，可能于 2020 年晚些时候获得使用批准。值得注意的是，另外两种 RET 抑制剂 TPX-0046 和 BOS172738 目前也在进行 I 期临床试验[15,16]。TPX-0046 可同时抑制 RET 和 SRC，具有对抗 solvent-front 区域 RET G810R 突变的活性，这与 MKI 类药物和选择性 RET 抑制剂的耐药性存在一定关系[15,17]。

针对不同医生和不同临床场景，这些药物的开始使用时间也不相同。但总的来说，所推荐的全身化疗适应证包括[18]：

1. 具有进展性（基于实体瘤的疗效评价标准 RECIST）[19]且临床显著的疾病：大多数甲状腺癌相关的临床试验当中，只有那些在前 12~14 个月内出现疾病进展的患者才有资

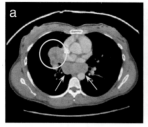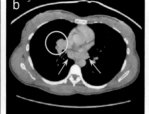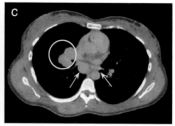

凡德他尼治疗前　　　　凡德他尼治疗9个月后（PR）　　凡德他尼治疗26个月后（PD）

图38.3　病例2：(a)凡德他尼治疗前患者右肺门（黄色圆圈）和心下（黄色箭头）淋巴结转移灶；(b)凡德他尼治疗9个月后病灶出现部分缓解；(c)凡德他尼治疗26个月后疾病进展。

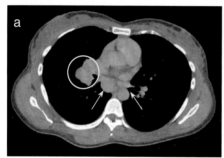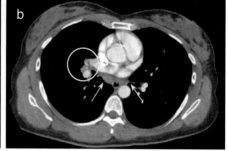

凡德他尼治疗进行性疾病　　　　　　　RET抑制剂治疗16个月后部分缓解

图38.4　病例2：(a)凡德他尼治疗前患者右肺门（黄色圆圈）和心下（黄色箭头）淋巴结转移灶；(b)使用选择性RET抑制剂治疗16个月后病灶出现部分缓解。

格纳入其中，这是大部分临床治疗中心对无症状患者开始进行全身治疗的标准之一。

　　2.有症状的转移性疾病：这类疾病无法使用局部治疗或症状特异性治疗方法，包括手术切除、放疗、动脉栓塞、冷冻消融及腹泻相关处理等。

表38.1　MTC患者中，卡博替尼和凡德他尼的Ⅲ期临床试验比较

	卡博替尼Ⅲ期临床试验（EXAM）		凡德他尼Ⅲ期临床试验（ZETA）	
患者	卡博替尼 $n=219$	安慰剂 $n=111$	凡德他尼 $n=231$	安慰剂 $n=100$
纳入标准	过去14个月内出现了明显的疾病进展（基于实体瘤的疗效评价标准）		局部晚期或转移性疾病，血清CT≥500pg/mL，疾病进展不是必需条件	
是否进行了交叉设计	否		是	
中位无进展生存期	11.2个月	4个月	未获得（估计约19.3个月为30.5个月）	
总生存期	死亡率44%（截至PFS的截断值）		死亡率15%（截至PFS的截断值）	
客观缓解率	28%	0	45%	13%[a]

[a]，在安慰剂治疗组中，每13例非盲服用凡德他尼进行治疗的患者有12例出现了缓解。

3.疾病进展过程中所产生的巨大肿块损害了部分脏器功能,并且不能为局部治疗所控制。

另外,在部分特殊情况下也可使用全身治疗。

1.CT倍增时间小于6个月且有解剖组织学证据证明患者不可接受局部治疗:因为仅有肿瘤学标志物水平的升高并不能直接提示肿瘤进展,也不足以单独作为全身治疗的适应证[11]。

2.其他:出现与MTC相关的严重的难治性腹泻或库欣综合征;其他药物治疗无效;存在器质性和临床显著性疾病。

与批准药物相关的不良事件

与细胞毒性化疗药物相比,MKI类药物所引发的医疗不良事件(AE)通常可在临床试验中被熟悉其药物毒性特征的医生所控制,但仍有部分不良事件程度严重,可恶化患者的生活质量。因此,以患者为中心,个性化地确定全身治疗的开始时间及所使用的药物种类是至关重要的[18]。对于出现疾病进展或转移病灶的MTC患者来说,通常可从MKI类药物治疗中获益。与此同时,该治疗药物给无痛或病情稳定的MTC患者带来的负面影响要大于其本身的正向缓解作用。相比之下,RET抑制剂所产生的副作用要小得多。由于该类药物对RET受体有很强的选择性,因此更易被患者接受,它们不会抑制或较少抑制VEGFR及其他激酶受体。

所有接受凡德他尼、卡博替尼或塞普替尼治疗的患者应提前被告知可能出现的严重药物不良反应,以及该患者预期的治疗效果,并签署相关知情同意书。在开始治疗前应先评估患者当前的基线症状,在整个治疗过程中详细记录新出现或正在发生的不良事件[20]。每次就诊时均需使用常见不良反应事件评价标准4.0(CTCAE4.0)对每个不良事件进行评估后分级[21],并使用美国东部肿瘤协作组评分标准(ECOG)对患者总体健康状况进行评价,以此来估计该位患者是否可安全地按照计划接受治疗或者是否需要调整药物剂量,以达到最佳治疗效果[22]。

由于MKI可同时靶向多种激酶受体,它们往往可引起许多副作用的发生,包括皮肤反应(掌跖红斑性触痛、光过敏或痤疮)、黏膜炎、味觉改变、高血压、腹泻、恶心、食欲减退、体重减轻、疲劳及不受控制的甲状腺功能减退等。14%的接受凡德他尼治疗的患者会出现QT间期的延长。而卡博替尼比凡德他尼更容易抑制VEGFR-2,使得出血、静脉血栓形成、肠穿孔和瘘管形成的风险升高。如不预防或积极管理AE的发生,MTC患者生活质量、治疗依从性及药物最佳疗效均可受到一定限制。另外,由于其复杂性,本文不再对MKI在转移性甲状腺癌中所引发的AE展开详细描述[23]。

RET抑制剂导致的AE通常程度较轻且症状可逆。超过15%的服用塞普替尼的患者会出现口干、腹泻、高血压、转氨酶升高等临床表现,但严重程度大多仅有1或2级[13]。其中只有1.7%的癌症患者($n=531$)因治疗相关不良事件的发生而停止服用该药物。与此同时,服用普拉替尼的患者中超过15%出现了高血压、中性粒细胞减少、便秘、白细胞减少等症状,但这些不良反应的严重程度均不会达到4或5级[14],仅4%的患者因治疗相关毒性而不得不停药。

根据不良事件的发生风险而非临床疗效进行治疗药物的选择

MKI和RET抑制剂对MTC患者均有显著疗效,目前尚未有证据证实两者中的哪一个更有优势。现在可以肯定的是,在转移病灶出现的MTC患者中,若其生殖细胞突变检测结果为阴性,那么很有必要再次对体细胞进行检测,以确定是否存在RET突变。最新NCCN甲状腺癌临床实践指南中指出,对合适的MTC患者应进行体细胞突变检测[1]。鉴于RET抑制剂在Ⅰ期临床试验中展现了较好疗效并未出现明显不良反应,如若患者存在生殖细胞或体细胞RET突变则可将此药物作为首选治疗方案,且对于放疗后出现疾病进展的患者同样有效。如不存在RET突变,则可从MKI中选择一种药物进行治疗或者将患者重新纳入新的临床试验中去(图38.5)。

本研究组最近发现一种以患者为中心的系统性方法来确定MKI的治疗方案[18]。这一方法将多种因素纳入考虑,包括患者疾病史、体格检查结果、实验室检查结果、心电图、用药情况及肿瘤向周围组织扩展的范围大小等。通过这些评估可得到特定药物所带来的副作用对个别患者产生的影响。例如,有长QT综合征病史的患者和接受过药物治疗用于延长QT间期的患者均以服用卡博替尼为最佳。而有消化性溃疡、憩室炎病史或肿瘤侵犯气管、食管、主要血管的患者最好使用凡德他尼进行全身治疗。

最后,如果患者在全身治疗中出现疾病进展,则推荐进行病理活检,以发现是否存在新的突变而导致患者耐药,包括RET V804突变、solvent-front区域RET G810R突变或RAS突变[17,24]。

临床精粹

- 大多数经外科手术切除后有残留的MTC患者可通过定期影像学检查来积极监测是否出现疾病进展。

- 即使已出现了远处转移,对于无痛或解剖组织学证据提示未受到明显威胁的患者仍无法进行全身治疗。

- 进展性或有临床症状的MTC患者若无手术切除等局部治疗的指征,则应在生殖细胞RET突变阴性的情况下,进行体细胞RET突变检测,以确定是否可进行靶向治疗。

- 应考虑使用塞普替尼、卡博替尼和凡德他尼来提高患者的无进展生存期。

- 须以患者为中心进行药物选择,并积极预防和处理药物相关不良反应。

- 若进展性MTC患者在使用药物后未产生任何反应或出现药物不耐受的情况,则需更换其他临床试验方案。

- 对于合并结核病的MTC患者而言,这些新批准的药物可影响其本身抗结核治疗的效果,故日后有待发现更为合适的临床治疗方案。

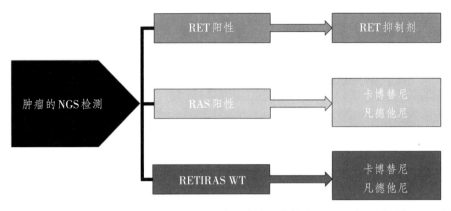

图38.5 针对有基因突变的晚期或进展性 MTC 患者的全身用药策略。NGS,高通量测序;WT,野生型。

（沈岑楷 王 宇 译）

参考文献

1. NCCN. Clinical practice guidelines in oncology: thyroid carcinoma. J Natl Compr Canc Netw. 6(2020)

2. www.cancer.sanger.ac.uk/cosmic.

3. Meijer JA, le Cessie S, van den Hout WB, Kievit J, Schoones JW, Romijn JA, et al. Calcitonin and carcinoembryonic antigen doubling times as prognostic factors in medullary thyroid carcinoma: a structured meta-analysis. Clin Endocrinol (Oxf). 2010;72(4):534–42.

4. Xu JY, Murphy WA Jr, Milton DR, Jimenez C, Rao SN, Habra MA, et al. Bone metastases and skeletal-related events in medullary thyroid carcinoma. J Clin Endocrinol Metab. 2016;101(12):4871–7.

5. Blevins DP, Dadu R, Hu M, Baik C, Balachandran D, Ross W, et al. Aerodigestive fistula formation as a rare side effect of antiangiogenic tyrosine kinase inhibitor therapy for thyroid cancer. Thyroid. 2014;24(5):918–22.

6. Fromigue J, De Baere T, Baudin E, Dromain C, Leboulleux S, Schlumberger M. Chemoembolization for liver metastases from medullary thyroid carcinoma. J Clin Endocrinol Metab. 2006;91(7):2496–9.

7. Cabanillas ME, Brose MS, Holland J, Ferguson KC, Sherman SI. A phase I study of cabozantinib (XL184) in patients with differentiated thyroid cancer. Thyroid. 2014;24(10):1508–14.

8. Wells SA Jr, Robinson BG, Gagel RF, Dralle H, Fagin JA, Santoro M, et al. Vandetanib in patients with locally advanced or metastatic medullary thyroid cancer: a randomized, double-blind phase III trial. J Clin Oncol. 2012;30(2):134–41.

9. Elisei R, Schlumberger MJ, Muller SP, Schoffski P, Brose MS, Shah MH, et al. Cabozantinib in progressive medullary thyroid cancer. J Clin Oncol. 2013;31(29):3639–46.

10. Carlomagno F, Guida T, Anaganti S, Vecchio G, Fusco A, Ryan AJ, et al. Disease associated mutations at valine 804 in the RET receptor tyrosine kinase confer resistance to selective kinase inhibitors. Oncogene. 2004;23(36):6056–63.

11. Bentzien F, Zuzow M, Heald N, Gibson A, Shi Y, Goon L, et al. In vitro and in vivo activity of cabozantinib (XL184), an inhibitor of RET, MET, and VEGFR2, in a model of medullary thyroid cancer. Thyroid. 2013;23(12):1569–77.

12. Mologni L, Redaelli S, Morandi A, Plaza-Menacho I, Gambacorti-Passerini C. Ponatinib is a potent inhibitor of wild-type and drug-resistant gatekeeper mutant RET kinase. Mol Cell Endocrinol. 2013;377(1-2):1–6.

13. Wirth L, Sherman E, Drilon A, Solomon B, Robinson B, Lorch J, et al. Registrational results of LOXO-292 in patients with RET-altered thyroid cancers. Ann Oncol. 2019;30(suppl 5):LBA93.

14. Taylor MH, Gainor JF, Hu MI, Zhu VW, Lopes B, Leboulleux S, et al. Activity and tolerability of BLU-667, a highly potent and selective RET inhibitor, in patients with advanced RET-altered thyroid cancers. JCO. 2019;37(suppl 15):abstr 6018.

15. Drilon A, Rogers E, Zhai D, Deng W, Zhang X, Lee D, et al. TPX-0046 is a novel and potent RET/SRC inhibitor for RET-driven cancers. Ann Oncol. 2019;30(suppl 5):506P.

16. Schoffski P, Aftimos PG, Massard C, Italiano A, Jungels C, Andreas K, et al. A phase I study of BOS172738 in patients with advanced solid tumors with RET gene alterations including non-small cell lung cancer and medullary thyroid cancer. JCO. 2019;37(suppl 15):TPS3162.

17. Solomon BJ, Tan L, Lin JJ, Wong SQ, Hollizeck S, Ebata K, et al. RET solvent front mutations mediate acquired resistance to selective RET inhibition in RET-driven malignancies. J Thorac Oncol. 2020;15(4):541–9.

18. Cabanillas ME, Hu MI, Jimenez C. Medullary thyroid cancer in the era of tyrosine kinase inhibitors: to treat or not to treat–and with which drug--those are the questions. J Clin Endocrinol Metab. 2014;99(12):4390–6.

19. https://recist.eortc.org/

20. Carhill AA, Cabanillas ME, Jimenez C, Waguespack SG, Habra MA, Hu M, et al. The non-investigational use of tyrosine kinase inhibitors in thyroid cancer: establishing a standard for patient safety and monitoring. J Clin Endocrinol Metab. 2013;98(1):31–42.

21. https://evs.nci.nih.gov/ftp1/CTCAE/CTCAE_4.03/CTCAE_4.03_2010-06-14_QuickReference_5x7.pdf.

22. http://www.ecog.org/general/perf_stat.html

23. Cabanillas ME, Hu MI, Durand JB, Busaidy NL. Challenges associated with tyrosine kinase inhibitor therapy for metastatic thyroid cancer. J Thyroid Res. 2011;2011:985780.

24. Hu MI, Cote G, Hai T, Busaidy NL, Cabanillas ME, Dadu R, et al. Emergence of resistance-associated mutations of RET V804M and KRAS in medullary thyroid carcinoma (MTC) patients treated with tyrosine kinase inhibitors (TKI) cabozanitinib and vandetanib. Thyroid. 2019;29:A-13.

第 **39** 章

C细胞增生疾病的筛查

Giuseppe Costante

引言

广义的甲状腺滤泡旁细胞（C细胞）疾病，指的是能分泌降钙素（CT）的C细胞的肿瘤性增殖，包括甲状腺髓样癌（MTC）和C细胞增生（CCH）[1]。MTC和CCH通常都与血液循环中的CT水平升高有关，并且都存在散发性和遗传性两种发病模式[2,3]。

MTC占甲状腺恶性肿瘤的4%~10%。其中75%为散发性肿瘤，25%为遗传性肿瘤，后者与特定的原癌基因RET的种系突变有关[2-4]。

C细胞原位癌指的是具有非典型细胞学和（或）核特征的CCH，且与家族性MTC和多发性内分泌肿瘤（MEN）2A和2B型有关[1-4]。部分桥本甲状腺炎的病例中发现CCH和MTC在组织学与遗传学上有相似之处[3]。此外，在正常受试者（女性为15%，男性为41%）中，高达33%可能符合CCH组织学标准[2,4]，

但这种散发形式意义不明，目前没有证据显示其向MTC演进。

结节洗脱液中的CT检测可能是一种有潜力的MTC术前辅助诊断方法，但现阶段缺少准确定义的国际适用标准和参考范围。

病例展示

患者女，37岁，超声发现右侧甲状腺结节，大小为13.8mm×15.7mm×20.1mm，实性低回声，边缘规则，根据2015年ATA指南归类为中度可疑。血清TSH为1.2mU/L，抗TPO抗体未查。多次超声引导下细针穿刺活检（FNAB）均提示标本无法诊断（Bethesda Ⅰ级）。基础CT为21pg/mL（正常值<10pg/mL），钙剂注射后CT为84pg/mL（正常值<10pg/mL）。由于细胞学和CT激发试验的不足以诊断C细胞疾病，该患者接受了全甲状腺切除术。病理为甲状腺增生性结节，免疫组化显示，低倍镜视野下至少含有50个C细胞，与CCH一致。术后立即开始甲状腺素替代治疗。甲状腺切除术后3个月，患者甲状腺功能正常，血清TSH为1.2mU/L，基础CT水平低于检测限。患者目前一般情况良好。

G. Costante (✉)
Endocrinology Clinic, Medicine Department, Institut Jules Bordet, Comprehensive Cancer Center – Université Libre de Bruxelles, Brussels, Belgium
e-mail: giuseppe.costante@bordet.be

病例讨论

非遗传性C细胞疾病的术前诊断具有挑战性，CCH目前只能通过病理确诊。MTC通常表现为甲状腺结节[2-4]，术前细胞学检查对MTC的诊断敏感性较差（<50%）[2,4,5]。

CT由C细胞特异性分泌，CCH的血清CT水平升高程度有限，而MTC则急剧增加，且与疾病进展平行[2,4]。值得一提的是，异嗜性抗体或高分子量聚集体（多聚降钙素）等干扰因素可能导致血清CT假阳性[4]，一些病理情况和药物制剂（表39.1）也可能导致血清CT水平升高[2,4]。甲状腺自身免疫对血清CT的影响存在争议[2,4]。神经内分泌肿瘤患者可观察到血清CT水平大大增加（表39.1），如胃肠道、小细胞肺癌和大细胞肺癌[2-4]。CT激发试验可提高诊断特异性[2,4]。

五肽胃泌素是最常用的传统CT激发试验[2-4]，但目前短时间静脉钙剂输注是一种新的更方便的替代方式，其效果与五肽胃泌素相当[2,3,6]。具体流程为，在至少3分钟内（5mL/min）输注25mg葡萄糖酸钙（即2.3mg或0.12mEq元素钙/kg），分别在基础条件下、停止输注后的2、5和10分钟测定血清CT水平[6]。正常人群中，约80%受试者的刺激CT值<10pg/mL，95%的最高刺激CT值<30pg/mL[4]。值得注意的是，其他神经内分泌系统的CT增加更有限（增加0~2倍）[2-4]。对于需要进行甲状腺切除术的患者，男性和女性的最优CT临界值分别为544pg/mL和79pg/mL[6]。

由于MTC预后不良，甲状腺结节病患者应定期进行系统的血清CT检测，以便早发现、早诊断、早治疗[2,4]。总体而言，血清CT诊断对C细胞疾病的敏感性接近100%[2,4]，假阳性占比高。即使在排除CT假阳性的所有已知原因后，血清CT的阳性预测值（PPV）仍很低（10%~40%）[2,4]。此外，孤立性CCH的发生也可能导致血清CT升高（30%~75%）[2,4]。在MTC患者中，仅基础CT>100pg/mL可使PPV达到100%[7]，美国ATA因此高度质疑此临界值[8]，而对于CT增加<100pg/mL，MTC诊断的PPV下降大约10%[2,4]。必要时，CT激发试验能提高诊断MTC的敏感性和特异性[2,4]，但不同的研究在基础CT临界值（5~20pg/mL）和CT峰值（30~1000pg/mL）的确定上存在巨大

表39.1　血清降钙素假阳性的原因

试验干扰

异嗜性抗体

多聚降钙素

病理情况

肿瘤性

小细胞肺癌

乳腺癌

肺或胃肠道的神经内分泌肿瘤

卓-艾综合征

甲状腺滤泡性肿瘤

甲状腺微小乳头状癌

非肿瘤性

慢性肾衰竭

自身免疫性甲状腺炎（有争议）

恶性贫血

胰腺炎

甲状旁腺功能亢进

非肿瘤性高胃泌素血症

肥大细胞增多症

1A型假性甲状旁腺功能减退

败血症

药理干扰

质子泵抑制剂

差异[2,4]。事实上,甲状腺结节病患者的血清 CT 普筛尚未被广泛认可[9]。

在本病例中,检查结果存疑,FNAB 结果不明,而基础血清 CT 和 CT 激发试验水平符合 C 细胞疾病。因此,建议行组织学验证以鉴别良性甲状腺结节和散发性 CCH。

在甲状腺结节血清 CT 筛查中,是否应将散发性 CCH 视为假阳性? 一般情况下此类患者不需要手术,除非有研究证明其属于 MTC 的癌前病变。事实上,普筛 CCH 的发病率为 0.12%~1.56%[2],占基础 CT 水平在 20~100pg/mL 和 CT 激发试验阳性人群的 30%~75%[2,4]。因此,术前鉴别 CCH 与 MTC 可避免不必要的手术。从这个角度来看,综合不同研究所报道的 CT 激发测试的峰值范围可能有所帮助[2,4]。一项研究发现,在五肽胃泌素激发试验中,当 CT 峰值为 100~1000pg/mL 时,CCH 的 PPV 为 80%;CT 峰值>1000pg/mL 时,MTC 的 PPV 为 100%[7]。另一项研究将 CT 峰的截止值定义为 275pg/mL,高于 275pg/mL 时,MTC 的 PPV 为 100%,在 CT 激发试验阳性且 CT 值<275pg/mL 时,CCH 的 PPV 为 89%[10]。

未来应有更多的研究来确定钙剂注射下 CT 刺激峰值的参考范围,以区分 CCH 和 MTC。结节洗脱液中的 CT 测定(FNAB-CT)可能是未来可行的术前辅助诊断手段,其 MTC 诊断的敏感性为 80%~100%[4]。尽管如此,FNAB-CT 的正常参考范围因涉及正常甲状腺组织中 C 细胞密度,还需进一步确定。血清以外的体液中 CT 水平检测也仍需制定精细化的国际标准。

临床精粹

- 血清降钙素是 C 细胞疾病的高度敏感的生物学标记。
- 相较于 MTC,血清基础降钙素水平的升高与 CCH 更相关。
- 散发性 CCH 不被认为是癌前病变。
- 即使在降钙素激发试验(如钙刺激)之后,术前区分 MTC 和 CCH 也很困难。
- 在甲状腺结节初治患者中,支持系统性降钙素筛查的证据不足。

（罗　伊　王　宇　译）

参考文献

1. LiVolsi VA. C cell hyperplasia/neoplasia. J Clin Endocrinol Metab. 1997;82:39–41.
2. Costante G, Durante C, Francis Z, Schlumberger M, Filetti S. Determination of calcitonin levels in C-cell disease: clinical interest and potential pitfalls. Nat Clin Pract Endocrinol Metab. 2009;5(1):35–44.
3. Leboulleux S, Baudin E, Travagli JP, Schlumberger M. Medullary thyroid carcinoma. Clin Endocrinol (Oxf). 2004;61:229–31.
4. Costante G., Meringolo D. Calcitonin as a biomarker of C cell disease: recent achievements and current challenges. Endocrine 2020;67:273–280. doi: https://doi.org/10.1007/s12020-019-02183-6.
5. Essig GF Jr, Porter K, Schneider D, Debora A, Lindsey SC, Busonero G, et al. Fine needle aspiration and medullary thyroid carcinoma: the risk of inadequate preoperative evaluation and initial surgery when relying upon FNAB cytology alone. Endocr Pract. 2013;19:920.
6. Mian C, Perrino M, Colombo C, Cavedon E, Pennelli G, Ferrero S, et al. Refining calcium test for the diagnosis of medullary thyroid cancer: cutoffs, procedures, and safety. J Clin Endocrinol Metab. 2014;99:1656–64.

7. Costante G, Meringolo D, Durante C, Bianchi D, Nocera M, Tumino S, et al. Predictive value of serum calcitonin levels for preoperative diagnosis of medullary thyroid carcinoma in a cohort of 5817 consecutive patients with thyroid nodules. J Clin Endocrinol Metab. 2007;92:450–5.

8. Haugen BR, Alexander EK, Bible KC, Doherty GM, Mandel SJ, Nikiforov YE, Pacini F, Randolph GW, Sawka AM, Schlumberger M, Schuff KG, Sherman SI, Sosa JA, Steward DL, Tuttle RM, Wartofsky L. 2015 American Thyroid Association Management Guidelines for Adult Patients with Thyroid Nodules and Differentiated Thyroid Cancer: The American Thyroid Association Guidelines Task Force on Thyroid Nodules and Differentiated Thyroid Cancer. Thyroid. 2016;26:1–133. https://doi.org/10.1089/thy.2015.0020.

9. Costante G, Filetti S. Early diagnosis of medullary thyroid carcinoma: is systematic calcitonin screening appropriate in patients with nodular thyroid disease? Oncologist. 2011;16:49–52. https://doi.org/10.1634/theoncologist.2010-0344.

10. Milone F, Ramundo V, Chiofalo MG, Severino R, Paciolla I, Pezzullo L, et al. Predictive value of pentagastrin test for preoperative differential diagnosis between C-cell hyperplasia and medullary thyroid carcinoma in patients with moderately elevated basal calcitonin levels. Clin Endocrinol (Oxf). 2010;73:85–8.

第 **40** 章

结节性甲状腺肿基础降钙素升高是否为甲状腺微髓样癌

Andreas Machens，Henning Dralle

病例展示

患者女，64岁，甲状腺结节病史17年。目前该患者出现降钙素（CT）升高，因此就诊以评估是否需要进行甲状腺切除术。

术前评估

8年零8个月前，患者于外院行甲状腺超声检查提示甲状腺左叶有大小为22mm×13mm的低回声结节。因此，给予该患者左甲状腺素（75μg/d）以抑制血清TSH升高。

5个月前，患者于其他医院行甲状腺造影检查提示甲状腺左叶低回声结节，大小为28mm×12mm，摄碘率降低。甲状腺超声检

A. Machens(✉)
Department of Visceral, Vascular and Endocrine Surgery, University Hospital, Halle (Saale), Germany
Medical Faculty, University of Halle-Wittenberg, Halle (Saale), Germany

H. Dralle
Department of General, Visceral and Transplantation Surgery, Section of Endocrine Surgery, University Hospital, Essen, Germany
Medical Faculty, University of Duisburg-Essen, Essen, Germany

查提示功能正常区的甲状腺仍有2个直径分别为3mm和5mm的甲状腺结节。生化检测提示其基础血清CT水平略有升高（血清CT 15.2pg/mL，正常值上限11.8pg/mL，测量方法未知）。

1个月前，患者于同一医院行高分辨率的甲状腺超声检查提示甲状腺左叶1个大结节，大小为26mm×16mm，2个低回声小结节，大小分别为10mm×6mm和7mm×4mm；甲状腺右叶1个大小为3mm×1mm低回声钙化结节。对甲状腺左叶大结节行超声引导下细针穿刺，细胞学结果提示甲状腺滤泡性肿瘤（Bethesda Ⅳ级）。再次对CT进行测定，基础血清CT值为25pg/mL；用0.5μg/kg五肽胃泌素静脉注射2分钟后，血清CT峰值为256pg/mL（此次为更具敏感性的降钙素测定方法，IMMULITE 2000，Diagnostic Products Corporation，USA；正常值上限<5pg/mL）。血清癌胚抗原水平正常（分别为1.6μg/L和1.5μg/L；正常值上限<5.0μg/L）。

于我院就诊，患者基础血清CT水平为16.5pg/mL，以2.5mg/kg葡萄糖酸钙按10mL/min速度静脉注射5分钟后，血清CT峰值为

194pg/mL（IMMULITE 2000, Diagnostic Products Corporation, USA；正常值上限<5pg/mL）。再次行甲状腺超声检查提示甲状腺左叶低回声结节（细胞学不确定），大小为25mm×16mm（图40.1）；甲状腺右叶有钙化小结节，直径为4.8mm（图40.2）。

评估与文献复习

是否为甲状腺髓样癌？

CT作为甲状腺髓样癌诊断和随访的重要监测指标，可有0.3%~1.4%的甲状腺结节患者出现CT改变[1-4]。甲状腺髓样癌（也称为C细胞癌）可合成和分泌CT，其中血清CT水平与肿瘤大小成正比。在甲状腺结节患者中，其基础CT水平升高但≤100pg/mL会导致诊断难度增加，尤其是其血清CT水平在随访过程中不断降低，将使确诊变得更加棘手。另外，CT中等程度升高可由吸烟、质子泵抑制剂、慢性肾衰竭、恶性贫血、卓-艾综合征和胰腺炎引起。男性甲状腺组织中的滤泡旁C细胞比女性多，因而男性的血清CT水平高于女性。因此，决策甲状腺切除术的血清基础CT阈值存在性别差异性：女性CT阈值为20pg/mL[阳性预测值（PPV）为88%]，男性CT阈值为80~100pg/mL（PPV为100%）[5]；用五肽胃泌素刺激后降钙素绝对阈值：女性为250pg/mL，男性为500pg/mL（PPV均为100%）[5]。但该患者的基础CT水平范围为15.2~25pg/mL（基于不同测定方法）；在五肽胃泌素刺激后CT峰值为256pg/mL。因而该患者基础及峰值CT水平均超过了女性CT绝对阈值（基础阈值为20pg/mL，刺激后降钙素峰值阈值为250pg/mL）。尽管五肽胃泌素比钙更适合作为刺激剂，但从2005年开始，五肽胃泌素在包括美国在内的许多国家都无法获得。目前有敏感性更强的免疫化学发光法测定CT，因而更少使用刺激性试验测定CT水平。目前钙刺激试验主要用于鉴别诊断血清CT中度升高的患者[6]，但尚无统一的临界值，这将增加试验结果解释的困难。值得注意的是，该患者存在甲状腺左叶不确定结节，其细胞学

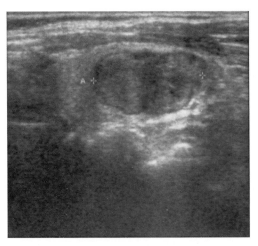

图40.1 甲状腺左叶超声显示大小为25mm×16mm的低回声结节。

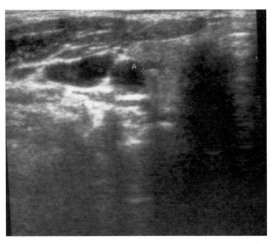

图40.2 甲状腺右叶超声显示直径为4.8mm的小钙化结节。

诊断为滤泡性肿瘤,因此该患者需要手术治疗且第一时间进行了CT筛查。

如果是甲状腺髓样癌,是否局限于甲状腺?

散发性甲状腺髓样癌诊断后存在以下问题:肿瘤是局限于甲状腺还是已经发生甲状腺外侵犯。超过1/3的甲状腺髓样癌患者在术前颈部超声检查中出现假阴性结果[7]。因而基础血清CT水平可为隐匿性淋巴结转移的存在提供重要线索[8]。

发生淋巴结转移的总体风险率评估:

• 0:基础血清CT ≤20pg/mL。

• 11%:基础血清CT 20.1~50pg/mL。

• 17%:基础血清CT 50.1~100pg/mL。

• 35%:基础血清CT 100.1~200pg/mL。

淋巴结转移位置评估:

• 同侧颈中央区和颈侧淋巴结转移:基础CT >20pg/mL。

• 对侧颈中央区淋巴结转移:基础CT>50pg/mL。

• 对侧颈区颈淋巴结转移:基础CT>200pg/mL。

该患者目前基础CT值为16.5pg/mL,同时临床和超声检查缺乏可疑淋巴结转移证据,因此判定该患者目前无淋巴结转移。

如果基础CT不能恢复至正常,二次手术对于缩小病灶是否有效?

对于淋巴结阳性同时伴有术前CT水平为500.1~1000pg/mL的甲状腺髓样癌患者,其CT水平通常在术后1周或2周内恢复正常。而对于淋巴结阳性、术前CT水平大于1000pg/mL

和存在大于10个淋巴结转移的甲状腺髓样癌患者,其CT需要更长的时间恢复正常[9]。

初次手术清扫的淋巴结不超过5个,那么二次术后生化治愈率取决于残留的基础CT水平[10]:

• 残留基础CT<10pg/mL,治愈率为75%~77%。

• 残留基础CT 10.1~100pg/mL,治愈率为35%~36%。

医生需要向患者详细说明,在有颈部瘢痕的基础上再次手术的利弊(最终治愈的概率与预期最小残留病灶相比)。原则上,为将手术并发症降至最低,二次手术必须由丰富经验的专家进行。从社会的角度来看,一次确定性治愈的费用和每日左甲状腺素的治疗费用可能比持续生化随访加影像学检查的费用要低,其中一些患者可能需要额外手术,进一步增加花费[5]。

个案管理

知情同意后,患者选择最小手术范围的方式,即在术中神经监测下进行甲状腺切除术,根据术中淋巴结阳性情况选择是否进行淋巴结清扫术。术中,在患者甲状腺右叶的背部发现一个硬的小结节,对颈中央区进行探查未发现可疑淋巴结转移,与其基础CT水平≤20pg/mL一致,因此未行颈淋巴结清扫术。

术后组织病理学提示甲状腺右叶有直径15mm的滤泡腺瘤;直径5mm的甲状腺髓样癌,癌周为正常甲状腺组织,未见C细胞增生。

术后患者恢复顺利,电子喉镜检查声带功能正常。术后第二天,该患者基础CT水平和经葡萄糖酸钙刺激后的CT水平均低于阈值,提示生化治愈(试剂盒阈值<2pg/mL;IM-MULITE 2000,Diagnostic Products Corporation,USA)。于4周后随访,患者甲状旁腺激素血清水平正常,而血清CT仍低于检测阈值。

对该患者癌组织进行RET基因改变的筛查(外显子5、8、10、11、13、14、15和16)均提示阴性,排除遗传性甲状腺髓样癌(非遗传的可能性为99%)。

识别偶发甲状腺髓样癌的重要性

对于任何治疗而言,利与弊的评估贯穿整个医疗过程。甲状腺微髓样癌外科手术治疗净获益可根据下列各项进行功效评估:

• 如果不进行治疗,患者发生并发症的风险(风险未知)。

• 治疗降低的相对风险(手术治愈的概率高)。

• 治疗带来的危害(手术并发症,具有丰富经验的外科医生其手术并发症发生概率低)。

仅有0.3%~0.4%的甲状腺结节患者出现散发性甲状腺微髓样癌[2]。在缺乏对自然病程了解的情况下,要注意原发肿瘤直径[11]与以下因素之间的密切关系:

• 术前基础血清CT平均值水平:136.5pg/mL(≤2mm)~926.0pg/mL(9~10mm)。

• 淋巴结转移发生率:13%(≤2mm)~43%(9~10mm)。

• 生化治愈率:77%(9~10mm)~85%(≤2mm)。

虽然患者因癌症特异性死亡极为罕见,但多达24%的甲状腺微髓样癌患者并未达到生化治愈的标准,反映了存在局部转移或全身转移的可能性[11]。

由于缺乏长期随访的证据,目前针对CT筛查的研究结论并不一致。在欧洲,根据2004年德国内分泌学会甲状腺分会[12]和2006年欧洲甲状腺协会[13]的建议,推荐对甲状腺结节的患者进行CT筛查。在美国一项预测成年患者甲状腺结节评估的决策模型中,因CT对年龄和性别变化敏感,在患者进行甲状腺结节评估时,对血清CT的筛查更具有成本效益[14]。该检查的成本效益和未知益处引起美国甲状腺协会的关注,该协会既不建议也不反对对CT的筛查[4,15]。

尽管对髓样癌处理的某些问题存在分歧,但专家们对积极探查淋巴结转移已达共识,并推荐发生转移者如无特殊情况均要进行淋巴结清扫[2]。

临床精粹

• 散发性甲状腺髓样癌的基础CT阈值的性别特异性:女性为20pg/mL,男性为80~100pg/mL。

• 当基础CT>20pg/mL时,警惕同侧颈中央区和颈侧淋巴结转移;>50pg/mL时,警惕对侧颈中央区淋巴结转移;>200pg/mL时,警惕对侧颈侧淋巴结转移。

• 在散发性甲状腺髓样癌中,原发肿瘤直径与下列指标存在明显相关关系:术前基础CT血清水平(平均值为136.5~926.0pg/mL)、淋巴结转移率(13%~43%)、生化治愈率(77%~85%)。

（徐　佩　关海霞　译）

参考文献

1. Costante G, Meringolo D, Durante C, Bianchi D, Nocera M, Tumino S, Crocetti U, Attard M, Maranghi M, Torlontano M, Filetti S. Predictive value of serum calcitonin levels for preoperative diagnosis of medullary thyroid carcinoma in a cohort of 5817 consecutive patients with thyroid nodules. J Clin Endocrinol Metab. 2007;92:450–5.

2. Ahmed SR, Ball WC. Incidentally discovered medullary thyroid cancer: diagnostic strategies and treatment. J Clin Endocrinol Metab. 2011;96:1237–45.

3. Chambon G, Alovisetti C, Idoux-Louche C, Reynaud C, Rodier M, Guedj AM, Chapuis H, Lallemant JG, Lallemant B. The use of preoperative routine measurement of basal serum thyrocalcitonin in candidates for thyroidectomy due to nodular thyroid disorders: results from 2733 consecutive patients. J Clin Endocrinol Metab. 2011;96:75–81.

4. Wells SA Jr, Asa SL, Dralle H, Elisei R, Evans DB, Gagel RF, Lee NY, Machens A, Moley JF, Pacini F, Raue F, Frank-Raue K, Robinson B, Rosenthal MS, Santoro M, Schlumberger M, Shah MH, Waguespack SG. The American Thyroid Association Guidelines Task Force on Medullary Thyroid Carcinoma Revised American Thyroid Association guidelines for the management of medullary thyroid cancer. Thyroid. 2015;25:567–610.

5. Machens A, Hoffmann F, Sekulla C, Dralle H. Importance of gender-specific calcitonin thresholds in screening for occult medullary thyroid cancer. Endocr Relat Cancer. 2009;16:1291–8.

6. Mian C, Perrino M, Colombo C, Cavedon E, Pennelli G, Ferrero S, De Leo S, Sarais C, Cacciatore C, Manfredi GI, Verga U, Iacobone M, De Pasquale L, Pelizzo MR, Vicentini L, Persani L, Fugazzola L. Refining calcium test for the diagnosis of medullary thyroid cancer: cutoffs, procedures, and safety. J Clin Endocrinol Metab. 2014;99:1656–64.

7. Kouvaraki MA, Shapiro SE, Fornage BD, Edeiken-Monro BS, Sherman SI, Vassilopoulou-Sellin R, Lee JE, Evans DB. Role of preoperative ultrasonography in the surgical management of patients with thyroid cancer. Surgery. 2003;134:946–55.

8. Machens A, Dralle H. Biomarker-based risk stratification for previously untreated medullary thyroid cancer. J Clin Endocrinol Metab. 2010;95:2655–63.

9. Machens A, Lorenz K, Dralle H. Time to calcitonin normalization after surgery for node-negative and node-positive medullary thyroid cancer. Br J Surg. 2019;106:412–8.

10. Machens A, Dralle H. Benefit-risk balance of reoperation for persistent medullary thyroid cancer. Ann Surg. 2013;257:751–7.

11. Machens A, Dralle H. Biological relevance of medullary thyroid microcarcinoma. J Clin Endocrinol Metab. 2012;97:1547–53.

12. Karges W, Dralle H, Raue F, Mann K, Reiners C, Grussendorf M, Hüfner M, Niederle B, Brabant G, German Society for Endocrinology (DGE). Thyroid section. Calcitonin measurement to detect medullary thyroid carcinoma in nodular goiter: German evidence-based consensus recommendations. Exp Clin Endocrinol Diabetes. 2004;112:52–8.

13. Pacini F, Schlumberger M, Dralle H, Elisei R, Smit JW, Wiersinga W, European Thyroid Cancer Taskforce. European consensus for the management of patients with differentiated thyroid carcinoma of the follicular epithelium. Eur J Endocrinol. 2006;154:787–803.

14. Cheung K, Roman SA, Wang TS, Walker HD, Sosa JA. Calcitonin measurements in the evaluation of thyroid nodules in the United States: a cost-effectiveness and decision analysis. J Clin Endocrinol Metab. 2008;93:2173–80.

15. Haugen BR, Alexander EK, Bible KC, Doherty GM, Mandel SJ, Nikiforov YE, Pacini F, Randolph GW, Sawka AM, Schlumberger M, Schuff KG, Sherman SI, Sosa JA, Steward DL, Tuttle RM, Wartofsky L. 2015 American Thyroid Association management guidelines for adult patients with thyroid nodules and differentiated thyroid cancer: The American Thyroid Association Guidelines Task Force on thyroid nodules and differentiated thyroid cancer. Thyroid. 2016;26:1–133.

第 **41** 章

遗传性甲状腺髓样癌和p.S891A RET突变阳性儿童患者的手术时机和范围

Henning Dralle, Andreas Machens

病例展示

一名 17 岁 p.S891A RET 突变筛查呈阳性的男性非索引患者(患者 3.1.2;表 41.1 和图 41.1)被转诊接受手术干预,原因是患者父亲(索引患者 2.1;图 41.1)接受甲状腺髓样癌(MTC)外院手术后 RET 基因检测阳性,家族筛查发现了另外 8 个基因携带者。

手术评估

在用五肽胃泌素刺激 5 分钟后,青少年携带者的血清降钙素水平从基础值 24pg/mL(正常上限<8.4pg/mL;IMMULITE 2000 检测,

H. Dralle(✉)
Department of General, Visceral and Transplantation Surgery, Section of Endocrine Surgery, University Hospital, Essen, Germany
Medical Faculty, University of Duisburg-Essen, Essen, Germany
e-mail: henning.dralle@uk-essen.de

A. Machens
Department of Visceral, Vascular and Endocrine Surgery, University Hospital, Halle (Saale), Germany
Medical Faculty, University of Halle-Wittenberg, Halle (Saale), Germany

Diagnostic Products Corp, Los Angeles, CA)上升至峰值水平 510pg/mL(患者 3.1.2;表 41.1 和图 41.1)。甲状腺体格检查和高分辨率颈部超声检查均为阴性。其他 8 例非索引患者的甲状腺检查(包括超声检查)结果如下:78 岁的祖母(患者 1.1)报告提示多结节性甲状腺肿,无淋巴结转移,她 46 岁的儿子报告提示小的可疑低回声病变(患者 2.3)(图 41.2)。除 2 例年龄分别为 5 岁和 8 岁的儿童(患者 3.2.1 和 3.1.3)外,所有非索引患者的基础降钙素水平均升高。进行五肽胃泌素刺激试验的所有家庭成员的降钙素峰值水平均显著高于基线(表 41.1)。8 例非索引患者均无肾上腺髓质或甲状旁腺疾病的生化或影像学表现。

评估与文献复习

RET 原癌基因编码酪氨酸激酶家族的单次跨膜受体。RET 种系突变属于常染色体显性遗传,可导致不同程度的遗传性MTC、嗜铬细胞瘤和原发性甲状旁腺功能亢进,已发现了超过 100 种涉及 RET 的突变、重复、插入或缺失。散发性 MTC 患者应进行基因检测,以检测生殖系 RET 突变,如果存在

表41.1 所有存在 p.S891A RET 突变的8例非索引患者的临床组织病理学特征

患者编号，性别，年龄（岁）	术前降钙素水平（pg/mL）		手术范围	组织病理学；pTNM	术后降钙素水平（pg/mL）	
	基线	峰值			基线	峰值
1.1，女，78	312	2634	全甲状腺切除术，中央区和颈侧淋巴结清扫术	双侧 MTC（10mm，11mm）；1/45 淋巴结转移；pT1bpN1aM0	7	48
2.3，男，46	60	不确定	全甲状腺切除术，中央区和颈侧淋巴结清扫术	双侧 MTC（3mm，5mm），单侧 PTC（1mm）；0/31 淋巴结转移；pT1apN0M0	<2	<2
3.1.2，男，17	24	510	全甲状腺切除术，中央区淋巴结清扫术	双侧 MTC（3mm，3mm），0/7 淋巴结转移；pT1apN0M0	<2	<2
3.2.4，女，10	9	27	全甲状腺切除术	双侧 C 细胞增生，无 MTC，0/1 淋巴结转移	<2	<2
3.1.3，男，8	4	79	全甲状腺切除术	无 C 细胞增生，无 MTC；0/1 淋巴结转移	<2	<2
3.2.3，男，8	9	不确定	全甲状腺切除术	双侧 C 细胞增生，无 MTC	<2	<2
3.2.2，男，6	9	57	全甲状腺切除术	双侧 C 细胞增生，无 MTC，0/1 淋巴结转移	<2	<2
3.2.1，女，5	3	不确定	全甲状腺切除术	双侧 C 细胞增生，无 MTC，0/1 淋巴结转移	<2	<2

患者编号与图41.1相同。降钙素测定的正常上限为女性<5.0pg/mL，男性<8.4pg/mL（IMMULITE 2000 检测，Diagnostic Products Corp，Los Angeles，CA）。

pTNM 分期参照 Amin 等[13]。

RET 突变，患者应接受遗传咨询，并应向已证实遗传性 MTC 患者的所有一级亲属提供遗传咨询。

c.2671T>G（p.S891A）RET 错义突变占不同地区 RET 基因携带者的 2.9%~9.8%[1,2]，所占比例取决于国家筛查计划的强度（每个被诊断为 MTC 的患者，包含通过家庭筛查以确认的临床显性疾病）和始祖效应的存在[3]。在遗传性 C 细胞疾病中，p.S891A 突变是细胞 RET 突变（酪氨酸激酶2）的一种，伴有这种突变的侵袭性 MTC 被归为中低风险 [美国甲状腺协会（ATA）风险等级 MOD][4,5]。p.S891A 突变的携带者患嗜铬细胞瘤或甲状旁腺功能亢进的风险<10%[6]。

由于较弱的基因型–表型关系，以及 C 细胞需要获得额外的突变（称为"二次命中"）以进行恶性转化，p.S891A 突变携带者发生 MTC 的时间（13~48 岁）差异很大[1,2,5,7]，这一现象反映了偶然性的作用。这种差异阻碍了对肿瘤发展年龄的预测。这就是携带者的年龄在确定预防性甲状腺切除术的最佳时间方面不如降钙素水平敏感的原因[8,9]。测定正常上限范围内的基础降钙素水平可很好地区分限于或扩散到甲状腺包膜范围之外的 C 细胞疾病，以便这些患者可安全地放弃中央区淋巴结清扫术，避免增加手术风险[2,7-9]。对于具有 p.S891A ATA MOD 低中风险突变的患者，如表41.1中的家族成员，应在基础降钙素水平超过正常上限之前进行预防性保留甲状旁腺切除术,而不进行淋巴结清扫术。我们仅在降钙素水平超过正常上限的患者中观察到了淋巴结转移[2,7-9]。需要注意的是,1个月大的新生儿基础降钙素水平高达33.8pg/mL、1岁儿童的基础降钙素水平高达14.1pg/mL、2岁儿童的基础降钙素水平高达8.5pg/mL都是正常的[10]。由于在遗传性C细胞疾病中发现

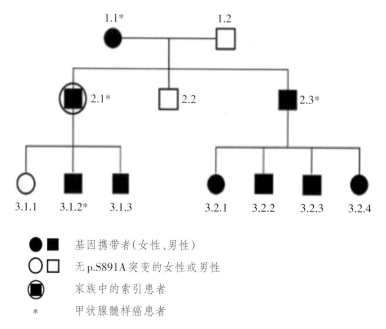

图41.1 携带杂合p.S891A RET突变的三代家族的谱系。实心圆、实心正方形分别代表女性、男性基因携带者。空心圆、空心正方形分别代表无p.S891A突变的女性、男性家族患者。空心圆圈中的实心正方形代表家庭中的男性索引患者。星号代表甲状腺髓样癌患者。

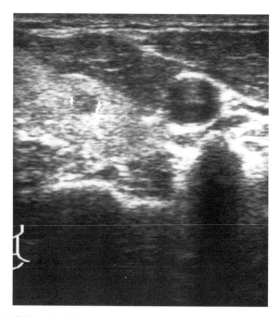

图41.2 甲状腺左叶超声显示一个5mm大小的甲状腺微髓样癌(患者2.3)。

MTC的敏感性低于降钙素,超声检查仅用于小儿RET突变的携带者[11]。

个案管理

在知情同意并权衡利弊后,所有8例非索引患者(包括基础降钙素水平正常或轻度升高的儿童)都选择了手术治疗。如表41.1和图41.1中详述,8例患者中有7例存在MTC或C细胞增生(CCH),并且在三代家族成员中都存在,包括17岁的青少年基因携带者(患者3.1.2;表41.1和图41.1)。基础降钙素血清水平直至60pg/mL,均未发现淋巴结转移。除了双侧MTC外,1例携带者(患者2.3)还患有1mm的甲状腺微小乳头状癌,这很可能是偶然发生的[12]。有趣的是,淋巴结转移阳性的MTC患者(患者1.1)是显示出高基础血清降钙素水平的78岁祖母,而不是在其他地方接受手术的索引患者。

结局

所有淋巴结阴性C细胞疾病的非索引患者均获得生化治愈并恢复顺利(表41.1),无

喉返神经麻痹或术后甲状旁腺功能减退。只要基础血清降钙素水平不超过测定参考范围的上限,仅全甲状腺切除术就足以达到生化治愈[13]。

临床精粹

- p.S891A RET突变的侵袭性MTC被归为中低风险。目前尚未报道17岁之前的MTC患者。

- 由于从C细胞增生到MTC的恶性转化和肿瘤扩散到淋巴结的时间差异较大,因此儿童术前降钙素水平比超声检测MTC更敏感,应考虑预防性甲状腺切除术的时机。

- 只要降钙素血清水平在正常范围内,预防性地保留甲状旁腺的单纯甲状腺切除术是足够的,并可降低基因携带者因淋巴结清扫而增加手术损伤的风险。

- 基础降钙素水平升高超过60pg/mL与淋巴结转移风险增加有关,需要以分区为导向进行淋巴结清扫。

(杨艺辰 王 宇 译)

参考文献

1. Machens A, Niccoli-Sire P, Hoegel J, Frank-Raue K, van Vroonhoven TJ, Roeher HD, Wahl RA, Lamesch P, Raue F, Conte-Devolx B, Dralle H, European Multiple Endocrine Neoplasia (EUROMEN) Study Group. Early malignant progression of hereditary medullary thyroid cancer. N Engl J Med. 2003;349:1517–25.
2. Machens A, Dralle H. Long-term outcome after DNA-based prophylactic neck surgery in children at risk of hereditary medullary thyroid cancer. Best Pract Res Clin Endocrinol Metab. 2019;33:101274.
3. Giacché M, Panarotto A, Tacchetti MC, Tosini R, Campana F, Mori L, Cappelli C, Pirola I, Lombardi D, Pezzola DC, Casella C, Castellano M. p.Ser891Ala RET gene mutations in medullary thyroid cancer: Phenotypical and genealogical characterization of 28 apparently unrelated kindreds and founder effect uncovering in Northern Italy. Hum Mutat. 2019;40:926–37.
4. Wells SA Jr, Asa SL, Dralle H, Elisei R, Evans DB, Gagel RF, Lee N, Machens A, Moley JF, Pacini F, Raue F, Frank-Raue K, Robinson B, Rosenthal MS, Santoro M, Schlumberger M, Shah M, Waguespack SG. American Thyroid Association Guidelines Task Force on Medullary Thyroid Carcinoma. Revised American Thyroid Association guidelines for the management of

medullary thyroid carcinoma. Thyroid. 2015;25:567–610.

5. Machens A, Lorenz K, Weber F, Dralle H. Genotype-specific progression of hereditary medullary thyroid cancer. Hum Mutat. 2018;39:860–9.

6. Schulte KM, Machens A, Fugazzola L, McGregor A, Diaz-Cano S, Izatt L, Aylwin S, Talat N, Beck-Peccoz P, Dralle H. The clinical spectrum of multiple endocrine neoplasia type 2a caused by the rare intracellular RET mutation S891A. J Clin Endocrinol Metab. 2010;95:E92–7.

7. Machens A, Elwerr M, Lorenz K, Weber F, Dralle H. Long-term outcome of prophylactic thyroidectomy in children carrying RET germline mutations. Br J Surg. 2018;105:e150–7.

8. Machens A, Lorenz K, Dralle H. Individualization of lymph node dissection in RET (rearranged during transfection) carriers at risk for medullary thyroid cancer. Ann Surg. 2009;250:305–10.

9. Elisei R, Romei C, Renzini G, Bottici V, Cosci B, Molinaro E, Agate L, Cappagli V, Miccoli P, Berti P, Faviana P, Ugolini C, Basolo F, Vitti P, Pinchera A. The timing of total thyroidectomy in RET gene mutation carriers could be personalized and safely planned on the basis of serum calcitonin: 18 years experience at one single center. J Clin Endocrinol Metab. 2012;97:426–35.

10. Castagna MG, Fugazzola L, Maino F, Covelli D, Memmo S, Sestini F, Fioravanti C, Ferraris Fusarini C, Scapellato C, Macchini F, Cevenini G, Pacini F. Reference range of serum calcitonin in pediatric population. J Clin Endocrinol Metab. 2015;100:1780–4.

11. Morris LF, Waguespack SG, Edeiken-Monroe BS, Lee JE, Rich TA, Ying AK, Warneke CL, Evans DB, Perrier ND, Grubbs EG. Ultrasonography should not guide the timing of thyroidectomy in pediatric patients diagnosed with multiple endocrine neoplasia syndrome 2A through genetic screening. Ann Surg Oncol. 2013;20:53–9.

12. Machens A, Dralle H. Simultaneous medullary and papillary thyroid cancer: a novel entity? Ann Surg Oncol. 2012;19:37–44.

13. Amin MB, Edge S, Greene F, Byrd DR, Brookland RK, Washington MK, Gershenwald JE, Compton CC, Hess KR, Sullivan DC, Jessup JM, Brierley JD, Gaspar LE, Schilsky RL, Balch CM, Winchester DP, Asare EA, Mandera M, Gress DM, Meyer LR (eds.), American Joint Commission on Cancer: AJCC Cancer Staging Manual (8th edition). Springer International Publishing 2017.

第7部分

甲状腺未分化癌

第 **42** 章

甲状腺未分化癌：局部晚期疾病是否需要手术

Ashish V. Chintakuntlawar，Keith C. Bible，Robert C. Smallridge

引言

甲状腺未分化癌（ATC）（又称"甲状腺间变性癌"）是所有恶性肿瘤中最具侵袭性和致死性的一种，约占美国所有甲状腺癌的 1.7%，全球平均为 3.6%（范围为 1.3%~9.8%）[1]。根据美国癌症联合委员会（AJCC）的 TNM 分类，ATC 一旦发生便归为 IV 期；IV A 期的肿瘤局限于甲状腺内，IV B 期肿瘤有甲状腺外侵犯，可能累及局部淋巴结，IV C 期肿瘤有远处转移。

甲状腺癌患者的生存率通常与 TNM 分期呈负相关，与手术范围、高剂量放疗和无远处转移呈正相关。美国甲状腺协会（ATA）的甲状腺癌管理指南建议，首先对有病灶切除可能且健康状况良好并选择积极治疗的 IV A 或 IV B 期患者进行手术切除（R0，手术切缘无

肿瘤累及；R1，显微镜下肿瘤累及切缘）[1]。但对于 R2 类患者（病灶有广泛残余）的手术处理效用尚无定论。本章我们将讨论手术在 ATC 治疗中的作用。

病例展示

一名 60 岁的白人男子注意到自己左侧颈部肿胀，在 2~3 周内迅速增长，在当地就医。患者否认了局部侵犯的症状，如吞咽困难、喘鸣、声音嘶哑或疼痛。他接受了颈部超声检查，显示颈部有一个很大的肿块，肿块可能来源于甲状腺。肿块的细针穿刺结果显示为高级别癌，可能为甲状腺未分化/间变性癌，但不能排除其他高级别肿瘤的可能，包括髓样癌或孤立肿瘤。组织不足以进一步分类。患者没有明显的并发症，但有长期吸烟史。他被转诊到我们的机构，接受了进一步的检查，包括颈部 CT 和从头骨到大腿的正电子发射断层扫描（PET-CT）。PET-CT 结果显示左侧颈部有一个大肿块，导致气管移位（图 42.1a，b），但没有显示任何远处转移的迹象。经过彻底的多学科评估，包括放射肿瘤学、内科肿瘤学、内分泌学和头颈外科

A. V. Chintakuntlawar(✉) · K. C. Bible
Division of Medical Oncology, Mayo Clinic, Rochester,
MN, USA
e-mail: Chintakuntlawar.ashish@mayo.edu

R. C. Smallridge
Division of Endocrinology, Mayo Clinic, Jacksonville,
FL, USA

285

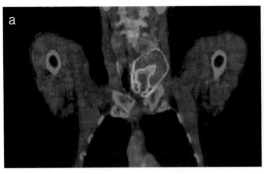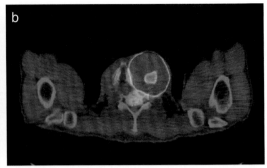

图42.1　PET-CT扫描冠状位(a)和轴位(b)显示伴有中央坏死的左侧甲状腺大肿块。肿块导致气管偏曲。保留声门开口。

学,建议手术切除。患者接受了近全甲状腺切除术,并在喉返神经监测下进行了左侧改良颈淋巴结清扫。术后病理显示病灶最可能为高级别甲状腺未分化癌,大小为14cm×9.8cm×7.5cm。手术切缘没有肿瘤侵犯,但病灶与切缘的距离不足1mm。肿瘤组织免疫组织化学染色显示肿瘤细胞中S100、TTF-1和甲状腺球蛋白呈阴性,但细胞角蛋白呈阳性。

患者术后发生感染和皮下积液(引流并用阿莫西林-克拉维酸治疗,并发抗生素相关性腹泻)。手术后4周,患者开始辅助放化疗,每周静脉注射多西他赛和阿霉素,剂量为每次20mg/m²体表面积。他的治疗伴有黏膜炎、口腔念珠菌病、营养不良和需要经皮饲胃管。他接受了总剂量为60Gy的外照射治疗和6次计划化疗中的4次。

5个月后,患者在左肺内侧出现了一个2.5cm的左下叶病变。对之采用立体定向放射治疗,剂量为共48Gy/4次。

文献复习

在PubMed中检索了含"甲状腺未分化癌"和"外科切除手术"、从2000年1月到2019年11月发表的文献。我们对探讨手术在甲状腺癌治疗中作用的研究进行了综述。我们检索到了111项研究,其中排除了专家审查和案例报告。对具有较大患者数量(>50例患者)的单一机构的研究、系统综述/荟萃分析和基于人群的研究进行了综述。对这些研究的参考文献也进行了审查,以便也能查阅到更多有用的研究。最近的一项研究探讨了BRAF-MEK抑制剂新辅助疗法的作用,该方法也被考虑为治疗ATC的新方法[2-36]。

这些研究中的大多数,包括基于人群的研究和系统综述,证明了手术治疗是更长生存期的独立预后因素,尤其是当与术后放疗或化疗联合时[3-5,8,9,15,22,25,26]。例如,根据韩国多中心全国性研究(2000—2012),接受根治性切除术后辅助放疗或放化疗的患者1年总生存率最佳,为50.2%。大多数ⅣA期(80.6%)和ⅣB期(73.6%)患者接受了根治性手术切除和辅助治疗,并显著延长了生存期。然而,ⅣC期患者接受这些治疗并没有显著延长生存期[4]。在同一时期,我们所在机构的积极多模式治疗也获得了类似的结果[6]。另一方面,美国国家癌症数据库(1998—2012)中未进行任何前期手术,只接受了超过60Gy放疗的患者,其1年总生存率为31%[3]。

几乎没有研究表明手术对患者没有益处。例如，Besic 等检查了 26 例原发手术组患者和 53 例非手术组患者的结果，这其中有远处转移的患者被排除在外。非手术组患者肿瘤较大且年龄较大。当直接比较时，这两组的总体存活率没有差异[37]。Kim 等在一项多中心研究中证明，在多变量分析中，包括手术切除在内的多模式治疗与总生存率无关[32]。

从回顾性研究中也可清楚地看出，包括手术在内的多模式治疗可改善对肿瘤的局部控制。排除的一般排除标准是ⅣC 期，如 ATA 反映的，该指南建议对那些希望积极治疗的人进行放疗和化疗[1]。然而，Brignardello 等[14]观察到，手术可能在出现远处转移的患者中发挥作用。他们检查了 55 例患者（31 例为ⅣC 期患者），这些患者接受了"最大程度的切除"（R0、R1 或 R2 切除，仅有最小程度的肉眼可见残留肿瘤）或"部分切除"。在ⅣB 期（10.9 个月对 3.0 个月）和ⅣC 期（6.5 个月对 3.2 个月）患者中，最大程度的肿瘤切除与中位生存期改善相关。总生存率的提高归因于减少了由局部肿瘤进展导致的死亡。然而，大多数研究表明，在ⅣC 期患者中没有总的

生存益处[4,6]，因为局部病灶的控制也可从放化疗中获得[25]。因此，手术可能在ⅣC 期 ATC 患者的局部病灶控制中起不太重要的作用。

然而，上述所有案例都属于回顾性分析。除了两项来自欧洲的早期研究外，没有其他前瞻性研究，这两项研究也表明手术切除是一个重要的预后因素[35,38]。最近完成的 RTOG 0912 试验也同时包括手术患者和非手术患者，因此对该队列的分析也可了解手术在前瞻性研究中的作用。然而，我们认为，只要可行，只要符合 ATA 指南，就应首选外科治疗。

术前评估应由多学科专家团队迅速完成，以免延误这种快速增长的恶性肿瘤的治疗。如果明显累及咽部、喉部、气管或食管，或累及纵隔血管、椎前筋膜和棘旁肌，则不推荐手术。

ATC 的手术治疗可分为 3 种不同的途径（图 42.2）。最常见的方法是进行预先手术切除，然后进行辅助治疗[6,11]。来自欧洲的几项研究也采用了另一种方法，即利用新辅助放化疗，并在此后进行手术切除[7,35]。如前所述，多达一半的 ATC 携带 BRAF V600E 体细胞突变，从而为初始/新辅助靶向系统治疗提供了机会[39,40]。利用这种遗传变异，最近的一

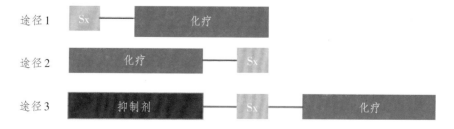

图 42.2　手术（Sx）治疗甲状腺未分化癌有 3 条不同的途径。最常见的方案包括前期手术切除和辅助放化疗（上图）。不太常见的是，放化疗也可采用新辅助方式，然后在可行的情况下进行手术切除（中图）。最近，在 BRAF 突变的甲状腺未分化癌中，采用 BRAF/MEK 抑制剂联合全身治疗作为初始治疗，然后手术切除甲状腺未分化癌。在选定的患者中进行辅助治疗（下图）。

项研究调查了这种对BRAF突变的ATC进行的靶向治疗,它是一种新的辅助治疗,其目标是根据治疗反应尽可能地进行手术切除[2]。这是一个令人兴奋的发展,需要在更大的人群中进一步仔细研究,以确认其可行性和有效性。

总结

文献的优势支持这样的观点,即如果接受完全或接近完全的手术切除(R1),ATC患者的生存时间会更长。然而,到目前为止,还没有任何研究是随机进行的。因此,现有的研究很有可能是有偏见的,老年和(或)更虚弱的患者和(或)那些有广泛的不能切除的局部疾病或广泛的远处转移的患者不太可能接受手术。考虑到ATC的严重分子失调[39,41],认识到几乎所有患者最终都会死于这种疾病(提示出现微转移),以及观察到一些患者对靶向治疗可能有微妙和持久的反应[2,40],手术在每位患者中的确切作用最好由一个经验丰富的多学科团队来确定。可设计更好的多中心前瞻性研究来描述和优化手术、外照射和全身治疗(包括细胞毒性和靶向治疗)的个体

作用。

回溯病例

回溯我们的患者,他仍然活着,生活质量很好,在被诊断出来5.5年后,没有任何疾病的证据。我们建议积极的多模式治疗既针对局部区域控制,也针对全身性疾病控制,目前提供了延长生存的最佳机会,但也有相当大的副作用和并发症的风险。然而,关于这种可怕的肿瘤,我们还有很多需要了解的。

临床精粹

- 在大多数系列中,最大程度的手术切除似乎可提高1年的存活率,但可切除性取决于出现原发肿瘤的范围。
- 积极的多模式治疗目前是试图延长ATC患者生存时间的最成功方法,但也存在相当大的副作用和并发症的风险。
- BRAF V600E突变的ATC在转移性环境中对靶向治疗有很好的反应,其在新辅助治疗中的作用目前仍有待确定。

(张　巍　郑向前　译)

参考文献

1. Smallridge RC, Ain KB, Asa SL, Bible KC, Brierley JD, Burman KD, Kebebew E, Lee NY, Nikiforov YE, Rosenthal MS, Shah MH, Shaha AR, Tuttle RM. American Thyroid Association guidelines for management of patients with anaplastic thyroid cancer. Thyroid. 2012;22:1104–39.
2. Wang JR, Zafereo ME, Dadu R, Ferrarotto R, Busaidy NL, Lu C, Ahmed S, Gule-Monroe MK, Williams MD, Sturgis EM, Goepfert RP, Gross ND, Lai SY, Gunn GB, Phan J, Rosenthal DI, Fuller CD, Morrison WH, Iyer P, Cabanillas ME. Complete surgical resection following neo-adjuvant dabrafenib plus trametinib in BRAF(V600E)-mutated anaplastic thyroid carcinoma. Thyroid. 2019;29:1036–43.
3. Pezzi TA, Mohamed ASR, Sheu T, Blanchard P, Sandulache VC, Lai SY, Cabanillas ME, Williams MD, Pezzi CM, Lu C, Garden AS, Morrison WH, Rosenthal DI, Fuller CD, Gunn GB. Radiation therapy dose is associated with improved survival for unresected anaplastic thyroid carcinoma: outcomes from the National Cancer Data Base. Cancer. 2017;123:1653–61.
4. Baek SK, Lee MC, Hah JH, Ahn SH, Son YI, Rho YS, Chung PS, Lee YS, Koo BS, Jung KY, Lee BJ. Role of surgery in the management of anaplastic thyroid carcinoma: Korean nation-

wide multicenter study of 329 patients with anaplastic thyroid carcinoma, 2000 to 2012. Head Neck. 2017;39:133–9.

5. Hu S, Helman SN, Hanly E, Likhterov I. The role of surgery in anaplastic thyroid cancer: A systematic review. Am J Otolaryngol. 2017;38:337–50.

6. Prasongsook N, Kumar A, Chintakuntlawar AV, Foote RL, Kasperbauer J, Molina J, Garces Y, Ma D, Neben Wittich MA, Rubin J, Richardson R, Morris J, Hay I, Fatourechi V, McIver B, Ryder M, Thompson G, Grant C, Richards M, Sebo TJ, Rivera M, Suman V, Jenkins SM, Smallridge RC, Bible KC. Survival in response to multimodal therapy in anaplastic thyroid cancer. J Clin Endocrinol Metab. 2017.

7. Jacobsen AB, Groholt KK, Lorntzsen B, Osnes TA, Falk RS, Sigstad E. Anaplastic thyroid cancer and hyperfractionated accelerated radiotherapy (HART) with and without surgery. Eur Arch Otorhinolaryngol. 2017;274:4203–9.

8. Kwon J, Kim BH, Jung HW, Besic N, Sugitani I, Wu HG. The prognostic impacts of postoperative radiotherapy in the patients with resected anaplastic thyroid carcinoma: A systematic review and meta-analysis. Eur J Cancer. 2016;59:34–45.

9. Goffredo P, Thomas SM, Adam MA, Sosa JA, Roman SA. Impact of timeliness of resection and thyroidectomy margin status on survival for patients with anaplastic thyroid cancer: an analysis of 335 cases. Ann Surg Oncol. 2015;22:4166–74.

10. Paunovic IR, Sipetic SB, Zoric GV, Diklic AD, Savic DV, Marinkovic J, Zivaljevic VR. Survival and prognostic factors of anaplastic thyroid carcinoma. Acta Chir Belg. 2015;115:62–7.

11. Mohebati A, Dilorenzo M, Palmer F, Patel SG, Pfister D, Lee N, Tuttle RM, Shaha AR, Shah JP, Ganly I. Anaplastic thyroid carcinoma: a 25-year single-institution experience. Ann Surg Oncol. 2014;21:1665–70.

12. Sugitani I, Hasegawa Y, Sugasawa M, Tori M, Higashiyama T, Miyazaki M, Hosoi H, Orita Y, Kitano H. Super-radical surgery for anaplastic thyroid carcinoma: a large cohort study using the Anaplastic Thyroid Carcinoma Research Consortium of Japan database. Head Neck. 2014;36:328–33.

13. Aslan ZA, Granados-Garcia M, Luna-Ortiz K, Guerrero-Huerta FJ, Gomez-Pedraza A, Namendys-Silva SA, Meneses-Garcia A, Ordonez-Mosquera JM. Anaplastic thyroid cancer: multimodal treatment results. Ecancermedicalscience. 2014;8:449.

14. Brignardello E, Palestini N, Felicetti F, Castiglione A, Piovesan A, Gallo M, Freddi M, Ricardi U, Gasparri G, Ciccone G, Arvat E, Boccuzzi G. Early surgery and survival of patients with anaplastic thyroid carcinoma: analysis of a case series referred to a single institution between 1999 and 2012. Thyroid. 2014;24:1600–6.

15. Sugitani I, Miyauchi A, Sugino K, Okamoto T, Yoshida A, Suzuki S. Prognostic factors and treatment outcomes for anaplastic thyroid carcinoma: ATC Research Consortium of Japan cohort study of 677 patients. World J Surg. 2012;36:1247–54.

16. Ito K, Hanamura T, Murayama K, Okada T, Watanabe T, Harada M, Ito T, Koyama H, Kanai T, Maeno K, Mochizuki Y, Amano J. Multimodality therapeutic outcomes in anaplastic thyroid carcinoma: improved survival in subgroups of patients with localized primary tumors. Head Neck. 2012;34:230–7.

17. Segerhammar I, Larsson C, Nilsson IL, Backdahl M, Hoog A, Wallin G, Foukakis T, Zedenius J. Anaplastic carcinoma of the thyroid gland: treatment and outcome over 13 years at one institution. J Surg Oncol. 2012;106:981–6.

18. Akaishi J, Sugino K, Kitagawa W, Nagahama M, Kameyama K, Shimizu K, Ito K. Prognostic factors and treatment outcomes of 100 cases of anaplastic thyroid carcinoma. Thyroid. 2011;21:1183–9.

19. Sherman EJ, Lim SH, Ho AL, Ghossein RA, Fury MG, Shaha AR, Rivera M, Lin O, Wolden S, Lee NY, Pfister DG. Concurrent doxorubicin and radiotherapy for anaplastic thyroid cancer: a critical re-evaluation including uniform pathologic review. Radiother Oncol. 2011;101:425–30.

20. Swaak-Kragten AT, de Wilt JH, Schmitz PI, Bontenbal M, Levendag PC. Multimodality treatment for anaplastic thyroid carcinoma--treatment outcome in 75 patients. Radiother Oncol. 2009;92:100–4.

21. Yau T, Lo CY, Epstein RJ, Lam AK, Wan KY, Lang BH. Treatment outcomes in anaplastic thyroid carcinoma: survival improvement in young patients with localized disease treated by combination of surgery and radiotherapy. Ann Surg Oncol. 2008;15:2500–5.

22. Kebebew E, Greenspan FS, Clark OH, Woeber KA, McMillan A. Anaplastic thyroid carcinoma. Treatment outcome and prognostic factors. Cancer. 2005;103:1330–5.

23. Pierie JP, Muzikansky A, Gaz RD, Faquin WC, Ott MJ. The effect of surgery and radiotherapy on outcome of anaplastic thyroid carcinoma. Ann Surg Oncol. 2002;9:57–64.

24. McIver B, Hay ID, Giuffrida DF, Dvorak CE, Grant CS, Thompson GB, van Heerden JA, Goellner JR. Anaplastic thyroid carcinoma: a 50-year experience at a single institution.

Surgery. 2001;130:1028–34.

25. Wendler J, Kroiss M, Gast K, Kreissl MC, Allelein S, Lichtenauer U, Blaser R, Spitzweg C, Fassnacht M, Schott M, Fuhrer D, Tiedje V. Clinical presentation, treatment and outcome of anaplastic thyroid carcinoma: results of a multicenter study in Germany. Eur J Endocrinol. 2016;175:521–9.

26. Chen J, Tward JD, Shrieve DC, Hitchcock YJ. Surgery and radiotherapy improves survival in patients with anaplastic thyroid carcinoma: analysis of the surveillance, epidemiology, and end results 1983-2002. Am J Clin Oncol. 2008;31:460–4.

27. Bhatia A, Rao A, Ang KK, Garden AS, Morrison WH, Rosenthal DI, Evans DB, Clayman G, Sherman SI, Schwartz DL. Anaplastic thyroid cancer: Clinical outcomes with conformal radiotherapy. Head Neck. 2010;32:829–36.

28. Sun XS, Sun SR, Guevara N, Fakhry N, Marcy PY, Lassalle S, Peyrottes I, Bensadoun RJ, Lacout A, Santini J, Cals L, Bosset JF, Garden AS, Thariat J. Chemoradiation in anaplastic thyroid carcinomas. Crit Rev Oncol Hematol. 2013;86:290–301.

29. Besic N, Hocevar M, Zgajnar J, Pogacnik A, Grazio-Frkovic S, Auersperg M. Prognostic factors in anaplastic carcinoma of the thyroid-a multivariate survival analysis of 188 patients. Langenbecks Arch Surg. 2005;390:203–8.

30. Goutsouliak V, Hay JH. Anaplastic thyroid cancer in British Columbia 1985-1999: a population-based study. Clin Oncol (R Coll Radiol). 2005;17:75–8.

31. Lee DY, Won JK, Choi HS, Park do J, Jung KC, Sung MW, Kim KH, Hah JH, Park YJ. Recurrence and survival after gross total removal of resectable undifferentiated or poorly differentiated thyroid carcinoma. Thyroid. 2016;26:1259–68.

32. Kim TY, Kim KW, Jung TS, Kim JM, Kim SW, Chung KW, Kim EY, Gong G, Oh YL, Cho SY, Yi KH, Kim WB, Park DJ, Chung JH, Cho BY, Shong YK. Prognostic factors for Korean patients with anaplastic thyroid carcinoma. Head Neck. 2007;29:765–72.

33. Steggink LC, van Dijk BA, Links TP, Plukker JT. Survival in anaplastic thyroid cancer in relation to pre-existing goiter: a population-based study. Am J Surg. 2015;209:1013–9.

34. Sun C, Li Q, Hu Z, He J, Li C, Li G, Tao X, Yang A. Treatment and prognosis of anaplastic thyroid carcinoma: experience from a single institution in China. PLoS One. 2013;8:e80011.

35. Tennvall J, Lundell G, Wahlberg P, Bergenfelz A, Grimelius L, Akerman M, Hjelm Skog AL, Wallin G. Anaplastic thyroid carcinoma: three protocols combining doxorubicin, hyperfractionated radiotherapy and surgery. Br J Cancer. 2002;86:1848–53.

36. Zivaljevic V, Tausanovic K, Paunovic I, Diklic A, Kalezic N, Zoric G, Sabljak V, Vekic B, Zivic R, Marinkovic J, Sipetic S. Age as a prognostic factor in anaplastic thyroid cancer. Int J Endocrinol. 2014;2014:240513.

37. Besic N, Auersperg M, Us-Krasovec M, Golouh R, Frkovic-Grazio S, Vodnik A. Effect of primary treatment on survival in anaplastic thyroid carcinoma. Eur J Surg Oncol. 2001;27:260–4.

38. De Crevoisier R, Baudin E, Bachelot A, Leboulleux S, Travagli JP, Caillou B, Schlumberger M. Combined treatment of anaplastic thyroid carcinoma with surgery, chemotherapy, and hyperfractionated accelerated external radiotherapy. Int J Radiat Oncol Biol Phys. 2004;60:1137–43.

39. Landa I, Ibrahimpasic T, Boucai L, Sinha R, Knauf JA, Shah RH, Dogan S, Ricarte-Filho JC, Krishnamoorthy GP, Xu B, Schultz N, Berger MF, Sander C, Taylor BS, Ghossein R, Ganly I, Fagin JA. Genomic and transcriptomic hallmarks of poorly differentiated and anaplastic thyroid cancers. J Clin Invest. 2016;126:1052–66.

40. Subbiah V, Kreitman RJ, Wainberg ZA, Cho JY, Schellens JHM, Soria JC, Wen PY, Zielinski C, Cabanillas ME, Urbanowitz G, Mookerjee B, Wang D, Rangwala F, Keam B. Dabrafenib and trametinib treatment in patients with locally advanced or metastatic BRAF V600-mutant anaplastic thyroid cancer. J Clin Oncol. JCO2017736785. 2017.

41. Smallridge RC, Copland JA. Anaplastic thyroid carcinoma: pathogenesis and emerging therapies. Clin Oncol (R Coll Radiol). 2010;22:486–97.

第 **43** 章

BRAF V600E 突变的甲状腺未分化癌转移

Maria E. Cabanillas，Jennifer R. Wang

甲状腺未分化癌(ATC)是一种致命的疾病,到目前为止,在改变这些患者的预后方面进展甚微。2018 年,美国 FDA 批准了 BRAF 抑制剂达拉非尼与 MEK 抑制剂曲美替尼的联用治疗 BRAF V600E 突变的 ATC。这两种药物在 BRAF V600E 突变的 ATC 中疗效显著,因此,BRAF V600E 的状态成为初步评估 ATC 患者的一部分。目前,达拉非尼联合曲美替尼是美国治疗 BRAF V600E 突变的 ATC 的标准方法。

病例展示

患者女,72 岁,因呼吸困难和心悸就诊于当地急诊室。体格检查发现患者右侧颈部有肿块,伴有肺栓塞和大量胸腔积液。随即对该患者进行胸腔穿刺术及胸腔积液检测,结

M. E. Cabanillas(✉)
Department of Endocrine Neoplasia and Hormonal Disorders, The University of Texas MD
Anderson Cancer Center, Houston, TX, USA
e-mail: mcabani@mdanderson.org

J. R. Wang
Department of Head and Neck Surgery, The University of Texas MD Anderson Cancer
Center, Houston, TX, USA

果显示为转移性腺癌,PAX8 阳性(弥漫性)和 TTF-1 弱阳性,甲状腺球蛋白和雌激素受体阴性,符合甲状腺原发性肿瘤的特征。颈部超声结果显示患者右侧锁骨上区有一 5.5cm 的部分囊性肿块及双侧甲状腺多发结节。此外,颈胸部 CT 扫描结果还显示该患者纵隔区淋巴结肿大。综上所述,该患者临床表现与ⅣC期 ATC 特征相符。锁骨上肿块活检结果显示为低分化癌。该患者被转至癌症学术中心。

患者初期 FDG-PET/CT 图像显示右甲状腺高代谢结节右侧有一大块坏死的肿块,见图 43.1a。其他受累部位包括双侧颈部淋巴结、双侧肺结节和腔静脉旁淋巴结,左侧胸骨一处转移灶,脑部 MRI 显示没有转移性病灶的迹象。

对该患者锁骨上病灶进行细针穿刺细胞学检查和 BRAF V600E 免疫组化染色。活检结果显示病灶为具有鳞样特征的高级别低分化癌,免疫组化染色显示 PAX-8、TTF-1 和 BRAF V600E 阳性。患者开始口服达拉非尼 150mg,每日 2 次,曲美替尼 2mg,每日 1 次。服药过程中,患者自觉颈部肿块迅速缩小。联用达拉非尼、曲美替尼 2 个月后复查患者 FDG-PET(图 43.1b),右侧锁骨上肿块、右侧

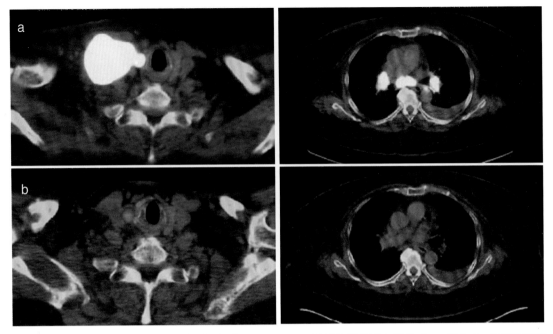

图43.1 治疗前后FDG-PET/CT图像。(a)初期FDG-PET/CT显示右侧锁骨上肿物,SUV值为32,右侧颈部甲状腺小结节(左图),多发纵隔淋巴结肿大及左侧胸腔积液(右图)。(b)达拉非尼、曲美替尼联用治疗2个月后行FDG-PET/CT,图像显示颈部和肺部转移性淋巴结病灶接近消退。右侧甲状腺结节代谢活动明显减少。

甲状腺结节、胸骨转移灶、双侧肺、胸膜和胸腹淋巴结病灶的大小和FDG摄取值明显减小。联用达拉非尼、曲美替尼后患者病情保持稳定。

评估与文献复习

    ATC是一种罕见的甲状腺癌,但该亚型侵袭性最强。临床表现为颈部肿块迅速增大,甚至引起呼吸困难、喘鸣、声音沙哑和(或)吞咽困难等症状。ATC通常来源于分化良好的甲状腺癌("未分化转化"),因此,患者可能有甲状腺癌病史。ATC的诊断可通过细针穿刺抽吸(FNA)、核心组织活检或切口活检,优先选择核心组织活检或细针穿刺细胞学检查,以方便对BRAF V600E进行免疫组化染色和分子检测。超声影像引导下穿刺有助于避开明显坏死的肿瘤区域,提高诊断率。

    BRAF V600E是ATC中最常见的可控突变,BRAF V600E状态可影响初始治疗。因此,必须在所有ATC患者的诊断时评估BRAF V600E状态。虽然二代基因测序(NGS)是分子检测的金标准,但得出结果可能需要几周。因此,更快速的方法被认为是NGS的辅助手段。对BRAF V600E蛋白进行免疫组化(IHC)染色是最快的方法[1]。该方法仅适用于FNA细胞块或核心组织/手术标本,以保证结果更加准确。第二种方法是检测外周血标本进行细胞游离DNA(cfDNA)[2,3]。有时对ATC进行病理诊断很困难,因为ATC是一种罕见的肿瘤,且存在多种病理形态,其中一些病理形态与其他癌症相似。例如,鳞状细胞形态常与头颈或肺的鳞状细胞癌混淆。

    快速评估气道、分期和BRAF V600E状态应同时进行,以便尽早开始治疗。第一步应首先确保气道通畅。气道可能受到声带麻痹、喉水肿、外部压迫和（或）疾病直接侵犯的威胁。所有首次诊断为 ATC 的患者都应进行喉镜检查。对于可能出现严重呼吸窘迫的患者应行气管切开，以确保患者气道通畅。无呼吸窘迫或相关体征的患者可能不需要进行预防性气管切开。颈部胸部影像学检查对于确定疾病分期和肿瘤切除性是必要的。为了明确其他部位的疾病程度，躯体和大脑的 CT 或 MRI 横断面成像也是必需的，因为 50% 的患者在诊断时伴有远处转移。由于仅靠横断面成像可能难以评估肿瘤转移区域，FDG-PET/CT 对于识别转移位置非常有帮助。

一旦确定了疾病分期和 BRAF V600E 状态，就可开始进一步的治疗计划。对于有手术适应证的ⅣA 期患者，可考虑将手术作为首选治疗手段，并且可在无明显症状时进行切除。可切除病灶的ⅣB 期患者（伴随淋巴结转移或甲状腺外侵犯，但没有远处转移）可根据患者情况进行个体化前期手术，为最终完全切除病灶提供条件。对于进行手术可能留下严重并发症（R2）的患者，不应手术。此外，ATC 患者不推荐进行根治性手术，如喉切除术和（或）食管切除术。没有BRAF V600E 突变且不能手术切除的ⅣB 期患者应接受颈部放疗并同时进行化疗。那些明确有 BRAF V600E 突变的ⅣB 期 ATC 患者也可进行前期放化疗。联用达拉非尼与曲美替尼是治疗这些患者的一种新辅助治疗方法，随后进行手术切除，最后进行放化疗[4]。已有临床试验正在评估这种联用策略

是否能提高患者的生存率。

迄今为止，尚无对于ⅣC 期患者（有远处转移患者）有效的系统治疗方法。靶向 BRAF V600E 的达拉非尼联合曲美替尼的治疗策略显示出高应答率（69%），并能显著改善生存率[5]。中位无进展生存期为 14 个月，总生存期为 20 个月[6]。BRAF 抑制剂达拉非尼与 MEK 抑制剂曲美替尼的联用策略已在美国获批，并被认为是 BRAF V600E 突变肿瘤患者的标准治疗方法。然而，使该联用策略通过批准的临床试验只招募了有能力口服药物的患者，这可能导致患者群体选择偏倚。其他研究报道了相对较短的患者中位总生存期[7,8]和治疗耐药的发生[9]。因此，目前正在研究抑制耐药的新方法，如在联用 BRAF/ MEK 抑制剂的基础上加入免疫治疗[10]。

除了 BRAF V600E、基因融合，特别是NTRK 和 RET 融合，也是 ATC 患者的潜在可控因素。目前有选择性 NTRK 和 RET 抑制剂被批准用于存在 NTRK 和 RET 基因融合的实体肿瘤[11-14]。但 ATC 中这些基因事件较罕见，而且 NTRK 和 RET 抑制剂还没有在大样本的ATC 患者中实现应答率。

没有可控突变或融合的患者仍然缺乏有效的治疗。因此，应针对没有 BRAF V600E 突变的ⅣC 期患者进行临床试验。最新研究表明，抗 PD-L1 检查点抑制剂斯巴达珠单抗可能对高 PD-L1 表达的 ATC 患者和无 BRAF V600E 突变的 ATC 患者有效[15]。ATC 中应用免疫检查点抑制剂[16]或免疫检查点抑制剂联合靶向治疗[10]的研究极具发展前景。

临床精粹

- BRAF V600E 突变状态现在是 ATC 患者初步评估的一部分。
- 应对肿瘤活检标本进行快速 BRAF 检测和（或）评估外周血中细胞游离 DNA。
- 达拉非尼（BRAF 抑制剂）和曲美替尼（MEK 抑制剂）对 BRAF V600E 突变的 ATC 患者有效，目前已成为治疗标准。
- 没有 BRAF V600E 突变的 ⅣC 期 ATC 患者应在临床试验的基础上进行治疗，因为对这些患者仍没有有效的治疗方法。

（田梦冉　郑向前　译）

参考文献

1. Smith AL, Williams MD, Stewart J, Wang WL, Krishnamurthy S, Cabanillas ME, Roy-Chowdhuri S. Utility of the BRAF p.V600E immunoperoxidase stain in FNA direct smears and cell block preparations from patients with thyroid carcinoma. Cancer Cytopathol. 2018;126:406–13.

2. Iyer PC, Cote GJ, Hai T, Gule-Monroe M, Bui-Griffith J, Williams MD, Hess K, Hofmann M-C, Dadu R, Zafereo M, Busaidy NL, Ferrarotto R, Subbiah V, Gross N, Gunn BG, Skinner HD, Garden AS, Cabanillas ME. Circulating BRAF V600E cell-free DNA as a biomarker in the management of anaplastic thyroid carcinoma. JCO Precis Oncol. 2018;2:1–11.

3. Sandulache VC, Williams MD, Lai SY, Lu C, William WN, Busaidy NL, Cote GJ, Singh RR, Luthra R, Cabanillas ME. Real-time genomic characterization utilizing circulating cell-free DNA in patients with anaplastic thyroid carcinoma. Thyroid. 2017;27:81–7.

4. Wang JR, Zafereo ME, Dadu R, Ferrarotto R, Busaidy NL, Lu C, Ahmed S, Gule-Monroe MK, Williams MD, Sturgis EM, Goepfert RP, Gross ND, Lai SY, Gunn GB, Phan J, Rosenthal DI, Fuller CD, Morrison WH, Iyer P, Cabanillas ME. Complete surgical resection following neo-adjuvant dabrafenib plus trametinib in BRAF(V600E)-mutated anaplastic thyroid carcinoma. Thyroid. 2019;29:1036–43.

5. Subbiah V, Kreitman RJ, Wainberg ZA, Cho JY, Schellens JHM, Soria JC, Wen PY, Zielinski C, Cabanillas ME, Urbanowitz G, Mookerjee B, Wang D, Rangwala F, Keam B. Dabrafenib and trametinib treatment in patients with locally advanced or metastatic BRAF V600-mutant anaplastic thyroid cancer. J Clin Oncol. 2017:JCO2017736785.

6. Keam B, Kreitman RJ, Wainberg ZA, Cabanillas ME, Cho DC, Italiano A, Stein A, Cho JY, Schellens JHM, Wen PY, Zielinski CC, Boran AD, Mookerjee B, Burgess P, Rangwala F, Subbiah V. Updated efficacy and safety data of dabrafenib (D) and trametinib (T) in patients (pts) with BRAF V600E–mutated anaplastic thyroid cancer (ATC). Ann Oncol. 2018;29(suppl_8):viii645–6.

7. Iyer P, Dadu R, Ferrarotto R, Busaidy N, Habra MA, Zafereo M, Gross ND, Hess K, Gule-Monroe M, Williams MD, Cabanillas M. Real world experience with targeted therapy for the treatment of anaplastic thyroid carcinoma. Thyroid. 2017;28:79–87.

8. Iyer PC, Dadu R, Gule-Monroe M, Busaidy NL, Ferrarotto R, Habra MA, Zafereo M, Williams MD, Gunn GB, Grosu H, Skinner HD, Sturgis EM, Gross N, Cabanillas ME. Salvage pembrolizumab added to kinase inhibitor therapy for the treatment of anaplastic thyroid carcinoma. J Immunother Cancer. 2018;6:68. https://doi.org/10.1186/s40425-018-0378-y.

9. Cabanillas ME, Dadu R, Iyer P, Wanland KB, Busaidy NL, Ying A, Gule-Monroe M, Wang JR, Zafereo M, Hofmann MC. Acquired secondary RAS mutation in BRAF(V600E)-mutated thyroid cancer patients treated with BRAF inhibitors. Thyroid. 2020;30(9):1288–96. https://doi.org/10.1089/thy.2019.0514.

10. Cabanillas ME, Dadu R, Ferrarotto R, Liu S, Fellman BM, Gross ND, Gule-Monroe M, Lu C, Grosu H, Williams MD, Duose D, Mallampati S, Dervin S, McKenna EF, Wang JR, Zafereo M, Busaidy N. Atezolizumab combinations with targeted therapy for anaplastic thyroid carcinoma (ATC). J Clin Oncol. 2020;38(Suppl):abstr 6514.

11. Bayer HeathCare Pharmaceuticals. Vitrakvi (larotrectinib) [package insert]. U.S. Food and Drug Administration website. https://www.accessdata.fda.gov/drugsatfda_docs/label/2018/211710s000lbl.pdf. Accessed 2 Jun 2020.

12. Roche Pharmaceutical. Rozlytrek (entrectinib) [package insert]. U.S. Food and Drug Adminstration website. https://www.accessdata.fda.gov/drugsatfda_docs/label/2019/212725s000lbl.pdf. Accessed 2 Jun 2020.

13. Eli Lilly and Company. Retevmo (selpercatinib) [package insert]. U.S. Food and Drug Administration website. https://www.accessdata.fda.gov/drugsatfda_docs/label/2020/213246s000lbl.pdf. Accessed 2 Jun 2020.

14. Wirth LJ, Sherman E, Robinson B, Solomon B, Kang H, Lorch J, Worden F, Brose M, Patel J, Leboulleux S, Godbert Y, Barlesi F, Morris JC, Owonikoko TK, Tan DSW, Gautschi O, Weiss J, de la Fouchardiere C, Burkard ME, Laskin J, Taylor MH, Kroiss M, Medioni J, Goldman JW, Bauer TM, Levy B, Zhu VW, Lakhani N, Moreno V, Ebata K, Nguyen M, Heirich D, Zhu EY, Huang X, Yang L, Kherani J, Rothenberg SM, Drilon A, Subbiah V, Shah MH, Cabanillas ME. Efficacy of Selpercatinib in RET-Altered Thyroid Cancers. N Engl J Med. 2020;383:825–35.

15. Capdevila J, Wirth LJ, Ernst T, Ponce Aix S, Lin CC, Ramlau R, Butler MO, Delord JP, Gelderblom H, Ascierto PA, Fasolo A, Fuhrer D, Hutter-Kronke ML, Forde PM, Wrona A, Santoro A, Sadow PM, Szpakowski S, Wu H, Bostel G, Faris J, Cameron S, Varga A, Taylor M. PD-1 Blockade in Anaplastic Thyroid Carcinoma. J Clin Oncol. 2020:JCO1902727.

16. Lorch JH, Barletta JA, Nehs M, Uppaluri R, Alexander EK, Haddad R, Hanna GJ, Margalit DN, Tishler RB, Schoenfeld JD, Goguen LA, Jabiev A, Sorensen MJ, Ahmadi S, Marqusee E, Kim MI, Stanizzi D, Harris E, Kacew A. Barbie DA. A phase II study of nivolumab (N) plus ipilimumab (I) in radioidine refractory differentiated thyroid cancer (RAIR DTC) with exploratory cohorts in anaplastic (ATC) and medullary thyroid cancer (MTC). J Clin Oncol. 2020;38(Suppl):abstr 6513.

索 引

共同交流探讨　提升专业能力

 扫描本书二维码，获取以下专属资源

 医学资讯 帮你加深对甲状腺肿瘤的理解。

 交流社群 加入读者社群，探讨专业话题。

 推荐书单 领取医学书单，拓展专业视野。

◀◀◀◀◀◀◀◀◀

操作步骤指南

1. 微信扫描左侧二维码，选取所需资源。

2. 如需重复使用，可再次扫码或将其添加到微信"📦收藏"。

📖 扫码添加**智能阅读向导**
助你实现高效阅读

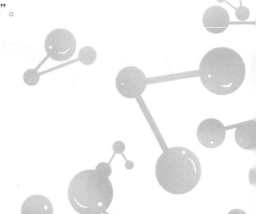